Terapia cognitiva dos
TRANSTORNOS DA PERSONALIDADE

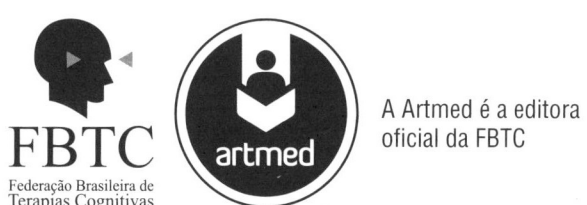

A Artmed é a editora oficial da FBTC

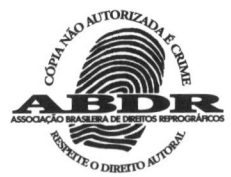

B393t Beck, Aaron T.
Terapia cognitiva dos transtornos da personalidade / Aaron T. Beck, Denise D. Davis, Arthur Freeman ; tradução: Daniel Bueno ; revisão técnica: Cristiano Nabuco de Abreu. – 3. ed. – Porto Alegre : Artmed, 2017.
xvi, 424 p. ; 25 cm.

ISBN 978-85-8271-411-9

1. Terapia cognitiva. 2. Psicologia cognitiva. 3. Transtornos da personalidade. I. Davis, Denise D. II. Freeman, Arthur. III. Título.

CDU 159.923.2

Catalogação na publicação: Poliana Sanchez de Araujo – CRB 10/2094

TERCEIRA EDIÇÃO

Terapia cognitiva dos
TRANSTORNOS DA PERSONALIDADE

Aaron T. **Beck**
Denise D. **Davis**
Arthur **Freeman**

Tradução:
Daniel Bueno

Revisão técnica:
Cristiano Nabuco de Abreu
Psicólogo. Mestre em Psicologia pela PUC-SP.
Doutor em Psicologia Clínica pela Universidade do Minho, Portugal.

Reimpressão

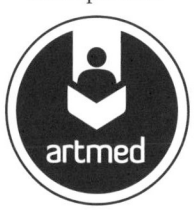

2017

Obra originalmente publicada sob o título
Cognitive Therapy of Personality Disorders, 3rd edition
ISBN 9781462517923

Copyright © 2015 The Guilford Press, a Division of Guilford Publications, Inc.

Gerente editorial:
Letícia Bispo de Lima

Colaboraram nesta edição:

Coordenadora editorial:
Cláudia Bittencourt

Capa:
Maurício Pamplona

Imagem da capa:
© *shutterstock.com/Polina Gazhur*

Preparação do original:
Lisandra C. Pedruzzi Picon
Mônica Giglio Armando

Leitura final:
Antonio Augusto da Roza

Editoração:
Bookabout – Roberto Carlos Moreira Vieira

Reservados todos os direitos de publicação, em língua portuguesa, à
ARTMED EDITORA LTDA., uma empresa do GRUPO A EDUCAÇÃO S.A.
Av. Jerônimo de Ornelas, 670 – Santana
90040-340 – Porto Alegre, RS
Fone: (51) 3027-7000 – Fax: (51) 3027-7070

SÃO PAULO
Rua Doutor Cesário Mota Jr., 63 – Vila Buarque
01221-020 – São Paulo – SP
Fone: (11) 3221-9033

SAC 0800 703-3444 – www.grupoa.com.br

É proibida a duplicação ou reprodução deste volume, no todo ou em parte, sob quaisquer formas ou por quaisquer meios (eletrônico, mecânico, gravação, fotocópia, distribuição na Web e outros), sem permissão expressa da Editora.

IMPRESSO NO BRASIL
PRINTED IN BRAZIL

ORGANIZADORES

Aaron T. Beck, MD, é o criador da terapia cognitiva, professor emérito de Psiquiatria da University of Pennsylvania e presidente emérito do Beck Institute for Cognitive Behavior Therapy. O Dr. Beck recebeu vários prêmios, incluindo o Prêmio Albert Lasker de Pesquisa Médica Clínica, o Prêmio de Realização em Vida da American Psychological Association (APA), o Prêmio por Serviços Notáveis da American Psychiatric Association, o Prêmio por Pesquisa em Neuropsiquiatria da Fundação Robert J. e Claire Pasarow, o Prêmio Internacional em Saúde Mental Sarnat do Instituto de Medicina e o Prêmio Gustav O. Lienhard. Tem vasta experiência no tratamento de transtornos da personalidade e foi um dos pesquisadores em dois estudos do uso da terapia cognitiva no transtorno da personalidade *borderline*.

Denise D. Davis, PhD, é diretora assistente de Treinamento Clínico em Psicologia da Vanderbilt University. É uma das fundadoras da Academy of Cognitive Therapy e membro da APA, além de ser licenciada pela Academy of Cognitive Therapy (ACT) como instrutora, palestrante e consultora de terapia cognitiva. Quando a revista *Cognitive and Behavioral Practice* foi criada, a doutora Davis foi editora associada antes de passar a ocupar o cargo de editora da revista por um mandato inteiro. Entre seus interesses clínicos e de pesquisa estão a ética, e como terminar a psicoterapia e a terapia cognitiva para transtornos da personalidade.

Arthur Freeman, EdD, ABPP, é professor de Medicina Comportamental da Midwestern University, onde também atua como diretor executivo dos programas de Psicologia Clínica nos *campi* de Downers Grove, Illinois e Glendale, Arizona. Foi presidente da Association for Behavioral and Cognitive Therapies e da International Association for Cognitive Psychotherapy e é membro-fundador da ACT. Com mais de cem capítulos e artigos publicados, seu trabalho já foi traduzido para 20 idiomas, tendo ministrado palestras em 45 países. Entre os interesses clínicos e de pesquisa do doutor Freeman estão a terapia conjugal e familiar e o tratamento cognitivo-comportamental da depressão, da ansiedade e dos transtornos da personalidade.

AUTORES

Aaron T. Beck, MD, Department of Psychiatry, University of Pennsylvania, Philadelphia, Pennsylvania; Beck Institute for Cognitive Behavior Therapy, Bala Cynwyd, Pennsylvania

Denise D. Davis, PhD, Department of Psychology, Vanderbilt University, Nashville, Tennessee

Arthur Freeman, EdD, ScD, ABPP, ACT, Department of Behavioral Medicine and Clinical Psychology Programs, Midwestern University, Downers Grove, Illinois

---

Anil Gündüz, MD, Department of Psychiatry, Marmara University, Istanbul, Turkey

Arnoud Arntz, PhD, Department of Clinical Psychology, University of Amsterdam, Amsterdam, The Netherlands

Bradley Rosenfield, PsyD, Department of Psychology, Philadelphia College of Osteopathic Medicine, Philadelphia, Pennsylvania

Catherine A. Hilchey, BSc, Department of Psychology, University of New Brunswick, Fredericton, New Brunswick, Canada

Christine A. Padesky, PhD, Center for Cognitive Therapy, Huntington Beach, California

Damon Mitchell, PhD, Department of Criminology and Criminal Justice, Central Connecticut State University, New Britain, Connecticut

Daniel O. David, PhD, Department of Clinical Cognitive Sciences, Babes-Bolyai University, Cluj-Napoca, Romania

David A. Clark, PhD, Department of Psychology, University of New Brunswick, Fredericton, New Brunswick, Canada

Gina M. Fusco, PsyD, Foundations Behavioral Health and First Home Care, Doylestown, Pennsylvania

James L. Rebeta, MTh, PhD, Department of Psychiatry, Weill Cornell Medical College, New York–Presbyterian Hospital, White Plains, New York

Jay C. Fournier, PhD, Department of Psychiatry, University of Pittsburgh School of Medicine, Pittsburgh, Pennsylvania

Judith S. Beck, PhD, Department of Psychology in Psychiatry, University of Pennsylvania, Philadelphia, Pennsylvania; Beck Institute for Cognitive Behavior Therapy, Bala Cynwyd, Pennsylvania

Julia C. Renton, DClinPsy, National Health Service, South Essex Partnership University NHS Foundation Trust, Clinical Psychology Services, Disability Resource Centre, Dunstable, United Kingdom

Karen M. Simon, PhD, Cognitive Behavioral Therapy of Newport Beach, Newport Beach, California

Lindsay Brauer, PhD, Department of Psychiatry and Behavioral Neuroscience, University of Chicago, Chicago, Illinois

Mark A. Reinecke, PhD, Division of Psychology, Northwestern University, Chicago, Illinois

Mehmet Z. Sungur, MD, Department of Psychiatry, Marmara University, Istanbul, Turkey

Michael T. Treadway, PhD, Center for Depression, Anxiety and Stress Research, McLean Hospital/Harvard Medical School, Belmont, Massachusetts

Pawel D. Mankiewicz, DClinPsy, National Health Service, South Essex Partnership University NHS Foundation Trust, Clinical Psychology Services, Disability Resource Centre, Dunstable, United Kingdom

Raymond Chip Tafrate, PhD, Department of Criminology and Criminal Justice, Central Connecticut State University, New Britain, Connecticut

Robert A. DiTomasso, PhD, ABPP, Department of Psychology, Philadelphia College of Osteopathic Medicine, Philadelphia, Pennsylvania

Wendy T. Behary, LCSW, The Cognitive Therapy Center of New Jersey, Springfield, New Jersey

AGRADECIMENTOS

De seus modestos primórdios, a terapia cognitiva tornou-se a psicoterapia que mais rapidamente cresce no mundo. Estou particularmente orgulhoso desta edição revisada de *Terapia cognitiva dos transtornos da personalidade* porque ela representa o esforço coletivo de muitos dos membros mais produtivos de minha família profissional (incluindo, é claro, minha filha Judith). Gostaria de expressar meu apreço aos diversos colaboradores do livro e especialmente a Denise Davis, Art Freeman, Susan Blassingame, Lucas Zullo e Kelly Devinney que fizeram esta edição revisada tornar-se realidade.

– Aaron T. Beck

Tim Beck e Art Freeman me proporcionaram muitos anos de apoio e liderança inspirada no desenvolvimento da terapia cognitiva. Gostaria de expressar meus mais profundos agradecimentos pessoais a ambos por sua amizade e estímulo ao longo das edições deste livro. Sua confiança é, sem dúvida, valiosa. Os colaboradores desta edição foram maravilhosos, visionários e responsivos ao cronograma restrito e às solicitações detalhadas. Sinto-me muito grata pela oportunidade de aprender com seu trabalho. Wendy Behary e Judith Beck foram coautoras maravilhosas nos capítulos que reescrevemos juntas. Também quero agradecer a meu amado colaborador na vida, Charlie Sharbel, pela alegria, pelo espaço e pelo apoio constante que tornou possível a imersão neste projeto.

– Denise D. Davis

Em 1977, comecei a trabalhar no Centro de Terapia Cognitiva na University of Pennsylvania, iniciando, assim, quase quatro décadas de colaboração com Tim Beck. Esse foi um momento decisivo em minha vida, tanto em termos pessoais quanto profissionais. Tim tem sido um colega, um conselheiro, um colaborador, um apoiador, um crítico e um amigo e é um privilégio e uma honra trabalhar com ele. Denise Davis tem sido uma colega igualmente valorosa, amiga e colaboradora durante 35 anos. Meus colegas, alunos e amigos na Philadelphia College of Osteopathic Medicine, hoje Midwestern University, foram importantes para meu pensamento e conceituação e responsáveis por tornar meu trabalho gratificante, aprazível e até divertido. Agradeço a todos eles.

– Arthur Freeman

PREFÁCIO

Por definição, os transtornos da personalidade estão profundamente enraizados no senso de *self* de um indivíduo, muitas vezes cobrando um preço significativo da vida daquela pessoa e afetando suas relações sociais, inclusive a relação com seus cuidadores. Palavras como "difícil", "problemático", "desafiador", "persistente" e mesmo "intratável" têm sido usadas para descrever a trajetória de tratamento de indivíduos com dificuldades relacionadas à personalidade. Ao concluirmos esta terceira edição de *Terapia cognitiva dos transtornos da personalidade*, consideramos esse fato fundamental. Ao mesmo tempo, acreditamos que "inspirado", "cooperativo" e "esperançoso" são formas adequadas de descrever a evolução e a promessa da terapia cognitiva como tratamento para transtornos da personalidade.

Em 1988, quando Aaron Beck pediu a Arthur Freeman para colaborar em uma obra sobre tratamento de pacientes com transtornos da personalidade, havia poucos manuais de tratamento destinados a ajudar esse grupo de pacientes com um perfil altamente favorável a intervenções, mas ainda com pouco relato de sucesso. A maior parte da literatura naquele momento baseava-se em um ponto de vista psicodinâmico que conceituava os transtornos da personalidade como "neurose" ou "estilos neuróticos" (Shapiro, 1965). Inspirados pelo incrível impacto dos livros *Terapia cognitiva da depressão* (Beck, Rush, Shaw, & Emery, 1979) e *Transtornos de ansiedade e fobia: uma perspectiva cognitiva* (Beck & Emery with Greenburg, 1985), a próxima fronteira natural para testar o modelo de terapia cognitiva de Beck era o tratamento dos transtornos da personalidade. O acúmulo de evidências de ensaios clínicos de tratamentos para transtornos sintomáticos como depressão ou ansiedade deu maior incentivo ao trabalho, pois sempre havia pacientes que abandonavam o tratamento ou não respondiam de maneira típica aos protocolos terapêuticos. Com frequência, sabia-se ou suspeitava-se que esses pacientes também apresentavam transtornos da personalidade. Dada a clara necessidade clínica e a relativa ausência de tratamentos comprovados, parecia sensato explorar modos de ampliar e adaptar o modelo cognitivo para tratar essa população. Não faltavam pacientes desafiadores, e os primeiros adeptos da terapia cognitiva lutaram para encontrar maneiras de alcançar êxito e superar obstáculos. Muito pensamento criativo surgiu em debates sobre casos em congressos, nos quais ideias eram proferidas e, posteriormente, levadas aos consultórios para testar seu valor clínico.

Beck e Freeman decidiram resumir essa perspectiva clínica e disponibilizá-la para uma testagem clínica mais ampla. Eles começaram por arrolar a ajuda de alguns dos excelentes terapeutas treinados ou fortemente influenciados pelo trabalho de Beck no Centro de Terapia Cognitiva da University of Pennsylvania. Esse pequeno grupo de nove integrantes iniciais do Beck Center (hoje os Membros Fundadores da Academy of Cognitive Therapy) moldou cooperativamente suas ideias sobre como o modelo cognitivo poderia ser adaptado para pacientes com transtornos da personalidade. Juntos, eles produziram a primeira edição de *Terapia cognitiva dos transtornos da personalidade* em 1990, o esforço pioneiro que delineou uma abordagem cognitiva abrangente para cada um dos transtornos da personalidade descritos no *Manual diagnóstico e estatístico de transtornos mentais, terceira edição, revisada* (DSM-III-R). Nossos colegas examinaram o trabalho e o consideraram "útil", "sério e detalhado", "clinicamente valioso" e "um avanço na terapia desse grupo difícil". Os métodos de tratamento ativos e orientados a problemas da terapia cognitiva deram novo vigor às opções para pacientes com problemas complexos ou intratáveis, e essa abordagem foi amplamente adotada por um crescente grupo de terapeutas.

Depois do sucesso daquela primeira edição, Beck e Freeman foram instados a elaborar uma nova edição. Eles se debruçaram sobre o que revisar, corrigir ou modificar com base nas resenhas críticas do livro e nos achados de trabalhos em andamento no campo. Continuando com a abordagem cooperativa, eles decidiram convidar Denise Davis, que já havia participado da primeira edição, para atuar como colaboradora e organizadora geral. Em seu papel como co-organizadora e autora colaboradora, ela ajudou a direcionar as revisões, conectou o trabalho da primeira e da segunda edições e garantiu a integração e a continuidade de "tom" ao longo do livro. Voltamos a reunir um pequeno grupo de 10 colaboradores, mantendo o fundamento básico com vários dos mesmos autores, mas também incluindo outros, em busca de um nova dimensão e perspectiva no trabalho. Em vez de uma simples repetição do que havíamos dito 14 anos antes, o texto foi aperfeiçoado tanto teórica como clinicamente. Mais uma vez, tivemos a experiência de inspiração e esperança no que nós e nossos colaboradores produzimos. E, novamente, as críticas profissionais foram muito positivas.

Em 2012, a editora The Guilford Press pediu que considerássemos uma terceira edição de *Terapia cognitiva dos transtornos da personalidade*. Havia mais a dizer? Existiam novos dados que poderiam caracterizar nossas formulações terapêuticas? O que não havíamos abordado nas edições anteriores que seria relevante para melhorar ainda mais o cuidado dos pacientes com transtornos da personalidade? Depois de muita reflexão, decidimos prosseguir, com Davis como organizadora principal.

Nosso desafio era enorme. O DSM-5 estava a caminho, com muito alarde, discórdia e incerteza sobre seu conteúdo, principalmente em relação ao tratamento dos transtornos da personalidade. O que a força-tarefa do DSM iria incluir e o que iria deixar de fora? Tentamos obter informações com nossos amigos, mas mesmo aqueles que as tinham não as conheciam realmente. Decidimos manter nosso enfoque clínico e produzir outro texto destinado e centrado no trabalho cotidiano do terapeuta. Ansiosos com as atualizações que o DSM-5 traria, seguimos em frente e integramos essas novas informações assim que elas foram divulgadas. Com base em nossa experiência como clínicos, pesquisadores, editores e consumidores de literatura acadêmica, optamos por incluir diversos transtornos que, ao longo dos anos, tinham sido transferidos para o final do DSM e outros que tinham sido totalmente descartados. Por exemplo, em nossos cem anos combinados de prática clínica, todos nós havíamos atendido muitos pacientes que satisfaziam os critérios (delineados nas edições anteriores do DSM) da personalidade passivo-agressiva. Assim, incluímos essa entidade clínica em nossa discussão para ajudar os clínicos a compreendê-la, conceituá-la e tratá-la em seus pacientes. Da mesma forma, decidimos que a inclusão da personalidade depressiva poderia preencher uma lacuna importante na literatura.

Desde o início, procuramos preservar a riqueza e o detalhe que haviam sido muito bem recebidos na segunda edição, ao mesmo tempo oferecendo uma atualização abrangente e substancial que está bem integrada entre os capítulos. O resultado é uma terceira edição composta por aproximadamente 65% de material novo. A nova edição mantém o formato das seções da segunda edição (começando pela teoria, a pesquisa e os métodos clínicos gerais e depois passando para as aplicações clínicas a transtornos da personalidade específicos), mas também inclui uma terceira seção sobre comorbidade e manejo clínico. No total, são cinco capítulos oferecendo conteúdo totalmente inédito – sobre os temas de mecanismos neurais de esquemas e modos desadaptativos, diversidade e cultura, transtorno da personalidade depressiva, comorbidade sintomática e manejo clínico. Os capítulos sobre uma visão geral das pesquisas, a avaliação clínica, o transtorno da personalidade dependente, o transtorno da personalidade narcisista, o transtorno da personalidade histriônica e o transtorno da personalidade antissocial foram totalmente reescritos. A abordagem ao transtorno da personalidade paranoide foi combinada em um único capítulo com a dos transtornos da personalidade esquizotípica e esquizoide. Além disso, os capítulos sobre teoria, princípios gerais e técnicas especializadas, e aliança terapêutica foram substancialmente atualizados.

Então, o que acrescentamos e como mantivemos o texto em uma extensão viável? Para evitar terminar com um livro em dois volumes, decidimos suprimir as tabelas de critérios diagnósticos, uma vez que podem ser facilmente encontradas em outras fontes, reduzimos as discussões históricas e nos concentramos em apresentar novos casos ilustrativos e detalhes relevantes para o sucesso das intervenções clínicas. Para os capítulos sobre aplicações clínicas a transtornos específicos, cada autor adicionou comentários sobre as principais metas do tratamento, considerações sobre o ciclo de vida ou o progresso, questões relativas ao término específicas para o transtorno, os desafios comuns observados com aquele transtorno – e dicas para o autocuidado do clínico. Os capítulos básicos sobre teoria e métodos clínicos, bem como os capítulos sobre aplicações clínicas, foram renovados e expandidos de modo a integrar desenvolvimentos técnicos mais recentes que são compatíveis com a terapia cognitiva e relevantes para os transtornos da personalidade: entrevistas motivacionais, *mindfulness* (ou atenção plena), *role-play* de esquemas e outros exercícios vivenciais, *feedback* focado em esquemas, construção de crenças centrais funcionais e modelos pessoais para resiliência, esclarecimento de valores e estratégias específicas para lidar com a aliança terapêutica. De especial destaque é o fato de que a bem-articulada hipótese de continuidade de Aaron Beck é apresentada em mais detalhes em seu capítulo atualizado sobre teoria, incorporando seus últimos *insights* sobre como as necessidades primitivas dão origem a estratégias comportamentais que formam os traços básicos da personalidade e como os transtornos da personalidade surgem de esquemas e modos hipertrofiados e inflexivelmente ativados. Assim como nas edições anteriores, a postura fielmente compassiva e a magistral integração de Beck da teoria com a ilustração clínica fornecem uma base inspiradora, otimista e essencial em sua visão do modelo conceitual de terapia cognitiva. Acreditamos que uma compreensão sólida dessa teoria fundamental é essencial para uma conceituação efetiva e uma utilização flexível dos métodos clínicos apresentados ao longo deste livro.

Nos 25 anos desde a publicação da primeira edição, a terapia cognitiva tem sido amplamente adotada, em escala mundial, como modelo terapêutico. Assim, faz sentido a lista de autores colaboradores ter mais do que dobrado para esta edição. Diante desse grupo maior de colaboradores, decidimos que fazia mais sentido ligar a autoria a capítulos específicos. Alguns dos autores anteriores não puderam contribuir para esta terceira edição, e agradecemos a eles por seus esforços, que ajudaram a elevar o padrão de nosso trabalho e de nosso campo. Gostaríamos de agradecer a três pessoas específicas que contribuíram para as três edições: Judith Beck, Christine Padesky e Karen Simon. Ao nos reorganizarmos para esta edição, acrescentamos os novos tópicos já mencionados e convidamos novos autores para se unirem a nós. Alegramo-nos com o fato de esse grupo muito estimado de clínicos e cientistas incluir a representação internacional de cinco países diferentes além dos Estados Unidos, entrelaçando nuances culturais que ajudam a aprofundar nossa compreensão da personalidade. Ao mesmo tempo, vemos que a aplicação do modelo cognitivo é extremamente consistente em todo o mundo, evidenciando sua viabilidade transcultural.

Estamos profundamente gratos pelos esforços de tantas pessoas que trabalharam arduamente para levar tão longe este trabalho, promovendo a psicoterapia de maneira geral e a terapia cognitiva de maneira específica. Somos inspirados pela sabedoria visionária da editora The Guilford Press e vemos com modéstia nossos alunos e os alunos de nossos alunos sendo citados nos capítulos. Continuamos aprendendo com nossos pacientes e somos encorajados por sua resposta a nossos esforços. Falando em nome de nossos colaboradores, inspiramo-nos todos na resiliência, no brilhantismo e na inabalável gentileza do autor sênior, Aaron Beck, sem dúvida um dos gigantes e gênios de nossa época. Esperamos que as ideias apresentadas nesta terceira edição de *Terapia cognitiva dos transtornos da personalidade* lhes pareçam envolventes, informativas, úteis e, sobretudo, uma fonte de esperança para seu trabalho de auxiliar aqueles que lutam para superar os transtornos da personalidade.

SUMÁRIO

PARTE I
Teoria, pesquisa e métodos clínicos

1. Visão geral da terapia cognitivo-comportamental
dos transtornos da personalidade 3
Daniel O. David e Arthur Freeman

2. Teoria dos transtornos da personalidade 17
Aaron T. Beck

3. Avaliação da patologia da personalidade...54
Jay C. Fournier

4. Mecanismos neurais dos esquemas e modos desadaptativos
nos transtornos da personalidade..74
Michael T. Treadway

5. Princípios gerais e técnicas especializadas na terapia cognitiva
dos transtornos da personalidade..83
Aaron T. Beck, Arthur Freeman e Denise D. Davis

6. A aliança terapêutica com pacientes portadores
de transtornos da personalidade..106
Denise D. Davis e Judith S. Beck

7. Diversidade, cultura e transtornos da personalidade..119
James L. Rebeta

PARTE II
Aplicações clínicas

8. Transtorno da personalidade dependente 131
Lindsay Brauer e Mark A. Reinecke

9. Transtorno da personalidade evitativa...147
Christine A. Padesky e Judith S. Beck

10. Transtorno da personalidade obsessivo-compulsiva 170
Karen M. Simon

11. Transtorno da personalidade depressiva 186
David A. Clark e Catherine A. Hilchey

12. Transtornos da personalidade paranoide, esquizotípica e esquizoide 203
Julia C. Renton e Pawel D. Mankiewicz

13. Transtorno da personalidade passivo-agressiva
(transtorno da personalidade negativista) 229
Gina M. Fusco

14. Transtorno da personalidade narcisista 248
Wendy T. Behary e Denise D. Davis

15. Transtorno da personalidade histriônica 269
Mehmet Z. Sungur e Anil Gündüz

16. Transtorno da personalidade antissocial 286
Damon Mitchell, Raymond Chip Tafrate e Arthur Freeman

17. Transtorno da personalidade *borderline* 303
Arnoud Arntz

PARTE III
Comorbidade e manejo clínico

18. Comorbidade sintomática 325
Robert A. Ditomasso e Bradley Rosenfield

19. Manejo clínico: trabalhando com pessoas diagnosticadas
com transtornos da personalidade 339
Gina M. Fusco

20. Síntese e perspectivas para o futuro 355
Denise D. Davis e Arthur Freeman

Referências 365

Índice 401

Parte I
TEORIA, PESQUISA E MÉTODOS CLÍNICOS

Capítulo 1

VISÃO GERAL DA TERAPIA COGNITIVO-COMPORTAMENTAL DOS TRANSTORNOS DA PERSONALIDADE

Daniel O. David
Arthur Freeman

A personalidade humana "normal" compõe-se de vários traços de personalidade. Na verdade, cada indivíduo possui um perfil pessoal composto por poucos traços centrais, vários traços principais e muitos traços secundários (veja Hogan, Johnson, & Briggs, 1997; John, Robinson, & Pervin, 2010; Matthews, Deary, & Whiteman, 2003).

Se avaliarmos os traços de personalidade em termos de desempenho (p. ex., em que medida a resposta de um indivíduo se compara a determinados padrões?), estaremos falando de aptidões (p. ex., inteligência, criatividade). Se os avaliarmos em termos de valores sociais, estaremos falando de traços caracterológicos (p. ex. generosidade, agressividade). Por fim, se avaliarmos os traços da personalidade em termos de dinamismo e energia, estaremos falando de traços temperamentais (p. ex., temperamento explosivo/impulsividade, inibição; ver Hogan et al., 1997; John et al., 2010).

Existem muitos modelos de personalidade humana. Não os revisaremos aqui, pois este não é o objetivo do capítulo (para uma revisão abrangente, ver Hogan et al., 1997; John et al., 2010). Apenas mencionaremos que um dos modelos mais abrangentes e com maior sustentação empírica é o dos "Cinco Grandes Fatores" (veja Costa & McCrae, 1992), segundo o qual a personalidade humana compõe-se de cinco aspectos:

1. abertura para a experiência,
2. escrupulosidade,
3. extroversão,
4. amabilidade e
5. neuroticismo (ou instabilidade emocional).

Cada fator inclui diversos traços de personalidade mais específicos. Por exemplo, o fator extroversão inclui traços como sentimentos positivos, assertividade, dinamismo e assim por diante (veja Matthews et al., 2003).

Existem muitos modelos psicológicos dos transtornos da personalidade (para uma revisão, ver Millon, Millon, Meagher, Grossman, & Ramnath, 2004). Provavelmente, os primeiros modelos organizados se basearam em uma abordagem psicanalítica, desenvolvidos posteriormente e de modo mais profundo como um paradigma psicanalítico dinâmico. O paradigma humanista-existencial-experiencial também propôs vários modelos dessas psicopatologias. Obviamente, o paradigma cognitivo-comportamental tem seus próprios modelos de transtornos da personalidade. Contudo, enquanto os dois primeiros paradigmas – o psicanalítico dinâmico e o humanista-existencial-experiencial – não estão explicitamente relacionados à psicopatologia dominante no que se refere a tais transtornos (p. ex., o sistema DSM), o paradigma cognitivo-comportamental é compatível com modelos predominantes de doença mental, embora não seja necessariamente dependente deles, quando se trata de transtornos da personalidade. O modelo de terapia cognitiva do transtorno da personalidade (A. Beck, Cap. 2, neste livro), por exemplo, vê a doença com base no sistema DSM e como uma hipertrofia de traços que se originam em um contexto adaptativo, mas se tornam exagerados e preponderantes durante o curso do desenvolvimento.

A ABORDAGEM COGNITIVO-COMPORTAMENTAL DE TRANSTORNOS DA PERSONALIDADE

A estrutura ou paradigma da terapia cognitivo-comportamental (TCC) possui um conjunto de princípios teóricos inter-relacionados (ou seja, a arquitetura da TCC) e um conjunto de técnicas que podem ser organizadas em estratégias clínicas incluídas em protocolos clínicos mais ou menos estruturados. Na verdade, a partir dessa estrutura geral da TCC, pode-se derivar vários tratamentos psicológicos com base em (1) modelos generalizados e/ou específicos relacionados a diversas condições clínicas, assim promovendo técnicas teoricamente dirigidas (i. e., *tratamentos psicológicos sistêmicos com TCC*), e/ou (2) uma combinação de vários componentes de técnicas cognitivo-comportamentais para uma condição clínica específica, com menos integração teórica, derivada de maneira pragmática a partir dos princípios teóricos gerais da abordagem e não de um modelo geral e/ou específico da TCC daquela condição clínica (i. e., *tratamentos psicológicos de TCC multicomponentes*).

Entre os tratamentos psicológicos sistêmicos da TCC empiricamente investigados – cada um organizado como uma "escola de pensamento da TCC" –, podemos mencionar, em ordem alfabética, a terapia de aceitação e compromisso (TAC; Hayes, Strosahl, & Wilson, 2011), a terapia comportamental dialética (TCD; Dimeff & Linehan, 2001) e a terapia dos esquemas (TE; Young, Klosko, & Weishaar, 2003). Evidentemente, devemos incluir aqui a terapia cognitiva (TC; Beck, 1976; J. Beck, 1995) e a terapia racional emotiva comportamental (TREC; DiGiuseppe, Doyle, Dryden, & Backx, 2013; Ellis, 1994) que, embora sejam as abordagens básicas do paradigma geral da TCC (veja a seguir), também foram investigadas como tratamentos psicológicos sistêmicos da TCC. Por fim, há uma grande abundância de tratamentos psicológicos com a TCC multicomponentes, organizados mais como um tipo de pacote terapêutico pragmático e menos dirigidos e/ou integrados teoricamente (confira a lista de tratamentos psicológicos baseados em pesquisa da American Psychological Association [denominada Research-Supported Psychological Treatments list], Divisão 12; www.div12.org/PsychologicalTreatments/index.html.)

Fundamentos teóricos da TCC

A TC de Beck (Beck, 1963, 1976) e a TREC de Ellis (Ellis, 1957, 1962, 1994) estabeleceram a estrutura fundamental do paradigma moderno da TCC. Em consonância com modelos anteriores de terapia comportamental, eles não tratavam os sintomas de transtorno da personalidade como uma expressão de uma doença (ou um transtorno ou conflito) subjacente, mas como respostas humanas a estímulos específicos ou gerais, as quais teriam sido aprendidas. Entretanto, de maneira inovadora e distinta tanto da terapia comportamental mais antiga quanto das abordagens médicas vigentes, as respostas dos indivíduos (p. ex., subjetivas, cognitivas, comportamentais, psicológicas) – sejam elas aprendidas ou uma expressão de um transtorno subjacente – não eram tratadas do mesmo modo.

O componente cognitivo tem sido muito enfatizado e, com frequência, promovido como uma "causa" preliminar dos outros. Entretanto, isso não significa que a causalidade seja unidirecional. Tanto Beck (por seu conceito de "modo" – Beck, 1996; ver também o Cap. 2 deste livro) e Ellis (por seu conceito de "interdependência"; Ellis, 1957, 1994) tiveram o cuidado de argumentar que todos os tipos de respostas estão fortemente inter-relacionados, formando uma estrutura psicológica interativa multidimensional. Assim, o modelo ABC (Ellis, 1994; – ver também J. Beck, 1995) possivelmente emergiu de modo explícito como uma base geral da arquitetura da TCC (Fig. 1.1).

O "A" refere-se a diversos eventos ativadores, sejam eles externos e/ou internos. O "B" refere-se às crenças do indivíduo e, de modo mais geral, ao nosso processamento das informações (ou seja, as cognições) nas formas de crenças e pensamentos. Inicialmente, tanto Ellis (1957, 1962, 1994) como Beck (1963, 1976) enfatizaram o processamento consciente de informações (ou seja, as cognições explicitadas na forma de crenças e pensamentos); este poderia funcionar inconscientemente (ou seja, o inconsciente cognitivo funcional), mas tais cognições podem tornar-se acessíveis no âmbito consciente por meio de técnicas específicas (p. ex., de monitoramento dos pensamentos ou imagens mentais). O "C" refere-se a várias consequências na forma de respostas subjetivas, comportamentais e/ou psicofisiológicas do indivíduo. Geralmente, cognições distorcidas estão associadas a consequências disfuncionais (p. ex., sentimentos disfuncionais/nocivos, comportamentos desadaptativos), enquanto cognições não distorcidas estão associadas a consequências funcionais (p. ex., sentimentos funcionais/saudáveis, comportamentos adaptativos). Uma vez geradas, um C poderia tornar-se um novo A, preparando, assim, metacrenças/crenças secundárias (B'), que, por sua vez, gerariam metaconsequências/consequências secundárias (C').

A partir dessa arquitetura cognitiva geral da TCC, determinados modelos cognitivos foram desenvolvidos, dependendo:

1. do tipo de cognições enfatizadas em B;
2. da sequência de estratégias clínicas (p. ex., primeiro modificando A e/ou modificando B e/ou atacando diretamente C); e
3. de como o terapeuta, guiado pelo paciente, lida com diversas condições e eventos clínicos.

Em relação ao tipo de cognições, por exemplo, podemos fazer uma distinção entre cognições "frias" e "quentes" (para detalhes, ver Wessler, 1982 e o trabalho derivativo de David & Szentagotai, 2006). Cognições frias referem-se a descrições da realidade (p. ex., "Minha esposa não está em casa") e interpretações ou inferências do indivíduo (p. ex., "Ela está por aí me traindo"). Cognições quentes referem-se a como avaliamos essas descrições e inferências sobre a realidade (p. ex., "Minha esposa não deveria me trair, e, se isso acontecer, será horrível e a pior coisa possível"). As cognições tanto frias como quentes podem ser crenças mais superficiais (i. e., pensamentos automáticos/autoafirmações) ou mais centrais. A TC de Beck inicialmente concentrava-se mais nas descrições e inferências (p. ex., ver os "erros cognitivos" descritos por Beck, Rush, Shaw, & Emery, 1979), assim ligando-se mais à teoria da atribuição geral (veja Weiner, 1985). Pos-

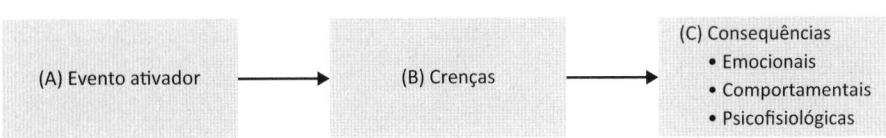

FIGURA 1.1 O modelo ABC geral da TCC.

teriormente, a TC, assim como outros tratamentos psicológicos com a TCC (como a TE e a TCD), concentrou-se em cognições frias e quentes que muitas vezes estão integradas em termos fenomenológicos (i. e., como estas aparecem na mente do indivíduo). Na verdade, várias escalas de cognições distorcidas (p. ex., o Questionário de Pensamentos Automáticos [Hollon & Kendall, 1980]; a Escala de Atitudes Disfuncionais [Weissman, 1979]; o Questionário de Esquemas de Young [Young & Brown, 1994]) contêm itens de cognições tanto quentes como frias. A TREC faz uma distinção clara entre descrições/inferências e considerações (ou seja, avaliações). Crenças irracionais (p. ex., "Minha esposa não deve me trair, e se isso acontecer será horrível") e crenças racionais (p. ex., "Eu gostaria que minha esposa não me traísse e estou me esforçando ao máximo para evitar isso, mas posso aceitar que, às vezes, as coisas não estão sob meu controle; se isso acontecer, será muito ruim, mas não será a pior coisa do mundo") são vistas como considerações, assim relacionando-as à teoria de avaliação mais geral (veja Lazarus, 1991). De fato, a TREC considera, com base na teoria da avaliação (Lazarus, 1991), que, a menos que avaliadas, as cognições frias (p. ex., descrições e inferências) não geram sentimentos, embora possam diretamente gerar comportamentos.

A sequência de estratégias clínicas na TC costuma concentrar-se primeiramente nos pensamentos automáticos (a maioria deles expressa como descrições e inferências – incluindo imagens mentais – e/ou como uma mistura de cognições frias e quentes) e, mais tarde, nas crenças centrais (i. e., codificadas em nossa mente como esquemas). Em certo ponto, a TC concentra-se nos eventos ativadores por meio de estratégias de resolução de problemas e/ou nas consequências das crenças por meio de técnicas comportamentais e/ou de enfrentamento (veja J. Beck, 1995). Contudo, o caráter interativo dos elementos centrais é diferente para cada indivíduo. Enquanto, para um indivíduo, a sequência pode ser cognição-afeto-comportamento, para outro pode ser comportamento-afeto-cognição e, para um terceiro, afeto-cognição-comportamento. Para efeito de comparação, a TREC concentra-se em alterar as consequências disfuncionais, primeiro pela modificação das crenças irracionais e, se não alteradas com sucesso durante o processo de reestruturação das crenças irracionais, pela modificação de cognições frias. A princípio, o processo concentra-se nas crenças superficiais na forma de autoafirmações irracionais específicas e, posteriormente, em crenças centrais irracionais gerais. Após o processo de reestruturação cognitiva, a TREC vai se concentrar nos outros componentes como os eventos ativadores/A (p. ex., por estratégias de resolução de problemas) e/ou consequências C (p. ex., por meio de técnicas comportamentais e/ou estratégias de enfrentamento; ver DiGiuseppe et al., 2013). A TAC (Hayes et al., 2011), a TC baseada em *mindfulness* (Segal, Williams, & Teasdale, 2002) e outras TCCs chamadas de terceira onda questionaram a necessidade de mudar o conteúdo de cognições distorcidas para obter uma mudança mais adaptativa no nível emocional e comportamental, argumentando que precisamos modificar (ou seja, reestruturar cognitivamente) a função das cognições distorcidas – para neutralizá-las e desativá-las cognitivamente – utilizando técnicas de terapia de aceitação e de *mindfulness*.

Também existem variações entre as TCCs em relação a como os psicoterapeutas lidam com as condições clínicas (para uma discussão, cf. Ellis, 2003; Padesky & Beck, 2003). A TC argumenta em prol de modelos muito específicos e detalhados para cada transtorno clínico (J. Beck, 1995; Beck, Freeman, & Davis, 2004). A TREC (veja DiGiuseppe et al., 2013) e, mais recentemente, a TE (veja Bamelis, Evers, Spinhoven, & Arntz, 2014) defenderam modelos mais gerais que lidam com diversas condições clínicas, argumentando que, embora esses modelos específicos possam ser válidos, sob a especificidade, existem processos psicológicos centrais comuns expressados em crenças centrais distorcidas. Essas crenças podem interagir de maneira diferente em diversas condições clínicas (veja David, Lynn, & Ellis, 2010). O processo é semelhante ao que se vê na neurociência, em que uma ampla variedade de sintomas e transtornos pode ser reduzida e/ou explicada por algumas classes de neurotransmissores e suas inter-relações.

David (no prelo) recentemente tentou unificar esses modelos específicos, ampliando a clássica arquitetura ABC do paradigma da TCC, com base em uma ciência cognitiva e estrutura da neurociência cognitiva; desse modo, tentava converter o campo de diversas "escolas de pensamento de TCC" em uma TCC integrativa e multimodal (TCC-IM; ver também David, Matu, & David, 2013). A proposta é integrativa porque seus princípios teóricos inter-relacionados são organizados de modo mais adequado em uma teoria de TCC coerente (ou seja, um modelo geral de TCC), capaz de acomodar diversas escolas e estratégias clínicas cognitivo-comportamentais e seus modelos gerais e/ou específicos. É multimodal porque diversas técnicas e estratégias clínicas (da TCC e/ou de outra tradição psicoterapêutica) são derivadas e/ou conceituadas com base na teoria integrativa da TCC, em vez de serem componentes, mais ou menos relacionados entre si, oriundos de diversos princípios gerais da abordagem, organizados pragmaticamente para lidar com uma condição clínica em um pacote multicomponentes de TCC. Assim, a TCC-IM enfatiza uma abordagem multimodal teoricamente dirigida (i. e., integrativa) para ajudar os pacientes a lidar com diversas condições psicológicas.

Segundo a estrutura da TCC-IM (Fig. 1.2), existem dois tipos de crenças centrais. O primeiro refere-se às cognições frias. Aqui podemos incluir as crenças centrais gerais de Beck, como "inamabilidade" e "desamparo", codificadas na mente humana como es-

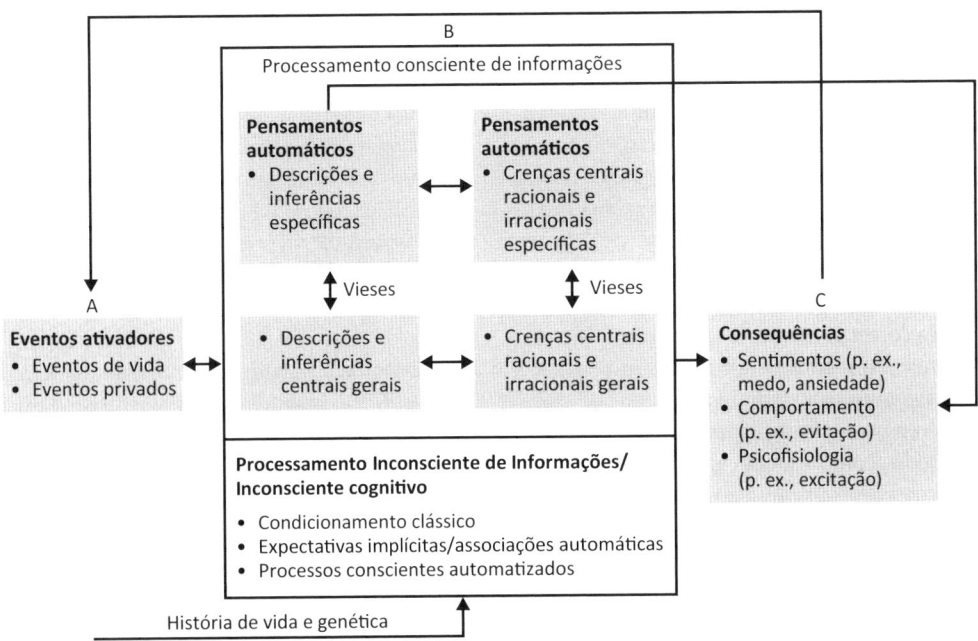

FIGURA 1.2 A arquitetura moderna da TCC. De Davis (no prelo). Direitos autorais de Wiley-Blackwell. Reproduzida com permissão.

quemas (consulte A. Beck, Cap. 2, neste livro; J. Beck, 1995). O segundo tipo refere-se às cognições quentes. Neste podemos incluir as crenças centrais irracionais gerais de Ellis, expressadas como "exigências" ("As coisas *têm de* ser feitas do meu jeito"), "catastrofização" ("Não podia ser pior"), "intolerância à frustração" ("Não aguento essas cobranças sobre mim") e "avaliação geral do valor humano" (porque agir ou acreditar daquela maneira mostra que a pessoa é completamente inútil), as quais são codificadas na mente humana como esquemas (DiGiuseppe, 1996, os chamou de "esquemas avaliativos"; ver também Szentagotai et al., 2005). Em termos fenomenológicos, essas crenças frias e quentes podem aflorar em nossa mente consciente de um modo misto. Diversas crenças centrais interagem para criar um viés no processamento de informações dos eventos, gerando, assim, pensamentos automáticos específicos que acarretam consequências disfuncionais (veja Szentagotai & Freeman, 2007). Pensamentos automáticos, tanto quentes como frios, podem vir a nossa mente consciente de modo involuntário (automático) e costumam estar relacionados ao evento ativador. De fato, como mencionado há pouco, muitos instrumentos que medem pensamentos automáticos e crenças centrais contêm itens que se referem tanto a cognições frias como quentes (p. ex., Questionário de Pensamentos Automáticos, Escala de Atitudes Disfuncionais, Questionário de Esquemas de Young). Entretanto, de um ponto de vista psicológico mecanicista, são processos diferentes, e, portanto, futuros estudos deveriam investigá-los como tal. A fonte de crenças centrais tem a ver com a predisposição tanto ambiental/educacional como biológica (p. ex., genética/evolutiva) (A. Beck, Cap. 2 deste livro; J. Beck, 1995; David & DiGiuseppe, 2010). As predisposições genéticas/evolutivas foram especialmente enfatizadas em seu relacionamento com as crenças centrais irracionais gerais.

Segundo a TCC-IM, os mecanismos de enfrentamento não são processos cognitivos e/ou comportamentais diferentes. São processos cognitivos e comportamentais normais que possuem uma função diferente, isto é, a de ajudar a enfrentar diversos sentimentos e experiências (veja Lazarus, 1991).

Por fim, a TCC-IM também acrescenta o conceito de processamento inconsciente de informações no nível de crenças do indivíduo. Trata-se de um inconsciente cognitivo estrutural, que contém informações codificadas em formatos que normalmente não são acessíveis de forma consciente. Ele pode gerar consequências disfuncionais diretamente (p. ex., condicionamento clássico) e/ou indiretamente (ou seja, o produto do condicionamento clássico torna-se um A no processo A-B-C; para detalhes, ver David, 2003). Essa informação está embutida nas estruturas cerebrais centrais automáticas não conscientes, tais como a amígdala (consulte Treadway, no Cap. 4 deste livro), e não pode ser diretamente modificada apenas com base nas técnicas de reestruturação cognitiva clássica. Entretanto, técnicas comportamentais (p. ex., exposição) e reavaliações baseadas em novas informações experienciais são métodos promissores para alterar a força de redes neurais cognitivas que modificam a entrada no sistema central (Treadway, Cap. 4, deste livro).

Aplicações da TCC aos transtornos da personalidade

No caso dos transtornos da personalidade, os mecanismos etiopatogenéticos principais devem ser relacionados às crenças centrais do indivíduo, que se formam por meio de experiências fundamentais durante o desenvolvimento, e algumas das quais podem estar baseadas em predisposições biológicas (A. Beck, Cap. 2 deste livro; Young et al., 2003). Entretanto, cada escola de terapia concentra-se em suas principais crenças centrais hipotéticas.

O modelo da TC concentra-se principalmente nas crenças gerais frias e nos mecanismos para enfrentá-las (p. ex., crenças intermediárias na forma de avaliações, pressupostos positivos e negativos e regras; A. Beck, Cap. 2 deste livro). Pode-se, portanto, ver a questão como uma das interpretações ou explicações do indivíduo. Por exemplo, se um paciente for autocentrado em decorrência da experiência de vida em sua família de origem, sua crença pode ser: "Eu sou especial". A questão-chave não é a ideia de ser especial, mas como ele completa a frase. Esta pode ser completada de diversas formas, cada uma das quais determinando um resultado emocional, comportamental e social diferente.

"Eu sou especial (portanto, os outros devem me dar tudo o que eu pedir)."

"Eu sou especial (e sempre tenho que fazer coisas para os outros para manter meu *status* de especial)."

"Eu sou especial (e quem não reconhecer e concordar deve ser punido)."

"Eu sou especial (e, se jamais receber o tratamento especial que mereço e que recebi de meus primeiros cuidadores, isso será horrível e insuportável)."

"Eu sou especial (e os outros me consideram esquisito, por isso jamais vou me encaixar ou ser compreendido)."

"Eu sou especial (e mais inteligente que a maioria, então consigo ficar impune por coisas que os outros não conseguem)."

O enfoque em alterar a ideia inicial de ser especial pode ser uma meta infrutífera. O terapeuta desafia e contesta o caráter especial do indivíduo (e quanto à alta autoestima? Devemos construir a autoaceitação incondicional em vez de autoestima?)? O terapeuta examina a realidade do paciente? Muitos leitores deste texto endossariam a ideia de que "eu sou especial, porque sou capaz de procurar, obter, demonstrar interesse e ler este livro". Assim, o enfoque terapêutico está em considerar o significado embutido na crença e no impacto que este tem nas funções adaptativas do indivíduo.

A TE originou-se da TC, mas expandiu a teoria original. Assim, ela identificou mais crenças centrais (i. e., esquemas desadaptativos iniciais) e acrescentou diversos mecanismos de enfrentamento. A TCD também partiu do treinamento de habilidades comportamentais e o expandiu, adicionando novos mecanismos teóricos (p. ex., diátese biológica relacionada à reatividade do sistema de excitação) e novas estratégias e técnicas clínicas para lidar com o sofrimento cognitivo e emocional (p. ex., aceitação e *mindfulness*). A TREC concentra-se principalmente nas crenças centrais irracionais gerais e na interação entre elas (p. ex., exigência + catastrofização) e em seu papel (p. ex., mecanismos de geração primários vs. processos de enfrentamento) nas consequências primárias e secundárias/metaconsequências.

Características-chave da intervenção clínica da TCC

A intervenção da TCC para transtornos da personalidade costuma incluir (1) avaliação clínica; (2) conceituação cognitiva; (3) intervenções técnicas e (4) construção e utilização da relação terapêutica, muito semelhante ao tratamento para transtornos sintomáticos.

Entretanto, várias adaptações para pacientes com transtornos da personalidade merecem uma observação. Com base no atual DSM-5, a avaliação clínica pode ser focada tanto em aspectos categóricos como dimensionais. Para alguns desses transtornos (p. ex., o da personalidade antissocial), entrevistas clínicas e testes psicológicos com base em autorrelatos devem ser complementados por testes psicológicos com base no relato de clínicos (ou outras pessoas relevantes) e em dados externos e corroborativos.

No que se refere à conceituação cognitiva, ela muitas vezes é mais dinâmica no caso dos transtornos da personalidade, incluindo (para detalhes, ver David, no prelo) uma ligação entre (1) a conceituação cognitiva dos atuais problemas, (2) a conceituação cognitiva dos problemas passados e (3) a conceituação dos problemas expressados na relação e no ambiente terapêutico (consulte também a Fig. 8.2 de Brauer & Reinecke, no Cap. 8 deste livro). Esse processo é semelhante ao encontrado em terapias dinâmicas de curta duração, ainda que se baseie em conceituações cognitivas bem definidas, em contraste com interpretações ou interpolações de dados inconscientes dinâmicos. Fazendo isso, os pacientes podem compreender como historicamente desenvolveram seus atuais problemas e como enfrentá-los de maneira direta e experiencial ("aqui e agora") no transcorrer das sessões de terapia.

A intervenção da TCC para transtornos da personalidade costuma ser mais prolongada do que para outras condições clínicas e, frequentemente, inclui mais técnicas experienciais, criando uma abordagem multimodal. Como no caso de outras condições clínicas, as intervenções podem ser realizadas de maneira individual ou em grupo.

A relação terapêutica caracteriza-se pela colaboração, congruência, empatia e genuinidade (Davis & J. Beck, Cap. 6 deste livro). Para transtornos da personalidade, a relação deve ser usada com frequência como um veículo para a mudança e um procedimento para a criação de modelos, e não apenas como um contexto de implementação de uma intervenção de TCC. De fato, a relação terapêutica muitas vezes é utilizada para gerar experiências fortes durante e após a sessão relacionada às experiências passadas ou atuais do paciente na vida.

APOIO EMPÍRICO PARA TCC NO TRATAMENTO DOS TRANSTORNOS DA PERSONALIDADE

Barlow (2004) propôs uma distinção clara entre "psicoterapia" (ou seja, uma intervenção psicológica geral em saúde mental) e "tratamento psicológico" (ou seja, uma intervenção dirigida a condições clínicas específicas). Desenvolvemos um pouco mais essa estrutura, argumentando que, embora o "arcabouço da TCC" (p. ex., TCC-IM) refira-se a uma teoria abrangente e a um conjunto de técnicas multimodais derivadas e/ou enfatizadas por essa teoria integrativa, os tratamentos psicológicos da TCC abordam protocolos clínicos (mais ou menos estruturados) – muitas vezes teoricamente orientados – destinados a condições clínicas específicas. Além disso, David e Montgomery (2011) argumentaram que uma verdadeira psicoterapia baseada em evidências (ou seja, um tratamento psicológico baseado em evidências) deve ser validada tanto em termos de eficácia/efetividade do protocolo clínico quanto de apoio à teoria subjacente ao protocolo proposto.

Psicoterapia e transtornos da personalidade

Em geral, existe forte respaldo para o uso de psicoterapia nos transtornos da personalidade em termos de eficácia e efetividade (para detalhes, consulte Hadjipavlou & Ogrodniczuk, 2010). Arnevik e colaboradores (2010) constataram que uma psicoterapia eclética implementada em clínica particular é comparável a tratamento hospitalar diurno e acompanhamento ambulatorial mais abrangente. Além disso, Mulder, Joyce e Frampton (2010) observaram que pacientes tratados para depressão maior também melhoraram em relação a um transtorno da personalidade identificado. Portanto, os transtornos da personalidade não são nem estáveis nem resistentes ao tratamento. Análises recentes também comprovam a eficácia da psicoterapia para essas psicopatologias em termos de custos. De fato, Soeteman e colaboradores (2011) encontraram uma relação custo-benefício melhor na psicoterapia hospitalar diurna de curto prazo e psicoterapia ambulatorial de curto prazo do que na psicoterapia hospitalar diurna de longo prazo, psicoterapia com internação de longo prazo e psicoterapia ambulatorial de longo prazo para pacientes com transtornos da personalidade evitativa, dependente e obsessivo-compulsiva. Pasieczny e Connor (2011) encontraram boa relação custo-benefício da TCD em um ambiente público de saúde mental com atendimentos de rotina (p. ex., incluindo o tratamento de pacientes *borderline*). Por fim, van Asselt e colaboradores (2008) encontraram uma boa relação custo-benefício da TE no tratamento do transtorno da personalidade *borderline*.

Tratamentos psicológicos de TCC para transtornos da personalidade

A maioria dos tratamentos psicológicos investigados para transtornos da personalidade é baseada na TCC. Entre estes, as terapias mais estudadas são TCD, TE, TC e TCC multicomponentes. No que se refere às condições clínicas (para uma revisão, ver Dixon-Gordon, Turner, & Chapman, 2011), a patologia da personalidade mais investigada é o transtorno da personalidade *borderline*. Em anos recentes, alguns estudos concentraram-se em outras doenças da personalidade (p. ex., transtorno da personalidade evitativa). Ainda carecemos de estudos rigorosos para os transtornos da personalidade esquizoide e esquizotípica. Uma recente meta-análise de intervenções psicológicas para transtorno da personalidade antissocial (Gibbon et al., 2010) concluiu que não existem evidências suficientes para favorecer o uso de tratamentos psicológicos em adultos com essa doença, embora as abordagens psicológicas de TCC (ou contendo módulos de TCC) pareçam promissoras (consulte Mitchell, Tafrate e Freeman, no Cap. 16 deste livro).

O apoio empírico da TCC para transtornos da personalidade é examinado aqui com base nos tratamentos psicológicos dela derivados e, principalmente, de um ponto de vista intervencionista (veja também Matusiewicz, Hopwood, Banducci, & Lejuez, 2010). Alguns tratamentos psicológicos com a TCC têm por trás de si um modelo teórico compatível com a estrutura geral da TCC, sendo as técnicas e estratégias clínicas derivadas do modelo específico; nós os chamamos de tratamentos psicológicos sistêmicos de TCC. Outros tratamentos psicológicos cognitivo-comportamentais baseiam-se na teoria geral da TCC, contendo um misto de técnicas e estratégias clínicas da abordagem, de modo mais pragmático e menos teoricamente relacionados/integrados — os chamados "tratamentos psicológicos de TCC multicomponentes".

Tratamentos psicológicos sistêmicos com a TCC

A TCD é um dos tratamentos psicológicos da TCC que possui um modelo teórico claro e técnicas compatíveis com esse modelo. A TCD foi bem validada principalmente para o transtorno da personalidade *borderline*. Na verdade, sua eficácia e sua efetividade têm sido investigadas em diversos estudos clínicos randomizados, sendo a abordagem reconhecida como um tratamento baseado em evidências tanto pelas Diretrizes do Instituto Nacional de Saúde e Excelência Clínica (Diretrizes NICE) quanto pelos Tratamentos Psicológicos Apoiados em Pesquisas da American Psychological Association, Divisão 12. Lynch e colaboradores (2007) constataram que a TCD acrescida à farmacoterapia foi uma abordagem mais eficaz do que a farmacoterapia sozinha em uma amostra de indivíduos na terceira idade que sofriam de depressão e apresentavam comorbidade com transtornos da personalidade. Entretanto, embora o impacto da TCD no transtorno da personalidade *borderline* seja visto como muito bom, análises recentes acrescentaram algumas ideias de advertência. Em uma recente revisão da Cochrane, Stoffers e colaboradores (2012) alegaram que nenhuma das abordagens psicológicas investigadas (i. e., TCD, tratamento baseado em mentalização em ambiente de hospitalização parcial, tratamento ambulatorial com base em mentalização, terapia focada na transferência, TCC multicomponentes, terapia dinâmica desconstrutiva, psicoterapia interpessoal e psicoterapia interpessoal para transtorno da personalidade *borderline*) apresentou uma base de evidências robusta, embora existam alguns efeitos clínicos benéficos importantes. Da mesma forma, Springer, Lohr, Buchtel e Silk (1996) indicaram que um tratamento psicológico ambulatorial breve com a TCD para uma amostra de pacientes com transtorno da personalidade misto não é, de modo geral, melhor do que um grupo de discussão (embora o grupo de TCC considerasse a intervenção mais benéfica na vida fora do hospital).

A TE é outro tratamento psicológico de TCC que possui um modelo teórico claro e técnicas compatíveis com tal modelo. Essa abordagem foi investigada em estudos clínicos randomizados para diversos transtornos da personalidade. O estudo de Gisen-Bloo e colaboradores (2006) constatou que a TE era superior à terapia focada na transferência para transtorno da personalidade *borderline* (e ainda com melhor relação custo-benefício), e Farrell, Shaw e Webber (2009) demonstraram que a TE é superior ao tratamento habitual para essa doença. No estudo de Bamelis e colaboradores (2014), descobriu-se que a TE apresentava melhores resultados do que o tratamento psicológico habitual ou uma abordagem humanista-existencial-experiencial (ou seja, uma abordagem rogeriana na forma de terapia dirigida ao esclarecimento) para um grupo misto de transtornos da personalidade (p. ex., transtornos da personalidade evitativa, dependente, obsessivo-compulsiva, histriônica, narcisista e paranoide). Para a doença *borderline*, a TE individual pareceu ter a mesma eficácia que a TE combinada individual e em grupo, mas com uma taxa de evasão menor (Dickhaut & Arntz, 2014). No entanto, Dickhaut e Arntz (2014) observaram que, quando os psicoterapeutas que fazem atendimento em grupo são treinados em psicoterapia de grupo, a velocidade da recuperação em TE combinada individual e em grupo especializada foi maior em comparação à TE individual. Ball, Maccarelli, LaPaglia e Ostrowski (2011) compararam o aconselhamento de drogas individual combinado à TE de duplo enfoque a 105 pacientes dependentes químicos com e sem determinados transtornos da personalidade. Nesse estudo, o aconselhamento individual teve impacto maior nos sintomas dos transtornos da personalidade do que a TE de duplo enfoque, desse modo questionando a necessidade de TE de duplo enfoque para pacientes que eram dependentes químicos e também apresentavam um transtorno da personalidade. Alguns estudos (veja Renner et al., 2013) também investigaram os mecanismos de mudança por trás do tratamento psicológico com a TE. Por exemplo, a redução do sofrimento global de adultos com diagnóstico e/ou sintomas de transtorno da personalidade foi acompanhada de uma diminuição dos esquemas e enfrentamento desadaptativos, bem como de um ligeiro aumento no esquema adaptativo; contudo, a redução nos esquemas desadaptativos não continuou significativa após o controle do sofrimento.

Junto com a TREC, a TC é a abordagem básica da estrutura da TCC. Entretanto, diversos tratamentos psicológicos orientados pela TC foram especificamente desenvolvidos para transtornos da personalidade. Por exemplo, Davidson e colaboradores (2006; ver também Davidson, Tyrer, Norrie, Palmer, & Tyrer, 2010) compararam o tratamento habitual ao tratamento rotineiramente empregado no serviço de Saúde Nacional do Reino Unido mais TC (estudo BOSCOT) no caso de pacientes com transtorno da personalidade *borderline*. A adição da TC melhorou o desfecho em diversos domínios (p. ex., menos ansiedade, menos angústia, menos cognições disfuncionais), ao passo que outros domínios não foram afetados (p. ex., frequência de automutilação não suicida, funcionamento interpessoal, funcionamento global, sintomas de psicopatologia, hospitalização, atendimentos de emergência, relação custo-benefício). No estudo conduzido por Cottraux e colaboradores (2009), a TC para pacientes com transtorno da personalidade *borderline* foi superior ao aconselhamento rogeriano em diversos resultados (p. ex., melhora mais rápida na desesperança, impulsividade, gravidade global dos sintomas); contudo, Matusiewicz e colaboradores (2010) observaram que os resultados desse estudo deveriam ser interpretados com cautela devido à alta taxa de abandono. A TC auxiliada por manual parece eficaz para o transtorno da personalidade *borderline* (veja Evans et al., 1999; Morey, Lowmaster, & Hopwood, 2010; Weinberg, Gunderson, Hennen, & Cutter, 2006) quando usada em combinação com o tratamento habitual, mas, em amostras com diagnósticos variados, seu efeito é menos estável (para uma análise detalhada, ver Matusiewicz et al., 2010). Por fim, Rees e Pritchard (no prelo) encontraram comprovação preliminar para uma intervenção de TC breve para transtorno da personalidade evitativa, e Emmelkamp e colaboradores (2006) encontraram superioridade da TC em relação à terapia dinâmica breve para esse mesmo transtorno.

Além desses tratamentos psicológicos-padrão, que mostraram efeitos muito satisfatórios, efeitos preliminares bons e/ou efeitos promissores, deve-se mencionar duas novas abordagens psicológicas de TCC sistêmicas que estão surgindo. Um estudo-piloto recente no setor público, o qual analisou o tratamento habitual, argumentou que os sintomas da personalidade *borderline* poderiam ser tratados com mais eficiência com a adição de 12 sessões de duas horas de TAC em grupo ao tratamento habitual composto por apoio, manejo de medicações e contato por crise conforme necessário (Morton, Snowdon, Gopold, & Guymer, 2012). O estudo também constatou que flexibilidade psicológica, habilidades de regulação emocional e *mindfulness* mediaram as mudanças nos sintomas do transtorno. Os pesquisadores da TAC devem se basear nesses resultados preliminares animadores para investigar mais a respeito dos tratamentos psicológicos orientados pela teoria para transtornos da personalidade em rigorosos estudos randomizados de larga escala.

Um estudo de Fuller, DiGiuseppe, O'Leary, Fountain e Lang (2010) usou a TREC como componente terapêutico principal em um tratamento psicológico multicomponentes (16 sessões de duas horas em grupo) para pacientes ambulatoriais ($N = 12$) diagnosticados com 29 transtornos sintomáticos e 43 transtornos da personalidade. Foram encontrados resultados positivos (antes e depois) para redução da raiva como estado e traço, dos sintomas de raiva e dos sintomas de depressão. Outros estudos empíricos teoricamente orientados mostraram uma associação sistemática entre crenças irracionais e diversos transtornos da personalidade (Lohr, Hamberger, & Bonge, 1988). Spörrle, Strobel e Tumasjan (2010) apontaram que crenças irracionais têm um efeito na satisfação de vida que vai além até mesmo dos "Cinco Grandes" fatores da personalidade. Por fim, Sava (2009) encontrou associações consistentes entre crenças centrais irracionais gerais medidas pela Attitude and Belief Scale–II (Escala de Atitudes e Crenças II, em tradução livre) (DiGiuseppe, Leaf, Exner, & Robin, 1988) e esquemas desadaptativos iniciais medidos pelo Questionário de Esquemas de Young. Considerando tudo isso, a TREC deve ser investigada em estudos randomizados de larga escala para verificar sua eficácia e/ou sua efetividade no tratamento de transtornos da personalidade. Uma vez que as Diretrizes do NICE para transtorno da personalidade antissocial preconizam uma ação preventiva voltada para crianças com transtornos disruptivos, e que a TREC é considerada um tratamento provavelmente eficaz para comportamento disruptivo em crianças (consulte a lista de tratamentos baseados em evidências da Divisão 52 [Division 52 list of evidence-based treatments]), tal estudo seria útil.

Tratamentos psicológicos de TCC multicomponentes

Diversos tratamentos cognitivo-comportamentais com múltiplos componentes foram investigados para os transtornos da personalidade *borderline* e antissocial (veja Matusiewicz et al., 2010). No estudo de Muran, Safran, Samstag, Wallner e Winston (2005), a TCC pareceu ser útil para reduzir os sintomas e o caráter disfuncional (p. ex., problemas interpessoais) em uma amostra de pacientes com complexos transtornos da personalidade. O treinamento de sistema para previsibilidade emocional e resolução de sintomas (STEPPS) – com base em uma abordagem de treinamento de habilidades comportamentais (Blum et al., 2008) – parece eficaz para reduzir sintomas em pacientes *borderline*, seja isoladamente ou em combinação com o tratamento habitual. O tratamento em grupo de regulação emocional – com base em uma abordagem de treinamento de habilidades de aceitação – também pode produzir reduções clinicamente importantes em sintomas de pacientes não suicidas com transtorno da personalidade *borderline* (Gratz & Gunderson, 2006). A TCC em grupo (TCCG) foi investigada para transtorno da personalidade evitativa (veja Alden, 1989; Renneberg, Goldstein, Phillips, & Chambliss, 1990). Esse tipo de tratamento psicológico geralmente inclui exposição, reestruturação cognitiva e treinamento de habilidades sociais. Em geral, a TCCG mostrou-se eficaz na redução dos sintomas do transtorno e de muitos problemas comórbidos (p. ex., ansiedade).

Em suma, embora, de modo geral, as pesquisas apoiem o papel do tratamento psicológico de TCC para transtornos da personalidade, há necessidade de estudos de replicação mais rigorosos e de um lugar para novos tratamentos psicológicos de TCC.

Outros tratamentos psicológicos e farmacoterápicos

Ao contrário da TCC, os resultados sobre a eficácia e a efetividade dos tratamentos psicológicos derivados do paradigma psicanalítico dinâmico para transtorno da personalidade são mistos. Por exemplo, Town, Abbass e Hardy (2011) argumentaram, com base nos resultados de oito estudos randomizados de qualidade moderada, que a psicoterapia psicodinâmica de curto prazo pode ser considerada um tratamento baseado em evidências eficaz para uma ampla variedade de transtornos da personalidade. Todavia, Leichsenring e Rabung (2011) constataram, depois de analisar 10 estudos controlados, que a psicoterapia psicodinâmica de longo prazo é uma abordagem mais adequada do que as psicoterapias de curto prazo em transtornos mentais complexos, inclusive os da personalidade. Mais recentemente, Smit e colaboradores (2012) argumentaram, depois de analisar 11 estudos, que a eficácia da psicoterapia psicanalítica de longo prazo é limitada e conflitante. Eles encontraram, por exemplo, um g de Hedge combinado não significativo para patologias da personalidade no maior seguimento de cada estudo ($g = 0,17$, com um intervalo de confiança de 95%: -0,25 a 0,59). Clarke, Thomas e James (2013) recentemente demonstraram que a terapia analítica cognitiva ($N = 38$) é mais eficaz do que o tratamento habitual ($N = 40$) para melhorar sintomas e dificuldades interpessoais em pacientes com um transtorno da personalidade. Assim, tratamentos psicológicos para esses transtornos derivados de uma tradição psicanalítica dinâmica parecem funcionar na forma de terapia dinâmica de curto prazo e/ou em combinação com a TCC (i. e., terapia analítica cognitiva). O impacto dos tratamentos psicanalíticos dinâmicos de longo prazo para transtornos da personalidade é, no presente momento, discutível.

Os resultados dos estudos que investigaram o uso de farmacoterapia para o tratamento de transtornos da personalidade são contraditórios. A farmacoterapia com estabilizadores do humor, antipsicóticos de segunda geração e ácido graxo ômega 3 pode atuar em alguns sintomas de transtorno da personalidade *borderline* e psicopatologia associada (veja Bellino, Rinaldi, Bozzatello, & Bogetto, et al., 2011; Lieb, Völlm, Rücker, Timmer, & Stoffers, 2010; Stoffers et al., 2010); no entanto, esses fármacos não têm nenhum impacto nos sintomas centrais e na gravidade geral do transtorno da personalidade *borderline*. Quanto ao transtorno da personalidade antissocial, depois de analisar os oito estudos existentes, não há conclusões seguras quanto à eficácia da farmacoterapia.

CONSIDERAÇÕES FINAIS

Os transtornos da personalidade são condições clínicas importantes que têm impacto em outras patologias clínicas psicológicas e/ou médicas. Resumindo o atual estado da arte, a TCC parece, neste momento, a forma de intervenção psicológica mais bem validada para diversos desses transtornos. Embora a abordagem pareça promissora no tratamento de tais condições, alguns pacientes não respondem totalmente à intervenção e/ou os resultados ainda não são completamente convincentes. A maioria dos estudos concentra-se no transtorno da personalidade *borderline*, e apenas alguns deles focam outros transtornos da personalidade, de modo que nossas conclusões são estruturadas com tal precaução em mente. As pesquisas concentram-se, em sua maioria, em uma categoria de transtornos da personalidade (i. e., paradigma de eficácia), embora existam trabalhos cujo foco resida em pacientes com transtornos da personalidade mistos (Bamelis et al., 2014; Springer et al., 1996) ou comórbidos (Muran et al., 2005) (i. e., paradigma de efetividade). Diversos tratamentos psicológicos com a TCC derivados de sua estrutura geral (p. ex., TCC-IM) não estão validados igualitariamente bem. Alguns possuem mais apoio empírico do que outros. Estudos futuros devem testar de modo mais profundo os protocolos clínicos existentes, tais como os descritos neste livro, e até mesmo desenvolver outros novos e mais potentes. Os novos estudos devem investigar tanto a eficácia (ou seja, como a psicoterapia funciona em condições controladas), de modo a obter validade interna, como a efetividade (p. ex., como a psicoterapia funciona na prática clínica do mundo real), para obter validade externa. No que tange a efetividade, para se enquadrar nos contextos da vida real, espera-se que mais estudos se concentrem em transtornos da personalidade comórbidos, transtornos da personalidade com outras psicopatologias comórbidas e mesmo amostras mistas (p. ex., pacientes com diversos transtornos da personalidade). A abordagem transdiagnóstica (i. e., o componente dimensional dos transtornos da personalidade) deve ser uma importante linha de estudo, consoante com a pesquisa programática dos Institutos Nacionais de Saúde dos Estados Unidos (NIH). Análises de custo-benefício também serão muito importantes em um sistema de saúde influenciado por recursos limitados e convênios médicos. No futuro, os estudos também devem explorar o papel de intervenções preventivas com a TCC para transtornos da personalidade, examinando a patologia e/ou traços de crianças e adolescentes (consulte também as Diretrizes do NICE para transtorno da personalidade antissocial).

Em geral, as teorias específicas por trás dos protocolos clínicos são investigadas de modo menos rigoroso do que suas eficácia e/ou efetividade. Assim, os estudos deveriam, no futuro, concentrar-se em testar a teoria, preferivelmente de um ponto de vista etiopatogênico, em vez de sintomático. Poderemos promover uma rigorosa abordagem baseada em evidências no campo dos transtornos da personalidade apenas quando formos capazes de integrar teorias bem validadas expressadas em tratamentos psicológicos eficazes com a TCC (veja David & Montgomery, 2011).

Como existem evidências preliminares da eficácia e da efetividade de tratamentos psicológicos derivados de outros paradigmas psicoterapêuticos (p. ex., psicanalítico dinâmico), a TCC deveria servir de plataforma para integração das psicoterapias, também preparando para a integração com outros tratamentos não psicológicos (i. e., farmacoterapia) quando estes forem baseados em evidências. É importante fazer uma análise dos resultados da TCC em vários níveis (incluindo, por exemplo, o nível neurobiológico) para uma integração entre tratamentos psicológicos e farmacológicos — embora, levando em conta o quadro farmacoterápico aqui revisado, os tratamentos psicológicos configurem, neste momento, a primeira linha de intervenções para os transtornos da personalidade.

Capítulo 2

TEORIA DOS TRANSTORNOS DA PERSONALIDADE

Aaron T. Beck

A terapia cognitiva para qualquer psicopatologia depende da conceituação do transtorno e de sua adaptação às características particulares de cada caso específico. Este capítulo apresenta uma teoria geral dos transtornos da personalidade no amplo contexto de sua origem, desenvolvimento e função da personalidade. Essa exposição concentra-se inicialmente em como os processos da personalidade se formam e operam a serviço da adaptação. Antes de apresentar uma sinopse de nossa teoria dos transtornos da personalidade, examinaremos os conceitos de personalidade e os ligaremos às psicopatologias.

Começamos a conversa com uma explicação especulativa de base evolutiva de como os protótipos de padrões de personalidade poderiam vir de nossa herança filogenética. Aquelas "estratégias" geneticamente determinadas que facilitaram a sobrevivência, a conservação e expansão dos recursos e a reprodução seriam supostamente favorecidas pela seleção natural. Podem-se observar derivados dessas estratégias primitivas de forma exagerada nas síndromes sintomáticas, como os transtornos de ansiedade e depressão, e em transtornos da personalidade, como o da personalidade dependente. Os transtornos da personalidade, assim como as síndromes sintomáticas, representam um exagero das estratégias adaptativas da personalidade.

Nossa discussão segue, então, ao longo de um *continuum*, começando pelas estratégias evolutivas e chegando a uma reflexão sobre como o processamento de informações, incluindo os processos afetivos, antecede o funcionamento dessas táticas. Em outras palavras, a avaliação das demandas de uma situação em particular precede e desencadeia uma estratégia adaptativa (ou desadaptativa). O modo pelo qual uma situação é avaliada dependerá, ao menos em parte, das crenças subjacentes relevantes. Tais crenças estão embutidas em estruturas mais ou menos estáveis, denominadas "esquemas", que selecionam e sintetizam os dados que entram. A sequência psicológica evolui, então, da avaliação para a excitação afetiva e motivacional e, por fim, para a seleção e implementação de uma estratégia relevante. Consideramos as estruturas básicas (esquemas) das quais esses processos cognitivos, afetivos e motivacionais dependem como as unidades fundamentais da personalidade. Embora os esquemas não sejam observáveis por introspecção, o conteúdo das crenças está acessível, e os processos funcionais podem ser detectados.

Os "traços" de personalidade identificados por adjetivos como "dependente", "retraído", "arrogante" ou "extrovertido" podem ser conceituados como a expressão explícita dessas estruturas subjacentes. Ao atribuir significados aos eventos, as estruturas cognitivas iniciam uma reação em cadeia que culmina nos tipos de comportamento explícito (estratégias) que são atribuídos a traços de personalidade. Os padrões comportamentais que costumamos atribuir a traços ou disposições de personalidade ("honesto", "tímido", "desinibido"), consequentemente, representam estratégias interpessoais desenvolvidas a partir da interação entre disposições inatas e influências ambientais. Cada estratégia tem uma função adaptativa específica dirigida a uma meta.

Atributos como dependência e autonomia, conceituados em teorias motivacionais da personalidade como impulsos básicos, podem ser vistos como uma função de um conglomerado de esquemas básicos. Em termos comportamentais ou funcionais, os atributos podem ser chamados de "estratégias básicas". Essas funções específicas podem ser observadas de uma maneira exagerada em alguns dos padrões comportamentais explícitos atribuídos, por exemplo, aos transtornos da personalidade dependente ou esquizoide. O caráter desses padrões comportamentais pode ser mais bem compreendido em termos de funções reguladoras que são internalizadas (monitorando-se e inibindo-se) ou externadas (reagindo, competindo, exigindo).

Passamos, então, para o tema da ativação dos esquemas (e modos) e sua expressão no comportamento. Tendo estabelecido as bases para nossa teoria da personalidade, seguimos para a revisão da relação dessas estruturas com a psicopatologia. A forte ativação dos esquemas disfuncionais está no cerne dos antigos transtornos do Eixo I, como a depressão. Os esquemas disfuncionais mais idiossincráticos deslocam os esquemas adaptativos mais orientados à realidade em funções como processamento, recuperação e previsão de informações. Na depressão, por exemplo, o modo organizado em torno do tema da autonegação torna-se dominante; nos transtornos de ansiedade, o modo de perigo pessoal está hiperativo; e nos transtornos de pânico, o modo relevante à catástrofe iminente está mobilizado.

As típicas crenças disfuncionais e estratégias desadaptativas expressadas nos transtornos da personalidade deixam os indivíduos suscetíveis a experiências de vida que invadem sua vulnerabilidade cognitiva, principalmente com relação a expandir ou manter recursos. Assim, o transtorno da personalidade dependente caracteriza-se por uma sensibilidade à perda externa de amor e segurança; o da personalidade narcisista caracteriza-se por um trauma à autoestima por parte de fontes externas; e o da personalidade histriônica, pelo fracasso em envolver externamente as pessoas em busca de atenção e segurança emocional. A vulnerabilidade cognitiva baseia-se em crenças que têm um elemento adaptativo, mas que se tornaram extremistas, rígidas e imperativas. Especulamos que essas crenças disfuncionais surgiram em decorrência da interação entre a predisposição genética do indivíduo e sua exposição a influências indesejáveis de outras pessoas ou a experiências culturais e eventos traumáticos específicos. Assim, no curso do desenvolvimento, certas estratégias-chave tornam-se hipertrofiadas e se manifestam como transtornos da personalidade específicos ou mistos.

A EVOLUÇÃO DAS ESTRATÉGIAS INTERPESSOAIS

Nossa teoria de transtornos da personalidade leva em conta o papel de nossa história evolutiva na maneira como nossos padrões de pensamento, sentimento e ação foram moldados. Podemos compreender melhor as estruturas, as funções e os processos da personalidade se examinarmos as atitudes, os sentimentos e os comportamentos à luz de sua possível relação com estratégias etológicas.

Grande parte do comportamento que observamos nos animais irracionais é, em geral, considerada "programada". Os processos subjacentes são programados e expressos no comportamento explícito. Com frequência, o desenvolvimento desses programas depende da interação entre estruturas geneticamente determinadas e a experiência. Pode-se presumir que processos semelhantes do desenvolvimento ocorram nos humanos (Gilbert, 1989). Faz sentido considerar a noção de que antigos programas cognitivo-afetivo-motivacionais influenciem nossos processos automáticos: o modo como interpretamos, o que sentimos e como nos dispomos a agir em relação aos eventos. Os programas envolvidos no processamento cognitivo, no afeto, na excitação e na motivação podem ter evoluído por sua própria capacidade de manter a vida e promover a reprodução.

À medida que passam pelas sucessivas etapas da vida, as pessoas deparam-se com uma série de desafios e problemas, bem como incentivos e oportunidades. Os indivíduos nascem com um conjunto de necessidades: de sustento, de proteção e de ajuda que persistem por toda a vida. Tais necessidades estruturais são expressadas na forma de desejos, ânsias e impulsos que pressionam por satisfação. Os indivíduos, além disso, têm predisposição não apenas para desejar satisfazer as necessidades da vida, mas também para apegar-se aos recursos humanos, essenciais para o sucesso e a sobrevivência em um ambiente competitivo e, por vezes, hostil. Além das respostas defensivas automáticas, como a reação de luta ou fuga, as pessoas têm estruturas inatas para perceber e responder a ameaças e necessidades menos imediatas. Estratégias automáticas da infância, como chorar e sorrir, por exemplo, evocam respostas de carinho dos cuidadores.

De acordo com a exigência evolutiva de sobrevivência e perpetuação de sua herança genética, os indivíduos estão naturalmente equipados não apenas para experimentar diversos desejos, ânsias e impulsos, mas também para reagir aos cuidadores e, em um maior grau de amadurecimento, a possíveis parceiros. A ativação das diversas necessidades depende parcialmente da proximidade dos recursos humanos. Na primeira infância, a presença de um cuidador é o catalisador para a expressão de toda a necessidade de nutrir-se. Essa necessidade persiste, de forma modificada, durante toda a vida.

A seleção natural presumivelmente ocasionou algum tipo de ajuste entre comportamento programado e as demandas do ambiente ou da cultura. Contudo, nosso ambiente mudou com mais rapidez do que nossas estratégias adaptativas automáticas – em grande parte como resultado de nossas próprias modificações de nosso meio social. Assim, as estratégias predatórias, competitivas e sociais que eram úteis nos arredores mais primitivos nem sempre se ajustam ao atual nicho de uma sociedade fortemente individualizada e tecnológica, com sua própria organização cultural e social. Um ajuste social ruim pode ser um fator no desenvolvimento do comportamento que diagnosticamos como um "transtorno da personalidade".

Independentemente de seu valor para a sobrevivência em ambientes mais primitivos, alguns desses padrões derivados da evolução tornam-se problemáticos em nossa cultura atual, pois interferem nos objetivos pessoais do indivíduo ou conflitam com as normas de grupo. Assim, estratégias predatórias ou competitivas altamente desenvolvidas capazes de promover a sobrevivência em condições primitivas podem ser inadequadas para um ambiente social, bem como culminar em um "transtorno da personalidade antissocial". Da mesma forma, uma espécie de apresentação exibicionista que teria atraído colaboradores e parceiros sexuais na vida selvagem pode ser excessiva ou inadequada na sociedade contemporânea. Na realidade, porém, tais padrões têm maior probabilidade de causar problemas se forem inflexíveis e estiverem relativamente descontrolados.

As síndromes sintomáticas também podem ser conceituadas em termos de princípios evolutivos. O padrão de lutar ou fugir, por exemplo, embora supostamente tenha sido adaptativo em situações emergenciais arcaicas de perigo físico, pode formar o substrato de um transtorno de ansiedade ou de um estado hostil crônico. O mesmo padrão de resposta que era ativado ao avistar um predador, por exemplo, hoje é mobilizado por ameaças de traumas psicológicos, tais como a rejeição ou a desvalorização (Beck & Emery, 1985). Quando essa resposta psicofisiológica (percepção de perigo e excitação do sistema nervoso autônomo) é desencadeada pela exposição a um amplo espectro de situações interpessoais potencialmente aversivas, o indivíduo vulnerável pode manifestar um transtorno de ansiedade diagnosticável.

Da mesma forma, a variabilidade do conjunto de genes poderia ser responsável pelas diferenças individuais na personalidade. Assim, um indivíduo pode ter predisposição para paralisar diante do perigo, enquanto outro pode atacar, e um terceiro, evitar quaisquer possíveis fontes de perigo. Essas diferenças no comportamento explícito – ou nas estratégias (qualquer uma das quais pode ter valor de sobrevivência em certas situações) – refletem características relativamente persistentes que são típicas de certos "tipos de personalidade" (Beck et al., 1985). O exagero nesses padrões pode levar a um transtorno da personalidade; por exemplo, o transtorno da personalidade evitativa pode refletir uma estratégia de retraimento ou esquiva de qualquer situação que envolva a possibilidade de desaprovação social.

Recursos

A principal via para a satisfação das necessidades da vida é pelo vínculo com outras pessoas. Ao mesmo tempo, os indivíduos dependem dos próprios recursos para enfrentar os desafios do cotidiano. Entretanto, as pessoas anseiam a aceitação por parte daqueles que lhes são íntimos e de seu grupo social. O impacto devastador da rejeição é uma prova da importância dos recursos interpessoais. A dependência dos relacionamentos íntimos e em grupo parece ser um poderoso componente evolutivo dos impulsos inatos. Em eras primordiais, a aceitação, o impulso e a integração na tribo eram cruciais para obter privilégios, alimentação e reprodução.

As pessoas também aproveitavam os próprios recursos herdados para maximizar sua utilização dos recursos externos e também para funcionar de forma autônoma. Ter o direito desempenha um papel importante em indivíduos que se esforçam para ganhar acesso a recursos. É dado o direito aos indivíduos que desfrutam de alto *status* e privilégios, e isso representa acesso seguro a recursos e proteção contra danos. Ocupar uma alta posição no sistema hierárquico significa não apenas ser uma "pessoa superior", mas também implica o direito de acesso a outro lado da vida e da sociedade, no qual o prazer é mais garantido, a dor é minimizada e a reprodução é mais provável.

Existem outras formas de "ter o direito" além do *status*. Por exemplo, uma criança pode sentir-se no direito de ser cuidada pelos pais. Um cônjuge pode sentir-se no direito de ter proximidade, intimidade, apoio, etc. de seu parceiro. A diminuição de um relacionamento (recursos) significa uma atenuação do direito. Uma pessoa que é banida de um grupo ou rejeitada por um amante não tem mais direito aos vários benefícios que tais relacionamentos podem trazer.

Direito e privilégio estão relacionados à força de um vínculo com outras pessoas e grupos. Quando um indivíduo está fundamentalmente vinculado a um grupo, ele tem direito ao apoio do grupo. Quando está fortemente vinculado a outro indivíduo, ele também tem o direito. De modo geral, a pressão pelo direito é uma força vigorosa para a tentativa de alguém de aumentar seu vínculo com outras pessoas ou aumentar o *status* junto aos demais, a serviço do impulso em direção à segurança emocional e física.

Estratégias

Por que aplicamos a palavra "estratégia" para características que têm sido tradicionalmente rotuladas de "traços da personalidade" ou "padrões de comportamento"? Estratégias, nesse sentido, podem ser consideradas como formas de comportamento programado destinadas para atender objetivos biológicos. Embora implique um plano consciente e racional, a palavra aqui não é usada com esse sentido. Em vez disso, nós a utilizamos da mesma forma que os etologistas a empregam: para denotar comportamentos estereotipados altamente padronizados que promovem a sobrevivência e a reprodução individual (Gilbert, 1989). Esses padrões de comportamento podem ser vistos como a meta fundamental de sobrevivência e reprodução: "eficácia reprodutiva" ou "adequação inclusiva". Há mais de 200 anos, Erasmus Darwin, avô de Charles Darwin (1791, citado em Eisely, 1961), descreveu essas estratégias evolutivas como expressões de fome, desejo sexual e segurança.

Embora não tenham consciência do objetivo final dessas estratégias biológicas, os animais têm consciência dos estados subjetivos que refletem seu modo de funcionamento: fome, medo ou excitação sexual e as recompensas e punições por satisfazê-los ou não (i.e., prazer ou dor). Os humanos também são instigados a comer para aliviar os espasmos de fome e obter satisfação. Buscamos relações sexuais para reduzir a tensão sexual e também para obter gratificação. Formamos "vínculos" com outras pessoas para aliviar a solidão e alcançar o prazer da camaradagem e da intimidade. Em suma, quando sentimos uma pressão interna para satisfazer certos desejos de curto alcance, tais como obter prazer e aliviar a tensão, podemos estar satisfazendo, ao menos em certa medida, metas evolutivas de longo alcance.

Nos seres humanos, é possível, analogamente, aplicar a palavra "estratégia" a formas de comportamento que podem ser adaptativas ou desadaptativas, dependendo das circunstâncias. O egocentrismo, a competitividade, o exibicionismo e a esquiva do desprazer podem ser adaptativos em certas situações, mas tremendamente desadaptativos em outras.

Os indivíduos estão equipados com um repertório de estratégias inatas para explorar e expandir os recursos interpessoais. Cada uma dessas estratégias interpessoais representa um setor especial da personalidade, ao qual nos referimos comumente como traço. Cada uma das estratégias (ou traços) é moldada para aproveitar os recursos relevantes. As estratégias são ativadas em resposta aos diversos desejos, ânsias e impulsos e são reforçadas pelo prazer quando estes são satisfeitos. Em contrapartida, o fracasso de uma estratégia é seguido de dor. A aceitação por parte de um parceiro romântico, por exemplo, é recompensada com gratificação, ao passo que a rejeição produz abatimento.

Embora existam numerosas estratégias potencialmente desadaptativas, tais como a submissão, a agressividade e a timidez, estas não chegam a um grau que justifique serem incluídas como transtornos da personalidade nos sistemas oficiais de classificação. Outras estratégias de caráter positivo, como bondade, generosidade e autossacrifício, nunca evoluem para transtornos da personalidade, mesmo quando exageradas. As estratégias que de fato fazem a transição para transtornos da personalidade são inflexíveis, excessivamente generalizadas e muito intrusivas. Essas estratégias excessivas interferem no ajuste aos outros e reduzem o bem-estar. Além disso, o transtorno pode se manifestar quando ocorrem certas estratégias inflexíveis na ausência de outras estratégias de moderação. Por exemplo, o narcisismo pode se desenvolver quando estratégias competitivas são reforçadas sem os elementos moderadores de empatia ou reciprocidade social.

A Figura 2.1 traz uma ilustração gráfica do modelo evolutivo para o desenvolvimento de transtornos da personalidade e síndromes sintomáticas. Os esforços adaptativos para satisfazer as metas básicas podem se desenvolver excessivamente de maneiras diversas que levam a uma evolução desadaptativa em direção a diferentes transtornos. Estratégias superdesenvolvidas específicas estabelecem a base do transtorno da personalidade e afetam as avaliações de risco e perda, aumen-

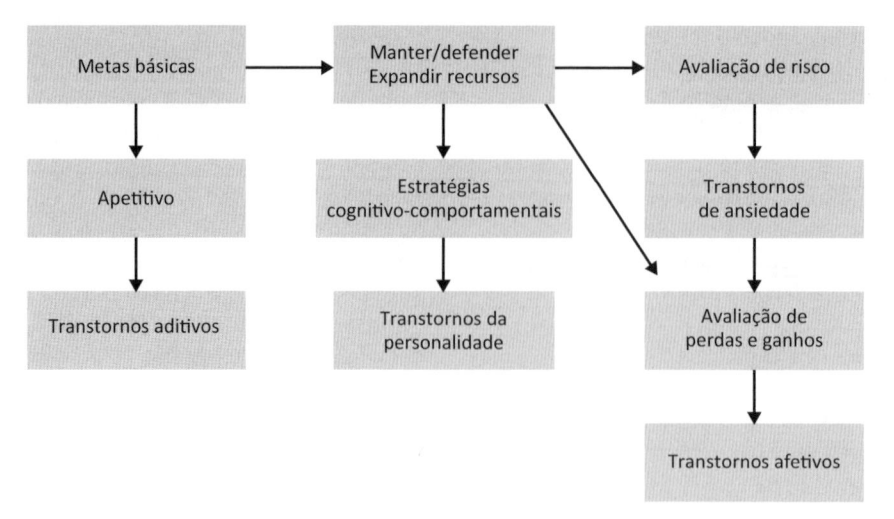

FIGURA 2.1 Metas, estratégias, avaliação e transtornos.

tando a vulnerabilidade a transtornos de ansiedade e afetivos. Com o desenvolvimento de transtornos sintomáticos, o conteúdo cognitivo básico dos esquemas torna-se mais incutido e saliente, solidificando a base cognitiva do transtorno da personalidade.

Para detalhar melhor esse modelo, os transtornos da personalidade podem ser agrupados de acordo com seus recursos principais: interpessoal ("sociotrófico" – com foco para fora) ou individualista (autônomo – com foco para dentro), como representado na Tabela 2.1. Os impulsos predominantes incluem competir, apegar-se, atrair, proteger, controlar, defender e criticar. Todos esses impulsos servem a uma das duas funções básicas: expandir ou proteger recursos ou domínios pessoais; além disso, estão ligados a estratégias inatas. As estratégias são exclusivas e usadas como diagnósticos para observar e compreender a função evolutiva de cada transtorno.

Dos transtornos movidos pela meta de expandir domínios pessoais, o da personalidade narcisista é tipificado por uma estratégia de superar os outros na competição por *status*, bem como de autopromover-se e exigir tratamento especial. O objetivo de apego ou de vínculo é alcançado por meio da asserção de carência e de agradar (transtorno da personalidade dependente), atração e engajamento (histriônica). Indivíduos com transtorno da personalidade antissocial perseguem a meta de expandir seu domínio por meio de estratégias de competição, um pouco semelhante à personalidade narcisista. Eles consideram os outros como objeto legítimo de exploração, ataque físico e privação de suas posses, mas parecem mais individualistas em seu desapego da opinião social, em nítido contraste com os indivíduos narcisistas. Pessoas com transtorno da personalidade obsessivo-compulsiva fiam-se em sistemas de controle derivados internamente e avaliações para expandir seu domínio pessoal. A capacidade para organizar a resolução de problemas e a eficácia é adaptativa quando usada adequadamente, mas se tornam um problema quando usadas em excesso.

Dos transtornos caracterizados por um impulso para obter segurança, o da personalidade evitativa pode ser visto em termos de uma estratégia de proteção contra situações sociais especialmente desafiadoras e possível desvalorização. Ao mesmo tempo, indivíduos com esse transtorno da personalidade anseiam por um relacionamento com outras pessoas, tornando-os especialmente sensíveis à possibilidade de rejeição, crítica ou zom-

TABELA 2.1
Modelo evolutivo dos transtornos da personalidade

Transtorno	Recursos	Impulso	Estratégia funcional
Narcisista	Grupos	Competir; expandir	Afirmar a qualidade de ser especial de forma assertiva
Dependente	Outros	Apegar-se; expandir	Afirmar necessidades; agradar os outros de forma assertiva
Histriônica	Outros; grupos	Atrair; expandir	Engajar; entreter
Evitativa	Outros	Proteger	Evitar a desvalorização
Antissocial	Próprias habilidades	Competir; expandir	Enganar, trair, roubar
Obsessivo-compulsiva	Próprias habilidades	Controlar; expandir	Estabelecer padrões e sistemas
Paranoide	*Self*	Defender; proteger	Hipervigilância; contra-ataque
Esquizoide	*Self*	Proteger	Isolar; desapego
Passivo-agressiva	*Self*	Controlar; proteger	Resistir ao controle externo; discutir
Depressiva	*Self*	Criticar; proteger	Queixa-se, render-se, retrair-se, remoer

baria. Eles evitam situações nas quais não se sintam completamente seguros. Na verdade, uma análise fatorial do Questionário de Crenças da Personalidade mostrou um fator em comum para o transtorno da personalidade evitativa e o da personalidade dependente (Fournier, DeRubeis, & Beck, 2011).

O transtorno da personalidade paranoide caracteriza-se por manter-se na defensiva. Esta característica representa um exagero do processo normal de vigilância e proteção contra indivíduos potencialmente nocivos. Os pacientes com esse transtorno concentram seus próprios recursos na satisfação de suas necessidades e são propensos a personalizar ameaças e a contra-atacar quando percebem alguma invasão de seu território. O isolamento é a principal característica do transtorno da personalidade esquizoide. Esses indivíduos têm como característica a falta de interesse por outras pessoas e uma estratégia de desapego e indiferença tanto emocional como física. Indivíduos com transtorno esquizotípico são, em muitos aspectos, semelhantes aos paranoides e aos esquizoides, embora suas estratégias sejam muito idiossincráticas e socialmente incomuns. O transtorno da personalidade *borderline* parece manifestar impulsos e padrões de comportamento que são característicos do amplo espectro de transtornos da personalidade, muitas vezes produzindo motivos conflitantes e sofrimento significativo. Por isso, esses dois transtornos não estão incluídos na Tabela 2.1. Porém, incluímos a conceituação dos transtornos da personalidade passivo-agressiva e personalidade depressiva, que são clinicamente significativos. Ambos se baseiam nos recursos autônomos (*self*) e são movidos pela meta de proteger seus domínios por meio do controle por resistência indireta ou argumentação (personalidade passivo-agressiva) ou crítica, retraimento e ruminação (depressivo).

Também pode ser útil considerar os conceitos de internalização e externalização ao observar sinais clínicos das várias estratégias. As estratégias de internalização geralmente envolvem inibição e controle excessivo, ao passo que as de externalização refletem comportamentos oportunistas ou expressivos que são mal controlados (p. ex., impulsivo, reativo, hiperativo, agressivo). Como observado por Fournier (Cap. 3 deste livro), essas dimensões são independentes, sendo possível que algumas estratégias dos transtornos da personalidade sejam de externalização/mal controladas (p. ex., antissocial, histriônica) e outras sejam primordialmente de internalização/excessivamente controladas (p. ex., evitativa, depressiva). Alguns transtornos podem discutivelmente refletir baixos níveis de características tanto de internalização quanto de externalização (p. ex., esquizoide) ou altos níveis de ambos (p. ex., *borderline*, passivo-agressiva). A sobreposição, com o agrupamento dos principais recursos (autônomo ou sociotrópico), é somente parcial e pode oferecer uma maior explicação das diferenças dentro desses grupos. Embora ainda necessite ser confirmada por pesquisas, essa conceituação pode fornecer um método clinicamente útil para reconhecer padrões, reunir mais dados, comunicar-se com os pacientes e desenvolver intervenções terapêuticas.

Sugerimos que tais metas e estratégias sejam analisadas em temos de seus possíveis antecedentes em nosso passado evolutivo. Pode ser que o comportamento dramático da personalidade histriônica, por exemplo, tenha suas raízes nos rituais de exibição vistos em animais irracionais; a personalidade antissocial, no comportamento predatório; e a dependente, no comportamento de apego observado em todo o reino animal (cf. Bowlby, 1969). Ao olhar para o comportamento desadaptativo das pessoas nesses termos, podemos examiná-lo com mais objetividade e reduzir a tendência a rotulá-los com termos pejorativos, tais como "neurótico" ou "imaturo".

O conceito de que o comportamento humano pode ser visto de maneira produtiva a partir de uma perspectiva evolutiva foi amplamente desenvolvido por McDougall (1921). Ele desenvolveu uma explicação detalhada da transformação dos "instintos biológicos" em "sentimentos". Seus escritos prepararam o caminho para alguns dos atuais teóricos biossociais, como Buss (1987), Scarr (1987) e Hogan (1987). Buss discutiu os diferentes tipos de comportamentos exibidos pelos seres humanos, tais como competitividade, domínio e agressividade, e traçou sua semelhança até os comportamentos de outros primatas. Em particular, o autor concentra-se no papel da sociabilidade nos humanos e em outros primatas.

Hogan (1987) postula uma herança filogenética, de acordo com a qual mecanismos biologicamente programados aparecem em sequência desenvolvimentista. Ele vê a cultura como algo que traz a oportunidade pela qual padrões genéticos podem ser expressos. Ele considera a força motriz da atividade humana adulta (como o investimento em aceitação, *status*, poder e influência) análoga àquela observada nos primatas e em outros mamíferos sociais, assim como nos humanos. Em sua teoria evolutiva do desenvolvimento humano, ele enfatiza a importância da "adequação".

Scarr, por sua vez, enfatiza especificamente o papel do "dote" genético na determinação da personalidade. Ela afirma:

> Ao longo do desenvolvimento, diferentes genes são ativados e desativados, criando mudança maturacional na organização do comportamento, bem como mudanças maturacionais nos padrões de crescimento físico. As diferenças genéticas entre os indivíduos são igualmente responsáveis por determinar quais experiências as pessoas têm ou não têm em seus ambientes. (1987, p. 62)

INTERAÇÃO ENTRE O GENÉTICO E O INTERPESSOAL

Os processos destacados nos transtornos da personalidade também podem ser elucidados por estudos no campo da psicologia do desenvolvimento. Assim, o tipo de comportamento aderente, timidez ou rebeldia observado em uma criança pode persistir durante o período de desenvolvimento (Kagan, 1989). Prevemos que esses padrões persistem até o final da adolescência e a idade adulta, bem como podem encontrar expressão continuada em alguns dos transtornos da personalidade, tais como os tipos dependente, evitativo ou passivo-agressivo.

A despeito da origem básica dos protótipos geneticamente determinados do comportamento humano, há fortes evidências da presença de certos tipos de temperamento relativamente estáveis e padrões de comportamento já no nascimento (Kagan, 1989). Essas características inatas são mais bem observadas como "tendências" que podem se acentuar ou atenuar por meio da experiência. Além disso, um ciclo contínuo e mutuamente reforçador pode se estabelecer entre os padrões inatos de um indivíduo e os padrões de outras pessoas importantes na vida da pessoa. O ácido desoxirribonucleico (DNA) não determina o tipo de personalidade e visão de mundo, mas essas tendências inatas são, sim, moldadas e modificadas por interações que estão incutidas em uma cultura em evolução e ocorrem por toda a vida.

Um indivíduo com grande potencial para um comportamento que evoca carinho, por exemplo, pode trazer à tona um comportamento alheio que produza carinho, de modo que seus padrões inatos se mantêm muito além do período no qual esse comportamento for adaptativo (Gilbert, 1989). Sue, uma paciente sobre a qual discutiremos minuciosamente mais adiante, foi descrita por sua mãe como tendo sido mais apegada e exigido mais atenção do que seus irmãos praticamente desde que nasceu. Sua mãe reagiu sendo mais carinhosa e protetora. Durante toda a sua infância até a idade adulta, Sue conseguiu ligar-se a pessoas mais fortes que respondiam a seus desejos expressos de afeto e apoio constantes. Contudo, seus irmãos mais velhos, com ciúmes, a atormentavam, estabelecendo a base para uma crença posterior: "Não consigo manter a afeição de um homem", e a luta contra o medo de não ser digna de amor. Em virtude dessas crenças, ela tendia a evitar situações nas quais pudesse ser rejeitada.

Até agora, falávamos de "tendências inatas" e "comportamento" como se essas características pudessem ser responsáveis pelas diferenças individuais. Na realidade, nossa teoria estipula que programas cognitivo-afetivo-motivacionais integrados decidem o comportamento de um sujeito e o diferenciam de outros indivíduos. Em crianças maiores e em adultos, a timidez, por exemplo, deriva-se de uma infraestrutura de atitudes como "é perigoso arriscar o próprio pescoço", um baixo limiar para ansiedade em situações interpessoais e uma motivação para manter a distância de estranhos ou pessoas que acabaram de conhecer. Essas crenças podem fixar-se em decorrência da repetição de experiências traumáticas que parecem confirmá-las.

Como apenas podemos observar o comportamento explícito das outras pessoas, surge a pergunta sobre como nossos estados internos conscientes (pensamentos, sentimentos e desejos) estão relacionados com as estratégias. Se examinarmos os padrões cognitivos e afetivos, veremos um relacionamento específico entre certas crenças e atitudes por um lado e o comportamento por outro. Pela lógica, decorre que um transtorno da personalidade dependente caracterizado por comportamento aderente teria origem em um substrato cognitivo calcado, em parte, no medo do abandono; já o comportamento evitativo estaria baseado no medo de se magoar; e os padrões passivo-agressivos, em uma preocupação sobre ser dominado. As observações clínicas a partir das quais essas formulações são discutidas encontram-se nos capítulos subsequentes.

Apesar da poderosa combinação de predisposições inatas e influências ambientais, alguns indivíduos conseguem mudar seu comportamento e as atitudes subjacentes. Nem toda criança tímida torna-se um adulto tímido. As influências de pessoas-chave e de experiências intencionais de cultivar comportamentos mais assertivos, por exemplo, podem fazer uma pessoa tímida passar a ter maior assertividade e sociabilidade, sobretudo se houver um "empurrão" cultural que recompense amplamente essa mudança. Como veremos em outros capítulos deste livro, até mesmo padrões desadaptativos podem ser modificados concentrando a terapia em testar essas atitudes e formando ou reforçando as atitudes mais adaptativas.

Nossa formulação até agora abordou, de forma sucinta, como o dote inato pode interagir com as influências ambientais e produzir distinções quantitativas nos padrões cognitivos, afetivos e comportamentais característicos para explicar as diferenças individuais na personalidade. Cada indivíduo tem um perfil de personalidade único, composto de graus variáveis de probabilidade de reagir de determinada maneira em determinada medida a uma situação específica.

Uma pessoa que ingressa em um grupo que inclui indivíduos desconhecidos pode pensar "Vou parecer burra" e se retrairá. Outra pode reagir com o pensamento "Posso diverti-las". Uma terceira pode pensar que "Eles não são amigáveis e pode ser que tentem me manipular", de modo que ficará em guarda. Quando respostas diferentes são características dos indivíduos, elas refletem diferenças estruturais importantes representadas em suas crenças básicas (ou esquemas). As crenças básicas, respectivamente, seriam "Sou vulnerável porque sou inábil em novas situações", "Sou divertido para todas as pessoas" e "Sou vulnerável porque as pessoas não são amigáveis". Tais variações são encontradas em pessoas normais e bem ajustadas e conferem uma coloração distinta às suas personalidades.

Entretanto, esses tipos de crenças são muito mais pronunciados nos transtornos da personalidade; no exemplo supracitado, essas crenças caracterizam os transtornos da personalidade evitativa, histriônica e paranoide, respectivamente. Indivíduos com transtornos da personalidade apresentam os mesmos comportamentos repetitivos em muito mais situações do que outras pessoas — e muito além do que seria culturalmente normativo. Os esquemas desadaptativos típicos nos transtornos da personalidade são evocados em muitas ou mesmo na maioria das situações, possuem uma qualidade compulsiva e são menos fáceis de controlar ou modificar do que seus equivalentes em outras pessoas. Qualquer situação que tenha uma relação com o conteúdo dos esquemas desadaptativos ativará esses esquemas em detrimento de outros mais adaptativos. Na maioria das vezes, esses padrões são contraproducentes em termos de muitas das metas importantes desses indivíduos. Em suma, em relação às outras pessoas, as atitudes e os comportamentos disfuncionais são excessivamente generalizados, inflexíveis, imperativos e resistentes à mudança.

ORIGEM DAS CRENÇAS DISFUNCIONAIS

Uma vez que os padrões da personalidade (cognição, afeto e motivação) das pessoas com transtornos da personalidade divergem dos de outros indivíduos, surge a pergunta: como esses padrões se desenvolvem? Para abordar essa questão, ainda que brevemente, precisamos voltar à interação entre natureza e cultura. Indivíduos com uma sensibilidade à rejeição, ao abandono ou à frustração especialmente forte podem desenvolver medos intensos e crenças sobre o significado catastrófico de tais eventos. Um paciente com predisposição natural a reagir de modo exagerado aos tipos mais corriqueiros de rejeição na infância pode desenvolver uma autoimagem negativa ("Não sou digno de amor"). Essa imagem pode ser reforçada se a rejeição for particularmente forte, ocorrer em um momento especialmente vulnerável ou se repetir. Com a repetição, a crença se torna estruturada.

Sue, a paciente supramencionada, desenvolveu uma imagem de si mesma como incompetente e inadequada porque seus irmãos a criticavam sempre que cometia um erro. Para proteger-se o máximo possível da dor e do sofrimento, ela tendia a evitar situações em que isso pudesse ocorrer. Sua atitude excessivamente generalizada era "Se eu me permitir ficar vulnerável em qualquer situação, vou me machucar".

PROCESSAMENTO DE INFORMAÇÕES E PERSONALIDADE

O modo como as pessoas processam dados sobre si mesmas e sobre os demais é influenciado por suas crenças e outros componentes de sua organização cognitiva. Quando existe um transtorno de algum tipo – uma síndrome sintomática ou um transtorno da personalidade –, a utilização ordenada desses dados inclina-se sistematicamente de modo disfuncional. Esse viés na interpretação e o comportamento consequente são moldados por crenças disfuncionais.

As diversas estratégias podem ser utilizadas de maneira adaptativa ou desadaptativa. A aplicação funcional das estratégias – ou os traços típicos que vemos em ação – baseiam-se em um sistema adaptativo de crenças. As crenças, em suas diversas formas, representam o conteúdo dos esquemas cognitivos. Quando o esquema é ativado, o conteúdo (crença) torna-se proeminente no fluxo de consciência e influencia o processamento de informações. Sendo construtos hipotéticos, os esquemas não são observáveis por introspecção, mas seu conteúdo (crenças) está imediatamente acessível. Em nome da simplicidade, usaremos a palavra "crença" tanto para esquema como para crença.

Retomemos o exemplo de Sue, que tinha transtorno da personalidade dependente e também da personalidade evitativa. Ela apresentava grande preocupação quanto a ser rejeitada. Em um exemplo típico, Sue ouvia ruídos vindos do cômodo ao lado, onde seu namorado, Tom, estava envolvido em algum trabalho que precisava fazer na casa. Sua percepção do barulho fornecia os dados básicos para sua interpretação. Essa percepção estava inserida em um contexto específico – de saber que Tom estava no cômodo ao lado pendurando alguns quadros. A fusão do estímulo com o contexto constituiu a base de informação.

Como possuem valor informacional limitado, dados sensoriais básicos, como ruídos, por exemplo, precisam ser transformados em algum tipo de configuração significante. Essa integração em um padrão coerente é o produto de estruturas (esquemas) que agem sobre os dados sensoriais básicos dentro de um contexto específico. O pensamento instantâneo de Sue foi "Tom está fazendo muito barulho". Na maioria dos casos, as pessoas possivelmente concluiriam seu processamento da informação neste ponto, armazenando tal inferência na memória de curto prazo. Mas como tinha a propensão à rejeição, Sue tendia a inferir significados importantes em situações como esta e a aplicar estratégias de internalização protetoras. Consequentemente, seu processamento da informação continuou, e ela acoplou um significado personalizado: "Tom está fazendo muito barulho *porque está zangado comigo*".

Tal atribuição de causalidade é produzida por uma ordem superior de estruturação que dá significância aos eventos. Um componente (esquema) desse sistema de nível superior seria sua crença de que "se uma pessoa com quem tenho um relacionamento íntimo está fazendo barulho é porque ela 'está zangada comigo'". Esse tipo de crença representa um esquema condicional ("Se..., então...") em contraste com um esquema básico ("Não mereço ser amada"). Neste caso, era possível que Tom estivesse zangado com Sue. Entretanto, como a crença básica de Sue era muito forte, ela estava pronta a dar tal interpretação sempre que alguém íntimo como Tom fizesse barulho, estivesse ele realmente zangado ou não. Além disso, na hierarquia de suas crenças, era proeminente a fórmula "Se uma pessoa próxima estiver zangada, ela me rejeitará" e, em um nível mais generalizado, "Se as pessoas me rejeitarem, ficarei sozinha" e "Ficar sozinha será devastador". As crenças são organizadas de acordo com uma hierarquia que atribui significados cada vez mais amplos e mais complexos em níveis sucessivos.

Esse exemplo ilustra um conceito da psicologia cognitiva: o conceito de que o processamento das informações é influenciado por um mecanismo de "pré-alimentação" (Mahoney, 1984). No nível mais básico, Sue tinha a crença de que não era digna de amor. Essa crença se manifestava pela propensão a atribuir um significado consistente quando um evento relevante ocorria (Beck, 1964, 1967). A crença assumia uma forma condicional: "Se os homens me rejeitam, isso significa que não mereço ser amada". Na maior parte do tempo, essa crença permanecia em estado de suspensão se não fosse exposta a uma situação em que pudesse ocorrer rejeição pessoal por um homem. Tal crença (ou esquema), porém, suplantava outras crenças (ou esquemas) mais razoáveis que, talvez, fossem mais adequadas mediante uma situação relevante para a crença em questão (Beck, 1967). Se houvesse dados que pudessem indicar que Tom a estava rejeitando, sua atenção então se fixava na noção de não merecer ser amada. Ela moldava as informações sobre o comportamento do namorado de modo a encaixá-las nesse esquema, muito embora outras fórmulas pudessem se ajustar melhor aos dados, como, por exemplo, "marteladas produzem um som alto". Como era *hipervalente*, o esquema de rejeição de Sue era ativado em detrimento de outros, que pareciam ser inibidos pelo esquema *hipervalente*.

Evidentemente, os processos psicológicos de Sue iam além de sua conclusão sobre ser rejeitada. Sempre que um esquema de perda ou ameaça pessoal é ativado, ocorre uma ativação consequente de um componente afetivo; no caso dessa paciente, profunda tristeza. A interpretação negativa de um evento está ligada a um afeto que lhe é congruente, ativando assim a estratégia associada. No caso de Sue, ela podia ficar rodeando Tom com medo que ele estivesse pensando em romper o relacionamento ou tentar agradá-lo de alguma maneira segura. Embora, para ela, pudesse parecer adaptativo sair correndo para buscar uma pizza para seu amado na hora do almoço, tal comportamento era, na verdade, motivado por seus pensamentos de medo da raiva dele e pela pressão desadaptativa de reafirmar sua necessidade de ser aprovada pelo namorado e de evitar qualquer desvalorização. O caráter desadaptativo ficava ainda mais evidente pelo fato de Sue estar tentando perder peso, motivo pelo qual queria evitar alimentos pesados, como pizza com queijo e presunto, no almoço.

Embora fenômenos como pensamentos, sentimentos e desejos possam surgir apenas muito brevemente em nossa consciência, as estruturas subjacentes responsáveis por essas experiências subjetivas são relativamente estáveis e duradouras. Além disso, tais estruturas não são conscientes, embora possamos, por meio da introspecção, identificar seu conteúdo. Contudo, por meio de processos conscientes como reconhecimento, avaliação e testagem de suas interpretações (técnicas básicas da terapia cognitiva), as pessoas podem modificar a atividade das estruturas subjacentes e, em alguns casos, mudá-las substancialmente.

CARACTERÍSTICAS DOS ESQUEMAS

Neste ponto, parece desejável revisar o lugar dos esquemas na personalidade e descrever suas características. O conceito de "esquema" tem uma história relativamente longa na psicologia do século XX. O termo, cuja origem pode ser traçada até Bartlett (1932, 1958) e Piaget (1926, 1952), tem sido usado para descrever as estruturas que integram e dão significado aos eventos. O conceito de esquemas é semelhante à formulação de George Kelly (1955) de "construtos pessoais". Em relação a uma teoria da psicopatologia, o conceito de esquemas foi primeiramente aplicado à depressão (Beck, 1964, 1967) e, depois, a outras psicopatologias, como os transtornos de ansiedade, mas tem sido usado com menos frequência na discussão dos transtornos da personalidade. Como observado, os esquemas não são detectáveis por introspecção, embora os conteúdos das crenças possam ser discernidos. Em nome da simplicidade, usamos a palavra "crença" para nos referirmos aos esquemas e seus conteúdos cognitivos. Os esquemas também têm uma série de propriedades além de seu conteúdo: ativação, grau de carga, permeabilidade e acomodação.

No campo da psicopatologia, a palavra "esquema" tem sido aplicada a estruturas com um conteúdo idiossincrático altamente personalizado que são ativadas durante transtornos como depressão, ansiedade, crises de pânico e obsessões e que se tornam preponderantes. Quando *hipervalentes*, esses esquemas deslocam e provavelmente inibem outros esquemas possivelmente mais adaptativos ou apropriados para determinada situação. Como consequência, eles introduzem um viés sistemático no processamento de informações (Beck, 1964, 1967; Beck et al., 1985).

Os esquemas típicos dos transtornos da personalidade assemelham-se àqueles ativados nas síndromes sintomáticas, mas estão em operação de forma mais contínua no processamento das informações. No transtorno da personalidade dependente, a crença de que "preciso de ajuda" será ativada sempre que surgir uma situação problemática, enquanto em pessoas deprimidas estará evidente somente durante a depressão. Nos transtornos da personalidade, os esquemas fazem parte do processamento normal e cotidiano das informações.

O termo "crença" inclui atitudes, suposições e expectativas. As crenças podem assumir uma forma condicional ou incondicional. Crenças incondicionais, como, por exemplo, "Sou carente" ou "As pessoas são perigosas", são construtos com forte carga emocional. Já as condicionais, como "Se meu namorado me rejeitar será porque não mereço ser amada", impõem significado a um evento. A crença condicional costuma ser distorcida, uma vez que se deriva de crenças incondicionais exageradas. Por exemplo, a frase "se minha esposa está distante, é porque ela não me ama" é condicional. As crenças também podem ser criadas na forma de ordens: "Tenho que colocar minha casa em ordem" e "as pessoas devem prestar atenção em mim". Geralmente, há uma sequência desde significado-suposição-crença até a crença imperativa. Um indivíduo com comportamento histriônico, por exemplo, tinha a crença de que "Se eu não for divertido, as pessoas vão me ignorar". Assim, ele seguia o imperativo de contar piadas e inventar histórias. Quando as pessoas não estavam se divertindo, seu pensamento era "Sou entediante". A sequência era crença condicional → crença instrucional. Quando a interpretação ou análise das informações de uma pessoa tem forte relevância para ela, ocorre uma mudança no processamento das informações, que passa da crença condicional para a incondicional.

Quando as crenças condicionais fornecem o significado dos eventos, a força dinâmica das estratégias é a autoinstrução, que pode assumir a forma de "dever" ou "ter que". Um exemplo seria "Tenho que obrigá-los a demonstrar respeito por mim". Imperativos diferentes são dirigidos a outras pessoas: "Tenho que demonstrar respeito pelos mais velhos". A sequência mais completa seria situação → crença condicional → autoinstrução → estratégia. Por exemplo, a situação de ver uma pessoa idosa de pé no metrô poderia desencadear a crença condicional de que "Se sou um bom cidadão, devo ser cortês com os mais velhos", seguida pela autoinstrução de que "Eu devo me levantar e dar meu lugar a ele", seguida pelo comportamento adequado. Essa sequência, porém, seria diferente para alguém com transtorno da personalidade antissocial. A situação de ver uma pessoa idosa de pé no metrô poderia ativar a crença condicional de que "Se eu conseguir me colocar na posição certa, posso bater sua carteira", seguida pela autoinstrução de que "Eu devo aproveitar essa oportunidade fácil", seguida por um comportamento compatível com a autoinstrução.

No nível mais primitivo, a formação das crenças inicia-se na primeira etapa da percepção. O indivíduo recebe um grande número de estímulos, muitos dos quais rotulados como "bons" ou "ruins". Conforme se acumulam ao longo do tempo, as percepções se transformam em generalizações (crenças). Por se basearem em percepções, essas generalizações podem assumir a plena força e a veracidade da realidade. Estas não são somente críveis, mas também influenciam o processamento das informações, levando a interpretações críveis dos eventos. O conteúdo é uma fusão de uma série de construtos cognitivos, rotulados de crenças por conveniência, e consiste em memórias, metas, expectativas e regras consolidadas. O conceito subjacente é representado pela crença. As crenças (ou, mais precisamente, os esquemas) geralmente são adaptativas e levam à necessária interpretação de uma situação e à ativação da estratégia apropriada. Quando os esquemas são ativados, a crença entra em operação para fornecer o conteúdo de uma interpretação.

O rápido processamento cognitivo é facilitado pelo uso de categorias opostas para classificar as informações e, depois, aplicar fórmulas ou algoritmos relevantes. Isso cria sistemas de crenças consistentes (como, por exemplo, a de que amigos são seguros e estranhos são perigosos) que sustentam um modo coerente de filtrar as experiências. Cada um dos transtornos da personalidade apresenta um conjunto caracteristicamente extremo de sistemas de crenças bipolares ou dicotômicas que funcionam como uma espécie de triagem para escolher e preparar-se para responder aos eventos, com crenças predominantes relacionadas às metas mais salientes dos pacientes. Os indivíduos dependentes podem, por exemplo, acreditar que é essencial ser ajudado/amado, enquanto ser abandonado/rejeitado é desastroso. Na vida, essa fórmula é selecionada como um filtro para que os eventos sejam vistos através das lentes de aceitação ou rejeição. Pacientes obsessivo-compulsivos mantêm as crenças condicionais categóricas de que "Se eu obedecer aos sistemas, regras e avaliações, vou funcionar de uma forma melhor" e "Se eu não obedecer aos sistemas, as coisas vão degringolar". Já os antissociais podem acreditar que "Se eu tirar vantagem de outras pessoas, ficará provado que sou forte e poderoso" e "Se eu não conseguir me aproveitar de outras pessoas, é porque sou fraco e serei explorado". O paciente evitativo tende a acreditar que "Se eu me expuser a sentimentos desagradáveis, eles fugirão de controle e causarão dor" e "Se puder controlar e evitar meus sentimentos, ficarei bem". A polaridade de um indivíduo paranoico afirma que "Se eu desconfiar das motivações das outras pessoas, elas não poderão me ferir" e "Se eu não desconfiar, ficarei vulnerável". Pacientes com transtorno da personalidade narcisista podem acreditar em algo como "Se eu for famoso, minha vida será maior sucesso", mas "Se não for famoso, minha vida será um fracasso total".

Quando uma pessoa entra em uma nova situação, um esquema relevante é ativado de acordo com um limiar de sensibilidade. O grau de cobrança do esquema determina o poder da interpretação, bem como se ele é preponderante e tem a probabilidade de suplantar ou inibir esquemas mais apropriados para processar a informação. Se for extremamente saliente, o esquema determinará a interpretação de modo que seja correta (confirmativa). Como a crença está atrelada à estratégia, uma crença exagerada pode levar a uma estratégia exagerada. Assim, a chave para compreender a formação dos transtornos da personalidade está em entender as crenças. Por exemplo, uma crença muito carregada de que "Não consigo fazer nada sozinho" se refletiria na formação do transtorno da personalidade dependente. A crença de que "Devo evitar sentimentos desagradáveis a todo custo", por sua vez, seria central no transtorno da personalidade evitativa.

PERSONALIDADE E MODOS

O diagrama para a terapia cognitiva dos transtornos da personalidade é forjado a partir de uma compreensão dos esquemas e modos e da forma como eles operam. A personalidade pode ser conceituada como uma organização relativamente estável composta por sistemas de esquemas e modos. Sistemas de estruturas interconectadas (esquemas) são responsáveis pela sequência que se estende desde o recebimento de um estímulo até a extremidade final de uma resposta comportamental. A integração dos estímulos ambientais e a formação de uma resposta adaptativa dependem desses sistemas interconectados de estruturas especializadas. Sistemas separados, ainda que relacionados, estão envolvidos na memória, cognição, afeto, motivação, ação e controle. As unidades básicas de processamento (os esquemas) são organizadas de acordo com suas funções (e também de acordo com o conteúdo). Tipos diferentes de esquemas têm funções variadas. Os esquemas cognitivos, por exemplo, têm a ver com a abstração, interpretação e recordação; os afetivos são responsáveis pela geração de sentimentos; os motivacionais lidam com as vontades e os desejos; os instrumentais preparam para a ação; e os de controle estão envolvidos no automonitoramento e na inibição ou no direcionamento das ações. Alguns subsistemas compostos de esquemas cognitivos têm a ver com a autoavaliação, e outros se ocupam da avaliação das outras pessoas. Alguns desses subsistemas destinam-se a armazenar memórias, sejam elas episódicas ou semânticas, e dar acesso a elas. Outros, ainda, atuam na preparação para situações futuras e fornecem a base para expectativas, previsões e prognósticos de longo alcance.

Os modos referem-se à rede de componentes cognitivos, afetivos, motivacionais e comportamentais que organizam padrões de resposta quando ativados por desafios específicos ou na busca para atingir os objetivos de vida (J. Beck, 1995; Beck & Haigh, 2014). Os componentes cognitivos de um modo incluem crenças, regras e expectativas incutidas, assim como conceitos complexos como identidade. Respostas afetivas, estratégias e motivação também são componentes do modo. Essa rede de componentes funciona como uma organização integrada, caracterizada por propriedades de esquemas individuais. Os modos possuem graus variados de ativação, desde mínimos até máximos, dependendo da relevância para as crenças específicas no esquema, e podem se tornar demasiadamente ativados ou hipertrofiados, causando problemas de adaptação. Contudo, existem muito mais modos adaptativos do que desadaptativos. Os modos implementam as necessidades expandidas, vivenciadas como desejos incontroláveis, urgências e impulsos, sendo a satisfação desses impulsos atendida pelo uso de recursos pessoais ou interpessoais. A pessoa narcisista, por exemplo, pode entusiasmar-se com uma situação competitiva. A crença de que "Preciso ser melhor do que os outros" é ativada, seguida por uma urgência de demonstrar superioridade.

Existe um *continuum* entre adaptação e disfunção dos modos específicos. Modos relevantes para a psicopatologia podem ser rotulados de acordo com a classificação diagnóstica dos transtornos da personalidade. O modo narcisista tem a ver com crenças e urgências por *status* mais alto; o dependente é dirigido à busca de alívio e vínculo; o obsessivo-compulsivo concentra-se no controle de si mesmo e dos outros; o antissocial em se aproveitar dos outros para obter gratificação; o evitativo em esquivar-se de situações relativamente desagradáveis; o esquizoide no isolamento da tensão dos outros; o paranoide na proteção de indivíduos supostamente sinistros; o passivo-agressivo na preservação da autonomia e da liberdade; e o depressivo no reconhecimento de perdas ou de falhas.

Os modos operam dentro de um contexto situacional. Em geral, os modos são proativos e também reativos. Buscam oportunidades de satisfação de necessidades e são reforçados por sistemas de recompensa, como quando a pessoa narcisista busca posições de poder e também reage a oportunidades competitivas para demonstrar poder a uma plateia. O indivíduo histriônico pode estar atento a oportunidades de conectar-se a outras pessoas. Quando surge uma oportunidade, o nível de ativação desse modo se eleva a patamares superiores. A ativação pode passar de um modo para outro conforme as circunstâncias e dependendo da disponibilidade de outros modos de esquema. Pode haver, por exemplo, uma mudança do modo histriônico para o dependente durante uma consulta médica. Os modos nos transtornos da personalidade tendem a ser mais carregados do que os modos adaptativos e, portanto, mais facilmente desencadeados. Suas crenças exageradas levam a estratégias inadequadas, inflexíveis e disfuncionais. Estas, por sua vez, são responsáveis pelas características dominantes e inflexíveis associadas aos transtornos da personalidade de todos os tipos. O paciente histriônico, por exemplo, pode não fazer uma mudança contextual apropriada durante uma consulta médica e comportar-se de maneira sedutora, erroneamente percebendo a situação como uma oportunidade de obter atenção sexual. Desenvolver a força e a disponibilidade de outros modos de esquemas mais adaptativos é um aspecto essencial da intervenção cognitiva.

O PAPEL DO AFETO NAS PERSONALIDADES

Pode parecer que a discussão sobre os padrões cognitivos e comportamentais minimiza os aspectos subjetivos de nossa vida emocional: nossos sentimentos de tristeza, alegria, terror e raiva. Sabemos que tendemos a sentir tristeza quando somos separados de um ente querido ou sofremos uma perda de *status*, satisfação quando recebemos expressões de afeição ou alcançamos uma meta e raiva quando somos tratados injustamente. Como essas experiências emocionais – ou afetivas – encaixam-se no esquema de organização da personalidade? Qual é a sua relação com estruturas e estratégias cognitivas

básicas? De acordo com nossa formulação, os afetos relacionados ao prazer e à dor desempenham um papel fundamental na mobilização e manutenção das estratégias cruciais. As estratégias reprodutivas e de sobrevivência parecem operar, em parte, por meio de sua conexão com os centros de prazer e dor. Como já ressaltado, atividades dirigidas à sobrevivência e à reprodução levam ao prazer quando consumadas com êxito e à dor quando são frustradas. O apetite urgente por comida e por sexo cria tensão quando estimulado e gratificação quando satisfeito. Outras estruturas emocionais que produzem ansiedade e tristeza, respectivamente, reforçam os sinais cognitivos que nos alertam para o perigo ou acentuam a percepção de que perdemos algo de valor (Beck et al., 1985). Assim, os mecanismos emocionais servem para reforçar comportamentos direcionados à sobrevivência e ao vínculo por meio da expectativa e da experiência dos diversos tipos de prazer. Ao mesmo tempo, mecanismos complementares servem para atenuar ações potencialmente autodestrutivas ou perigosas ao fazer surgir a ansiedade e a disforia (Beck et al., 1985). A seguir, são discutidos outros mecanismos automáticos, aqueles associados ao sistema de controle e envolvidos na modulação do comportamento.

O SISTEMA DE CONTROLE INTERNO

Sabemos que as pessoas não cedem a todos os impulsos, seja o de dar risada ou chorar, seja o de bater em alguém. Outro sistema – o "sistema de controle" – atua junto com o de ação para modular, modificar ou inibir impulsos. Esse sistema também se baseia em crenças, muitas das quais — ou a maioria delas — são realistas ou adaptativas. Embora os impulsos constituam os "quereres", essas crenças representam os "fazeres" e os "não fazeres" (Beck, 1976). Exemplos de tais crenças são: "É errado bater em alguém mais fraco ou maior do que nós", "Devemos respeitar as autoridades" e "Não se deve chorar em público". Essas crenças são automaticamente traduzidas em comandos: "Não bata", "Obedeça" e "Não chore". As proibições, portanto, exercem uma força contrária à expressão dos desejos. Sue tinha crenças pessoais específicas – aqui, em particular, acreditava que "Se eu pedir demais que Tom me conforte, ele ficará zangado comigo" (uma previsão). Consequentemente, ela inibia sua vontade de correr para o cômodo ao lado e perguntar se ele ainda a amava.

Na terapia, é importante identificar aquelas crenças (p. ex., "Sou uma pessoa desagradável") que moldam as interpretações pessoais, aquelas no sistema instrumental que iniciam a ação (p. ex., "Perguntar se ele me ama") e aquelas no sistema de controle que regem as previsões e, consequentemente, facilitam ou inibem a ação (Beck, 1976). O sistema de controle ou de regulação desempenha um papel crucial – e muitas vezes não reconhecido – nos transtornos da personalidade e, consequentemente, merece maior elaboração. As funções de controle podem ser divididas entre aquelas relacionadas à autorregulação – ou seja, dirigidas para dentro – e aquelas envolvidas no relacionamento com o ambiente externo e, primordialmente, social. Os processos de autorregulação especialmente relevantes aos transtornos da personalidade têm a ver com a maneira pela qual as pessoas se comunicam consigo mesmas. As comunicações internas consistem em automonitoramento, autoavaliação e autoanálise, autoadvertências e autoinstruções (Beck, 1976). Quando exagerados ou deficientes, esses processos tornam-se mais ostensivos, podendo ser observados na forma de estratégias de internalização ou externalização. As pessoas que se monitoram demais tendem a ser inibidas; vemos isso na personalidade evitativa e nos estados de ansiedade. Já um nível de inibição baixo demais facilita a impulsividade.

As autoanálises e autoavaliações são métodos importantes pelos quais as pessoas podem determinar se estão "no rumo certo".

Enquanto as autoanálises podem representar simplesmente as observações do *self*, a autoavaliação envolve fazer juízos de valor sobre o si mesmo: bom/mau, valoroso/imprestável, digno de amor/indigno de amor. Autoavaliações negativas são explicitamente encontradas na depressão, mas podem atuar de maneira mais sutil na maioria dos transtornos da personalidade.

No funcionamento normal, esse sistema de autoavaliações e autoinstruções opera de modo mais ou menos automático. As pessoas podem não ter consciência desses sinais dados a si mesmas, a menos que concentrem sua atenção especificamente neles. Essas cognições podem então ser representadas de uma determinada forma, denominada "pensamentos automáticos" (Beck, 1967). Como já observado, tais pensamentos tornam-se hipervalentes na depressão e são expressos em noções como "não presto para nada" ou "sou indesejável".

As autoavaliações e autoinstruções parecem derivar-se de estruturas mais profundas, denominadas autoconceitos ou autoesquemas. De fato, os autoconceitos negativos (ou positivos) exagerados podem ser os fatores que fazem uma pessoa passar de ter um "tipo de personalidade" para ter um "transtorno da personalidade". Por exemplo, o desenvolvimento de uma visão rígida do *self* como desamparado pode fazer um indivíduo passar da experiência dos desejos normais de dependência na infância para uma dependência "patológica" na idade adulta. Da mesma forma, a ênfase em sistemas, no controle e na ordem pode predispor uma pessoa a um transtorno da personalidade no qual os sistemas se tornam o mestre em vez de a ferramenta – isto é, o transtorno da personalidade obsessivo-compulsiva.

Ao longo do amadurecimento, desenvolvemos um *pot-pourri* de regras que fornecem o substrato para nossas autoavaliações e autoinstruções. Essas regras também formam a base para estabelecer padrões, expectativas e planos de ação para nós mesmos. Assim, uma mulher que tem uma regra com o conteúdo de que "Tenho de fazer um trabalho perfeito sempre" pode estar constantemente avaliando seu desempenho, elogiando-se por alcançar uma meta específica e criticando-se por não atingir a marca estabelecida. Como a regra é rígida, ela não consegue agir de acordo com uma regra prática e mais flexível, como, por exemplo, "O importante é que o trabalho seja feito, mesmo que não fique perfeito". Da mesma forma, as pessoas desenvolvem regras para a conduta interpessoal: os "fazeres" e "não fazeres" podem levar a uma marcante inibição social, como a que encontramos nas personalidades evitativas. Essas pessoas também já se sentem ansiosas só de pensar em violar uma regra como "não arrisque seu pescoço".

TRANSIÇÃO PARA UM TRANSTORNO DA PERSONALIDADE

Quando desenvolvem um transtorno sintomático, as pessoas tendem a processar as informações de maneira seletiva e disfuncional. Crenças básicas que o paciente detinha antes de desenvolver depressão ou ansiedade tornam-se mais plausíveis e dominantes, solidificando a base cognitiva do transtorno da personalidade. Crenças como "Se não for bem-sucedido, você não tem valor" ou "Um bom pai deve sempre satisfazer as necessidades de seus filhos" tornam-se mais absolutas e extremas. Além disso, certos aspectos da autoimagem negativa acentuam-se e ampliam-se, de tal modo que o indivíduo começa a perseverar no pensamento de que "Não tenho valor" ou "Sou um fracasso". Pensamentos negativos que eram transitórios e menos fortes antes da depressão tornam-se preponderantes e dominam os sentimentos e comportamentos do paciente (Beck, 1963).

Algumas das crenças condicionais mais específicas se ampliam e passam a incluir uma maior variedade de situações. A crença ou atitude de que "Se eu não tiver alguém para me guiar em novas situações, não serei capaz de enfrentar" amplia-se para "Se alguém forte não estiver acessível a todo momento, vou me atrapalhar". À medida que a depressão aumenta, essas crenças podem se expandir para "Como sou indefeso, preciso de alguém que assuma a frente e cuide de mim". As crenças tornam-se, assim, mais absolutas e mais extremas.

A facilidade com que aceitam suas crenças disfuncionais durante uma depressão ou um transtorno de ansiedade sugere que esses pacientes perderam temporariamente a capacidade de testar suas interpretações disfuncionais em comparação à realidade. Por exemplo, um indivíduo deprimido que conclui ser "um ser humano desprezível" parece carecer da capacidade de observar essa crença, ponderar as evidências que a contradizem e rejeitá-la a despeito das evidências. A incapacidade cognitiva parece repousar na perda temporária do acesso e aplicação dos modos racionais de cognição pelos quais testamos nossas conclusões. A terapia cognitiva explicitamente visa "reenergizar" o sistema de testagem da realidade. Nesse ínterim, o terapeuta serve como um "assistente de testes da realidade" para o paciente. Indivíduos deprimidos também diferem no modo como automaticamente processam os dados. Um trabalho experimental (Gilson, 1983) indica que eles incorporam rápida e eficientemente informações negativas sobre si mesmos, mas ficam bloqueados no processamento das informações positivas. O pensamento disfuncional torna-se cada vez mais proeminente, dificultando ainda mais a aplicação de processos cognitivos racionais corretivos.

Como já mencionado, a maneira como as pessoas utilizam os dados sobre si mesmas e sobre os outros é influenciado pela organização de sua personalidade. Quando existe um transtorno de algum tipo – uma síndrome (sintomática) clínica (antes denominados de Eixo I) ou transtorno da personalidade (antes denominados de Eixo II) –, o processamento organizado desses dados torna-se sistematicamente disfuncional. O viés na interpretação e o consequente comportamento são moldados pelas crenças e atitudes disfuncionais dos pacientes.

A MUDANÇA COGNITIVA

A mudança nas funções cognitivas na transição de um transtorno da personalidade para um estado de ansiedade e depois para a depressão é ilustrada pela experiência de Sue. Desde sua mais antiga lembrança, Sue tinha dúvidas sobre sua aceitabilidade. Quando seu relacionamento com Tom ficava ameaçado, essas dúvidas esporádicas a respeito de si mesma transformavam-se em uma preocupação constante. À medida que entrava em depressão, sua crença de que poderia ser indesejável convertia-se na crença de que ela *era* indesejável.

Da mesma forma, a atitude de Sue em relação ao futuro passava de uma incerteza crônica para uma apreensão contínua e, por fim, à medida que ficava mais deprimida, para uma desesperança quanto a seu futuro. Além disso, ela tendia a catastrofizar sobre o futuro quando ficava ansiosa, mas aceitava a catástrofe como se já tivesse acontecido quando estava deprimida.

Quando não estava clinicamente deprimida ou ansiosa, era capaz de acessar algumas informações positivas sobre si mesma: era uma "pessoa boa", uma amiga atenciosa e leal, bem como uma profissional conscienciosa. Quando ficava ansiosa, Sue conseguia reconhecer essas suas qualidades positivas, mas estas pareciam menos relevantes – talvez porque aparentemente não lhe garantiam um relacionamento estável com um homem. Com o início de sua depressão, porém, ela tinha dificuldade para reconhecer ou mesmo pensar em seus atributos positivos; mesmo quando conseguia reconhecê-los, tendia a desqualificá-los, já que não condiziam com sua autoimagem.

Já mencionamos que as crenças disfuncionais dos pacientes se tornam mais extremas e rígidas à medida que os transtornos afetivos se desenvolvem. Antes disso, Sue endossava a crença "Nunca conseguirei ser feliz sem um homem" apenas ocasionalmente. Quando sua ansiedade e depressão se desenvolviam, essa crença passava para "Serei sempre infeliz se não tiver um homem".

A evolução da disfunção cognitiva de um transtorno da personalidade para ansiedade e depois para depressão é ilustrada pelo comprometimento gradual da capacidade de testar a realidade. Quando ansiosa, Sue conseguia vislumbrar algumas de suas preocupações catastróficas com alguma objetividade. Conseguia ver que o pensamento "Vou ficar sozinha e infeliz para sempre se este relacionamento terminar" era apenas um pensamento. Quando deprimida, a ideia de que com certeza seria infeliz para sempre não era mais uma possibilidade simplesmente; era, para ela, uma realidade – um fato.

Na terapia, as crenças há muito tempo instaladas que formam a matriz do transtorno da personalidade são as mais difíceis de modificar. Aquelas associadas apenas aos transtornos afetivos e de ansiedade são suscetíveis a uma melhora mais rápida, pois são menos estáveis. Portanto, é possível uma pessoa passar de um modo depressivo para um modo mais normal com psicoterapia, terapia química ou simplesmente com o tempo. Ocorre uma mudança de energia – ou catexe – de um modo para o outro. Quando essa mudança acontece, as características do "transtorno do pensamento" na depressão (viés negativo sistemático, supergeneralização, personalização) diminuem muito. O modo "normal" do transtorno da personalidade é mais estável do que o modo depressivo ou ansioso. Uma vez que são mais densos e mais fortemente representados na organização cognitiva, os esquemas são menos passíveis de mudança no modo normal. Esses esquemas dão à personalidade normal e ao transtorno da personalidade suas características típicas. Em cada transtorno da personalidade, certas crenças e estratégias são predominantes e formam um perfil característico.

PERFIS COGNITIVOS

Um modo simples de abordar os transtornos da personalidade é pensar neles em termos de certos vetores. Seguindo a formulação de Horney (1950), podemos visualizar essas estratégias interpessoais em termos de como os tipos de personalidade se relacionam e agem em relação às outras pessoas e como utilizam a espaço interpessoal. Os indivíduos podem colocar-se ou mover-se contra os outros, em direção aos demais, acima ou abaixo dos outros ou, ainda, afastar-se. O dependente move-se em direção aos outros e, muitas vezes, se coloca abaixo (submisso, subserviente). Há o "tipo" que *permanece imóvel* e pode obstruir os outros: o passivo-agressivo. Os narcisistas se colocam acima dos demais. O compulsivo pode colocar-se acima em prol do controle. O esquizoide *se afasta*, e o evitativo *se aproxima* e, depois, *recua*. As personalidades histriônicas utilizam o espaço para atrair os outros para si. Como veremos, esses vetores podem ser considerados como manifestações visíveis de estratégias interpessoais específicas associadas a transtornos da personalidade específicos. Tal esboço simplificado apresenta uma forma de considerar os tipos de personalidade e os transtornos da personalidade em termos de como os indivíduos se posicionam em relação às outras pessoas. Na medida em que essa padronização é considerada disfuncional, considera-se o diagnóstico de transtorno da personalidade justificado quando ele acarreta (1) problemas que geram sofrimento no paciente (p. ex., personalidade evitativa) ou (2) dificuldades com outras pessoas ou com a sociedade (p. ex., personalidade antissocial). Entretanto, muitas pessoas com um transtorno da personalidade diagnosticado não se consideram portadoras de uma psicopatologia. Os indivíduos geralmente consideram seus padrões de personalidade como indesejáveis apenas quando resultam em sintomas (p. ex., depressão ou ansiedade) ou quando parecem interferir nas aspirações sociais ou ocupacionais importantes (como no caso das personalidades dependente, evitativa ou passivo-agressiva).

Quando confrontado com situações que interferem na operação de sua estratégia idiossincrática, o indivíduo pode desenvolver sintomas de depressão ou ansiedade, como, por exemplo, quando uma pessoa dependente é separada ou ameaçada de separação de um ente querido ou quando o obsessivo-compulsivo é lançado a uma situação incontrolável. Outras pessoas com transtornos da personalidade podem considerar seus próprios padrões como totalmente normais e satisfatórios para si, mas recebem um rótulo diagnóstico porque seu comportamento é visto de maneira negativa pelos outros, como no caso das personalidades narcisista, esquizoide ou antissocial.

Os comportamentos (ou estratégias) observáveis, porém, são apenas um aspecto dos transtornos da personalidade. Cada transtorno é caracterizado por comportamento disfuncional ou antissocial e por uma combinação de crenças e atitudes, de afeto e de estratégias. É possível traçar um perfil distinto de cada transtorno com base em suas características cognitivas, afetivas e comportamentais típicas, indicando os sinais clínicos que podem ser observados pelo médico clínico. Embora essa tipologia seja apresentada em forma pura, deve-se ter em mente que certos indivíduos podem apresentar características de mais de um tipo de personalidade.

PADRÕES SUPERDESENVOLVIDOS E SUBDESENVOLVIDOS

Indivíduos com um transtorno da personalidade tendem a exibir certos padrões de comportamento que são hipertrofiados ou superdesenvolvidos e outros que são subdesenvolvidos. O transtorno obsessivo-compulsivo, por exemplo, pode ser caracterizado por uma ênfase excessiva no controle, na responsabilidade e na sistematização, bem como por uma relativa deficiência na espontaneidade e no senso de diversão. Como ilustrado na Tabela 2.2, os outros transtornos da personalidade mostram de modo semelhante uma ponderação pesada de alguns padrões e uma representação leve de outros. As características deficientes são frequentemente as contrapartidas das características fortes. É como se, quando uma estratégia interpessoal é superdesenvolvida, a estratégia de compensação não se desenvolvesse adequadamente. Pode-se especular que, conforme uma criança investe excessivamente em um tipo predominante de comportamento, este ofusca e talvez enfraqueça o desenvolvimento de comportamentos adaptativos.

Como será mostrado nos capítulos subsequentes sobre cada um dos transtornos da personalidade, algumas estratégias superdesenvolvidas podem ser um derivativo ou uma compensação para determinado tipo de autoconceito, bem como uma resposta a certas experiências de desenvolvimento, incluindo demandas culturais em evolução. Também, como indicado anteriormente, a predisposição genética pode favorecer o desenvolvimento de determinado tipo de padrão em preferência a outros padrões possíveis. Algumas crianças, por exemplo, parecem orientadas para o entretenimento, ao passo que outras parecem tímidas e inibidas desde as primeiras etapas do desenvolvimento. Assim, a personalidade narcisista pode transformar-se em um indivíduo que geneticamente tende à extroversão e à hiperatividade, luta de modo feroz para superar um senso crônico de falta de valor e é capaz de tirar proveito de recursos herdados, tais como uma habilidade atlética, para obter uma superioridade definida culturalmente. A personalidade obsessivo-compulsiva pode desenvolver-se na resposta de um indivíduo de temperamento sensível a condições caóticas na infância, como uma maneira de levar ordem a um ambiente desordenado. Uma personalidade paranoide pode ser formada em resposta a experiências precoces de traição ou engano, enquanto uma personalidade passivo-agressiva pode surgir como resposta à manipulação pelos outros. A personalidade dependente muitas vezes representa uma fixação em um forte apego que, por diversas razões, pode ter sido reforçado pelos membros da família, em vez de atenuado durante o período de desenvolvimento, como normalmente acontece. Assim como uma personalidade histriônica pode ser evocada das experiências decorrentes de recompensa por exibicionismo bem-sucedido – por exemplo, entreter os outros para receber aprovação e afeição. Deve-se ressaltar que caminhos diferentes podem levar a transtornos da personalidade. Os transtornos da personalidade narcisista, obsessivo-compulsiva, paranoide e mesmo antissocial, por exemplo, podem ocorrer como uma compensação ou como um medo (i.e., em consequência de um senso de caos, manipulação ou vitimização) pelo reforço das estratégias relevantes por pessoas significativas ou por meio de ambos os métodos.

Não se pode ignorar a importância da identificação com outros membros da família. Alguns indivíduos *parecem* adotar certos padrões disfuncionais de seus pais ou irmãos e desenvolvê-los conforme envelhecem. Em outros, os transtornos da personalidade parecem se desenvolver a partir da herança de uma forte predisposição. Assim, a pesquisa de Kagan (1989) indica que uma timidez exibida precocemente na vida tende a persistir. É possível que uma disposição inata para a timidez possa ser tão reforçada pela experiência subsequente que, em vez de simplesmente ser não assertivo, o indivíduo desenvolve uma personalidade evitativa. Vale a pena analisar as características psicológicas dos indivíduos com transtornos da personalidade quanto à forma como veem a si mesmos e aos outros, suas crenças básicas, suas estratégias básicas e seus afetos principais. Dessa forma, os terapeutas podem obter perfis cognitivos-emocionais-emotivos específicos que ajudam a compreender cada transtorno e facilitam seu tratamento.

TABELA 2.2
Perfis cognitivos dos transtornos da personalidade

Transtorno da personalidade	Visão de si mesmo (crenças centrais)	Visão dos outros (crenças centrais)	Crenças condicionais/preditivas e imperativas	Estratégias superdesenvolvidas (comportamentos)	Estratégias subdesenvolvidas (comportamentos)
Evitativa	Socialmente inferior Vulnerável a desvalorização e estresse emocional "Sou desajeitado." "Sou indesejado." "Não aguento."	Crítico Depreciativo Superior "Eles me encaram com desprezo." "Eles são poderosos e irão me criticar."	"Não tenho amigos, então deve ser difícil gostar de mim." "Se as pessoas me notarem, irão me rejeitar ou humilhar." "Se eu fosse confiante, elas poderiam gostar de mim." "Tenha cuidado." "Não pareça estranho."	Antecipar e evitar atenção ou desconforto Inibir expressão emocional, ser passivo Fugir Ruminar e desejar relacionamentos	Correr riscos sociais Apresentar autoafirmação Ter interações sociais casuais Manifestar comunicações expressivas
Dependente	Necessidades imensas Fraco, frágil, incompetente sem apoio Vulnerável ao abandono "Sou carente." "Sou indefeso." "Sou indigno de amor."	Idealizado Nutridor Apoiador Capaz "Eles são fortes e podem me ajudar." "Eles já resolveram."	"Se eu não tiver alguém em quem me apoiar, estou perdido." "Se tenho pessoas por perto, estou seguro e feliz." "Faça o que for preciso para fazer o relacionamento durar." "Não se arrisque sozinho."	Apresentar apego forte Buscar ajuda Expressar comportamento aderente Exibir inibição de si mesmo Deferir decisões Contar com os outros Agradar as pessoas	Exibir separação saudável Apresentar autoexpressão Desenvolver habilidades e interesses Mostrar autoconfiança
Passivo-agressiva	Autossuficiente Vulnerável à manipulação "Preciso de controle." "Mereço mais." "Estou encurralado." "Sou um fracasso."	Intrusivo Exigente Dominador "Eles estão no controle e vão mandar em mim."	"Se eu abrir mão de escolher, vou sair perdendo." "Dê-lhes um dedo, e eles vão querer o braço." "Concorde e depois faça o que quiser." "Finque o pé e não ceda."	Estabelecer controle indireto Exibir resistência passiva Mostrar submissão superficial Evitar regras ou expectativas	Mostrar assertividade Exibir cooperação Estabelecer negociação Apresentar aceitação de limites

(Continua)

TABELA 2.2
Perfis cognitivos dos transtornos da personalidade (*continuação*)

Transtorno da personalidade	Visão de si mesmo (crenças centrais)	Visão dos outros (crenças centrais)	Crenças condicionais/ preditivas e imperativas	Estratégias superdesenvolvidas (comportamentos)	Estratégias subdesenvolvidas (comportamentos)
Obsessivo-compulsiva	Responsável Rabugento Vulnerável a erros "Sou responsável." "Sou um exemplo."	Displicente Incompetente Autocomplacente "Eles são irresponsáveis."	"Se eu não estiver no controle, então as coisas vão se despedaçar." "As pessoas *deveriam* fazer melhor, esforçar-se mais." "É tudo comigo." "Devo assumir o controle."	Ser completo Fazer "direito" Identificar e punir imperfeições Aderir a regras Ditar "deveres" Restringir impulsos	Mostrar espontaneidade Apresentar bom humor Exibir exploração criativa Discernir padrões sensatos e exceções
Paranoide	Um solitário Vulnerável à pilhagem Íntegro, nobre Inteligente "Sou um alvo." "Não sou bobo."	Enganador Maldoso Discriminatório Motivações abusivas "Eles querem me prejudicar ou me roubar."	"Se eu deixar, as pessoas vão se aproveitar de mim." "Se eu ficar alerta, posso me defender." "Confie em ninguém." "Defenda seu território."	Exibir desconfiança Estar em vigilância Esconder-se; ser reticente Contra-atacar	Mostrar confiança Exibir relaxamento Expressar aceitação Apresentar receptividade
Esquizotípica	Um solitário Vulnerável a forças "alienígenas" Diferente Sintonizado com o sobrenatural "Sou incomparável." "Tenho dons especiais."	Inamistoso Hostil "Eles não se importam comigo e podem me ferir." "Eles não entendem as forças poderosas."	"Se eu for diferente, os outros irão me admirar e me deixarão em paz." "Se eu usar meus poderes, as forças irão me proteger." "Seja incomum." "Afaste-se das pessoas." "Proteja seus dons." "Não deixe que ninguém chegue perto demais."	Usar uma máscara Manter a distância "Captar" o sobrenatural Cultivar aparência incomum Usar instrumentos mágicos e talismãs	Desenvolver vínculos pessoais Congregar-se com outros Seguir convenção social

(*Continua*)

TABELA 2.2
Perfis cognitivos dos transtornos da personalidade (*continuação*)

Transtorno da personalidade	Visão de si mesmo (crenças centrais)	Visão dos outros (crenças centrais)	Crenças condicionais/preditivas e imperativas	Estratégias superdesenvolvidas (comportamentos)	Estratégias subdesenvolvidas (comportamentos)
Esquizoide	Solitário Excêntrico, desajustado Autossuficiente Vulnerável à pressão social "Não sou normal." "Preciso de espaço." "Sou mais feliz sozinho."	Exigente Rude, hostil "As pessoas exigem demais." "Eles irão me atormentar se tiverem chance." "Não gosto realmente deles."	"Se me abrir, as pessoas verão como sou estranho e irão me provocar ou me rejeitar." "Não gosto das pessoas, assim não há razão para ser sociável." "Evite o contato." "Liberte-se deles." "Deixar que eles façam suas coisas sem mim."	Demonstrar isolamento físico Apresentar ausência de resposta Exibir atividade solitária Inibir afeto Manifestar desinteresse	Exibir tolerância à proximidade social Apresentar intercâmbio social informal Demonstrar afeto expressivo Correr riscos emocionais suaves
Antissocial	Forte, inteligente Autônomo Invulnerável "Faço minhas próprias regras." "Sou esperto." "Tenho direito." "Preciso de excitação."	Fraco, tolo, vulnerável Regrado "Só os tolos seguem as regras." "A fraqueza de outra pessoa é minha oportunidade."	"É tolice trabalhar se você pode usar o sistema." "Se eu não (vender drogas), outra pessoa o fará." "Se acontecer de eu ferir alguém, não há razão para se preocupar com isso." "Aproveite a chance." "Consiga o que você quer." "Divirta-se um pouco."	Demonstrar manipulação Manifestar engano Manifestar oportunismo Exibir predação Buscar emoções	Apresentar responsabilidade Demonstrar empatia Aderir à regra Exibir inibição comportamental
Narcisista	Especial, superior Merecedor Majestoso Vulnerável à perda de *status* "Sou melhor do que os outros." "Sou extraordinariamente poderoso, perfeito."	Inferior Admiradores "Eles me admiram." "Eles gostariam de ser quem sou." "A maioria das pessoas é insignificante e não vale o meu tempo."	"Uma vez que sou especial, *mereço* regras especiais." "Se alguém me desafia, devo sair por cima." "Se tenho as coisas certas, isso mostra minha superioridade." "Exija o melhor." "Não permita que alguém esteja a sua frente." "Proteja sua imagem."	Competir, vangloriar-se Usar os outros Manipular por poder e *status* Engrandecer a si mesmo Atacar os concorrentes Intimidar os inferiores Transcender regras e limites comuns	Dividir o palco Demonstrar empatia e consideração Inibir impulsos de se gabar, competir ou dominar os outros Expressar reciprocidade social

(*Continua*)

TABELA 2.2
Perfis cognitivos dos transtornos da personalidade (*continuação*)

Transtorno da personalidade	Visão de si mesmo (crenças centrais)	Visão dos outros (crenças centrais)	Crenças condicionais/ preditivas e imperativas	Estratégias superdesenvolvidas (comportamentos)	Estratégias subdesenvolvidas (comportamentos)
Histriônica	Fascinante Divertido Inadequado Vulnerável à negligência "Preciso de atenção e aprovação." "Sou indigno."	Seduzível Receptivo Admiradores "Eles são fáceis de manipular." "Eles podem fazer me sentir melhor a meu próprio respeito."	"Se eu não for admirado, posso enlouquecer." "Se eu for sedutor, eles irão me notar." "Use seus encantos." "Expresse seus sentimentos." "Faça-os atenderem suas necessidades."	Amplificar emoções Exibir sexualidade Apresentar queixas somáticas Demonstrar reações impulsivas Exibir explosões de raiva Atuar para obter atenção	Mostrar observação reflexiva Exibir controle dos impulsos Apresentar tolerância ao sofrimento Manifestar reciprocidade social Demonstrar arbítrio sexual
Depressiva	Imutavelmente inútil Vulnerável a perda e falta de sentido "Sou patético." "Não posso mudar." "Sou incompetente."	Pateta e delirante "As pessoas são basicamente egoístas e estúpidas." "Eles são piores do que eu."	"Se eu tiver esperança, só irei me decepcionar." "Se os outros são incompetentes, então não sou tão ruim por comparação." "Não espere muito para não se decepcionar." "Não tem sentido."	Apresentar avaliação crítica Demonstrar queixas Instituir metas de evitação Exibir preocupação, ruminação Manifestar procrastinação Mostrar entrega passiva	Apresentar atenção a virtudes e emoções positivas Corrigir humores negativos Demonstrar antecipação esperançosa
Borderline	Imperfeito Vulnerável a abuso, traição, negligência "Sou ruim." "Não me conheço." "Sou fraco e subjugado." "Não me controlo."	Caloroso, estimulante, mas indigno de confiança "Eles são fortes e carinhosos, mas podem mudar e me usar, me machucar ou me abandonar."	"Se eu ficar sozinho, não vou aguentar." "Se eu confiar em alguém, vão abusar de mim ou me abandonar." "Se meus sentimentos forem ignorados ou desconsiderados, vou perder o controle." "Exija o que você precisa." "Revide." "Alivie-se agora."	Subjugar a si mesmo Alternar inibição com protesto dramático Punir os outros Expulsar tensão com ações impulsivas/ autodestrutivas.	Expressar apego confiante Demonstrar autoafirmação e definição de limites Apresentar raiva modulada Apresentar tolerância ao sofrimento Ter controle dos impulsos

PERFIS COGNITIVOS ESPECÍFICOS

Transtorno da personalidade evitativa

As pessoas diagnosticadas como portadoras do transtorno da personalidade evitativa com base nos critérios do DSM-5 apresentam o seguinte conflito-chave: elas gostariam de estar perto dos outros e realizar seu potencial intelectual e vocacional, mas têm medo de se machucar, ser rejeitadas e malsucedidas. Sua estratégia (ao contrário do dependente) é se afastar ou, antes de mais nada, evitar se envolver. Uma palavra-chave para descrever esse transtorno da personalidade é "hipersensível".

- *Visão pessoal*: Veem a si mesmos como ineptos socialmente e incompetentes em situações acadêmicas ou profissionais.
- *Visão dos outros*: Veem os outros como potencialmente críticos, indiferentes e prejudiciais.
- *Crenças:* Não raro, as pessoas com esse transtorno têm as seguintes crenças centrais: "Não tenho nada de bom..., não presto para nada..., não sou digno de amor. Não tolero sentimentos desagradáveis". Essas crenças alimentam o nível seguinte (superior) de crenças condicionais: "Se as pessoas chegassem perto, elas descobririam quem eu sou realmente e me rejeitariam. Isso seria intolerável" e "se eu tentar fazer alguma coisa nova e não obter sucesso, vai ser devastador". O nível seguinte, que determina o comportamento desses indivíduos, consiste em crenças *instrumentais* ou de autoinstruções como "É melhor ficar longe de qualquer envolvimento arriscado", "Devo evitar situações desagradáveis a todo custo" e "Se eu sentir ou pensar em algo desagradável, devo eliminar esse sentimento ou pensamento me distraindo ou consumindo uma (bebida, droga etc.)".
- *Ameaças.* As principais ameaças são de ser descoberto como uma "fraude", ser menosprezado, depreciado ou rejeitado.
- *Estratégia:* A estratégia principal é evitar situações em que esses indivíduos possam ser avaliados. Assim, tendem a se manter às margens dos grupos sociais e evitam atrair atenção para si mesmos. Em situações de trabalho, tendem a evitar assumir novas responsabilidades ou buscar promoção por medo de fracasso ou de represália dos outros.
- *Afeto:* O principal afeto é a disforia, uma combinação de ansiedade e tristeza, relacionada a seus déficits na obtenção dos prazeres que gostaria de ter em relacionamentos próximos e o senso de domínio advindo da realização. Eles experimentam ansiedade relacionada ao medo de arriscar o pescoço em situações sociais ou de trabalho.

A baixa tolerância à disforia impede esses indivíduos de desenvolver métodos para superar a timidez e afirmar-se de modo mais efetivo. Por serem introspectivos e monitorarem sentimentos de modo contínuo, são extremamente sensíveis a seus sentimentos de tristeza e ansiedade. Ironicamente, apesar da hiperconsciência de sentimentos dolorosos, esquivam-se de identificar pensamentos desagradáveis – uma tendência que se encaixa com sua estratégia principal e é denominada "evitação cognitiva". A baixa tolerância a sentimentos desagradáveis e a sensibilidade ao fracasso e à rejeição permeiam todas as ações dessas pessoas. De maneira diferente do indivíduo dependente, que lida com o medo do fracasso amparando-se nos outros, a pessoa evitativa simplesmente baixa as expectativas e mantém-se longe de qualquer envolvimento que a exponha ao risco de fracasso ou rejeição.

Transtorno da personalidade dependente

Indivíduos com transtorno da personalidade dependente veem a si mesmos como desamparados e, por conseguinte, tentam vincular-se a alguma figura mais forte que forneça os recursos para sua sobrevivência e felicidade. As palavras-chave para descrever esse transtorno da personalidade são "pegajoso" e "submisso".

- *Visão pessoal:* Percebem-se como carentes, fracos, indefesos e incompetentes.
- *Visão dos outros:* Veem o "cuidador" forte de uma maneira idealizada: como protetor, apoiador e competente. Ao contrário da personalidade evitativa, que se mantém distante de "relacionamentos envolventes" e, consequentemente, não recebe apoio social, a personalidade dependente pode funcionar muito bem desde que uma figura forte esteja acessível.
- *Crenças:* Esses pacientes acreditam que "Preciso de outras pessoas – especificamente, alguém forte – para sobreviver". Além disso, creem que sua felicidade depende da disponibilidade de uma figura assim. Acreditam que precisam de um fluxo constante e ininterrupto de apoio e encorajamento. Como declarou uma paciente dependente: "Não posso viver sem um homem" e "Nunca vou ser feliz se eu não for amada". Em termos de hierarquia de crenças, sua crença *central* tende a ser "Sou totalmente indefeso" ou "Estou completamente só". Suas crenças *condicionais* são "Só consigo funcionar se tiver acesso a alguma pessoa competente", "Se eu for abandonado, vou morrer" e "Se eu não for amado, serei sempre infeliz". O nível *instrumental* consiste em imperativos como "Não ofenda quem cuida de você", "Fique por perto", "Cultive o relacionamento íntimo o máximo possível" e "Seja subserviente para prender a pessoa".
- *Ameaça:* A principal ameaça ou trauma refere-se à rejeição ou ao abandono.
- *Estratégia:* A principal estratégia é cultivar um relacionamento dependente. Frequentemente, isso é feito subordinando-se a uma figura "forte" e tentando acalmá-la ou agradá-la.
- *Afeto:* O principal afeto é a ansiedade; a preocupação com o possível rompimento do relacionamento dependente. De tempos em tempos, esses indivíduos experimentam ansiedade elevada quando percebem que o relacionamento está tenso. Se a figura da qual dependem for removida, podem cair em depressão. Entretanto, eles experimentam gratificação ou euforia quando seus desejos dependentes estão garantidos.

Transtorno da personalidade passivo-agressiva

Muito embora esse transtorno não conste do DSM-5, constatamos que um número significativo de pacientes apresenta comportamentos e crenças indicativas de tal quadro. Uma palavra-chave para descrever esse transtorno da personalidade é "teimoso". Os indivíduos com transtorno da personalidade passivo-agressiva possuem um estilo oposicionista que esconde o fato de quererem, na verdade, obter reconhecimento e apoio das figuras de autoridade. O principal problema é um conflito entre o desejo de obter os benefícios conferidos pelas autoridades, por um lado, e o desejo de manter a autonomia, por outro. Consequentemente, tentam manter o relacionamento sendo passivos e submissos, mas, à medida que sentem uma perda de autonomia, tendem a resistir ou mesmo subverter as autoridades.

- *Visão pessoal:* Podem perceber a si mesmos como autossuficientes, mas vulneráveis à intrusão dos outros (mas são atraídos por figuras e organizações fortes, pois anseiam por aprovação e apoio social. Consequentemente, têm muitas vezes um conflito entre seu desejo de apegar-se e o medo da intrusão.).
- *Visão dos outros:* Veem os outros – especificamente, as figuras de autoridade – como intrusivos, exigentes, interferentes, controladores e dominadores, mas, ao mesmo tempo, capazes de ser apoiadores, tolerantes e atenciosos.
- *Crenças:* As crenças centrais têm a ver com noções como "Ser controlado pelos outros é intolerável", "Preciso fazer as coisas do meu jeito" ou "Mereço aprovação por tudo que tenho feito". Os conflitos de tais indivíduos se expressam em crenças como "Preciso de autoridade para me ensinar e apoiar" *ver-*

sus "Preciso proteger minha identidade" (pacientes *borderline* costumam expressar os mesmos tipos de conflitos). A crença *condicional* se expressa como "Se eu seguir as regras, perco minha liberdade de ação". As crenças *instrumentais* revolvem-se entre adiar a ação que se espera de uma autoridade ou obedecer superficial, mas não substancialmente.

- *Ameaça:* A principal ameaça ou medo revolve-se entre a perda da aprovação e a privação da autonomia.
- *Estratégia:* A principal estratégia é fortalecer sua autonomia por meio de oposição sorrateira às figuras de autoridade e, ao mesmo tempo, lisonjeá-las ostensivamente. Tentam escapar ou evitar as regras com um espírito de desafio dissimulado. Muitas vezes são subversivos no sentido de não cumprir prazos no trabalho, faltar às aulas e assim por diante – em última análise, com comportamento autodestrutivo. Ainda assim, na superfície, em virtude de sua necessidade de aprovação, podem parecer obedientes e cultivar a boa vontade das autoridades. Costumam ter uma forte característica passiva. Tendem a seguir a linha da menor resistência; geralmente, evitam situações competitivas e interessam-se mais por atividades solitárias.
- *Afeto:* O principal afeto é a raiva velada, que está associada à rebeldia contra as regras de uma autoridade. Esse afeto, que é consciente, alterna-se com a ansiedade quando preveem represálias e são ameaçados com o corte de "suprimentos".

Transtorno da personalidade obsessivo-compulsiva

As palavras-chave para a personalidade obsessivo-compulsiva são "controle", "dever" e "perfeccionista". Para esses indivíduos, os fins justificam os meios a tal ponto que os meios se tornam um fim em si mesmos. Para eles, "a ordem é sagrada".

- *Visão pessoal:* Veem a si próprios como responsáveis por si mesmos e pelos outros. Acreditam que têm de contar consigo mesmos para que as coisas sejam feitas. Devem satisfação à própria consciência perfeccionista e são guiados pelos "deveres". Muitas das pessoas com esse transtorno possuem uma imagem central de si mesmas como ineptas ou indefesas. A profunda preocupação sobre serem indefesas está ligada ao medo de serem subjugadas, incapazes de funcionar. Nesses casos, sua ênfase excessiva nos sistemas é uma compensação por sua percepção de imperfeição e desamparo.
- *Visão dos outros:* Eles percebem os outros como muito displicentes, geralmente irresponsáveis, autocomplacentes ou incompetentes. Aplicam generosamente os "deveres" aos outros na tentativa de escorar suas próprias fraquezas.
- *Crenças:* No transtorno da personalidade obsessivo-compulsiva grave, as crenças centrais são "Eu poderia ser subjugado", "Sou basicamente desorganizado ou desorientado" e "Preciso de ordem, sistemas e regras para sobreviver". As crenças *condicionais* são "Se eu não tiver sistemas, tudo vai desabar", "Qualquer falha ou defeito no desempenho vai produzir uma avalanche", "Se eu e os outros não tivermos um desempenho nos padrões mais elevados, iremos fracassar", "Se eu fracassar nisso, sou um fracasso como pessoa" e "Se eu tiver um sistema perfeito, serei bem-sucedido/feliz". Suas crenças *instrumentais* são imperativas: "Tenho de estar no controle", "Tenho de fazer praticamente tudo certo", "Eu sei o que é melhor", "Você tem de fazer do meu jeito", "Detalhes são cruciais", "As pessoas *deveriam* fazer melhor e se esforçar mais", "Preciso exigir mais de mim mesmo (e os outros) o tempo todo" e "As

pessoas devem ser criticadas para evitar erros futuros". Pensamentos automáticos frequentes com traços de crítica são "Por que eles não conseguem fazer isso direito?" ou "Por que sempre escorrego?".

- *Ameaças*. As principais ameaças são falhas, erros, desorganização ou imperfeições. Eles tendem a "catastrofizar" que "as coisas vão sair de controle" ou que "não vão conseguir fazer as coisas".
- *Estratégia:* A estratégia gira em torno de um sistema de regras, padrões e "deveres". Ao aplicar as regras, eles avaliam e classificam o desempenho das outras pessoas, bem como o seu próprio. Para atingir suas metas, tentam exercer máximo controle sobre seu próprio comportamento ou aquele dos outros envolvidos na realização de seus objetivos. Procuram afirmar o controle sobre o próprio comportamento por meio de "deveres" e "autocensuras" e sobre o comportamento dos outros direcionando excessivamente ou desaprovando-os e punindo-os. Esse comportamento instrumental equivale a coagir e escravizar a si mesmos ou aos outros.
- *Afeto:* Devido aos padrões perfeccionistas, esses indivíduos são particularmente propensos a sentir arrependimento, decepção e raiva dirigidos a si mesmos e aos outros. A resposta afetiva para a antecipação de desempenho abaixo do padrão é ansiedade ou raiva. Quando um "fracasso" considerável de fato ocorre, eles podem ficar deprimidos.

Transtorno da personalidade paranoide

A palavra-chave para o transtorno da personalidade paranoide é "desconfiança". É concebível que, em certas circunstâncias, a cautela, a procura de motivações ocultas ou a desconfiança possam ser adaptativas – e até salvar vidas –, mas a personalidade paranoide adota essa postura em quase todas as situações, inclusive nas mais inofensivas.

- *Visão pessoal:* As personalidades paranoides veem-se como íntegras e vulneráveis ao mau trato dos outros.
- *Visão dos outros:* Veem as outras pessoas, em suma, como enganadoras, traiçoeiras e veladamente manipuladoras. Acreditam que os outros desejam ativamente interferir na sua vida, menosprezá-los, discriminá-los – mas de uma forma oculta, disfarçada de inocência. Alguns pacientes podem pensar que as pessoas formam alianças secretas contra eles.
- *Crenças:* As crenças centrais consistem em noções como "Sou vulnerável às outras pessoas", "Não se pode confiar nos outros", "Eles têm más intenções (em relação a mim)", "Querem me enganar" e "O objetivo deles é me enfraquecer ou depreciar". As crenças *condicionais* são "Se eu não for cuidadoso, as pessoas irão me manipular, abusar ou tirar vantagem de mim", "Se as pessoas agirem amigavelmente, elas estão tentando me usar" e "Se as pessoas parecem distantes, isso prova que elas não são amigáveis". As crenças *instrumentais* (ou autoinstrutivas) são "Mantenha a vigilância", "Não confie em ninguém", "Procure motivações ocultas" e "Não se deixe enganar".
- *Ameaças.* Os principais medos referem-se a ser diminuído ou explorado de alguma forma: manipulado, controlado, menosprezado ou discriminado. Sentem-se imediatamente ameaçados por ações que representem uma invasão de seu território, seus ideais, suas posses ou seus relacionamentos-chave.
- *Estratégia*: Com essa noção de que os outros estão contra elas, as personalidades paranoides são levadas à hipervigilância e a estar sempre em guarda. Elas são cautelosas, desconfiadas e procuram o tempo todo por sinais que revelem os "motivos ocultos" de seus "adversários", com alegações de serem tratados de modo injusto e, consequentemente, provocar o tipo de hostilidade que acreditavam que já existia.

- *Afetos.* O principal afeto é a raiva em relação ao suposto abuso ou exploração. Algumas personalidades paranoides, entretanto, também podem experimentar ansiedade constante ante as ameaças percebidas. Essa ansiedade dolorosa muitas vezes é o que instiga os pacientes a procurar tratamento.

Transtorno da personalidade antissocial

As personalidades antissociais podem assumir diversas formas: a expressão do comportamento antissocial pode variar consideravelmente (veja DSM-5; American Psychiatric Association, 2013), desde o conluio, a manipulação e a exploração até o ataque direto. Uma palavra-chave comum a essas variações é "irresponsável", pois elas são todas extrema e persistentemente irresponsáveis nas áreas do trabalho, finanças, família, propriedade ou comunidade ou quanto ao impacto de suas ações sobre os outros.

- *Visão pessoal:* De maneira geral, essas personalidades veem-se como solitárias, autônomas e fortes. Algumas delas consideram-se agredidas e maltratadas pela sociedade e, assim, justificam vitimar os outros por acreditar que tenham sido vitimadas. Outros pacientes podem simplesmente se entregar a um papel predatório em um "mundo cão", no qual quebrar as regras da sociedade é normal e até desejável.
- *Visão dos outros:* Veem os outros de duas maneiras distintas: como exploradores que, portanto, merecem ser explorados, ou como fracos e vulneráveis e, assim, merecem o papel de presas. Concentram-se especialmente em qualquer pessoa percebida como exploradora e fraca ao mesmo tempo.
- *Crenças:* As crenças centrais são "Preciso me preocupar comigo mesmo" e "Preciso ser o agressor ou serei a vítima". A personalidade antissocial acredita que *tem o direito* de quebrar regras: regras são arbitrárias e visam proteger "os que têm" daqueles "que não têm". Essa visão está em contraste com a de pessoas com personalidades narcisistas, que acreditam que são indivíduos muito especiais e incomparáveis, que estão acima das regras – uma prerrogativa que acreditam que todos deveriam facilmente reconhecer e respeitar. A crença *condicional* é "Se eu não tiranizar (ou manipular, explorar, atacar) os outros, nunca vou conseguir o que mereço". As crenças *instrumentais* ou imperativas são "Pegue o outro cara antes que ele pegue você", "Agora é sua vez" e "Pegue, você merece".
- *Estratégia:* As estratégias principais se dividem em duas classes. A personalidade antissocial explícita irá atacar, roubar e enganar os outros. O tipo mais sutil – o "vigarista" – procura seduzir os outros e, por meio de manipulações sutis e astutas, explorá-los ou enganá-los.
- *Afeto:* Quando determinado afeto está presente, este é essencialmente a raiva – pela injustiça de que outras pessoas têm posses que as personalidades antissociais merecem ou por terem sido pegas ou, de alguma outra forma, frustradas em seus objetivos.

Transtorno da personalidade narcisista

A palavra-chave para o transtorno da personalidade narcisista é "autoenaltecimento".

- *Visão pessoal:* As personalidades narcisistas veem-se como especiais e incomparáveis – quase como príncipes ou princesas. Acreditam que têm um *status* especial que as coloca acima das pessoas comuns. Consideram-se superiores e com direito a favores especiais e tratamento favorável; elas estão acima das regras que regem os demais.
- *Visão dos outros:* Embora possam considerar as outras pessoas como inferiores, esses pacientes não fazem isso da mesma maneira que as personalidades antissociais. Eles simplesmente se veem como prestigiosos e acima da pessoa mediana; consideram os

outros como seus vassalos e potenciais admiradores. Buscam o reconhecimento dos outros basicamente para documentar a própria grandiosidade e preservar seu *status* superior. Eles tendem a usar as pessoas como um espelho, sem sensibilidade às necessidades, aos sentimentos ou aos valores alheios.

- *Crenças:* As crenças narcisistas *centrais* são "Por ser especial, mereço dispensas, privilégios e prerrogativas especiais", "Sou superior aos outros, e eles devem reconhecer isso" e "Estou acima das regras". Muitos desses pacientes têm crenças veladas de serem indignos de amor ou desamparados. Essas crenças emergem após um fracasso significativo e formam elementos centrais na depressão do paciente. As crenças condicionais são "Se os outros não reconhecerem meu *status* especial, eles devem ser punidos" e "Para manter meu *status* superior, devo esperar a subserviência dos outros". Em contrapartida, eles possuem crenças negativamente emolduradas como "Se eu não estiver no topo, sou um fracasso". Assim, quando experimentam uma derrota significativa, são propensos a uma queda catastrófica na autoestima. A crença *instrumental* é "Esforce-se a todo momento para demonstrar sua superioridade".
- *Estratégia:* Os planos principais envolvem atividades que possam reforçar o *status* superior e expandir o "domínio pessoal". Assim, eles podem buscar glória, riqueza, posição, poder e prestígio como um modo de continuamente reforçar sua imagem superior. Eles tendem a ser muito competitivos com outros que reivindicam um *status* igualmente alto e recorrem a estratégias de manipulação para alcançar seus fins. Diferentemente da personalidade antissocial, esses pacientes não têm uma visão cínica das regras que regem a conduta humana; eles simplesmente se consideram isentos delas. Da mesma forma, consideram-se como parte da sociedade, mas na camada superior.
- *Afeto:* O principal afeto é raiva quando outras pessoas não concedem a admiração ou o respeito aos quais acreditam ter direito ou quando de alguma forma os frustram. Além disso, têm a propensão de ficarem deprimidos se suas estratégias forem frustradas e sua imagem for maculada. Por exemplo, psicoterapeutas trataram vários "operadores internos" de Wall Street que ficaram deprimidos depois que suas manipulações foram descobertas e eles foram publicamente execrados. Eles acreditavam que, por terem caído de sua alta posição, tinham perdido tudo.

Transtorno da personalidade histriônica

A palavra-chave para as personalidades histriônicas é "expressividade", a qual incorpora a tendência de dramatizar ou romantizar todas as situações e tentar impressionar e cativar os outros.

- *Visão pessoal:* Como temem ser inadequados e vulneráveis à negligência, eles manifestam uma autoimagem compensatória glamorosa, impressionante e digna de atenção.
- *Visão dos outros:* Veem as outras pessoas de maneira favorável, desde que possam extrair deles atenção, divertimento e afeição. Tentam estabelecer alianças fortes com os outros, mas com a condição de que estejam no centro do grupo e os demais desempenhem o papel de audiência atenciosa. Ao contrário das personalidades narcisistas, envolvem-se muito nas interações minuto a minuto com as pessoas, e sua autoestima depende de receberem expressões contínuas de apreciação.
- *Crenças:* A pessoa com um transtorno histriônico muitas vezes tem crenças centrais como "Sou basicamente desinteressante" ou "Preciso que outras pessoas me admirem para ser feliz". As crenças compensatórias incluem "Sou muito atraente, divertido e interessante", "Tenho direito à admiração", "As pessoas estão aí para me admirar e fazer o que eu digo" e "Elas não têm direito de me

negar meus justos merecimentos". As crenças *condicionais* incluem "Se eu entreter ou impressionar as pessoas, sou digno", "Se não cativar as pessoas, não sou nada", "Se eu não divertir as pessoas, elas irão me abandonar", "Se as pessoas não responderem, elas são podres" e "Se eu não cativar os outros, fico impotente". Pessoas histriônicas tendem a ser globais e impressionistas em seu pensamento, fator que se reflete na crença *instrumental* "Posso seguir meus sentimentos". Se os obsessivo-compulsivos são guiados por sistemas derivados de maneira racional ou intelectual, os histriônicos são guiados basicamente por sentimentos. Histriônicos que sentem raiva podem usar isso como justificativa suficiente para punir outra pessoa. Se sentem afeição, eles consideram isso uma justificativa para despejar seu afeto (ainda que possam mudar para outro tipo de expressão alguns minutos depois). Se sentem tristeza, isso é uma justificativa suficiente para chorar. Eles tendem a dramatizar os modos de comunicar seu senso de frustração ou desespero, como na "tentativa de suicídio histriônica". Tais padrões gerais se refletem em imperativos como "Expresse seus sentimentos", "Seja divertido" e "Mostre às pessoas que elas lhe feriram".

- *Estratégia:* Usam dramaticidade e demonstração para prender as pessoas a si. Contudo, quando não são bem-sucedidas, acreditam que estão sendo tratadas de forma injusta; então, tentam forçar uma obediência por meio de expressões teatrais de sofrimento e raiva, como, por exemplo, choro, comportamento violento e atos suicidas impulsivos.
- *Afeto:* O afeto positivo mais proeminente é alegria, com frequência misturada com júbilo e outros estados de animação quando a tentativa de envolver as outras pessoas está sendo bem-sucedida. Geralmente, experimentam uma subcorrente de ansiedade e disforia leve, que reflete o medo de rejeição. Quando frustrados, o afeto pode mudar rapidamente para raiva ou tristeza.

Transtorno da personalidade esquizoide

A palavra-chave para o transtorno da personalidade esquizoide é "desapegado". Essas pessoas são a encarnação da personalidade autônoma. Elas estão dispostas a sacrificar a intimidade para preservar seu desapego e sua autonomia e manter-se na periferia social, tornando-se até mesmo bastante isoladas. Veem-se como vulneráveis ao controle, à humilhação ou à rejeição.

- *Visão pessoal:* Veem-se como excêntricos que não se encaixam socialmente e como solitários. Buscam liberdade das pressões das expectativas sociais e preferem evitar totalmente os relacionamentos.
- *Visão dos outros:* Veem as outras pessoas como intrusivas, exigentes e hostis.
- *Crenças:* As crenças centrais consistem em noções como "Sou um desajustado", "Preciso de meu espaço", "Relacionamentos dão muito trabalho" e "Sou mais feliz e fico melhor sozinho". As crenças *condicionais* são "Se me aproximar muito das pessoas, elas vão me provocar ou se aproveitar de mim" ou "Se não tenho nada a oferecer, não há por que tentar me ligar aos outros". As crenças *instrumentais* são "Diga não às ordens deles", "Saia fora o mais rápido possível" e "Não se envolva".
- *Estratégia:* A estratégia principal interpessoal é, sempre que possível, manter a distância dos demais e evitar contato quando estiverem no meio de outras pessoas. Eles podem se reunir com os outros por razões específicas, tais como atividades vocacionais ou talvez relação sexual, mas geralmente evitam qualquer tipo de intimidade.
- *Afeto:* Enquanto mantiverem distância, os esquizoides podem experimentar um baixo nível de tristeza. Se forem forçados a ter um contato mais próximo, podem ficar muito ansiosos. Ao contrário das personalidades histriônicas, eles não são inclinados a mostrar seus sentimentos verbalmente ou por meio de expressões faciais;

consequentemente, parecem distantes e passam a impressão de que não têm sentimentos intensos.

Transtorno da personalidade depressiva

Embora a personalidade depressiva não conste na lista de transtornos da personalidade no DSM-5, esse padrão de sintomas, crenças e comportamentos é clinicamente relevante e ajuda a cristalizar uma variante importante dentro do espectro dos transtornos tanto do humor quanto da personalidade. As palavras-chave para essa condição são "soturno", "amargo", "cético", "descontente" e "pessimista". Pessoas que sofrem de outros quadros depressivos manifestam temporariamente uma visão negativa de si mesmas e do mundo, mas ainda veem a vida humana como potencialmente valiosa e compensadora, mesmo que apenas para outras pessoas. Para a personalidade depressiva, a vida em si é persistentemente vista como um processo negativo e sem sentido.

- *Visão pessoal:* A personalidade depressiva é duramente autocrítica em grande parte ou todo o tempo. Veem-se como basicamente falhos e incapazes de mudar.
- *Visão dos outros:* As personalidades depressivas são tão duras com os outros quanto o são consigo mesmas, ainda que não compartilhem ou revelem essa perspectiva. De seu ponto de vista, os outros são indiferentes, incompetentes, punitivos, deficientes e inevitavelmente decepcionantes.
- *Crenças:* As crenças centrais são "Sou incapaz de felicidade", "Sou patético", "Sou inútil" e "As pessoas são basicamente egoístas e idiotas". As crenças condicionais seguem noções como "Se eu aumentar minhas esperanças, só irei me decepcionar" e "Se algo pode dar errado, provavelmente dará, e será minha culpa". As crenças *imperativas* ou autoinstrutivas de tais pessoas refletem consistentemente esse pessimismo, como "Não espere muito dos outros", "Não há por que tentar" e "Eu deveria simplesmente desistir".
- *Ameaça:* A principal ameaça é o medo da deficiência e da perda associada, as quais esses pacientes tentam controlar por meio de uma busca constante por falhas, limitações ou outros sinais de desvalorização ou perda iminentes.
- *Estratégia:* A estratégia principal parece consistir em um ciclo de hipervigilância a falhas e defeitos reais e potenciais em si mesmo, nos outros e no mundo em geral, de modo que a personalidade depressiva constantemente crítica e antecipa negatividade, o que cria o próprio sentimento de "desapontamento" e senso de perda temidos. Os pacientes com esse transtorno passam tempo considerável revisando intimamente um inventário de erros, preocupando-se e estabelecendo metas de evitação em uma tentativa de lidar com um senso natural de inutilidade. Podem vacilar entre queixas crônicas, dar e procurar *feedback* negativo ou retirar-se em isolamento ruminante. Quando problemas potencialmente resolvíveis aparecem, a resposta é resignação passiva. São propensos a procrastinar em função de sua orientação à evitação, embora também possam, como estratégia de enfrentamento, jogar-se no trabalho para evitar níveis mais profundos de fracasso.
- *Afeto:* O afeto é uma característica distintiva, porque esses indivíduos encontram-se persistentemente desanimados, céticos, amargos e descontentes. O afeto demonstrado explicitamente em geral é raiva, na maioria das vezes na forma de irritabilidade e sarcasmo, tingidos de repulsa por falhas percebidas. Podem ser cronicamente zangados e propensos a aferrar-se a uma variedade de insatisfações como motivo de queixa. A tristeza e o vazio de emoções positivas independem de circunstâncias ou eventos e são propensos à falta de esperança. Na realidade da personalidade depressiva, *nada* nunca é bom o suficiente. Uma vez que as emoções positivas são tão ausentes, os re-

lacionamentos da personalidade depressiva são assolados por ambivalência pelos esforços ocos de se relacionar e pela culpa decorrente do impacto negativo que eles muitas vezes têm sobre os outros.

ESTILOS DE PENSAMENTO

Os transtornos da personalidade também podem ser caracterizados por seus estilos cognitivos, que podem ser um reflexo das estratégias comportamentais dos pacientes. Esses estilos cognitivos tratam da maneira de processar a informação, em oposição ao conteúdo específico do processamento. Vários dos tipos de personalidade possuem estilos cognitivos tão característicos que vale a pena descrevê-los.

Os indivíduos com transtorno da personalidade histriônica usam a estratégia da "exibição" para atrair as pessoas e satisfazer seus próprios desejos de apoio e proximidade. Quando a estratégia de impressionar ou entreter as pessoas é malsucedida, eles fazem uma exibição aberta de "dramatização" (choro, raiva, etc.) para punir os ofensores e obrigá-los a obedecer. O processamento de informações mostra a mesma qualidade global impressionista. Esses indivíduos "se perdem na generalidade". Eles fazem amplas interpretações globais estereotipadas de uma situação à custa dos detalhes cruciais. São propensos a responder à sua moldura da situação, com base em informações inadequadas. Os pacientes com transtorno histriônico também tendem a atribuir um padrão a uma situação mesmo que este não se encaixe. Por exemplo, se parecer que as outras pessoas não estão entretidas por eles, a situação é julgada como um todo – "eles estão me rejeitando" –, em vez de encarada a partir dos detalhes específicos que poderiam explicar o comportamento dos demais. Assim, os indivíduos com transtorno histriônico ignoram o fato de que as outras pessoas podem estar cansadas, entediadas ou preocupadas com outras coisas.

Essa qualidade impressionista também é evidente no modo como eles acrescentam um brilho a toda experiência: os acontecimentos são romantizados em alto drama ou tragédia grandiosa. Por fim, como estão mais sintonizados com a medição subjetiva em vez de objetiva dos acontecimentos, eles tendem a usar seus sentimentos como guia fundamental para a interpretação. Consequentemente, se eles se sentem mal em um contato com outra pessoa, é porque o indivíduo em questão é mau. Se eles se sentem eufóricos, a outra pessoa é maravilhosa.

As pessoas com personalidade obsessivo-compulsiva, em nítido contraste com as histriônicas, "perdem-se nos detalhes". Essas pessoas focam tanto os detalhes que deixam de ver o padrão geral; por exemplo, um paciente com esse transtorno pode decidir, com base em algumas falhas no desempenho de outra pessoa, que esta fracassou, ainda que as falhas possam simplesmente ter representado algumas variações em um desempenho geral bem-sucedido. Além disso, ao contrário dos histriônicos, as pessoas com transtorno da personalidade obsessivo-compulsiva tendem a minimizar as experiências subjetivas. Consequentemente, elas se privam de parte da riqueza da vida e do acesso a sentimentos como fonte de informação que aumenta o significado de fatos importantes.

O estilo de pensamento das pessoas com transtorno da personalidade evitativa difere daqueles dos indivíduos recém-mencionados. Assim como tendem a evitar situações que as farão sentir-se mal, elas também empregam um mecanismo de "evitação interna". Assim que começam a ter um sentimento desagradável, tentam abafá-lo desviando sua atenção para outra coisa ou recorrendo a um paliativo, como tomar uma bebida. Esses pacientes também evitam pensamentos que possam produzir sentimentos desagradáveis.

Os estilos cognitivos de outros transtornos da personalidade não são tão nitidamente definidos como os dos transtornos recém-descritos.

RESUMO DAS CARACTERÍSTICAS

A Tabela 2.2 traz uma lista das características dos 12 transtornos da personalidade. As duas primeiras colunas demonstram a visão central do *self* e a visão dos outros, a coluna seguinte descreve as crenças condicionais e instrumentais, e as duas últimas apontam as estratégias específicas que são superdesenvolvidas ou hipertrofiadas e subdesenvolvidas ou ausentes. A partir dessa tabela, é possível observar como a visão pessoal, a visão dos outros e as crenças mediam a expressão e predominância da estratégia específica. Ainda que a estratégia, ou comportamento, forneça a base para fazer um diagnóstico de transtorno da personalidade, é importante para uma compreensão plena da natureza do transtorno esclarecer o autoconceito, o conceito dos outros e as crenças. Esses componentes cognitivos estão envolvidos no processamento de informações e, quando ativados, desencadeiam a estratégia relevante. Vinculando isso com nosso modelo evolucionário, os componentes cognitivos podem ser pensados como os mecanismos pelos quais os indivíduos se orientam em relação a recursos (pessoais e sociais) e organizam respostas coordenadas, com base na história de aprendizagem anterior, que visam a satisfazer desejos ou anseios e atendem objetivos básicos de um modo culturalmente adaptativo.

Uma pessoa evitativa, Jill, por exemplo, *via a si mesma* como socialmente inepta e era, portanto, vulnerável à depreciação e à rejeição. Sua *visão dos outros* como críticos e depreciativos complementava esse senso de vulnerabilidade. Sua crença de que a rejeição era terrível agregava enorme valência a sua sensibilidade e tendia a ampliar o significado de qualquer rejeição antecipada ou real. Na verdade, essa crença tendia a eliminar retorno positivo. Sua antecipação de rejeição a fazia sentir-se cronicamente ansiosa com as pessoas, e sua ampliação de quaisquer sinais de não aceitação a deixava mal.

Duas outras crenças contribuíam para ela evitar relacionamentos, a saber, que:

1. se ela se aproximasse das pessoas, elas a reconheceriam como inferior e inadequada; e
2. ela não tolerava sentimentos desagradáveis, o que a levava a tentar evitar que eles despertassem.

Consequentemente, em decorrência da pressão de suas diversas crenças e atitudes, ela sentia-se compelida em direção à única estratégia que acomodava suas sérias preocupações: evitar qualquer situação na qual pudesse ser avaliada e atingir seu objetivo primordial de se proteger da desvalorização pelos outros. Além disso, devido a sua baixa tolerância a sentimentos ou pensamentos desagradáveis, ela desligava todo pensamento que pudesse evocar sentimentos desagradáveis por longos período de tempo. Na terapia, ela tinha dificuldade para tomar decisões, identificar pensamentos automáticos negativos ou examinar suas crenças básicas, porque isso levaria a tais sentimentos. Em seu estado ansioso e deprimido, ela ficava ainda mais convencida quanto às suas crenças centrais de que era socialmente inepta, que os outros eram críticos e que a rejeição era iminente.

Para a conceituação de caso, a Figura 2.2 ilustra o fluxo básico da visão de si mesmo e dos outros, bem como o estilo de pensamento que acarretam as estratégias comportamentais. Um fluxograma individualizado semelhante pode ser construído no ambiente terapêutico. O quadro deve incorporar as crenças características e os padrões de comportamentos resultantes. O indivíduo com transtorno da personalidade dependente, por exemplo, difere daquele com personalidade evitativa, porque o dependente tende a idolatrar outras pessoas potencialmente protetoras e acredita que elas irão ajudá-lo e apoiá-lo. Consequentemente, ele sente atração pelas pessoas. Indivíduos passivo-agressivos querem aprovação, mas, por não suportarem qualquer aparência

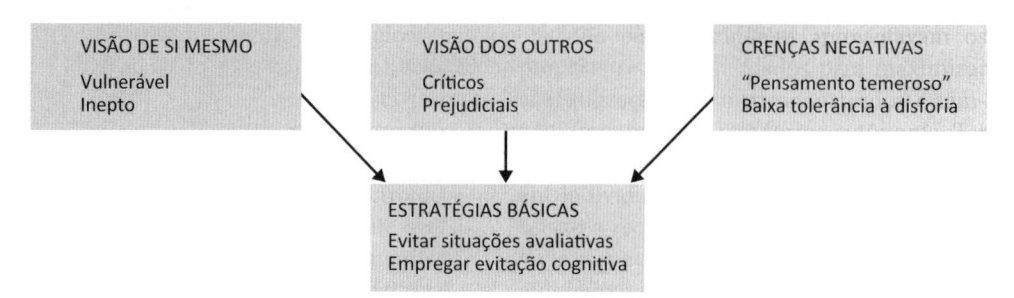

VISÃO DE SI MESMO	VISÃO DOS OUTROS	CRENÇAS NEGATIVAS
Vulnerável	Críticos	"Pensamento temeroso"
Inepto	Prejudiciais	Baixa tolerância à disforia

ESTRATÉGIAS BÁSICAS
Evitar situações avaliativas
Empregar evitação cognitiva

FIGURA 2.2 Relação de visões e crenças com estratégias básicas.

de controle, tendem a frustrar as expectativas que os outros têm deles e, assim, frustram a si mesmos.

Pessoas com transtorno obsessivo-compulsivo idealizam a ordem e os sistemas e são levadas a controlar os outros (bem como a si mesmas). O indivíduo com transtorno paranoide vigia atentamente os demais em virtude de sua desconfiança e é propenso a acusá-los (explícita ou mentalmente) de discriminação ou exploração. A personalidade antissocial afirma que é seu direito manipular ou abusar dos outros por conta de uma crença de que foi injustiçada, de que os outros são fracotes ou de que vivemos em um "mundo cão". Os narcisistas veem-se acima dos simples mortais e buscam a glória por meio de qualquer método que possa ser usado com segurança. Indivíduos com transtorno histriônico tendem a atrair os outros para si sendo divertidos, mas também por meio de ataques de raiva e comportamento melodramático para forçar proximidade quando sua sedução é ineficaz. A pessoa com transtorno esquizoide, com a crença de que os relacionamentos são insatisfatórios, mantém distância das demais.

CONSIDERAÇÕES FINAIS

Nosso modelo cognitivo postula que a personalidade é organizada para cumprir os mandatos desenvolvidos para sobrevivência e reprodução. Suborganizações específicas da personalidade denominadas "modos" são formadas para implementar esses imperativos em resposta a oportunidades, desafios e obstáculos no ambiente, incluindo a cultura. Os modos são compostos de estratégias, crenças e motivação e operam de maneira proativa e reativa. Esquemas são estruturas cognitivas dentro dos modos e contêm crenças, atitudes e expectativas que mediam a seleção de estratégias. As necessidades implementadas pelos modos são experimentadas como desejos, ânsias e pulsões. Os indivíduos usam recursos pessoais e interpessoais para atingir o objetivo de satisfazer ou aliviar as ânsias e os desejos, dirigidos por seu sistema de crenças dentro do modo ativado. Modos superativados e crenças exageradas levam a estratégias disfuncionais. Existe um *continuum* entre adaptativo e desadaptativo para modos específicos, ocorrendo transtorno quando estratégias normais se tornam exageradas e inflexíveis. Os transtornos da personalidade são assim rotulados quando certos modos se tornam hipertrofiados e inflexivelmente ativados, causando problemas de adaptação. Modos relevantes para a psicopatologia podem ser rotulados de acordo com sua classificação diagnóstica dos transtornos da personalidade e suas metas, crenças e estratégias típicas. A compreensão das crenças, estratégias e modos típicos de cada transtorno da personalidade fornece um roteiro para os terapeutas. Contudo, eles devem ter em mente que a maioria dos indivíduos com um transtorno da personalidade manifesta atitudes e comportamentos que se sobrepõem a outros transtornos. Consequentemente, é importante que os terapeutas exponham essas variações para fazer uma avaliação completa.

AGRADECIMENTOS

Agradeço às diversas pessoas que ajudaram na preparação deste capítulo ao digitar e/ou ler meu material para mim. Elas incluem Kelly Devinney, Barbara Marinelli e Susan Blassingham. Também agradeço pelos comentários de Robert Leahy.

Capítulo 3

AVALIAÇÃO DA PATOLOGIA DA PERSONALIDADE

Jay C. Fournier

Como ocorre em todos os outros campos da medicina, uma avaliação correta da patologia da personalidade é essencial para que se façam diagnósticos precisos e se prescreva um tratamento efetivo. Nas duas últimas décadas, testemunhamos um intenso debate na literatura de pesquisa sobre como conceituar e avaliar com mais precisão a presença de um transtorno da personalidade. Com a proliferação de vários sistemas, muitas vezes rivais, pode ser difícil para os clínicos saber quais métodos são mais úteis em suas práticas. Ao mesmo tempo, a variedade de instrumentos atualmente disponíveis oferece um rico conjunto de recursos com os quais os profissionais podem identificar alvos de tratamento e abordar áreas centrais de sofrimento e disfunção na vida de seus pacientes. Neste capítulo, descrevemos os critérios diagnósticos oficiais para transtorno da personalidade e discutimos algumas das alternativas. Abordamos também vários tipos diferentes de instrumentos de avaliação disponíveis no momento e concluímos com uma discussão sobre os instrumentos de avaliação que podem ser especialmente úteis para os clínicos que utilizam o modelo cognitivo de patologia da personalidade para a conceituação de caso e o planejamento do tratamento.

DEFINIÇÕES OFICIAIS

Manual diagnóstico e estatístico de transtornos mentais

O transtorno da personalidade aparece na lista oficial de doenças psiquiátricas desde a primeira edição do *Manual diagnóstico e estatístico de transtornos mentais* (DSM; American Psychiatric Association, 1952). Originalmente, os transtornos da personalidade não eram diferenciados de outros tipos de doença mental, mas, a partir de 1980, com a terceira edição do manual, foi introduzido um novo formato multiaxial para melhorar a precisão diagnóstica. Esses transtornos foram separados e colocados no segundo eixo do novo sistema. O objetivo era aliviar a pressão sobre pesquisadores e clínicos ao lhes permitir diagnosticar simultaneamente distúrbios clínicos e transtornos da personalidade quando ambos estavam claramente presentes (American Psychiatric Association, 1980; Widiger, 2003). Em resposta a diversas linhas de pesquisa convergentes (veja First et al., 2002; Krueger, 2005), a presente edição do sistema, o DSM-5, mais uma vez retirou a diferenciação entre distúrbios clínicos e transtornos da personalidade (American Psychiatric Association, 2013). Embora tenham sido publicadas muitas críticas ao sistema do DSM-IV durante a elaboração da revisão mais recente (p. ex., Costa, Patriciu, & McCrae, 2005; First et al., 2002; Livesley & Jang, 2000; Widiger & Clark, 2000), os responsáveis pelo DSM-5 decidiram manter, com poucas modificações, os padrões diagnósticos descritos na edição anterior. A estes, acrescentaram uma estrutura dimensional à parte para compreender a patologia da personalidade na Seção III do DSM-5, denominada "Instrumentos de Avaliação e Modelos Emergentes".

Para fazer um diagnóstico de transtorno da personalidade, a definição de transtorno da personalidade no DSM-5 requer que o indivíduo apresente um padrão de comportamentos e estados internos (p. ex., pensamentos, sentimentos, motivações) que tenha se iniciado de maneira relativamente precoce (durante a adolescência ou no início da idade adulta), tenha se mantido consistente ao longo do tempo, seja rígido em diversos ambientes e lhe cause problemas notáveis, seja no estado emocional ou no funcionamento (American Psychiatric Association, 2013). É importante salientar que esse padrão deve estar fora dos limites do que se considera normativo na cultura do indivíduo. Além disso, ele deve demonstrar esse padrão em pelo menos duas de quatro áreas possíveis, incluindo interpretação das experiências, sentimentos, funcionamento dos relacionamentos e controle dos impulsos. Como em todos os transtornos mentais, o padrão de sintomas não pode ser mais bem explicado por outra condição.

O DSM-5 reconhece 10 diagnósticos oficiais de transtorno da personalidade, divididos em três grupos. O Grupo A é o grupo dos "esquisitos ou excêntricos", inclui os transtornos da personalidade paranoide, esquizoide e esquizotípica. O Grupo B são os transtornos da personalidade antissocial, *borderline*, narcisista e histriônica, sendo descrito como o grupo "dramático, emocional ou errático". O Grupo C é descrito como o agrupamento "ansioso ou temeroso" e inclui os transtornos da personalidade evitativa, dependente e obsessivo-compulsiva (American Psychiatric Association, 2013, p. 646). No DSM-5, a categoria diagnóstica anterior, "transtorno da personalidade sem outra especificação", foi substituída por duas entidades diagnósticas: "outro transtorno da personalidade especificado" e "transtorno da personalidade não especificado". Ambas as categorias têm por objetivo enquadrar os indivíduos que satisfazem os critérios gerais para transtorno da personalidade, mas que não atendem aos critérios técnicos para qualquer diagnóstico específico. A diferença básica entre eles é que o primeiro é usado quando se pretende fornecer informações adicionais sobre as razões para o paciente não ter atendido aos critérios de nenhuma categoria, por exemplo, adicionando o especificador "com características mistas". O segundo é usado quando tal informação não é fornecida.

Classificação estatística internacional de doenças e problemas relacionados à saúde, 10ª edição

A décima edição da *Classificação estatística internacional de doenças e problemas relacionados à saúde* (CID-10) é um sistema diagnóstico alternativo ao DSM. Ela foi desenvolvida pela Organização Mundial da Saúde e aborda os diagnósticos de todos os campos da medicina (World Health Organization, 1992). A CID-10 é usada em diversos ambientes, inclusive nos sistemas de administração dos serviços de saúde e nos estudos epidemiológicos de doenças entre países. Embora as definições e os diagnósticos de transtorno da personalidade não estejam perfeitamente alinhados entre os sistemas do DSM-5 e da CID-10, existem vários pontos de sobreposição. De fato, um dos apêndices do DSM-5 traz informações sobre a codificação correspondente da CID-10 para 9 dos 10 transtornos da personalidade reconhecidos no DSM-5.

Assim como a definição oficial no DSM-5, a CID-10 conceitua os transtornos da personalidade em categorias e reconhece que as condições não são excludentes entre si nem inteiramente distintas. A CID-10 define transtornos da personalidade como uma "perturbação grave na constituição caracterológica e nas tendências comportamentais do indivíduo, geralmente envolvendo várias áreas da personalidade, e quase sempre associada à perturbação pessoal e social" (World Health Organization, 1992, p. 157). Para atender aos critérios gerais de transtorno da personalidade no sistema da CID, o indivíduo deve apresentar "atitudes e condutas marcantemente desarmônicas" (World Health Organization, 1992, p. 157), as quais normalmente ocorrem em várias áreas do funcionamento. Como no DSM, o padrão deve ser estável, generalizado, duradouro e não pode estar confinado somente aos limites de outra doença mental. O padrão deve ter seu início na infância ou adolescência e acarretar sofrimento.

A CID-10 reconhece oito categorias oficiais de transtorno da personalidade, mas não as agrupa da mesma forma que o DSM. A Tabela 3.1 traz uma lista desses transtornos e seus equivalentes no sistema DSM-5. Dois transtornos – o da personalidade narcisista e o da personalidade esquizotípica – aparecem no DSM-5, mas não na CID-10. A patologia esquizotípica era reconhecida como um transtorno da personalidade em edições anteriores da CID, mas foi transferida para a seção que descreve "esquizofrenias, transtornos esquizotípicos e transtorno delirantes". O transtorno da personalidade narcisista só pode ser diagnosticado no sistema da CID-10 na categoria de "outros transtornos específicos da personalidade".

Além dos oitos transtornos da personalidade reconhecidos, a CID-10 também descreve patologias caracterizadas por mudanças persistentes de personalidade. Tais diagnósticos exigem que o indivíduo não tenha apresentado um transtorno da personalidade antes da mudança e que o clínico seja capaz de identificar a ocorrência da mudança como consequência de uma "experiência profunda e existencialmente extrema" (World Health Organization, 1992, p. 163). Os diagnósticos de mudanças persistentes da personalidade são categorizados de acordo com suas causas. A CID-10 descreve duas causas específicas – experiência catastrófica e

TABELA 3.1
Comparação das categorias dos transtornos da personalidade no DSM-5 e na CID-10

DSM	CID-10
Paranoide	Paranoide
Esquizoide	Esquizoide
Esquizotípica	–
Antissocial	Dissocial
Borderline	Emocionalmente instável: tipo borderline
–	Emocionalmente instável: tipo impulsivo
Narcisista	–
Histriônica	Histriônica
Obsessivo-compulsiva	Anancástica
Evitativa	Ansiosa
Dependente	Dependente

doença psiquiátrica grave –, mas também leva em conta diagnósticos após outros tipos de experiências extremas.

QUESTÕES CONCEITUAIS

Embora pouco se discorde que a personalidade pode estar desordenada e que tal patologia pode ter profundo impacto em diversas áreas de funcionamento, a melhor maneira de conceituar e captar tal disfunção continua sendo intensamente debatida na literatura científica. Nesta seção, descrevemos brevemente alguns dos desafios aos sistemas oficiais e discutimos outras questões importantes que os clínicos devem ter em mente ao avaliar a personalidade.

Categorias *versus* dimensões

Uma questão central ainda não resolvida quanto à avaliação apropriada dos transtornos da personalidade é se é melhor conceituá-los como categorias distintas de enfermidade ou se a personalidade é ou não inerentemente contínua, de tal modo que indivíduos com e sem transtorno da personalidade difiram em um determinado traço somente por uma questão de grau. Ao estabelecer limiares diagnósticos por categoria, os sistemas oficiais veementemente alegam existir divisões claras, não apenas entre transtornos, mas também entre funcionamento normal e anormal da personalidade (Clark, 1992; Livesley, 1998). A presença de um alto grau de comorbidade entre as categorias dos transtornos da personalidade com frequência é usada para sugerir que os atuais sistemas fracassaram em delinear entidades diagnósticas distintas (Bornstein, 1998; Livesley, 1998; Watson & Clark, 2006). Proponentes de modelos alternativos sugerem que as altas taxas de comorbidade podem ser causadas por traços dimensionais subjacentes compartilhados (p. ex., Clark, 2005c; Widiger & Samuel, 2005a).

Um desafio adicional à validade das atuais categorias de transtornos concentra-se na heterogeneidade que existe entre indivíduos com os mesmos diagnósticos de transtorno da personalidade (Clark, 1992; Livesley, 1998; Saulsman & Page, 2004; Watson & Clark, 2006). Como nenhum critério é necessário ou suficiente sob o atual sistema, são diversas as maneiras pelas quais um paciente pode satisfazer as exigências para um dado diagnóstico. Por exemplo, os critérios para transtorno da personalidade *borderline* e para transtorno da personalidade narcisista podem, cada um, ser satisfeitos de 126 maneiras diferentes. Para transtornos da personalidade antissocial e obsessivo-compulsiva, é possível que diferentes pacientes se qualifiquem para um diagnóstico sem terem um único sintoma em comum. Tal heterogeneidade provavelmente dificultou a identificação dos fundamentos genéticos e neurobiológicos das categorias dos transtornos da personalidade (veja Widiger, Simonsen, Krueger, Livesley, & Verheul, 2005, para revisão).

Em última análise, a questão de se a patologia da personalidade é realmente categórica ou dimensional é empírica. Widiger e Costa (1994), por exemplo, revisaram estudos que sugerem que os indivíduos em qualquer dos lados dos limiares diagnósticos do DSM experimentam níveis semelhantes de sofrimento. Além disso, medidas de traços de personalidade da faixa normal (p. ex., o Modelo de Cinco Fatores [MCF], revisado a seguir) explicam uma proporção significativa da variância na patologia da personalidade (Clark, Vorhies, & McEwen, 2002). Embora resultados como esses sejam compatíveis com a conclusão de que a personalidade pode ser bidimensional, também surgiram evidências que apoiam o sistema atual. Por exemplo, as correlações tendem a ser mais fortes entre os critérios dentro das categorias diagnósticas do que entre as categorias (Grilo et al., 2001). Além disso, foram desenvolvidas novas técnicas estatísticas que procuram determinar empiricamente se os indivíduos com determinada patologia diferem daqueles sem a condição em tipo ou apenas em grau (Ruscio & Ruscio, 2004). Embora as evidências sejam mistas (Edens, Marcus, Lilienfeld, & Poythress, 2006; Harris, Rice, & Quinsey, 1994), ao menos alguns transtornos da personalidade parecem se manifestar como entidades categóricas (Fossati et al., 2005; Lenzenweger & Korfine, 1992).

Estrutura hierárquica

Os transtornos da personalidade indubitavelmente representam uma ampla variedade de cognições desadaptativas, tendências de resposta emocional, comportamentos e motivações. Sejam descritos e avaliados como um conjunto de traços dimensionais situados em um *continuum* com funcionamento saudável ou como categorias diagnósticas distintas, uma questão crucial é se essas entidades se agrupam de uma maneira significativa. O sistema do DSM sugere que os 10 transtornos da personalidade oficiais podem ser descritos por meio de três grandes grupos: A, esquisito; B, dramático; e C, ansioso. O DSM-5 afirma que a pesquisa em apoio a esse agrupamento é inconsistente. Embora seja verdade, deve-se observar que dois grupos independentes encontraram apoio pelo menos moderado para a estrutura de três grupos descrita no DSM (O'Connor & Dyce, 1998; Rodebaugh, Chambless, Renneberg, & Fydrich, 2005).

Várias estruturas alternativas mais amplas também foram propostas. Talvez a mais consagrada seja o MCF, que aborda dimensões da personalidade que se acredita existirem em um *continuum* desde funcionamento saudável até patológico da personalidade (Costa & McCrae, 1992). Os cinco componentes desse modelo são neuroticismo, que reflete a instabilidade emocional e a vulnerabilidade ao sofrimento psicológico; extroversão, que representa o grau de propensão à interação social, à atividade, à excitação, à busca de sensação e ao otimismo; abertura à experiência, que é caracterizada pela imaginação ativa, curiosidade intelectual e independência de pensamento e julgamento; cordialidade, que representa altruísmo, confiança e prestimosidade; e, por fim, conscienciosidade, que reflete confiabilidade, luta pelo sucesso e determinação (Costa & McCrae, 1992). Além dos cinco grandes fatores propostos pelo MCF original, o modelo descreve 30 facetas menores dos traços que se acredita estarem subjacentes aos fatores, cada um com seis facetas dos traços. Foram feitas várias tentativas para traduzir os transtornos da personalidade reconhecidos no DSM em padrões de elevações nos fatores e facetas do MCF (p. ex., Morey, Gunderson, Quigley, & Lyons, 2000; Saulsman & Page, 2004), e obtiveram-se resultados mistos. As relações parecem particularmente fortes para alguns transtornos, tais como os da personalidade esquizoide e evitativa, e mais brandas para outros, como os da personalidade narcisista e obsessivo-compulsiva (Bagby, Costa, Widiger, Ryder, & Marshall, 2005; Trull, Widiger, & Burr, 2001)

Uma estrutura hierárquica alternativa para compreender a psicopatologia vira de ponta-cabeça a típica distinção entre transtornos da personalidade e transtornos psiquiátricos clínicos. Essa visão sugere que os transtornos clínicos (previamente diagnosticados como Eixo I) podem ser mais bem compreendidos examinando-se os amplos domínios do temperamento potencialmente subjacentes a eles (Widiger & Smith, 2008). Kendler, Prescott, Myers e Neale (2003) observaram que, quando se examinam as contribuições genéticas à psicopatologia, os transtornos psiquiátricos dividem-se basicamente em duas amplas categorias: de internalização (p. ex., ansiedade e depressão) e de externalização (p. ex., transtornos por uso de substâncias, da conduta e da personalidade antissocial). Os teóricos sugerem que as dimensões da patologia da personalidade também podem se encaixar bem nesse sistema bidimensional (Krueger & Tackett, 2003; Widiger & Smith, 2008). Por exemplo, Widiger e Smith (2008) indicam que o neuroticismo, do MCF, poderia corresponder bem ao conceito de internalização. Em contraste, a baixa conscienciosidade poderia encaixar-se bem no conceito de externalização. Como Widiger e Smith observam, as amplas dimensões de internalização e externalização poderiam ser independentes umas das outras, de modo que os indivíduos podem ter escores altos ou baixos em uma, em ambas ou em nenhuma delas. O grau no qual os 10 transtornos da personalidade oficiais se encaixam a tal sistema permanece uma questão aberta. Alguns deles, como os da personalidade antissocial e histriônica, podem ser bem caracterizados pela externalização, enquanto outros, como os da personalidade evitativa e dependente, podem ser caracterizados de modo mais adequado pela internalização. Algumas condições, como o transtorno da personalidade *borderline*, podem envolver altos níveis tanto de internalização quanto de externalização, e outras, como o transtorno da personalidade esquizoide, podem estar associadas a níveis baixos de cada dimensão. Certamente, são necessárias mais pesquisas para testar hipóteses como estas.

Estabilidade e mudança

A estabilidade ao longo do tempo é frequentemente considerada uma característica central definidora da personalidade e de suas patologias. De fato, as definições oficiais de transtorno da personalidade tanto do DSM-5 como da CID-10 incluem o requisito de que o padrão de experiências internas e externas associadas à condição seja relativamente constante ao longo do tempo, bem como de uma situação para outra. Apesar da visão consagrada de que a patologia da personalidade representa um padrão persistente de disfunção, trabalhos mais recentes demonstram que pode haver mudança substancial em seus sintomas ao longo do tempo. Em um estudo de longo prazo dos transtornos da personalidade entre 12 e 18 anos, Nestadt e colaboradores (2010) observaram diferenças de estabilidade entre os 10 transtornos representados no DSM. Especificamente, os transtornos da personalidade antissocial, evitativa, *borderline*, histriônica e esquizotípica demonstraram estabilidade de regular a moderada, e os demais, pouca estabilidade. Skodol (2008) revisou quatro estudos prospectivos metodologicamente rigorosos de ampla escala da estabilidade e mudança na patologia da personalidade e concluiu que a "psicopatologia da personalidade melhora ao longo do tempo a taxas mais altas do que se previa" (p. 501). Apesar das melhoras nos sintomas da patologia da personalidade, os comprometimentos mais antigos nos desfechos funcionais normalmente permanecem (Skodol et al., 2005). Além disso, as dimensões patológicas da personalidade parecem mais estáveis ao longo do tempo do que os diagnósticos por categoria, talvez devido ao caráter arbitrário dos critérios de corte dos sistemas diagnósticos (Clark, 2005b). Tais padrões levaram alguns (veja Clark, 2005b) a sugerir que os transtornos da personalidade podem ser compostos tanto de elementos semelhantes a traços relativamente estáveis quanto de sintomas agudos possivelmente mais suscetíveis à mudança.

ABORDAGEM ALTERNATIVA DO DSM-5 BASEADA NOS TRAÇOS

Embora assuma explicitamente que os 10 transtornos reconhecidos são entidades clínicas distintas, o sistema oficial do DSM-5 reconhece que eles não descrevem grupos homogêneos e que não existem limites claros entre as condições (American Psychiatric Association, 2013). Os desenvolvedores do DSM-5 também observam que os diagnósticos muitas vezes são comórbidos entre os agrupamentos, bem como dentro dos grupos mais amplos (American Psychiatric Association, 2013). Um pouco por causa dessas considerações, o DSM-5 oferece uma conceituação dimensional alternativa da patologia da personalidade.

A nova estrutura representa uma espécie de síntese dos vários sistemas alternativos propostos nos anos que levaram à revisão do DSM (Krueger, Derringer, Markon, Watson, & Skodol, 2012). De fato, Widiger e Simonsen (2005) identificaram 18 modelos dimensionais alternativos plausíveis que poderiam ser usados para avaliar a patologia da personalidade. O sistema alternativo descrito no DSM-5 discrimina dois elementos centrais da patologia da personalidade: funcionamento da personalidade e traços de personalidade. No sistema alternativo, pode-se fazer um diagnóstico de transtorno da personalidade se o indivíduo apresentar tanto um déficit no funcionamento da personalidade (de severidade pelo menos moderada) e ao menos um traço de personalidade patológico. Assim como nos conjuntos de critérios oficiais, tais características devem ter início relativamente cedo na vida (durante a adolescência ou início da idade adulta); ser relativamente persistentes ao longo do tempo e rígidas em diversos ambientes; estar fora dos limites do que se considera normativo na cultura do indivíduo; não ser mais bem explicadas por outra condição; e causar problemas observáveis para o indivíduo, seja com relação a seu estado emocional, seja no que se refere a seu funcionamento (American Psychiatric Association, 2013).

O DSM-5 descreve duas áreas de funcionamento da personalidade que podem ser comprometidas no transtorno da personalidade: pessoal e interpessoal. Cada uma delas é subdividida em dois subelementos. O mau funcionamento pessoal pode se manifestar como perturbações da identidade ou direcionamento pessoal. O funcionamento interpessoal comprometido pode ser observado no empobrecimento da empatia ou da intimidade. O DSM fornece uma Escala do Nível de Funcionamento da Personalidade de cinco pontos, em que cada um desses subcomponentes pode ser classificado desde "pouco ou nenhum comprometimento" até "comprometimento extremo". Em relação aos critérios gerais secundários para diagnóstico no modelo dimensional proposto – traços de personalidade patológicos –, o DSM-5 descreve 25 facetas dos traços de personalidade organizadas em cinco dimensões de traços mais amplos: afetividade negativa *versus* estabilidade emocional, desapego *versus* extroversão, antagonismo *versus* cordialidade, desinibição *versus* conscienciosidade e psicoticismo *versus* lucidez. Acredita-se que essas cinco dimensões sejam variantes patológicas dos cinco traços descritos no MCF da personalidade normal mencionados anteriormente (American Psychiatric Association, 2013; Gore & Widiger, 2013).

No modelo alternativo do DSM-5, existem duas maneiras de se chegar a um diagnóstico de transtorno da personalidade. Os critérios para uma condição específica podem ser satisfeitos. Nesse caso, 6 dos 10 transtornos da personalidade originais são mantidos: antissocial, evitativa, *borderline*, narcisista, obsessivo-compulsiva e esquizotípica. Para cada um, é especificado um conjunto de critérios de funcionamento da personalidade comprometido e de traços de personalidade patológicos. Alternativamente, pode-se diagnosticar um transtorno da personalidade "especificado por traços". Para satisfazer critérios dessa forma, o indivíduo deve apresentar comprometimento pelo menos moderado em 2 de 4 áreas específicas de funcionamento da personalidade: identidade, direcionamento pessoal, empatia e intimidade. Além disso, é preciso ter níveis patologicamente elevados nas dimensões mais amplas da personalidade ou nas facetas de traços. O modelo alternativo reconhece que todas as dimensões descritas podem existir em um *continuum* com funcionamento saudável. Ele orienta os clínicos a usarem seu discernimento e/ou instrumentos formais de avaliação para determinar se o nível de um paciente em determinado traço está elevado em comparação ao que é normativo para sua idade e cultura.

INSTRUMENTOS E ESTRATÉGIAS DE AVALIAÇÃO

Existem vários tipos diferentes de estratégias que os clínicos podem usar para avaliar o funcionamento da personalidade de seus pacientes. Sem dúvida, esse processo inicia-se durante o primeiro contato do clínico com o cliente. Pode-se aprender muito sobre a natureza e as causas das dificuldades atuais de um paciente por meio das entrevistas clínicas não estruturadas. Estas também são oportunidades importantes para construir *rapport* entre a dupla, um aspecto crucial de qualquer processo terapêutico e que pode ser particularmente importante ao trabalhar com indivíduos que têm transtorno da personalidade. Apesar de sua importância, várias questões devem ser consideradas ao usar as entrevistas clínicas não estruturadas como método principal (ou único) de avaliar e diagnosticar uma patologia da personalidade. Nas entrevistas não estruturadas, o clínico tem total liberdade para fazer as perguntas que quiser. Assim, a precisão do diagnóstico resultante depende em grande medida do nível de familiaridade do profissional com o sistema diagnóstico, assim como de sua habilidade de propor perguntas que sondem os padrões adequados de comportamento, emoção, cognição e motivação. Nos transtornos mentais, as entrevistas clínicas não estruturadas tendem a gerar diagnósticos menos precisos quando comparadas às entrevistas diagnósticas estruturadas e empiricamente fundamentadas (Miller, 2001; Steiner, Tebes, Sledge, & Walker, 1995; Zimmerman, 1994). Além da dificuldade de manter todos esses conjuntos de critérios, existem diversos vieses cognitivos conhecidos que podem interferir na precisão dos diagnósticos durante os encontros clínicos (veja, p. ex., Baron, 2000). Por exemplo, ao fazer um diagnóstico, os clínicos nos vários campos médicos tendem a ignorar o que se sabe sobre as taxas básicas de determinado diagnóstico em uma população específica. Outras possíveis fontes de viés incluem o efeito de primazia, pelo qual as informações adquiridas mais precocemente na entrevista tendem a ter mais peso do que aquelas obtidas posteriormente, e o viés de confirmação, pelo qual os clínicos, após terem chegado a conclusões diagnósticas preliminares, tendem a buscar informações que as confirmem (e não que as refutem). As entrevistas clínicas estruturadas e outras estratégias de avaliação foram desenvolvidas para tentar minimizar esses fatores e obter diagnósticos mais precisos.

Entrevistas estruturadas

Várias entrevistas clínicas estruturadas foram desenvolvidas para avaliar a presença de transtorno da personalidade. A maioria desses instrumentos visa determinar se os critérios diagnósticos por categoria foram satisfeitos para os transtornos definidos no DSM ou na CID. Entre os exemplos amplamente utilizados estão a Entrevista Clínica Estruturada para os Transtornos da Personalidade do Eixo II do DSM-IV (SCID-II; First, Gibbon, Spitzer, Williams, & Benjamin, 1997), a Entrevista Clínica Estruturada para Transtornos da Personalidade do DSM-IV (SID-P: Pfohl, Blum, & Zimmerman, 1997) e o Exame Internacional de Transtorno da Personalidade (IPDE; Loranger, Sartorius, et al., 1994). Esses instrumentos diferem em suas propriedades e formato. Por exemplo, a SCID-II é normalmente administrada tanto como instrumento de autorrelato quanto como entrevista estruturada. O questionário autoadministrado é usado para dar dinamismo à entrevista, se modo que o clínico possa concentrar a entrevista nos critérios inicialmente endossados pelo paciente. Em contrapartida, a SID-P não usa uma triagem prévia por meio de autorrelato. Diferentemente da SCID-II, a qual organiza itens por diagnóstico, a entrevista da SID-P é organizada para fluir mais naturalmente de um domínio de funcionamento para outro. Ao contrário das outras medidas, o IPDE foi desenvolvido para produzir escores tanto por categoria quanto por dimensão dos transtornos da personalidade, embora também seja possível derivar escores dimensionais das outras medidas (veja, p. ex., Levenson, Wallace, Fournier, Rucci, & Frank, 2012).

A confiabilidade interavaliadores das avaliações feitas por meio de entrevistas estruturadas costuma ser boa. A concordância tende a ser muito forte quanto à presença *versus* ausência de algum transtorno da personalidade (Tyrer et al., 2007) e também é alta para avaliações dimensionais da patologia da personalidade (Maffei et al., 1997). As estimativas de confiabilidade interavaliadores podem ser altas para a maioria dos diagnósticos de transtornos quando é usada a mesma entrevista estruturada (Farmer & Chapman, 2002), mas a concordância entre diferentes entrevistas estruturadas tende a ser um tanto fraca (Clark, Livesley, & Morey, 1997).

Por fim, esses três instrumentos examinados diferem entre si em relação ao tempo médio de administração, uma questão prática importante para sua utilização em consultório. Van Velzen e Emmelkamp (1996) relataram que a SCID-II leva em média de 30 a 40 minutos para ser aplicada, enquanto a SID-P demora de 60 a 90 minutos, e o IPDE, mais de 120 minutos. Reconhecendo a necessidade de instrumentos de triagem para transtornos da personalidade mais breves, Moran e colaboradores (2003) examinaram a utilidade da *Standardized Assessment of Personality-Abbreviated* (SAPAS), uma entrevista clínica de oito itens, como um possível instrumento de triagem para a presença *versus* ausência de transtorno da personalidade. A entrevista leva menos de dois minutos para ser administrada, sendo cada item classificado como presente ou ausente, e um algoritmo simples gera escores de triagem que variam de 0 a 8. Os autores relataram que a medida tem consistência interna adequada e confiabilidade teste-reteste. Além disso, utilizando um escore de corte de 3 ou mais, eles puderam classificar com precisão 90% dos pacientes como portadores ou não de transtorno da personalidade em comparação às classificações feitas por meio da SCID-II. Os trabalhos posteriores geralmente confirmaram as propriedades psicométricas do instrumento para uso na triagem, mas a porcentagem de pacientes identificados corretamente tendeu a não ser tão alta quanto aquela observada no relato original (Bukh, Bock, Vinberg, Gether, & Kessing, 2010; Hesse & Moran, 2010). Não resta dúvida de que as entrevistas clínicas mais longas fornecem informações mais refinadas sobre a natureza do funcionamento da personalidade de um indivíduo, mas, quando esse tipo de avaliação não for possível, a SAPAS pode ser um instrumento eficaz para triagem.

Medidas de autorrelato

Existem várias medidas de autorrelato que avaliam a presença de transtorno da personalidade. Diferentemente das medidas de entrevista, a maioria dos dispositivos de autorrelato foi desenvolvida desde o início para resultar em classificações por dimensão de patologia da personalidade, embora seja normalmente possível converter para diagnósticos por categoria.

Modelo de cinco fatores

Nas últimas décadas, as facetas e os fatores do MCF vêm sendo normalmente avaliados por meio do Inventário da Personalidade de NEO – Revisado (NEO PI-R; Costa & McCrae, 1992). Uma nova versão do inventário, o NEO-PI-3 (Costa & McCrae, 2010), também está disponível para pesquisadores e clínicos. Além disso, existe uma versão mais curta, o Inventário de Cinco Fatores NEO, que permite a avaliação dos fatores mais amplos sem a análise das facetas menores. As medidas NEO foram extensamente validadas em diversas amostras e as propriedades psicométricas dos instrumentos são fortes (Costa & McCrae, 1992, 2010). Acredita-se que os escores nos traços variem por grau entre indivíduos com e sem transtorno, e escores extremas em qualquer direção poderiam ser usados para indicar a presença de patologia da personalidade (Widiger, Costa, & McCrae, 2002).

Medidas dimensionais de patologia da personalidade

O Roteiro para Personalidade Não Adaptativa e Adaptativa (SNAP; Clark, 2005a) e a Avaliação Dimensional de Patologia da Personalidade (DAPP; Livesley, 1990) são dois dispositivos de avaliação bidimensional de patologia da personalidade que receberam apoio considerável das pesquisas (First et al., 2002; Widiger & Simonsen, 2005). Ambas as medidas foram desenvolvidas por meio de uma série de estudos analíticos fatoriais: desconfiança, manipulatividade, agressividade, automutilação, percepções excêntricas, dependência, exibicionismo, sentimento de ser merecedor, desapego, impulsividade, decência moral e ergomania. A estes, foram adicionadas três escalas: temperamento negativo, temperamento positivo e desinibição/retraimento. A DAPP é composta por 18 fatores: compulsão, problemas de conduta, acanhamento, problemas de identidade, apego inseguro, problemas de intimidade, narcisismo, desconfiança, labilidade afetiva, oposicionismo passivo, distorção cognitiva perceptual, rejeição, comportamentos autodestrutivos, expressão restringida, evitação social, busca de estímulos, desapreço interpessoal e ansiedade. O SNAP e a DAPP foram construídos de maneira independente e não contêm itens em comum. Ainda assim, os elaboradores foram capazes de combinar cada escala em um inventário com um conjunto de escalas no outro (Clark & Livesley, 2002). Análises conjuntas revelaram que as duas medidas avaliam, de modo geral, os mesmos traços de personalidade, sendo que 92% das relações hipotéticas apresentam correlações estatisticamente significativas. Por fim, o SNAP inclui escalas que avaliam os transtornos da personalidade reconhecidos no DSM, sendo feitos esforços para traduzir os padrões de elevação nas escalas DAPP para representar os transtornos definidos no referido manual (Pukrop et al., 2009).

Inventário dimensional clínico da personalidade para o DSM-5

Durante o desenvolvimento do modelo dimensional alternativo de patologia da personalidade que agora consta do DSM-5, os membros do grupo de trabalho do DSM e seus colaboradores produziram o Inventário Dimensional Clínico da Personalidade para o DSM-5 (IDCP-5), um instrumento de autorrelato com 220 itens para medir as dimensões e os traços mais amplos e mais restritos incluídos no modelo. Desde então, o instrumento tem sido usado por vários grupos de pesquisa para o exame de suas propriedades psicométricas (veja Bagby, 2013). As consistências internas dos traços medidos pelo instrumento são altas (Quilty, Ayearst, Chmielewski, Pollock, & Bagby, 2013). O instrumento parece medir bem as cinco dimensões mais amplas propostas no modelo alternativo do DSM-5 (Quilty et al., 2013; Wright et al., 2012) e também parece capturar outras configurações mais amplas, tais como a estrutura de internalização e externalização de dois fatores (Morey, Krueger, & Skodol, 2013; Wright et al., 2012). Foram descritos métodos para utilizar as classificações dos traços dimensionais do IDCP-5 a fim de diagnosticar os seis tipos de transtorno da personalidade citados no sistema alternativo (Samuel, Hopwood, Krueger, Thomas, & Ruggero, 2013).

Classificações de informantes

Além de pedir ao paciente para relatar suas próprias experiências cognitivas, emocionais, comportamentais e motivacionais ao avaliar a patologia da personalidade, o clínico deve pensar em reunir informações dadas por outros informantes. Os instrumentos de autorrelato, sejam eles fundamentados em entrevistas ou em questionários, dependem da capacidade e disposição dos pacientes de refletir sobre suas experiências e relatá-las com precisão. No caso de um transtorno da personalidade, os indivíduos podem não ter uma compreensão exata dos elementos-chave de sua patologia; por exemplo, de que modo seus comportamentos afetam os outros. Além disso, dado o potencial para dificuldades arraigadas no contexto da patologia da personalidade, alguns pacientes podem não perceber quais elementos de seu funcionamento são dignos de nota ou não normativos. Como vários pesquisadores já ressaltaram (veja Ready, Watson, & Clark, 2002), clientes e informantes tendem a ter acesso a tipos diferentes de informação. Enquanto o paciente tem acesso exclusivo a seus próprios estados internos, o informante pode estar em melhor posição para falar sobre os comportamentos do indivíduo e suas consequências de maneira mais objetiva. Talvez não seja nenhuma surpresa, portanto, que as medidas classificadas pelo paciente e pelo informante se correlacionem apenas mínima ou moderadamente (Oltmanns & Turkheimer, 2009; Ready et al., 2002; Zimmerman, Pfohl, Coryell, Stangl, & Corenthal, 1988). Como não se sobrepõem perfeitamente, cada uma dessas duas fontes pode trazer informações úteis e complementares. Ready e colaboradores (2002), por exemplo, constataram que os autorrelatos e os relatos de informantes se incrementavam na previsão do comportamento do paciente. Oltmanns e Turkheimer (2009) ressaltam ainda que as informações dadas por informantes podem ser particularmente úteis para prever certos tipos de desfechos, tais como a probabilidade de ter problemas interpessoais no futuro. Alguns instrumentos de avaliação podem ser usados de maneira relativamente fácil para reunir informações vindas de informantes. A SID-P, por exemplo, inclui instruções para entrevistar informantes e aponta quais perguntas da entrevista devem ser feitas. Também foram criadas versões separadas para informantes de outros instrumentos, tais como o IDCP-5 (Markon, Quilty, Bagby, & Krueger, 2013).

SISTEMAS COGNITIVOS

Questionário de crenças dos transtornos da personalidade

Na primeira edição deste texto, Beck, Freeman e colaboradores (1990) esboçaram uma lista de 14 crenças que hipoteticamente estão por trás de cada um dos nove transtornos da personalidade: transtorno da personalidade evitativa, dependente, obsessivo-compulsiva, histriônica, passivo-agressiva, narcisista, paranoide, esquizoide e antissocial. A partir desta lista, Beck e Beck (1991) desenvolveram o Questionário de Crenças dos Transtornos da Personalidade (PBQ), um instrumento de autorrelato com 126 itens para avaliar essas crenças disfuncionais. Beck e seus colegas não especificaram crenças associadas aos transtornos da personalidade esquizotípica ou *borderline*. Eles alegaram que os pacientes *borderline* têm várias crenças disfuncionais de muitas das outras categorias e que aqueles com transtorno da personalidade esquizotípica sofrem de disfunção no processo do pensamento em oposição à patologia no conteúdo do pensamento.

Beck e colaboradores (2001) demonstraram em uma grande amostra de pacientes psiquiátricos ambulatoriais que cinco das subescalas PBQ originais (Evitativa, Dependente, Paranoide, Narcisista e Obsessivo-compulsiva) apresentavam consistência interna adequada e confiabilidade teste-reteste, bem como haviam diferenciado os pacientes diagnosticados com tais patologias daqueles diagnosticados com outros transtornos da personalidade. Embora seus resultados apontassem em grande parte para a direção prevista, nem todas as comparações foram significativas. Foi difícil de distinguir, por exemplo, o transtorno da personalidade narcisista dos transtornos da personalidade compulsiva e paranoide

(Beck et al., 2001). Em estudos subsequentes, foi examinada a validade de várias das demais escalas PBQ (veja Bhar, Beck, & Butler, 2012, para uma revisão ampla). Jones, Burrell-Hodgson e Tate (2007), por exemplo, demonstraram que a presença dos transtornos da personalidade esquizoide e passivo-agressiva era prevista pelos escores das subescalas PBQ associadas, enquanto McMurran e Christopher (2008) encontraram suporte parcial para a validade da subescala "Antissocial". Quando comparados a controles sadios, os indivíduos diagnosticados com transtorno da personalidade antissocial apresentavam crenças antissociais elevadas no PBQ, mas não recebiam escores mais altos na subescala "Antissocial". Em vez disso, as escalas "Evitativa" e "Paranoide" pareciam mais capazes de identificar indivíduos com tal patologia.

Desde a primeira publicação do instrumento, foram feitos vários esforços para elaborar uma escala de crenças da personalidade para o transtorno da personalidade *borderline*. Beck e Beck (1995a) desenvolveram uma escala de crenças da personalidade *borderline* com 19 itens. Desses 19 itens, 14 eram provenientes de outras subescalas do PBQ completo e cinco eram novos. Butler, Brown, Beck e Grisham (2002) observaram que os pacientes diagnosticados com transtorno da personalidade *borderline* endossavam mais aquele conjunto de 14 crenças do que qualquer outra subescala do PBQ. Arntz, Dietzel e Dressen (1999) demonstraram que um questionário de crenças do transtorno da personalidade *borderline* semelhante era capaz de discriminar pacientes com tal condição dos indivíduos saudáveis e dos pacientes diagnosticados com transtornos do Grupo C.

Trull e colaboradores (1993) conduziram uma investigação independente do PBQ em uma amostra de estudantes universitários sadios e constataram que a consistência interna das nove escalas era aceitável. Os autores, então, compararam o PBQ a duas outras medidas autorrelatadas de sintomas de transtorno da personalidade e concluíram que a correlação entre as duas medidas era maior do que entre cada uma delas com o PBQ. Além disso, eles fizeram uma análise fatorial conjunta dos instrumentos de avaliação e constataram, de modo geral, que os escores na escala do PBQ tinham fraca associação com as escalas correspondentes nas duas medidas de comparação. O fato de o PBQ não apresentar forte associação com outras medidas de disfunção da personalidade – sobretudo em uma amostra não clínica – pode não ser nenhuma surpresa. O PBQ foi especificamente elaborado para examinar os componentes cognitivos da disfunção da personalidade, em parte porque as outras medidas que existiam não abordavam as cognições de modo adequado.

Beck e Beck (1995b) elaboraram uma versão abreviada do PBQ com 65 itens (PBQ-SF; veja Apêndice 3.1). Assim como para a medida como um todo, a consistência interna e a confiabilidade teste-reteste são aceitáveis para muitas das escalas do PBQ-SF (Butler, Beck, & Cohen, 2007). Outra característica do PBQ-SF é que, diferentemente do PBQ original, os itens são apresentados em ordem aleatória. Fournier, DeRubeis e Beck (2011) examinaram a estrutura fatorial do PBQ-SF em uma amostra de 438 pacientes ambulatoriais deprimidos e confirmaram a estrutura resultante em outra amostra com 683 indivíduos que procuraram tratamento para diversas condições psiquiátricas. Fournier e seus colegas observaram que os itens do PBQ podiam ser descritos por meio de sete fatores: evitativo/dependente, narcisista/antissocial, obsessivo-compulsivo, paranoide, histriônico, esquizoide e autonomia. Enquanto os seis primeiros fatores estavam associados aos transtornos da personalidade reconhecidos no DSM, o sétimo continha várias crenças que refletiam a autossuficiência e as consequências negativas de se permitir ser dominado pelos outros. Os autores sugeriram que esse fator era compatível com a autonomia do construto da personalidade cognitiva (Beck, 1983), que representa colocar um alto grau de valor (1) no sucesso individualista, (2) na liberdade de não ser controlado pelos outros e (3) na manutenção de um autoconceito forte.

Além de identificar e confirmar a estrutura de sete fatores em amostras separadas, Fournier e colaboradores (2011) examinaram a validade do PBQ-SF. Eles observaram que, para cada um dos fatores do PBQ, os pacientes com transtornos da personalidade tinham escores mais altos do que aqueles que não apresentavam tais psicopatologias. Também observaram que, para cada uma das cinco categorias diagnósticas para os quais eles tinham dados, os pacientes com o transtorno da personalidade em questão tinham os escores mais altos no fator que representa as crenças associadas àquele transtorno.

Um estudo recente que examinou a sobreposição entre o PBQ e o sistema dimensional alternativo descrito no DSM-5 sugere que os fatores de crenças identificados por Fournier e colaboradores (2011) estão associados a padrões específicos de elevação entre as dimensões da personalidade mais amplos e os traços de personalidade patológica mais restritos propostos no novo modelo (Hopwood, Schade, Krueger, Wright, & Markon, 2013). O fator de crenças evitativas/dependentes, por exemplo, foi associado a elevações particularmente altas na labilidade emocional, ansiedade, insegurança, perseverança, afastamento, anedonia, depressão, desconfiança e desregulação perceptual. Os autores do estudo sugerem que seus achados "indicam o potencial de as crenças disfuncionais desenvolverem o modelo de traços do DSM-5" (Hopwood et al., 2013, p. 165).

Considerando que foi elaborado a partir da teoria cognitiva da disfunção da personalidade, o PBQ talvez seja particularmente adequado para uso clínico por terapeutas cognitivos. Como apontam Bhar e colaboradores (2012), as crenças disfuncionais identificadas pelo PBQ representam tanto alvos para tratamento quanto indicadores de um mecanismo central de mudança durante a terapia. Espera-se que, à medida que as crenças comecem a mudar, sobrevenham melhoras em diversas áreas de funcionamento. Refletindo tais considerações, o PBQ tem sido usado em vários estudos de tratamento. Existe alguma evidência de que escores elevados nas escalas "Evitativa" e "Paranoide" do PBQ predizem resultados relativamente fracos da terapia cognitiva para depressão (Kuyken, Kurzer, DeRubeis, Beck, & Brown, 2001), enquanto dois estudos observaram que os escores em escalas PBQ relevantes são reduzidos pelo tratamento bem-sucedido dos transtornos da personalidade obsessivo-compulsiva (Ng, 2005) e *borderline* (Brown, Newman, Charlesworth, Crits-Christoph, & Beck, 2004). O uso clínico principal do PBQ-SF é identificar as crenças mais fortemente endossadas, e não o de utilizar qualquer classificação diagnóstica. Como tal, o Apêndice 3.1 traz os itens relacionados a cada personalidade, mas não existe no momento um sistema interpretativo de classificação (veja Fournier et al., 2011, para um exemplo de geração de escores PBQ-SF para fins experimentais).

Questionário de crenças dos transtornos da personalidade

Combinando a experiência clínica com as crenças originalmente identificadas por Beck e colaboradores (1990), Dreessen e Arntz (1995) elaboraram o Questionário de Crenças dos Transtornos da Personalidade (PBQ), composto por 12 subescalas, sendo cada uma composta de 20 crenças. Usando uma amostra de 643 participantes – alguns dos quais eram voluntários sadios e outros indivíduos com diagnósticos de transtorno clínico e/ou da personalidade –, Arntz, Dreessen, Schouten e Weertman (2004) demonstraram suporte à estrutura fatorial proposta (2004) de seis subescalas de crenças que testaram: Evitativa, Dependente, Obsessivo-compulsiva, Paranoide, Histriônica e *Borderline*. Eles também fornecem apoio à validade da medida. Em cada uma das seis escalas, os escores aumentaram dos controles sadios para os pacientes com diagnósticos psiquiátricos que não os transtornos da personalidade; destes para aqueles com diagnóstico de qualquer transtorno da personalidade; e destes para aqueles com o transtorno da personalidade mais relevante para a escala em questão.

Questionário de esquemas

Young e colaboradores (Young, 1999; Young, Klosko, & Weishaar, 2003) oferecem uma teoria cognitiva da patologia da personalidade separada que não tem como ponto de partida os transtornos reconhecidos no DSM ou na CID. Em vez disso, Young (1999) desenvolveu a teoria por meio da descrição das tarefas envolvidas no desenvolvimento que as crianças devem concluir com êxito para tornarem-se adultos psicologicamente sadios. Ele identificou cinco grandes domínios que correspondiam a essas tarefas de desenvolvimento e conjecturou que, se uma criança não completar uma tarefa com êxito, ela desenvolverá um esquema desadaptativo associado ao domínio. No total, Young e colaboradores (2003) identificaram 18 esquemas desadaptativos. O autor argumenta que um indivíduo pode responder a seus esquemas de três maneiras: comportando-se de maneira congruente; tentando evitar o esquema, organizando a própria vida de modo a minimizar a ativação dele; ou supercompensando. Indivíduos que tentam evitar seus esquemas podem, por exemplo, apresentar maior probabilidade de abusar de substâncias. Aqueles que "supercompensam", em contrapartida, podem comportar-se como se o oposto do esquema fosse verdade. Por exemplo, na conceituação de Young, pacientes com transtorno da personalidade narcisista podem adotar comportamentos que sugerem grandiosidade e autovalorização quando seu esquema subjacente representa profunda inferioridade e autodúvida.

Para avaliar a presença e/ou a força desses esquemas, Young (1990) elaborou o Questionário de Esquemas. A versão estendida original do instrumento continha 205 itens e avaliava 16 esquemas. Dois exames analíticos dos fatores encontraram suporte para 14 (Lee, Taylor, & Dunn, 1999) e 15 (Schmidt, Joiner, Young, & Telch, 1995) dos 16 construtos sugeridos pela medida. Para reduzir a carga sobre os pacientes, Young (1998) elaborou uma versão breve do Questionário de Esquemas, com 75 itens, para captar os 15 esquemas identificados por Schmidt e colaboradores (1995). Os primeiros estudos analíticos dos fatores da versão abreviada (p. ex., Welburn, Coristine, Dagg, Pontefract, & Jordan, 2002) encontraram, de modo geral, apoio para diversos elementos de sua estrutura proposta (veja Oei & Baranoff, 2007, para revisão e discussão crítica). Em 2001, a forma abreviada do Questionário de Esquemas foi mais uma vez revisada a fim de reduzir o viés de resposta e diminuir o grau de leitura necessário para completar o instrumento. Uma análise recente da medida resultante (Samuel & Ball, 2013) não conseguiu recuperar os 15 fatores que ela visa medir e, na verdade, não conseguiu identificar qualquer estrutura de fatores mais restritos que fosse coerente para a medida. Os autores concluem que os esquemas identificados na escala podem não ser empiricamente separáveis. Apesar das dificuldades para identificar uma estrutura de ordem mais restrita, os pesquisadores submeteram as dimensões dos 15 esquemas a uma análise dos fatores mais amplos. Com isso, eles encontraram apoio para quatro dimensões amplas de esquemas: desapego interpessoal, dependência interpessoal, perfeccionismo e exploração impulsiva. Não há dúvida de que são necessários outros trabalhos para avaliar mais profundamente a validade construtiva do Questionário de Esquemas e suas variantes. Afora essas considerações, a medida tem sido usada em estudos clínicos que examinam o risco de transtorno bipolar (Hawke, Provencher, & Arntz, 2011), a mudança nos esquemas decorrentes do tratamento para depressão (Wegener, Alfter, Geiser, Liedtke, & Conrad, 2013) e a previsão da resposta à exposição e do tratamento de prevenção de resposta no transtorno obsessivo-compulsivo (Haaland et al., 2011).

CONSIDERAÇÕES FINAIS

Os clínicos têm muitas escolhas a considerar ao decidir qual é a melhor forma de pensar e avaliar a presença de um transtorno da personalidade em seus pacientes. Talvez a melhor abordagem seja aquela que integra entrevista clínica, classificações de informantes e questionário autoadministrado. As várias fontes de informação não somente têm maior probabilidade de descrever em detalhes a patologia do indivíduo, mas sua combinação também pode ajudar a engajar o paciente na colaboração com o processo de gerar uma conceituação para seu conjunto específico de dificuldades. Evidentemente, tal abordagem presume que estejam disponíveis tempo e recursos. Quando uma aproximação multimetodológica não é possível, a melhor opção depende do propósito da avaliação, da eficiência clínica dos métodos em relação às restrições de custo e tempo, bem como do grau de cooperação do paciente. Certas circunstâncias e ambientes podem priorizar diagnósticos por categoria. As informações das categorias podem ser úteis na rápida comunicação com outros clínicos e talvez sejam necessárias para fins de reembolso e avaliação formal. Em tais casos, deve-se considerar o uso de uma das entrevistas diagnósticas estruturadas como proteção contra alguns dos desafios de fazer diagnósticos por categoria com base apenas em entrevistas clínicas não estruturadas. Quando o tempo para realizar avaliações for escasso, o clínico pode considerar o uso de uma rápida entrevista de triagem, como a escala SAPAS. Se um transtorno da personalidade parecer provável diante do escore de um paciente, o profissional pode dar continuidade sondando respostas positivas. Em outras situações, abordagens dimensionais podem ser mais apropriadas, principalmente quando a meta for captar a ampla gama de dificuldades funcionais vivenciadas pelo paciente. Nesse caso, instrumentos de autorrelato podem ser mais úteis. A medida de autorrelato mais apropriada depende de qual modelo de disfunção de personalidade é mais adequado para a tarefa em mãos. Para terapeutas cognitivos, o PBQ pode ser o mais útil para identificar as características cognitivas da patologia da personalidade de um indivíduo, as quais poderiam servir como alvos de tratamento. Qualquer que seja a abordagem adotada, o clínico deve lembrar que as patologias da personalidade parecem ser menos estáveis do que se pensava, principalmente quando tratadas de modo adequado. Assim, deve-se considerar repetir as avaliações de modo a monitorar a evolução do paciente e identificar áreas para trabalho adicional.

APÊNDICE 3.1

QUESTIONÁRIO DE CRENÇAS DOS TRANSTORNOS DA PERSONALIDADE – FORMA REDUZIDA (PBQ-SF)

Leia os itens abaixo e marque O QUANTO VOCÊ ACREDITA EM CADA UM. Procure avaliar como você se sente em relação a cada afirmação A MAIOR PARTE DO TEMPO. Por favor, não deixe nenhum item em branco.

4	3	2	1	0
Acredito totalmente	Acredito bastante	Acredito moderadamente	Acredito um pouco	Não acredito nisso

	O quanto você acredita nisso?				
1. O mundo é um lugar perigoso. (Por favor, circule)	4	3	2	1	0
	Totalmente	Bastante	Moderadamente	Um pouco	Não acredito
1. Ser exposto como inferior ou inadequado é intolerável para mim.	4	3	2	1	0
2. Eu deveria evitar situações desagradáveis a todo custo.	4	3	2	1	0
3. Se as pessoas agem de maneira amistosa, talvez estejam tentando me usar ou me explorar.	4	3	2	1	0
4. Tenho que resistir à dominação das autoridades, mas, ao mesmo tempo, manter sua aprovação e sua aceitação.	4	3	2	1	0

	O quanto você acredita nisso?				
5. Não consigo tolerar sentimentos desagradáveis.	4	3	2	1	0
6. Falhas, defeitos ou erros são intoleráveis.	4	3	2	1	0
7. Outras pessoas são frequentemente muito exigentes.	4	3	2	1	0
8. Eu deveria ser o centro das atenções.	4	3	2	1	0
9. Se eu não tiver sistematização, tudo irá ruir.	4	3	2	1	0
10. É intolerável que eu não receba o respeito que me é devido ou que me é de direito.	4	3	2	1	0
11. É importante fazer tudo perfeito.	4	3	2	1	0
12. Gosto mais de fazer as coisas sozinho do que com outras pessoas.	4	3	2	1	0
13. As pessoas tentarão me usar ou me manipular se eu não tomar cuidado.	4	3	2	1	0
14. As pessoas possuem motivos escusos.	4	3	2	1	0
15. A pior coisa que poderia me acontecer é ser abandonado.	4	3	2	1	0
16. As outras pessoas devem saber que sou especial.	4	3	2	1	0
17. Os outros vão deliberadamente querer me prejudicar.	4	3	2	1	0
18. Preciso de outras pessoas para tomar decisões ou dizer o que devo fazer.	4	3	2	1	0
19. Os detalhes são extremamente importantes.	4	3	2	1	0
20. O fato de eu achar que alguém é muito autoritário me dá o direito de desrespeitar suas ordens.	4	3	2	1	0
21. Figuras de autoridade tendem a ser intrusivas, exigentes, intrometidas e controladoras.	4	3	2	1	0
22. A maneira para conseguir o que quero é fascinar ou divertir as pessoas.	4	3	2	1	0
23. Devo fazer tudo o que puder para não ser descoberto.	4	3	2	1	0

	O quanto você acredita nisso?				
24. Se os outros descobrirem coisas a meu respeito, eles poderão usar isso contra mim.	4	3	2	1	0
25. Relacionamentos são confusos e complicados e interferem na liberdade.	4	3	2	1	0
26. Somente as pessoas que são tão brilhantes quanto eu podem me entender.	4	3	2	1	0
27. Como sou uma pessoa superior, mereço tratamento e privilégios especiais.	4	3	2	1	0
28. É importante para mim me sentir livre e independente de outras pessoas.	4	3	2	1	0
29. Em muitas situações, prefiro ficar sozinho.	4	3	2	1	0
30. É necessário fixar sempre o padrão mais elevado ou as coisas irão ruir.	4	3	2	1	0
31. Sentimentos desagradáveis podem aumentar e fugir de meu controle.	4	3	2	1	0
32. Vivemos em uma selva, e sobrevive aquele que for mais forte.	4	3	2	1	0
33. Eu deveria evitar situações nas quais poderia atrair atenção ou ser o mais imperceptível possível.	4	3	2	1	0
34. Se eu não mantiver os outros envolvidos comigo, eles não vão gostar de mim.	4	3	2	1	0
35. Quando quero alguma coisa, devo fazer o que for necessário para consegui-la.	4	3	2	1	0
36. É melhor se sentir sozinho do que preso às outras pessoas.	4	3	2	1	0
37. Não sou nada, a menos que eu entretenha ou impressione as pessoas.	4	3	2	1	0
38. As pessoas vão me atacar se eu não as atacar primeiro.	4	3	2	1	0
39. Qualquer sinal de tensão em um relacionamento indica que a relação vai mal e que eu deveria encerrá-la.	4	3	2	1	0
40. Se eu não tiver um desempenho no mais alto nível, falharei.	4	3	2	1	0
41. Cumprir prazos, ceder às exigências e me enquadrar ferem diretamente meu orgulho e minha autossuficiência.	4	3	2	1	0

	O quanto você acredita nisso?				
42. Fui injustiçado e me sinto autorizado a cobrar meus direitos não importando a maneira com que eu faça isso.	4	3	2	1	0
43. Se as pessoas se aproximarem de mim, descobrirão quem realmente sou e me rejeitarão.	4	3	2	1	0
44. Sou carente e frágil.	4	3	2	1	0
45. Sou indefeso quando sou deixado por conta própria.	4	3	2	1	0
46. As outras pessoas devem satisfazer minhas necessidades.	4	3	2	1	0
47. Se eu seguir as regras da maneira que as pessoas esperam, isso inibirá minha liberdade de ação.	4	3	2	1	0
48. Pessoas irão me explorar se eu der a elas a chance.	4	3	2	1	0
49. Tenho que estar atento, na defensiva, a todo instante.	4	3	2	1	0
50. Minha privacidade é mais importante para mim do que estar com as pessoas.	4	3	2	1	0
51. Regras são arbitrárias e me paralisam.	4	3	2	1	0
52. É horrível quando as pessoas me ignoram.	4	3	2	1	0
53. O que as pessoas pensam não me importa.	4	3	2	1	0
54. Para ser feliz, preciso de que as outras pessoas prestem atenção em mim.	4	3	2	1	0
55. Se entretenho as pessoas, elas não irão perceber minhas fraquezas.	4	3	2	1	0
56. Preciso de alguém ao meu redor disponível a todo momento para me ajudar a executar aquilo que preciso fazer ou em caso de acontecer algo ruim.	4	3	2	1	0
57. Qualquer defeito ou falha no desempenho pode levar a uma catástrofe.	4	3	2	1	0
58. Como sou muito talentoso, as pessoas deveriam fazer de tudo para promover minha carreira.	4	3	2	1	0

	O quanto você acredita nisso?				
59. Se eu não explorar os outros, eles me explorarão.	4	3	2	1	0
60. Não preciso seguir as mesmas regras que são aplicadas às outras pessoas.	4	3	2	1	0
61. A melhor maneira de conseguir as coisas é por meio da força e da esperteza.	4	3	2	1	0
62. Devo me manter acessível para meu/minha companheiro/a o tempo todo.	4	3	2	1	0
63. Sou preferencialmente uma pessoa só, a menos que eu possa me ligar a alguém mais forte.	4	3	2	1	0
64. Não posso confiar nas pessoas.	4	3	2	1	0
65. Não consigo enfrentar situações como outras pessoas.	4	3	2	1	0

Gabarito para os perfis de personalidade

Evitativa:	1, 2, 5, 31, 33, 39, 43	Narcisista:	10, 16, 26, 27, 46, 58, 60
Dependente:	15, 18, 44, 45, 56, 62, 63	Histriônica:	8, 22, 34, 37, 52, 54, 55
Passivo-agressiva:	4, 7, 20, 21, 41, 47, 51	Esquizoide:	12, 25, 28, 29, 36, 50, 53
Obsessivo-compulsiva:	6, 9, 11, 19, 30, 40, 57	Paranoide:	3, 13, 14, 17, 24, 48, 49
Antissocial:	23, 32, 35, 38, 42, 59, 61	*Borderline*:	31, 44, 45, 49, 56, 64, 65

Capítulo 4

MECANISMOS NEURAIS DOS ESQUEMAS E MODOS DESADAPTATIVOS NOS TRANSTORNOS DA PERSONALIDADE

Michael T. Treadway

Os transtornos da personalidade descrevem um conjunto de padrões persistentes de percepção e relacionamento consigo mesmo e com os outros que são desadaptativos, penosos e funcionalmente debilitantes. Muitas características dos transtornos da personalidade podem ser vistas como extremos dos traços da personalidade, refletindo assim um *continuum* de funcionamento, e não categorias distintas. Assim como os traços de personalidade, os transtornos da personalidade são relativamente herdáveis: estima-se em 55 a 75% a herdabilidade para a maioria dos transtornos (Kendler, Myers, Torgersen, Neale, & Reichborn-Kjennerud, 2007; Reichborn-Kjennerud et al., 2007; Torgersen et al., 2012). Além disso, esses transtornos por natureza, se desenvolvem em idade precoce, e os primeiros sinais dos principais sintomas costumam ser identificáveis igualmente cedo (Weiner & Bardenstein, 2000).

Esses fatos básicos sugerem que os transtornos da personalidade podem ser conceituados de forma útil como transtornos do neurodesenvolvimento. Ou seja, doenças cujos sintomas definidores se desenvolvem lentamente ao longo do tempo e refletem interações complexas entre as experiências de vida e o desenvolvimento neurobiológico. Entre os vários domínios afetados pelos transtornos da personalidade, os processos fundamentais incluem reatividade a estímulos emocionais (internos e externos), comportamento de busca de gratificação e interações sociais. De especial importância para as abordagens cognitivas de tratamento é o fato de que todos esses domínios envolvem cognições e esquemas que são desadaptativos quando levados a extremos e desempenham um papel fundamental nos modos de autoexpansão e autoproteção (A. Beck, Cap. 2 deste livro). Um número crescente de estudos tem procurado empregar técnicas de neuroimagem, neurofisiológicas e psicopatológicas experimentais para entender a arquitetura neural funcional desses processos. Este capítulo faz uma breve visão geral do conhecimento atual sobre a arquitetura neural envolvida em cada uma dessas áreas e como elas são afetadas nos transtornos da personalidade. Deve-se observar que, até o momento, a maioria dos estudos de neuroimagem em populações com tais psicopatologias concentrou-se no transtorno da personalidade *borderline*, na psicopatia e nos transtornos da personalidade antissocial e esquizotípica, não havendo quase nenhum estudo examinando as condições do Grupo C.

São várias as advertências importantes a observar quando se trata das abordagens de neuroimagem ao estudo de transtornos psiquiátricos. Quando são utilizadas técnicas de neuroimagem para comparar grupos de indivíduos com e sem transtornos da personalidade, as diferenças resultantes na atividade neural entre as amostras poderiam representar qualquer um dos quatro Cs, descritos por Lewis e colaboradores: (1) causa da doença: por exemplo, quando um indivíduo sofre mudanças repentinas na personalidade ou no humor após um traumatismo craniano, as informações sobre mudanças na estrutura e no funcionamento do cérebro provavelmente seriam causais; (2) consequência: uma mudança no funcionamento cerebral decorrente de comportamentos emanados dos transtornos da personalidade, tais como os efeitos deletérios do uso excessivo de substâncias; (3) compensação: indivíduos com transtornos da personalidade recrutam mecanismos neurais diferentes para atender certas demandas de tarefas, a fim de superar limitações; ou (4) confusão: diferenças no funcionamento entre os grupos que refletem o fato de que os portadores de transtornos da personalidade podem processar as demandas de tarefa de maneira diferente (Lewis & Gonzalez-Burgos, 2008). Embora os pesquisadores estejam muitas vezes mais interessados em identificar padrões de atividade associados à causa (1), a natureza desenvolvimentista da maioria dos transtornos da personalidade exige estudos longitudinais significativos para isolar tal contribuição, muitos dos quais ainda estão por serem realizados.

Uma segunda advertência que se aplica amplamente a todos os usos clínicos ou práticos da pesquisa por neuroimagem é o problema das diferenças individuais (Treadway & Buckholtz, 2011). Na maioria dos estudos de neuroimagem realizados até agora, os pesquisadores calculam médias entre grupos de diferentes indivíduos para tentar identificar os cérebros que parecem comumente engajar-se em determinada tarefa ou processo "em média". Entretanto, tais padrões de médias do grupo da atividade neural não são necessariamente úteis como um teste diagnóstico, pois o funcionamento e a estrutura de cérebros de cada indivíduo podem variar muito. É por isso que a implementação de testes "baseados em neuroimagem" para efeitos de diagnóstico ou de tratamento continua no futuro distante (Kapur, Phillips, & Insel, 2012). Portanto, nos resumos dos achados de neuroimagem a seguir, é importante lembrar que esses resultados não se aplicam necessariamente a todos os indivíduos.

ANORMALIDADES FUNCIONAIS DA REDE NEURAL NOS TRANSTORNOS DA PERSONALIDADE: UMA VISÃO GERAL SELETIVA

Processando estímulos e estados emocionais

Uma das questões centrais em muitos tipos de transtornos da personalidade é como os indivíduos respondem a estímulos e experiências emocionais. Tem sido cada vez mais reconhecido que sinais emocionais desempenham um papel crucial em muitas das decisões que tomamos (Damasio, 2005). Sentimentos de incerteza ou ansiedade podem ativar ainda mais as crenças no modo de autoproteção que nos ajudam a ser adequadamente cautelosos em certas situações ou a dirigir nossa atenção a possíveis ameaças. O senso de culpa pode energizar crenças relacionadas à autoproteção social, úteis para nos ajudar a reconhecer nosso comportamento ofensivo em relação a alguém com quem nos importamos e para nos estimular a tomar atitudes corretivas. Para pessoas com transtornos da personalidade, contudo, esse tipo de informação emocional normativa costuma ser percebido como doloroso demais para ser tolerado, de modo que elas podem não medir esforços para negar tais sentimentos e pensamentos, dissociar-se deles, compensá-los, automedicar-se ou, de alguma outra forma, evitá-los. Os esforços para evitar essas experiências podem se manifestar na forma de abuso de substâncias, de alimentos ou de sexo, fuga de relacionamentos ou responsabilidades ou ataque aos outros, além de muitos dos problemas que são comuns entre pacientes com transtornos da personalidade. Hoje, o campo da neurociência clínica está começando a revelar alguns dos circuitos que podem ser parcialmente responsáveis por esse comportamento.

Vários estudos identificaram a ínsula anterior e a amígdala como estruturas fundamentais nas experiências emocionais, entre outras. Acredita-se que a ínsula esteja envolvida na geração de representações de estados interoceptivos – isto é, uma noção geral de como o corpo está sentindo (Craig, 2002, 2009). A amígdala é com frequência descrita como um "responsivo inicial" aos estímulos que ajuda a moldar o nível de excitação que sentimos em resposta a eles, assim nos estimulando a reorientar a atenção e a nos preparar para agir, se necessário (Phelps & LeDoux, 2005). Embora se acreditasse, a princípio, que a amígdala era basicamente responsiva a estímulos de valência negativa, um trabalho mais recente sugere que ela tenha valência relativamente neutra e reaja à novidade e à saliência de um estímulo, seja ele ameaçador, atrativo ou simplesmente novo (Blackford, Buckholtz, Avery, & Zald, 2010).

Quando a amígdala está excessivamente ativa, porém, pode haver uma tendência a responder com intensidade, do ponto de vista emocional, a estímulos que costumam ser neutros ou leves, como muitas vezes pode acontecer em casos de transtornos primários de ansiedade e de humor ou como parte da patologia da personalidade (Davidson, Pizzagalli, Nitschke, & Putnam, 2002). Reforçando essa hipótese, alguns estudos identificaram atividade elevada da amígdala em resposta a estímulos emocionais em pacientes com sintomas ansiosos e depressivos (Beesdo et al., 2009; Etkin & Schatzberg, 2011; Hamilton et al., 2012; Siegle, Steinhauer, Thase, Stenger, & Carter, 2002). Outro trabalho também identificou um fenômeno semelhante presente em indivíduos que relatam traços de personalidade associados a temperamentos ansiosos ou ruminantes, tais como o traço neuroticismo (Cremers et al., 2010; Haas, Omura, Constable, & Canli, 2007). Enfatizando ainda mais o caráter de traço das respostas da amígdala, indivíduos avaliados na primeira infância e que apresentavam um estilo de resposta de apego ansioso (Kagan, Reznick, & Snidman, 1987) também exibiam respostas elevadas da amígdala durante uma sessão de ressonância magnética funcional (IRMf) realizada entre 18 e 20 anos depois (Schwartz, Wright, Shin, Kagan, & Rauch, 2003).

As respostas emocionais de pacientes diagnosticados com transtorno da personalidade *borderline* também revelam respostas maiores tanto na ínsula anterior quanto na amígdala em relação aos controles (Hazlett et al., 2012; Krause-Utz et al., 2011). Tal atividade aumentada pode servir como um substrato para a labilidade afetiva no transtorno da personalidade *borderline*, dado o papel da amígdala na geração de rápida excitação emocional em resposta aos estímulos. Em contraste, indivíduos com psicopatia ou transtorno da personalidade antissocial – um quadro associado a respostas frias, insensíveis ou não emocionais aos outros – têm sido distinguidos por uma relativa ausência de respostas da amígdala a estímulos afetivos (Kiehl et al., 2001; Mueller et al., 2003). Esse padrão também tem sido perceptível em estágios anteriores do desenvolvimento de indivíduos com traços insensíveis ou não emocionais (Jones, Laurens, Herba, Barker, & Viding, 2009; Marsh et al., 2008).

Juntos, esses achados sugerem que as alterações em regiões centrais relacionadas ao afeto como a amígdala e a ínsula podem ser parcialmente responsáveis pelas respostas exageradas aos estímulos afetivos observadas nessas populações. Pode ser útil que os pacientes compreendam que suas respostas são provavelmente mais fortes do que o observado na maioria das pessoas e que isso nem sempre é algo necessariamente ruim. A sensibilidade emocional aumentada é um traço útil para desenvolver relacionamentos profundos prolongados. Mas é necessário que os indivíduos primeiro aprendam a regular suas respostas iniciais fortes. A compreensão da base biológica dessas reações pode ser um passo inicial para a compreensão, a aceitação e o desenvolvimento de um plano para adaptar-se funcionalmente a esse traço.

Saliência, vício e impulsividade

Além das respostas alteradas aos estímulos afetivamente carregados, muitos transtornos da personalidade – em especial os do Grupo B – também envolvem padrões impulsivos e viciantes de fraca autorregulação, ligados ao modo dos esquemas de autoexpansão. Por exemplo, indivíduos com transtorno da personalidade antissocial em geral correm muito mais risco de abuso e dependência de substâncias e costumam exibir tendências impulsivas em relação a reforçadores naturais, como sexo e comida (Bandelow, Schmahl, Falkai, & Wedekind, 2010; Trull, Sher, Minks-Brown, Durbin, & Burr, 2000). Embora discutidos como um fenômeno singular, tais comportamentos de busca de gratificação envolvem muitos subcomponentes, incluindo antecipação ou ânsia, motivação ou disposição de empenhar esforço para obter gratificação e a experiência de prazer ou alívio quando a gratificação é recebida. Nas últimas décadas, um grande conjunto de estudos revelou evidências consistentes para sugerir que esses aspectos do processamento da gratificação dependem de mecanismos neurobiológicos distintos, uma observação que tem implicações significativas para o desenvolvimento de padrões de comportamento viciantes.

Especificamente, esse trabalho identificou um papel crítico do neurotransmissor dopamina como base para os aspectos antecipatórios e motivacionais do processamento da gratificação, ao passo que sistemas opioides estão mais fortemente implicados na resposta hedônica ao recebimento de uma gratificação (Berridge, 2007). Como um acionador básico de aproximação e comportamento motivado, postulou-se que o sistema dopaminérgico desempenha um papel fundamental nas dimensões da personalidade de extroversão e busca de novidade (Cloninger, 1986; Depue & Collins, 1999; Gray, 1987). Um trabalho empírico mais recente confirmou essa conceituação geral, com estudos mostrando que diferenças individuais na liberação de dopamina em resposta a agentes liberadores desse neurotransmissor podem prever traços de personalidade relacionados a busca por novidades, assunção de riscos e impulsividade (Buckholtz, Treadway, Cowan, Woodward, Benning, et al., 2010; Buckholtz, Treadway, Cowan, Woodward, Li, et al., 2010; Leyton et al., 2002; Treadway et al., 2012; Zald et al., 2008).

Há muito se reconhece que os neurônios dopaminérgicos apresentam dois "estados" com implicações funcionais muito diferentes (Grace & Bunney, 1984). No nível basal, eles disparam espontaneamente e com pouca frequência, criando um nível basal de disponibilidade de dopamina necessário para o movimento voluntário (é a perda desses neurônios e de sua atividade basal que resulta nos sintomas parkinsonianos). Entretanto, tais neurônios também podem entrar nas fases dos chamados padrões de descarga de explosão, que levam a aumentos rápidos e drásticos de dopamina na presença de um estímulo preditivo de gratificação. Por exemplo, quando você vê um anúncio de sua comida predileta, recebe um olhar sugestivo de seu parceiro ou fica sabendo de uma possível grande promoção no trabalho, o surto de desejo, excitação ou entusiasmo que você sente é parcialmente mediado por rápidos disparos de explosões de dopamina (Schultz & Montague, 1997). Mas é importante ressaltar que o papel da dopamina está basicamente circunscrito à expectativa de gratificação, e não ao prazer da gratificação quando recebida. Quando você finalmente tem a oportunidade de fruir a gratificação, os neurônios de dopamina pouco diferem de sua atividade basal normal. Como descreveu um pesquisador, os neurônios de dopamina são cruciais para "querer" gratificações, mas estão relativamente pouco envolvidos no "gostar" delas (Berridge, 2007). Essa dissociação no cérebro entre querer e desfrutar pode ajudar a explicar a conhecida experiência de sentir forte desejo por algo ainda que uma parte de você saiba que não vai gostar tanto assim ou de decepcionar-se com um acontecimento que não correspondeu ao grau de empolgação que se previu.

Do ponto de vista cognitivo, o disparo da explosão de dopamina pode ser pensado como um sinal de energização inclinado em favor da ativação de esquemas e modos. No contexto das patologias da personalidade, indivíduos com transtorno da personalidade antissocial ou traços de psicopatia apresentam maiores explosões dopaminérgicas em resposta a sinais preditivos de gratificação (Bandelow et al., 2010; Buckholtz, Treadway, Cowan, Woodward, Benning, et al., 2010; Pujara, Motzkin, Newman, Kiehl, & Koenigs, 2014). Essa hipersensibilidade dentro dos sistemas dopaminérgicos de antecipação pode ajudar a explicar o risco elevado de relacionamentos impulsivos e abusivos com a comida, o sexo e as substâncias, assim como as tendências para raiva ou agressão explosiva em direção aos outros. Alguns tipos de transtornos da personalidade estão associados a uma resposta dopaminérgica mais forte aos sinais preditivos de gratificação, os quais podem rapidamente sobrepujar as tentativas de autocontrole ou comedimento. Portanto, pode ser útil que tais indivíduos reconheçam logo no início do tratamento que seus desejos intensos são mais fortes do que a média, podendo desenvolver maus hábitos mais rapidamente.

A função aberrante da dopamina também foi implicada em sintomas relacionados aos transtornos do Grupo A, especialmente o da personalidade esquizotípica. Embora respostas dopaminérgicas excessivas a sinais de gratificação possam provocar comportamento impulsivo, arriscado ou de busca de substâncias como descrito há pouco, uma desregulação mais prolongada das funções dopaminérgicas pode resultar em delírios e alucinações paranoides. Como um exemplo desse fenômeno, quando um indivíduo consome doses moderadas de agentes liberadores de dopamina, tais como anfetamina ou cocaína, seu comportamento costuma se tornar mais arriscado, mais impulsivo e, em alguns casos, mais agressivo. Conforme os níveis se elevam, o indivíduo pode acabar experimentando sintomas totalmente psicóticos, incluindo delírios e alucinações (Harris & Batki, 2000). Como consequência, postulou-se que a desregulação da dopamina desempenha um papel fundamental na fisiopatologia dos sintomas positivos em condições como a esquizofrenia e o transtorno da personalidade esquizotípica.

Até o momento, relativamente poucos estudos examinaram a função da dopamina no contexto do transtorno da personalidade esquizotípica, mas surgiram algumas pistas importantes. Em casos de transtorno da personalidade esquizotípica diagnosticados, os pacientes em geral apresentam maior liberação de dopamina em resposta a agentes dopaminérgicos como anfetaminas, possivelmente sugerindo que eles possuem um sistema dopaminérgico mais sensível (Abi-Dargham et al., 2004) e também uma maior capacidade de síntese dopaminérgica (Howes et al., 2011). Enfatizando o relacionamento entre função dopaminérgica e transtorno da personalidade esquizotípica, foram observados resultados semelhantes em amostras de indivíduos sadios com níveis elevados de traços esquizotípicos autorrelatados (Woodward et al., 2011).

Juntos, esses estudos sugerem que a disfunção da dopamina e os efeitos que a acompanham na motivação, no risco, no vício e na paranoia podem ser um componente importante da patologia dos transtornos da personalidade.

Cognição e processamento social

Uma última área de dificuldade em comum em muitos transtornos da personalidade são as suposições sobre as ações e as intenções dos outros. Em especial, a sensibilidade à rejeição é um tema em comum entre os transtornos dos Grupos B e C, podendo produzir uma variedade de estratégias de enfrentamento potencialmente desadaptativas, incluindo evitação, idealização/desvalorização e rejeição antecipatória ou ataque verbal. O processamento social também está implicado em muitos transtornos do Grupo A na forma de cognições relacionadas a paranoia e falta de confiança, as quais podem resultar em leitura precária de sinais sociais e falta de interesse no contato social.

Para explorar a base biológica do processamento social, os pesquisadores têm se voltado cada vez mais para "jogos econômicos" com dois participantes que ajudam a moldar as interações sociais básicas (King-Casas & Chiu, 2012). Jogos são particularmente úteis como um índice de distorções na cognição social, já que podem ser elaborados de modo a exigir que os indivíduos empenhem certo grau de confiança ou cooperação para chegar à melhor solução possível. Esses paradigmas geralmente envolvem diversos modos de transação em dinheiro ou barganha entre dois jogadores e podem ser usados para revelar de que formas indivíduos diferentes iniciam, constroem ou rompem a cooperação e a confiança com estranhos. Por exemplo, nos chamados paradigmas do "dilema do prisioneiro", dois indivíduos jogam várias rodadas nas quais podem escolher "cooperar" ou "desertar". Quando cooperam, os dois jogadores recebem uma recompensa de tamanho médio. Se desertam, ambos recebem uma recompensa pequena. Porém, se um deserta e o outro coopera, o desertor recebe a maior recompensa, enquanto o cooperador não ganha nada. Consequentemente, a melhor escolha para um jogador depende muito de suas crenças sobre o que o outro fará, o que fornece uma janela para a maneira como cada pessoa pensa sobre os outros durante uma interação potencialmente competitiva. Os jogos também revelam a capacidade máxima de um indivíduo de equilibrar a maximização dos ganhos em curto e em longo prazo no contexto das interações interpessoais. Durante as várias rodadas, esses jogos fornecem uma oportunidade para explorar a maneira como as pessoas constroem a confiança, punem a deserção e tentam consertar os relacionamentos. Um benefício central dessa abordagem também provém do fato de que a pesquisa com jogos é uma área interdisciplinar que se utiliza da economia, da ecologia comportamental e da ciência da computação.

No contexto dos transtornos da personalidade e traços relacionados, esses jogos foram particularmente reveladores. Indivíduos com sintomas de ansiedade social generalizada costumam se mostrar dispostos a "se deixarem explorar" nesses jogos, fato evidenciado pela disposição de tolerar o comportamento injusto ou predatório do parceiro, apesar de terem a opção de fazer um gesto retaliativo (Grecucci, Giorgetta, Brambilla et al., 2013; Wu, Luo, Broster, Gu, & Luo, 2013). Tais ações podem ser vistas como representativas de um modo de autoproteção em que o desejo de evitar conflito toma precedência sobre a maximização do ganho monetário. Da mesma forma, indivíduos com transtorno da personalidade *borderline* costumam exibir maior desconfiança nos padrões das escolhas durante as tarefas socioeconômicas (Seres, Unoka, & Keri, 2009; Unoka, Seres, Aspan, Bodi, & Keri, 2009). Em um estudo, os autores combinaram uma tarefa social com a IRMf e constataram que indivíduos com transtorno da personalidade *borderline* apresentam significativamente maior atividade na ínsula anterior (já discutida) e que tal atividade era preditiva de um comportamento menos cooperativo (King-Casas et al., 2008). Uma possível interpretação desses achados é que as respostas elevadas da ínsula foram responsáveis pela reatividade emocional aumentada em pacientes com transtorno da personalidade *borderline*, criando um temor da possível falta de cooperação por parte do aliado e levando a uma ação preventivamente não cooperativa. Por fim, indivíduos com psicopatia geralmente demonstram respostas mais não cooperativas durante tais jogos, acompanhadas de reatividade reduzida da amígdala à falta de cooperação dos outros (Rilling et al., 2007).

Vale a pena salientar que os estudos de interações sociais nos transtornos da personalidade são compatíveis com os estudos dos processos afetivos mais básicos. Assim como os indivíduos com transtorno da personalidade *borderline* e psicopatia apresentam atividade neural alterada nas regiões da ínsula e da amígdala em resposta a estímulos afetivos básicos, esses mesmos padrões aparecem durante as interações sociais, sugerindo que podem mediar alguns dos comprometimentos na dinâmica interpessoal que são comuns aos transtornos da personalidade. Além disso, modelos fundamentados em jogos podem ser usados para testar possíveis mecanismos de ação do tratamento cognitivo. A ruminação instruída ou a reavaliação cognitiva, por exemplo, demonstrou alterar o desempenho nos jogos econômicos com dois jogadores, uma vez que ajudam as pessoas a modificarem suas reações afetivas ao comportamento dos outros jogadores (Grecucci, Giorgetta, van't Wout, Bonini, & Sanfey, 2013; van't Wout, Chang, & Sanfey, 2010). Consequentemente, esses paradigmas podem ser úteis para compreender os mecanismos das técnicas de mediação cognitiva.

INFORMANDO O TRATAMENTO COGNITIVO-COMPORTAMENTAL: UTILIDADE ATUAL E DIREÇÕES FUTURAS

Embora tenha feito grandes avanços, a neurociência clínica ainda está engatinhando. Na verdade, à medida que oferecem uma capacidade cada vez maior de estudar o cérebro, as técnicas novas e poderosas geralmente revelam uma complexidade ainda maior do que havíamos imaginado (Koch, 2012). Essa realidade deve moderar as expectativas de uma revolução liderada pela neurociência na prática clínica, mas tal comedimento nem sempre está presente em grande parte da mídia popular (Satel & Lilienfeld, 2013). A seguir, são apresentadas várias maneiras pelas quais os fundamentos da neurociência atualmente confirmam a tecnologia emergente e bem testada nas aplicações clínicas da terapia cognitivo-comportamental para as psicopatologias da personalidade.

Cultivando a imparcialidade

Muitos indivíduos com transtornos da personalidade sofrem de um profundo senso de inferioridade, de falta de valor e de ser indigno de amor. De fato, alguns sintomas específicos dos diferentes transtornos da personalidade podem ser vistos como uma tentativa de evitar o contato com essas crenças centrais de baixa autoestima. Quando o processo de terapia volta sua atenção para essas crenças, a evitação defensiva pode dificultar a abordagem direta de certas cognições e impedir seu avanço. Discutir os sintomas em termos de neurobiologia pode ajudar a difundir esse processo ao encorajar uma postura de "observador" das experiências emocionais pessoais. Isso traz novas informações que podem enfraquecer o esquema de pensamentos de autorrecriminação e vergonha. Nesse sentido, um ponto de vista neurocientífico pode ajudar a ampliar os exercícios de "observar e descrever" inicialmente testados na aplicação da terapia comportamental dialética (Linehan, 1993).

Desenvolvendo narrativas e explicações

Existem evidências substanciais de que a compreensão narrativa dos sintomas psicológicos pode ajudar a aliviá-los. Com frequência, experiências dolorosas são menos penosas quando são previsíveis e entendidas, mesmo que a dor continue igualmente intensa. Explicações mecanicistas de sintomas específicos muitas vezes podem ser poderosas nesse contexto – mesmo os mecanismos relativamente simples, como a reatividade da amígdala. Evidentemente, tais explicações podem ser oferecidas sem referência à neurobiologia, pois estão presentes nos contextos da terapia cognitivo-comportamental há décadas. Entretanto, a neurobiologia pode ajudar a dar sustentação a essas explicações para certos pacientes. Além disso, pode ajudar os familiares a adotar uma perspectiva empática, pois fornece uma alternativa interpretativa que é menos nociva do que as motivações caracterológicas.

Intervenções comportamentais e neurológicas combinadas

Por fim, um dos modos mais amplamente discutidos pelos quais a neurociência pode ter impacto no tratamento é por meio do desenvolvimento de novos medicamentos e equipamentos médicos. Um dos maiores sucessos nessa área tem sido o uso de estimuladores elétricos implantados no cérebro para aliviar sintomas depressivos (Mayberg et al., 2005). Mais recentemente, começou a surgir a possibilidade de usar intervenções biológicas específicas de curta ação para intensificar os efeitos da terapia comportamental. Por exemplo, a D-cicloserina (DCS), um fármaco originalmente desenvolvido para o tratamento da tuberculose, mostrou-se capaz de aumentar a plasticidade sináptica ao atuar sobre os receptores do N-metil-D-aspartato (NMDA) no cérebro. Esses receptores desempenham um papel fundamental no desenvolvimento de novas memórias, especialmente durante o aprendizado da extinção de medo condicionado (Davis, Ressler, Rothbaum, & Richardson, 2006). Considerando que o aprendizado da extinção desempenha um papel fundamental na terapia de exposição para diversos tipos de ansiedade, os pesquisadores descobriram que a administração de DCS antes das sessões de terapia de exposição pode aumentar a eficácia de tais sessões (Hofmann, Meuret et al., 2006; Hofmann, Pollack, & Otto, 2006). É importante salientar que esse tipo de tratamento é diferente das formas mais tradicionais de terapia medicamentosa e comportamental combinadas, pois o agente farmacológico foi especificamente projetado para enfocar e aumentar os efeitos biológicos da intervenção comportamental (Hofmann, 2007).

Neuroplasticidade

Por último, vale ressaltar que, ao contrário do que foi ensinado sobre neurociência nas aulas de biologia no ensino médio durante muitos anos, as redes neurais do cérebro adulto não são fixas. Ao contrário, elas estão sempre se rearranjando de acordo com as experiências. O termo técnico para isso é "neuroplasticidade" e denota uma variedade de mecanismos epigenéticos, sinápticos e no nível da rede que permitem aos conjuntos de neurônios adaptarem suas entradas e saídas de modo a aprender novas ideias, fortalecer representações prévias ou enfraquecer os padrões habituais de resposta. Em termos mais simples, é o processo pelo qual o cérebro resolve o difícil problema de decidir quanto de suas ideias anteriores sobre si mesmo, o mundo e o futuro deve ser retido e quanto deve ser atualizado diante de novas informações. Não é difícil perceber de que forma isso se aplica às estratégias de mediação cognitiva para a mudança; o simples fato de considerar uma interpretação alternativa de um pensamento automático negativo desgastado pode, ao longo do tempo, ajudar a reduzir seu poder ao diminuir a força de sua representação nas redes neurais cognitivas (DeRubeis, Siegle, & Hollon, 2008; Disner, Beevers, Haigh, & Beck, 2011). Estudos em modelos tanto humanos como animais sugerem que os mecanismos neuroplásticos podem estar comprometidos em transtornos como a depressão maior, bem como que as intervenções que visam ou intensificam a neuroplasticidade podem melhorar o tratamento (Duman & Aghajanian, 2012; Player et al., 2013). Futuros trabalhos ajudarão a esclarecer melhor a aplicabilidade da neuroplasticidade ao tratamento dos transtornos da personalidade.

CONSIDERAÇÕES FINAIS

Em suma, as abordagens de neuroimagem ao estudo dos transtornos da personalidade começaram a lançar luz sobre alguns dos mecanismos biológicos básicos que podem estar por trás das perturbações específicas nos domínios comportamentais e cognitivos. Os modos de autoexpansão e proteção podem ser mais bem compreendidos por meio das conexões com as diferenças funcionais nas regiões da amígdala e da ínsula relacionadas ao afeto, bem como na sensibilidade e na síntese da dopamina. Essa conceituação dos sintomas de transtornos da personalidade em termos de substratos biológicos pode ser terapêutica para alguns pacientes, uma vez que proporciona uma maneira de descrever os sintomas que pode evitar o estímulo de cognições de autoculpa. Como o campo da neurociência psiquiátrica continua a amadurecer, espera-se que sejam descobertos tratamentos fundamentados na neurociência mais poderosos para os transtornos da personalidade.

Capítulo 5

PRINCÍPIOS GERAIS E TÉCNICAS ESPECIALIZADAS NA TERAPIA COGNITIVA DOS TRANSTORNOS DA PERSONALIDADE

Aaron T. Beck
Arthur Freeman
Denise D. Davis

Pacientes com transtornos sintomáticos geralmente retornam a seu modo cognitivo pré-mórbido quando o quadro cede. Se esse modo cognitivo for bem adaptado, eles retornam a um nível de funcionamento basal relativamente normal. Por exemplo, a maioria dos pacientes recuperados da depressão deixa de se culpar por cada infortúnio e consegue responder de modo eficaz aos estresses cotidianos. Eles ficam menos propensos a se considerar inadequados e fazem previsões positivas sobre o futuro. Pacientes com transtornos da personalidade, porém, frequentemente continuam a perceber suas experiências ou a si mesmos de maneira problemática e podem reconhecer que "sempre" pensaram assim, ainda que não se sintam mais deprimidos ou ansiosos.

O modo no transtorno da personalidade difere do modo no transtorno sintomático em diversos aspectos. A frequência e a intensidade dos pensamentos automáticos disfuncionais observados durante o transtorno agudo se estabilizam quando os pacientes retornam a seu funcionamento cognitivo normal. Embora possam ter menos pensamentos automáticos disfuncionais e se sintam menos angustiados de maneira geral, suas interpretações exageradas ou distorcidas e o afeto disruptivo associado continuam a ocorrer em situações específicas. Uma mulher muito inteligente e competente, por exemplo, pensava automaticamente "Não sou capaz de fazer isso" sempre que era solicitada a fazer algo que envolvesse habilidades intelectuais. Ela sentia-se muito ansiosa e tendia a retomar sua estratégia superdesenvolvida de evitar tais tarefas, apesar de saber reconhecer e confrontar seus pensamentos automáticos e comportamentos de segurança.

A explicação mais plausível para a diferença entre as síndromes e os transtornos da personalidade é que as crenças e interpretações defeituosas extremas, características dos transtornos sintomáticos, são relativamente plásticas e, sem dúvida, tornam-se mais moderadas conforme a depressão cede, mesmo que sem qualquer intervenção terapêutica. Contudo, as crenças disfuncionais mais persistentes do transtorno da personalidade são "estruturadas", ou seja, se desenvolveram dentro da organização cognitiva "normal" e estão enraizadas em esquemas primitivos relacionados à sobrevivência, à saúde, às metas, à identidade e aos apegos a indivíduos e grupos (Beck & Haigh, 2014). Por conseguinte, é preciso empenhar consideravelmente mais tempo e esforço para produzir o tipo de mudança estrutural necessário para alterar um transtorno da personalidade do que para mudar o pensamento de transtornos afetivos descomplicados.

As crenças disfuncionais continuam em ação porque formam o substrato da orientação do paciente para a realidade. Como dependem de suas crenças para interpretar eventos, as pessoas não podem abdicar dessas crenças até terem incorporado crenças e estratégias adaptativas novas que as substituam. Quando retornam ao nível pré-mórbido de funcionamento, os pacientes voltam a contar com suas estratégias costumeiras, mantendo as crenças subjacentes ativadas por meio de redes interligadas. Embora geralmente sejam menos disfuncionais nessa fase do que durante uma depressão ou um transtorno de ansiedade generalizada, as crenças subjacentes também são menos passíveis de modificação adicional do que durante a angústia aguda. Tanto o paciente quanto o terapeuta precisam reconhecer que essas intransigentes crenças residuais (esquemas) estão profundamente arraigadas e não se entregam prontamente às técnicas usadas nos protocolos normais de tratamento psicológico. Mesmo quando estão convencidos de que suas crenças básicas são disfuncionais ou até irracionais, os pacientes não podem fazê-las desaparecer simplesmente questionando-as, fazendo um único exercício ou "desejando" que desapareçam.

No tratamento, o terapeuta geralmente usa técnicas de terapia cognitiva "padrão" para aliviar transtornos agudos como a depressão (Beck, Rush, Shaw, & Emery, 1979) ou o transtorno de ansiedade generalizada (Beck & Emery, 1985). Essa abordagem é eficaz no manejo dos pensamentos automáticos disfuncionais e ajuda a produzir a mudança cognitiva do modo depressivo (ou de transtorno de ansiedade generalizada) de processamento para o modo "normal". Testar os pensamentos automáticos e as crenças durante o episódio depressivo ou ansioso é uma boa prática para lidar com esses processos cognitivos durante o período relativamente tranquilo. Pacientes com problemas comórbidos de personalidade, observados durante esse período tranquilo, foram descritos anteriormente na terminologia psiquiátrica e coloquial como "neuróticos". As características da "personalidade neurótica" em geral têm sido descritas em termos de rótulos como "imaturo" ou "infantil": emocionalmente inconstante, com respostas exageradas à rejeição ou ao fracasso, autoconceito irrealisticamente baixo ou alto e, sobretudo, egocentrismo intenso. Essa rotulação, embora descritiva, não fornece uma linguagem comum que possa ser compartilhada com pacientes ou explicar quaisquer mecanismos para a persistência dessas dificuldades.

É necessário um processo longo e, às vezes, tedioso para efetuar uma mudança na estrutura do caráter ou na personalidade desses indivíduos. A fase "caracterológica" do tratamento tende a ser prolongada e muito menos pontuada por ondas dramáticas de melhora, embora o esforço constante com base em uma conceitualização de caso sólida possa produzir incrementos valiosos na construção de esquemas mais adaptativos fundamentada nos pontos fortes e novas estratégias comportamentais.

CONCEITUALIZAÇÃO DE CASO COM BASE EM DADOS

É essencial uma conceitualização individual específica que se baseie em dados e seja colaborativa por natureza para compreender o comportamento desadaptativo dos pacientes, selecionar estratégias de tratamento efetivas e modificar atitudes disfuncionais. Consequentemente, o terapeuta deve engajar o cliente desde cedo, preferencialmente durante o processo de avaliação, no desenvolvimento conjunto de uma formulação para explicar a natureza e a origem de suas dificuldades. Grande parte dos dados virão das conversas sobre a situação de vida atual do paciente e sobre os problemas que precipitaram a consulta terapêutica, incluindo a história de tratamento. Essas conversas podem começar pedindo-se ao paciente que apresente sua teoria sobre o que está errado e como o problema se desenvolveu. Depois, o terapeuta reúne as informações sobre a história de desenvolvimento geral do indivíduo, extraindo lembranças e experiências emocionalmente proeminentes e pedindo que ele pense em como elas podem estar ligadas. Na verdade, um sinal frequente de transtorno da personalidade subjacente é a declaração do paciente de que "sempre fui assim; é assim que eu sou". Uma terceira fonte importante de dados é a interação direta e a observação do cliente durante a consulta.

Um modelo de "tríade terapêutica" geral para guiar o foco de atenção no tratamento ao longo do tempo é ilustrado na Figura 8.2 (Brauer & Reinecke, Cap. 8 deste livro). Usando esse modelo, o terapeuta integra simultaneamente a atenção à narrativa de desenvolvimento, aos atuais problemas da vida e à relacionamento terapêutico. Como os pacientes com diversos transtornos da personalidade apresentam perfis cognitivos singulares, têm seus próprios estilos de aprendizagem e podem estar enfrentando problemas diferentes em suas vidas, as técnicas específicas variam dependendo das metas exclusivas para o transtorno e a pessoa. Ao mesmo tempo, o clínico pode abordar o trabalho de conceitualização e intervenção como um movimento fluido entre essas esferas visando ajudar o paciente a identificar e modificar o esquema central.

As informações básicas necessárias para uma conceitualização cognitiva incluem as crenças centrais típicas sobre o *self* e os outros, um ou dois pressupostos condicionais e crenças imperativas, observações de estratégias (comportamento) subdesenvolvidas ou superdesenvolvidas e, se relevante, quaisquer crenças e comportamentos que interfiram no tratamento. Evidentemente, à medida que são coletadas novas informações, o terapeuta modifica a formulação de acordo com elas. Algumas hipóteses se confirmam, outras são modificadas ou abandonadas e outras, ainda, são incorporadas à formulação.

Quando engaja o paciente na prática de reunir informações continuamente, o terapeuta proporciona ao indivíduo um guia para aprender a isolar as situações problemáticas e identificar os pensamentos e comportamentos relevantes para uma conceitualização preliminar. Cliente e terapeuta podem testar se as novas informações se "encaixam" na conceitualização preliminar e fazer ajustes conforme necessário. Eles podem incluir pontos fortes mediadores, o que abrange pontos fortes culturais, e trabalhar juntos para "cocriar" a conceitualização (Kuyken, Padesky, & Dudley, 2009, p. 307). Inicialmente, o terapeuta tem grande parte da responsabilidade por fazer esse trabalho progredir; à medida que o tratamento avança, o paciente adquire ferramentas para identificar as queixas em termos de construtos psicológicos e comportamentais e aplicar diversas estratégias de mudança. Desenhar diagramas para os clientes pode mostrar-lhes como encaixar as experiências subsequentes na formulação geral. Muitas vezes, é útil que os pacientes levem os diagramas para casa. Alguns profissionais usam um quadro-negro ou cartões para demonstrar como a interpretação errônea da realidade deriva-se das crenças. Há uma série de maneiras de desenhar tais conceitualizações, as quais estão ilustradas nos capítulos sobre aplicações clínicas neste livro (veja também Kuyken et al., 2009).

Por exemplo, um paciente com personalidade dependente que esteja enfrentando um novo desafio e diz ao terapeuta "Não sou capaz disso" e "estou perdido; preciso de orientação" poderia ser auxiliado por meio de um exercício de "flecha descendente" para identificar uma ligação entre essa reação e a crença condicional de "Se não me sentir competente, devo encontrar alguém em quem me apoiar" e a crença central "Sou fraco". Profissional e cliente podem, então, criar um experimento comportamental para reunir novas informações, talvez algo que envolva um desafio no qual o indivíduo esteja disposto a testar a resistência à urgência de buscar auxílio. Essas novas informações podem ser incorporadas ao modelo esboçado até aquele momento. A intervenção em andamento pode envolver outros experimentos comportamentais para testar novamente as crenças disfuncionais e preparar o terreno para atitudes mais adaptativas. Novas atitudes poderiam incluir: "Eu consigo realizar uma série de tarefas sem ajuda" e "Sou competente em muitos aspectos". A credibilidade dessas atitudes dependerá da experimentação ativa e de conectá-la explicitamente às crenças centrais do paciente.

Tais explorações podem ser muito carregadas de emoção; assim, a progressão em direção ao mapeamento explícito das crenças centrais sobre o *self* e os outros deve ser sensível à confiança do cliente e sua capacidade de colaborar efetivamente. Em geral, a aliança terapêutica deve estar bem estabelecida, e o paciente deve ter uma compreensão geral da abordagem cognitiva antes de se explorarem em profundidade as hipóteses sobre as crenças centrais.

IDENTIFICAÇÃO DE ESQUEMAS

O terapeuta pode usar as informações que está reunindo para extrair o autoconceito dos clientes, sua visão dos outros e as regras e fórmulas pelas quais eles vivem. Muitas vezes, o profissional tem de determinar o autoconceito do paciente a partir de suas manifestações nas descrições em diversas situações. A escuta atenta é o principal método para reunir essas informações, junto com perguntas apropriadas de acompanhamento e a observação do comportamento do indivíduo, tanto na interação direta quanto a partir do autorrelato. É muito importante reunir informações suficientes para desenvolver uma hipótese de trabalho sobre o significado anexado às declarações do paciente, já que declarações muito semelhantes podem estar ligadas a pressupostos e significados centrais imensamente diferentes. Além disso, os esquemas podem se sobrepor, de modo que suas crenças e suposições características podem refletir mais de um dos típicos perfis cognitivos associados a diferentes transtornos da personalidade.

Por exemplo, um paciente faz declarações como: "Fiz papel de bobo quando disse para o motorista fazer a curva errada", "Não sei como consegui terminar a faculdade", "Parece que estou sempre colocando tudo a perder" e "Acho que não sou capaz de descrever as situações de maneira adequada para você". O terapeuta pode selecionar um encadeamento que sugira que, em um nível básico, o cliente percebe-se como inadequado ou falho. Entretanto, os significados ligados a essas autoavaliações ("fiz papel de bobo" e "não sei fazer nada direito") poderiam ser muito diferentes dependendo do autoconceito central (p. ex., "Sou desajeitado e não posso suportar a zombaria deles", "Sou incapaz e preciso da ajuda deles", "A responsabilidade é totalmente minha, e serei punido pelos erros", "Sou esquisito e não sei lidar com as pessoas", "Sou um alvo e posso ser explorado", "Sou perfeito e não deveria ter que fazer essas coisas", "Estou exposto e rodeado de drama" ou "Sou ruim e tudo me oprime"). Muitas vezes, são as perguntas de acompanhamento sobre o significado ligado aos pensamentos e autoavaliações do paciente que revelam uma compreensão mais precisa do perfil de seus esquemas. O clínico pode usar qualquer uma das várias perguntas diferentes de sondagem para explorar essa informação, tais como: "O que você acha que tornou isso tão perturbador para você?" ou "Quando as coisas acontecem assim, o que você acha que isso pode significar para você?" ou ainda "O que você teme que poderia ser verdade nesta situação?"

Para entender melhor esse significado, o terapeuta pode evocar os pressupostos *condicionais* por meio das declarações que especificam o contexto em que aquele autoconceito se expressará. Por exemplo, se a pessoa tem pensamentos como "Beto não gosta mais de mim" quando outro indivíduo apresenta uma resposta menos amigável do que de costume, o profissional pode derivar a seguinte fórmula subjacente: "Se os outros não demonstrarem forte afeição ou interesse por mim, é porque não se importam comigo". A maioria das pessoas sentiria certo desconforto por ser objeto de ambivalência ou rejeição social, já que lutar um pouco por apego social é algo que está geneticamente embutido em nosso esquema central. Em condições normais, as pessoas desenvolvem expectativas mais matizadas dos relacionamentos e conseguem inseri-las no contexto situacional, bem como compreender sua natureza fluida. Porém, indivíduos com problemas de personalidade tendem a aplicar a fórmula arbitrariamente, em um estilo "tudo ou nada", a todas as situações, mesmo quando há explicações alternativas ou evidências convincentes que contradizem tal crença. Pode ser que não consigam adaptar suas expectativas gerais às considerações da realidade, aplicando condições irracionais como "Meu bem-estar depende da forte afeição de todos, o tempo todo" e apresentam comportamentos inflexíveis superdesenvolvidos que são orientados por esse pressuposto.

Da mesma forma, o terapeuta tenta evocar as visões que os pacientes têm de outras pessoas. Certas declarações de uma personalidade paranoide, por exemplo, podem indicar um esquema básico de que as outras pessoas são desonestas, manipuladoras, preconceituosas e afins. A percepção de desapreço por parte de Beto poderia ser interpretada como malevolência e disparar crenças imperativas sobre a necessidade de autoproteção, como, por exemplo, "É melhor eu tomar cuidado, pois o Beto deve estar aprontando alguma para mim". O paciente, então, torna-se hipervigilante em relação às ações de Beto, ruminando sobre suas possíveis motivações e sentindo-se compelido a se esconder ou manter segredo como uma forma de defesa contra um dano iminente. Outros exemplos desse esquema se manifestariam em declarações como: "O médico sorriu para mim. Sei que é um sorriso profissional falso que ele usa com todo mundo porque está louco para ter muitos clientes" ou "O caixa contou o meu troco bem devagar porque não confia em mim" ou ainda "Minha esposa está sendo gentil demais comigo essa noite, o que será que ela quer tirar de mim?". Os pacientes podem chegar a essas conclusões sem qualquer indício que as embasem ou mesmo quando existe forte evidência contrária. Quando estão em um estado paranoico agudo, passam por suas mentes pensamentos gerais como "Ele está querendo me enganar" ou "Todos eles querem me prejudicar". Os esquemas centrais são: "Sou vulnerável ao dano" e "As pessoas são enganadoras e abusivas". Um padrão consequente das conclusões arbitrárias reflete um viés cognitivo e que se diz ser "guiado por esquemas". Essas conclusões arbitrárias desencadeiam estratégias ou comportamentos superdesenvolvidos para lidar com as emoções despertadas por essas crenças. As estratégias superdesenvolvidas tornam-se, então, mais rígidas ao longo do tempo e funcionam como comportamentos de segurança, evitando informações potencialmente refutatórias e reforçando o esquema básico.

A Tabela 5.1 traz uma formulação estrutural dos problemas de um casal que apresentava conjuntos de crenças um tanto semelhantes, mas que diferiam em aspectos cruciais. Os problemas desse casal foram apresentados detalhadamente em outro texto (Beck, 1988b). Resumidamente, Gary, que tinha transtorno da personalidade narcisista, de tempos em tempos, tinha surtos violentos contra Beverly, a quem acusava de alfinetá-lo o tempo todo por não fazer determinadas tarefas domésticas. Ele acreditava que a única forma de que dispunha para controlar sua parceira, que tinha transtorno da personalidade dependente, era atacá-la para fazê-la "calar-se". Ela, por sua vez, acreditava que tinha de controlar as constantes falhas de Gary como marido e pai, "lembrando-o" de uma maneira repreensiva de suas negligências. Ela acreditava que esse era seu único modo possível de cumprir com sua responsabilidade como esposa e mãe. Por trás dessa visão, havia uma firme crença de que ela absolutamente não poderia funcionar a menos que tivesse alguém em quem se amparar e que precisava fazer que seu parceiro cumprisse esse papel.

Gary havia sido criado em um lar no qual "manda quem pode, obedece quem tem juízo". Seu pai e seu irmão mais velho o intimidavam e o faziam acreditar que era um "fraco". Ele compensava essa imagem de si mesmo adotando a estratégia interpessoal deles, ou seja, em essência, a melhor maneira de controlar a inclinação das pessoas para dominar ou humilhar é intimidá-las – se necessário, ameaçando usar a força. A formulação inicial, que foi confirmada por entrevistas conjuntas e individuais subsequentes, era a seguinte: o esquema central de Gary era "Sou um fraco". Esse autoconceito ameaçava emergir sempre que ele se considerava vulnerável à humilhação. Para se proteger, havia consolidado a crença de que "Preciso vencer a discussão", inerente ao comportamento do pai. Mais adiante, voltaremos aos métodos utilizados para lidar com essas crenças. Essencialmente, o terapeuta conseguiu localizar a origem do comportamento do cliente nessas crenças.

Da mesma forma, Beverly tinha a crença de que "Preciso fazer Gary envolver-se". Seu imperativo derivava-se do medo de ser incapaz de cumprir com suas obrigações sem ajuda. Seu esquema central era de que "Sou uma criança indefesa". Observe que o esquema dela ("Sou impotente sem apoio") processava o comportamento de Gary ("Não ajudar") como uma ameaça, ativando ainda mais o esquema de identidade central (sou fraca) que levava ao seu sentimento de fraqueza. Ela reagia a esse sentimento debilitante como se fosse uma ameaça a seu próprio ser, culpando o parceiro e enraivecendo-se.

Por meio de imagens mentais e revivendo as experiências de desamparo do passado, o terapeuta foi capaz de ativar o esquema central e ajudar Beverly a reconhecer que seu profundo empenho em fazer Gary ajudar vinha da imagem que tinha de si mesma como uma criança indefesa. Consequentemente, sua "azucrinação" desadaptativa era uma tentativa de evitar sua profunda sensação de incompetência. A interação desse casal demonstra como as estruturas das personalidades dos parceiros podem agravar os problemas um do outro e ilustra a importância de ver os problemas de personalidade da maneira como se expressam em determinado contexto, como no da relação conjugal.

ESPECIFICAÇÃO DE OBJETIVOS SUBJACENTES

Em geral, as pessoas têm objetivos gerais que são muito importantes para elas, mas que não estão plenamente em sua consciência. O terapeuta tem a tarefa de traduzir as aspirações e ambições declaradas do paciente para seu objetivo subjacente, usando as pistas fornecidas pelas declarações dele, junto com os padrões explícitos de comportamento. Os padrões observáveis que são proeminentes e repetitivos (superdesenvolvidos), bem como certos comportamentos esperados que estão notoriamente ausentes ou fracos (subdesenvolvidos), são ambos importantes. Por exemplo, um cliente pode dizer: "Quando cheguei à festa, me senti mal porque apenas algumas pessoas vieram me cumprimentar" ou "Me diverti porque muitas pessoas me cercaram e queriam saber como tinha sido minha viagem". A partir de uma ampla variedade de descrições em uma série de situações diferentes, o terapeuta pode inferir que o objetivo subjacente é algo como "É muito importante para mim receber atenção e aceitação". Os objetivos são derivados do esquema central; neste caso, seria aumentar o senso de valor social, expressando assim um impulso básico que é adaptativo para a sobrevivência e sugestivo de modos específicos da personalidade que podem se tornar problemáticos quando superdesenvolvidos. Aprofundar mais a questão, por meio de perguntas ao indivíduo sobre

TABELA 5.1
Processamento cognitivo de esquemas centrais: um exemplo

Pensamento automático	Crenças de Beverly: "Gary não está me ajudando o suficiente."	Crenças de Gary: "Beverly está me azucrinando."
Do tipo "deveria"	"Gary deveria ajudar quando peço."	"Beverly deveria mostrar mais respeito."
Do tipo "tem que"	"Tenho que controlar o comportamento dos outros."	"Tenho que controlar o comportamento dos outros."
Crença condicional especial	"Se Gary não ajudar, não conseguirei funcionar."	"Se eu der chance, as pessoas vão descarregar tudo em mim."
Medo	"Serei abandonada."	"Perderei *status* e serei dominado."
Esquema central	"Sou um bebê indefeso."	"Sou um fraco."
Estratégia superdesenvolvida	Cutucar e lembrar Gary de suas próprias necessidades Mostrar sofrimento e desamparo	Intimidar Beverly para ela recuar Explorar o *status* de chefe da casa
Estratégia subdesenvolvida	Autossuficiência e resolução de problemas Negociação assertiva de papéis e tarefas	Empatia pela ansiedade de Beverly Participação ativa nas tarefas domésticas

como ele reagiu na festa, pode fornecer detalhes importantes quanto ao padrão de comportamento típico. O cliente que relata "Fiquei meia hora e depois tive que sair de lá" provavelmente terá um objetivo muito diferente daquele que diz "Eu tive sorte, e a noite foi ótima".

Outro paciente, por exemplo, disse que se sentia mal porque não tinha tirado nota máxima em uma prova. Ele também se sentia um pouco incomodado quando não conseguia lembrar o nome de determinado artista durante uma conversa com um amigo. Além disso, ficara tão empolgado que teve uma noite de insônia depois de saber que iria ganhar uma bolsa de estudos integral para a faculdade. Seu objetivo, que ele não articulou até ser questionado sobre suas experiências, era "ser famoso". Associado a seu objetivo, havia o seguinte pressuposto condicional: "Se não ficar famoso, minha vida inteira será um desperdício". Descrições desse comportamento típico deram indicação adicional do objetivo subjacente de alcançar autoestima por intermédio da fama. Ele era muito prepotente e parecia carecer de sensibilidade em relação a seus colegas, esperando sua admiração por sua bolsa de estudos para a faculdade, enquanto não demonstrava um interesse recíproco por conquistas ou desafios deles.

Pode-se inferir outros tipos de objetivos de maneira bem semelhante. Considere um indivíduo que rejeita qualquer oferta de ajuda, insiste em ter total liberdade para circular e reluta em se envolver em qualquer tipo de relacionamento. Depois de extrair o tema comum – "preciso de espaço" –, o terapeuta pode testar esse empenho observando a reação do paciente na terapia e em outras situações. Se o indivíduo tende a buscar distância física durante a entrevista, encerra a sessão rapidamente e expressa o desejo de trabalhar sozinho em seus problemas, por exemplo, tais ações são indicativos de uma estratégia subdesenvolvida de tolerar algum intercâmbio social e um objetivo subjacente de autoproteção. O pressuposto condicional pode ser: "Se eu deixar, as pessoas irão fazer exigências e desperdiçar meu tempo". Associada a essa noção está a crença de que "Sou mais feliz e mais eficiente sozinho", e a meta de preservar a autonomia e a liberdade das obrigações sociais.

Quando a aliança terapêutica estiver estabelecida e tiverem sido coletadas informações suficientes sobre os pressupostos centrais, as crenças condicionais, as estratégias comportamentais e os objetivos, o terapeuta pode, então, esboçar uma formulação de caso de acordo com o modelo cognitivo (p. ex., a formulação do caso de Gary e Beverly comentada anteriormente) e discuti-la com o paciente, explicando a ideia de crenças centrais e modificando ou ajustando a formulação conforme necessário.

ÊNFASE NO RELACIONAMENTO TERAPEUTA-PACIENTE

Colaboração

Um dos princípios mais importantes da terapia cognitiva é infundir no paciente um senso de colaboração e confiança. A construção do relacionamento ao tratar transtornos da personalidade é provavelmente mais importante do que ao tratar problemas sintomáticos. No sofrimento agudo (em geral depressão e/ou ansiedade), o indivíduo normalmente pode ser motivado a testar as sugestões do terapeuta, sendo recompensando pela redução quase imediata do sofrimento. Ao lidar com o escopo dos transtornos da personalidade, as mudanças ocorrem de maneira muito mais lenta e a compensação é muito menos perceptível. Portanto, profissional e cliente têm um trabalho considerável a fazer no projeto de longo prazo de mudança da personalidade, sendo imprescindível que concordem em trabalhar juntos nesses objetivos intrapessoais e interpessoais.

Os primeiros encontros são muito importantes para definir expectativas na relação de trabalho. Pacientes com transtornos da personalidade costumam apresentar dificuldades de confiança ou colaboração como um indicador inicial do escopo de seus problemas. Por sua vez, o terapeuta pode revisar o uso das ferramentas básicas de promoção do engajamento no tratamento para garantir que estejam provendo a melhor estrutura possível (veja também J. Beck, 2005; Kuyken et al., 2009). Primeiro, propor e assegurar que o paciente concorde em trabalhar em metas específicas que sejam significativas para ele pode aumentar a motivação. Segundo, uma breve psicoeducação sobre o modelo cognitivo pode ajudar o cliente a se orientar e se interessar pelo trabalho, bem como, talvez, reduzir a incerteza quanto ao que lhe será pedido. Terceiro, delinear e seguir desde o início uma estrutura geral dentro das sessões cria familiaridade e previsibilidade, estabelecendo o tom de como o tempo será usado. Isso envolve descrever o processo de estabelecimento da agenda e, então, envolver ativamente o paciente na discussão do que será colocado na agenda inicialmente. Em seguida, o terapeuta busca informações do indivíduo sobre decisões e pontos de escolha ao longo das sessões, tais como quanto tempo reservar para um tema, quando mudar de tema e quando será o próximo encontro. Explicar desde o início que há uma estrutura nas sessões e na condução da terapia ajuda a construir uma sensação de segurança. Além disso, explicar o que esperar e o que é esperado do paciente desmistifica a experiência e a torna mais concreta e compreensível. Quarto, durante cada sessão, o profissional verifica se o cliente entendeu as informações compartilhadas, os conceitos explicados ou a finalidade das atividades sugeridas na sessão. Normalmente, isso inclui oferecer pequenos resumos para avaliar os pensamentos e as reações do paciente e verificar a exatidão da compreensão por parte do terapeuta. Quinto, eles pensam ou criam juntos tarefas de casa tanto quanto possível. Sexto, o clínico dá um *feedback* positivo sobre os pontos fortes do cliente. Ele dá apoio aos esforços do paciente, demonstra atenção às suas preferências e mostra respeito por seus desafios.

Por fim – e talvez mais importante –, o terapeuta pede *feedback* sobre o impacto da sessão e a utilidade percebida do empenho do profissional. Pedir *feedback* pode ser muito difícil para ambos os componentes da dupla, por isso é importante fazê-lo de maneira habilidosa e reforçadora. Deve-se manter em mente o tom da sessão e a natureza da personalidade do paciente, já que às vezes uma abordagem leve acalma o paciente e em outros momentos pode parecer confusa ou desdenhosa. Da mesma forma, o excesso de seriedade pode ativar esquemas negativos ou desanimar o cliente de outras maneiras. A tarefa do profissional é modelar a receptividade ao *feedback* tanto positivo quanto negativo, em prol do melhor atendimento possível às necessidades do indivíduo.

Pacientes com transtornos da personalidade frequentemente têm problemas para colaborar com as tarefas de casa, o que é uma forma de comportamento que interfere na terapia. Eles podem se sentir ansiosos em relação a completar as atividades ou podem subestimar sua utilidade em potencial. Crenças características do próprio transtorno da personalidade frequentemente interferem na execução das tarefas. A personalidade evitativa pode pensar que "Anotar meus pensamentos é doloroso demais", enquanto a narcisista pode pensar que "Sou bom demais para esse tipo de coisa"; a paranoide, por sua vez, pode pensar que "Minhas anotações podem ser usadas contra mim" ou "O terapeuta está tentando me manipular".

O terapeuta deve considerar essas formas de "resistência" como "grãos para moagem" e submetê-las ao mesmo tipo de análise utilizado para outros tipos de materiais ou dados, sem abrir mão da colaboração. Estrutura, persistência e criatividade são ferramentas que o profissional pode achar especialmente úteis ao trabalhar com esses desafios. É possível certa vantagem terapêutica se forem estabelecidas metas concretas que sejam significativas para o paciente. Entre os vários exemplos fornecidos nos capítulos mais adiante neste livro sobre as aplicações clínicas estão: obter acesso à moradia, encontrar alívio para a dor, superar o período de experiência no emprego, evitar o divórcio e conquistar mais relacionamentos emocionalmente satisfatórios. Envolver o cliente na adaptação ou na produção criativa de tarefas de casa também é valioso. Por exemplo, pacientes que são avessos a exercícios escritos podem ser mais receptivos ao registro dos pensamentos em seu telefone ou em um aplicativo móvel e estar mais dispostos a levar a tarefa a cabo se a ideia partir deles. A consulta de casos também é outra ferramenta fundamental e importante que o terapeuta pode usar para obter novas ideias que ajudem com as tarefas de casa ou outros desafios.

Profissionais que adotam uma abordagem focada nos esquemas muitas vezes usam um método de rotular explicitamente a postura terapêutica como "reparentalização limitada" (do inglês, "*limited reparenting*"), na qual o relacionamento de cuidado visa reparar parcialmente o que foi errado ou faltou nas experiências do paciente durante seu desenvolvimento. O terapeuta aprofunda explicitamente o nível de envolvimento e disponibilidade emocional expressado e dá *feedback* para promover o desenvolvimento das habilidades no paciente e a conscientização de seu impacto interpessoal, tudo no contexto de limites saudáveis ou adaptativos (para mais detalhes, consulte neste livro Behary & Davis, Cap. 14, e Arntz, Cap. 17). Alguns ou todos esses elementos também podem estar presentes em outras variações do modelo cognitivo, sem necessariamente rotular a postura como reparentalização.

Descoberta guiada

Parte da arte da terapia cognitiva consiste em transmitir uma sensação de aventura – no sentido de embrenhar-se e desenterrar as origens das crenças dos pacientes, explorar os significados dos eventos traumáticos e conectar-se a ricas imagens mentais. Do contrário, a terapia pode cair em um processo repetitivo que, com o tempo, vai se tornando cada vez mais enfadonho. De fato, variar a forma como as hipóteses são apresentadas, usando palavras e frases diferentes, bem como ilustrando os pontos com metáforas e histórias, ajuda a tornar o relacionamento uma experiência educacional humana. Uma certa leveza e o uso criterioso do humor também podem dar mais sabor à experiência.

Durante todo o tratamento dos transtornos da personalidade, o terapeuta passa mais tempo com o paciente embrenhando-se no *significado* de experiências de modo a determinar suas sensibilidades e vulnerabilidades específicas e averiguar o que desencadeia sua reação exagerada a certas situações. Como indica A. Beck (Cap. 2 deste livro), os significados são determinados em grande medida por pressupostos e crenças subjacentes ("Se uma pessoa me criticar, é porque não gosta de mim"). Para determinar o significado, o terapeuta pode ter que proceder gradualmente ao longo de vários passos, incluindo o exame da história narrada pelo paciente de seu desenvolvimento pessoal e psicológico, identificando as experiências emocionais chaves que sustentam a plausibilidade de suas conclusões desadaptativas.

Uso de reações transferenciais

As reações emocionais do paciente à terapia e ao terapeuta são uma preocupação central. Sempre alerta, mas sem provocar, o profissional está pronto para explorar essas reações em busca de mais informações sobre o sistema de pensamentos e crenças do cliente. Se não forem exploradas, possíveis interpretações distorcidas persistirão e provavelmente interferirão na colaboração e no progresso do tratamento. Se forem expostas, em geral fornecem um rico material para entender os significados e as crenças por trás das reações idiossincráticas ou repetitivas do indivíduo. Observações e *feedback* interpessoais comunicados com empatia podem estar entre as intervenções mais poderosas que o terapeuta realiza, especialmente quando o foco se encontra nas interações que ocorrem dentro do relacionamento terapêutico, incluindo as interações pontuais que acontecem durante a sessão. Isso sempre deve ser feito de maneira apoiadora e honesta, convidando a continuar a exploração em vez de comunicar uma interpretação especializada. Assumir o papel de especialista em interpretações terá o impacto de fazer a colaboração diminuir e o paciente se distanciar, mas dar um *feedback* pessoal honesto pode tornar o esquema-chave mais disponível no momento e aumentar o envolvimento do cliente.

Em termos de contratransferência, é extremamente importante manter-se neutro, compassivo e afetuoso, mas ser objetivo ao responder aos padrões desadaptativos do paciente. Trabalhar com transtornos da personalidade costuma exigir esforço significativo, planejamento e manejo do estresse por parte do terapeuta. Davis e J. Beck (Cap. 6 deste livro) descrevem mais detalhadamente as estratégias gerais para conceitualizar crenças e comportamentos que interferem na terapia e para lidar com as reações emocionais à terapia por parte tanto do paciente quanto do terapeuta. Os capítulos subsequentes sobre aplicações clínicas abordam esse assunto mais detalhadamente dentro do contexto dos modos específicos da personalidade.

TÉCNICAS ESPECIALIZADAS

A patologia específica da personalidade do paciente pode ser tratada com o uso flexível e criativo de estratégias e técnicas cognitivas e comportamentais, selecionadas a partir da ampla variedade disponível, incluindo métodos experienciais que integram o afeto aos processos cognitivos e comportamentais. O terapeuta pode usar métodos padronizados ou improvisar outros novos para atender às necessidades específicas do paciente. Pode ser necessária certa quantidade de tentativa e erro. Às vezes, a introspecção pode ser muito bem-sucedida; outras vezes, o *role-play* ou o treinamento de habilidades pode ser a escolha apropriada. De tempos em tempos, pode ser necessária a evocação hábil da motivação interna do cliente por meio de conversas guiadas sobre ambivalência e mudança usando a entrevista motivacional (Miller & Rollnick, 2013).

A aplicação mais eficaz das técnicas depende não apenas de uma clara conceitualização do caso e da formação de uma relação de trabalho amigável, mas também do talento do profissional. A *arte da terapia* envolve o uso criterioso de humor, histórias e metáforas e a revelação terapêutica das experiências do próprio clínico, assim como técnicas cognitivas e comportamentais padronizadas. Terapeutas hábeis sabem quando extrair material sensível, recuar quando necessário e confrontar as esquivas. Eles sabem agitar uma interpretação monótona ou acalmar um fluxo excessivamente acalorado. Eles variam suas palavras, seu estilo e seu modo de expressão, ao mesmo tempo mantendo-se relaxados, atentos, profissionais e concentrados nas metas da terapia. A *flexibilidade* em determinada sessão é importante. O profissional pode variar sua abordagem da escuta ativa para o foco e o aprofundamento e, então, para a modelagem de novos estilos de comportamento. Espera-se que os terapeutas que leiam este livro compreendam as técnicas básicas da psicoterapia cognitivo-comportamental (p. ex., Beck et al., 1979; J. Beck, 2005, 2011; Greenberger & Padesky, 1995; Wright, Basco, & Thase, 2006) e também as tecnologias emergentes, tais como as práticas de *mindfulness* (Germer, Siegel, & Fulton, 2013), clarificação de valores (Hayes & Strosahl, 2004; Strosahl, Hayes, Wilson, & Gifford, 2004) e conceitualização de pontos fortes (Kuyken et al., 2009).

Dividimos de maneira arbitrária as técnicas naquelas que são basicamente "cognitivas" "comportamentais" ou "experienciais". Precisamos ter em mente que elas não são de fato puramente cognitivas, comportamentais ou experienciais e que as mudanças em um domínio podem precipitar mudanças em outro domínio. As estratégias cognitivas podem produzir mudança comportamental e os métodos comportamentais geralmente instigam alguma reestruturação cognitiva. Entre as ferramentas mais eficazes para tratar os transtornos da personalidade estão as chamadas *técnicas experienciais*, tais como reviver acontecimentos da infância, imagens mentais, diálogos entre modos ou exercícios expressivos (para mais exemplos clínicos, consulte Freeman, Felgoise, & Davis, 2008). Tais técnicas de dramatização parecem abrir canais para o novo aprendizado – ou desaprendizado. Uma heurística geral é que a mudança cognitiva depende de certo nível de excitação afetiva. Outras intervenções experienciais concentram-se em alterar a atenção ou o foco de atenção em situações-chave, podendo incorporar treinamento em diversas práticas de *mindfulness*, separação de pensamento e significado ou clarificação de valores.

Assim, as técnicas cognitivas, comportamentais e experienciais interagem no tratamento dos transtornos da personalidade. A principal motivação é desenvolver novos esquemas e modificar os antigos, diminuindo a valência de modos desadaptativos, bem como aumentando a força e a disponibilidade daqueles mais adaptativos. Em última análise, claro que as técnicas cognitivas provavelmente são responsáveis pela maior parte da mudança que ocorre. O trabalho cognitivo, assim como o comportamental, requer maior precisão e persistência que o normal quando o paciente tem um transtorno da personalidade. Como esquemas cognitivos específicos desses indivíduos continuam disfuncionais, mesmo depois de serem desenvolvidos modos mais adaptativos, costumam ser necessárias maior variedade e maior duração da reelaboração cognitiva.

ESTRATÉGIAS E TÉCNICAS COGNITIVAS

A lista a seguir detalha algumas das técnicas cognitivas básicas que podem ser úteis ao lidar com transtornos da personalidade.

1. Descoberta guiada. Permite que o paciente reconheça padrões disfuncionais estereotipados de interpretação. Esta pode assumir a forma de diálogo socrático, no qual o terapeuta faz questionamentos cognitivos para reunir dados e ajudar o cliente a observar níveis mais profundos de significado.
2. Psicoeducação sobre processos cognitivos e modos de pensamentos, sentimentos e comportamento, assim como objetivos e necessidades normais. Uma biblioterapia de autoajuda selecionada pode ser muito útil como um adjuvante para a discussão durante a sessão, a qual pode incluir livros (p. ex., Greenberger & Padesky, 1995; Leahy, 2006, 2010), folhetos ou consultas a blogs ou recursos com base na internet.
3. Registro, planilha e/ou representação gráfica de pensamentos durante a sessão das conexões cognitivas, muitas vezes incluindo situações, pensamentos automáticos, emoções, evidências e pensamentos alternativos. Diagramas que mapeiam os padrões relevantes também ajudam os pacientes a observar e entender as ligações entre gatilhos, pensamentos, sentimentos, ações e consequências. Várias ferramentas escritas podem ser selecionadas ou modificadas para atender às necessidades do indivíduo. Também podem ser usados aplicativos para dispositivos eletrônicos para o acompanhamento de pensamentos e estados de humor e outros exercícios cognitivos.
4. Rotulação de inferências imprecisas ou distorções, para conscientizar o paciente sobre o viés ou a falta de razoabilidade de determinados padrões automáticos de pensamento. Examinar os prós e contras ou as vantagens e desvantagens é outra forma de aumentar a consciência do viés.
5. Descoberta colaborativa. A aplicação da curiosidade na forma de testes comportamentais para ajudar o cliente a avaliar a validade ou viabilidade de suas crenças, interpretações e expectativas.
6. Exame de possíveis explicações para o comportamento das pessoas.
7. Situar as experiências em um *continuum* para traduzir interpretações extremas para termos dimensionais e combater o pensamento dicotômico ou catastrófico.
8. Construção de gráficos em pizza com a responsabilidade por ações e resultados para reduzir as atribuições de controle excessivo.
9. *Brainstorming* e articulação de crenças e opções positivas. Os pacientes com transtornos da personalidade muitas vezes têm dificuldade para construir ideias de uma forma positiva ou adaptativa. Essa técnica pode incluir a identificação e avaliação dos pontos fortes e das fontes de resiliência, assim como a discussão de metas em termos de aproximação *versus* evitação e reconhecimento de vários tipos e graus de emoções positivas.
10. Análise das informações nos diários de esquemas. Esses registros em diário visam reunir informações específicas relacionadas aos esquemas para abordar uma ou mais funções: (a) armazenar novas observações que contrariem o esquema antigo; (b) comparar a realidade às previsões relacionadas ao esquema; ou (c) comparar o esquema antigo ao novo ao responder a incidentes cruciais, bem como acumular dados que apoiem o fundamento e a disponibilidade de um novo esquema mais adaptativo para os pontos fortes.
11. Definição de ideias ou construtos relevantes ao autoconceito ou à atual situação do paciente para aumentar a autocompreensão, a avaliação da multidimensionalidade e a autoaceitação. Coletar dados por meio de instrumentos de avaliação como o Questionário de Crenças dos Transtornos da Personalidade, o Questionário de Esquemas ou outros inventários psicológicos, como, por exemplo, medidas de sintomas, inventários de estresse, inventários de autoestima/autocompaixão ou outras listas de verificação psicológica po-

dem ser muito úteis para agregar estrutura e flexibilidade ao construto cognitivo dos pacientes.
12. Construção de cartões de enfrentamento para dar um estímulo à memória e orientação imediata na forma de interpretações alternativas quando ocorre sofrimento emocional ou em outras situações específicas.

Implementação de "questionamentos cognitivos"

O questionamento cognitivo é uma ferramenta básica usada na discussão terapêutica para voltar a atenção para os argumentos cognitivos de incidentes emocionalmente estimulantes. Por exemplo, Luiza, uma paciente com transtorno da personalidade evitativa, relatou um aborrecimento quando alguns colegas de trabalho pareceram ignorá-la. O primeiro questionamento cognitivo seria tentar recuperar seus pensamentos automáticos (Beck, 1967), perguntando: "O que passou pela sua cabeça quando isso aconteceu?". Se estiver bem treinada para identificar pensamentos automáticos, ela poderia dizer: "Pensei: 'eles não gostam de mim'".

Se não conseguir recuperar o pensamento automático, a cliente pode ser encorajada a *imaginar* a experiência "como se estivesse acontecendo agora". À medida que revive como se deu a situação, é provável que a paciente experimente os pensamentos automáticos que manifestaria na situação real. Evidentemente, ela teria, em encontros futuros, muitas oportunidades de averiguar os pensamentos automáticos quando estes ocorrem sem serem estimulados. Se um indivíduo for capaz de antever determinada "experiência traumática", é útil preparar-se com antecedência começando a se sintonizar com a linha de raciocínio antes de entrar na situação adversa ("Será que a Linda vai me esnobar no almoço hoje?"). Luiza, nossa cliente, é assim estimulada a capturar o pensamento de rejeição relevante. Observando que Linda parece indiferente, ela pode escolher os pensamentos negativos: "Ela não gosta de mim" e "Há algo errado comigo". Claro que os pensamentos automáticos não são necessariamente disfuncionais ou irrealistas e, como veremos, precisam ser testados.

O significado máximo do evento é de maior importância. Por exemplo, Luiza poderia dar de ombros à rejeição de Linda com o pensamento: "E daí? Ela não é uma de minhas melhores amigas" ou "Eu poderia simplesmente relaxar durante o almoço e deixar que a socialização seja espontânea". No entanto, quando a paciente tem uma vulnerabilidade específica à rejeição, inicia-se uma reação em cadeia que pode culminar em um sentimento prolongado de tristeza, relacionado à crença subjacente.

Às vezes, o cliente consegue discernir a reação em cadeia através da introspecção. Muitas vezes, mediante questionamento hábil, o terapeuta pode encontrar um ponto de partida saliente (esquema central). Ele também pode usar esse exercício como uma maneira de demonstrar ao paciente a ilusão ou a falha específica em seu processo de fazer inferências e tirar conclusões. Observe o seguinte diálogo entre o terapeuta e Luiza, que estava aborrecida porque Linda, sua amiga, ficou absorta em uma conversa com um colega de trabalho no almoço:

TERAPEUTA: Que pensamento passou pela sua cabeça durante o almoço?
LUIZA: Linda está me ignorando. [Foco seletivo, personalização]
TERAPEUTA: Qual foi o significado disso para você?
LUIZA: Devo ser chata. [Autoatribuição, supergeneralização]
TERAPEUTA: O que isso significa?
LUIZA: Nunca vou ter amigos. [Previsão absoluta]
TERAPEUTA: O que significa "não ter amigos"?
LUIZA: Estou totalmente sozinha. [Esquema central]

TERAPEUTA: O que significa estar "totalmente sozinha"?
LUIZA: Eu não faço nenhuma diferença; sou cheia de defeitos e vou ser sempre infeliz. (*Começa a chorar.*)

Como a paciente começa a chorar, o terapeuta interrompe a linha de questionamento porque acredita que atingiu a base, o esquema central ("Sou cheia de defeitos"). O despertar de um sentimento intenso sugere não apenas que um esquema central foi exposto, mas também que o pensamento disfuncional está mais acessível à modificação. Esse tipo de questionamento, tentando sondar significados mais profundos e acessar o esquema central, foi denominado técnica da flecha descendente (Beck et al., 1985). Em outro momento, terapeuta e paciente desejarão explorar mais para verificar se existem outros esquemas centrais.

Neste caso em particular, o problema de Luiza tem origem em suas crenças "Se as pessoas não são responsivas a mim, é porque não gostam de mim" e "Se uma pessoa não gosta de mim, é porque é impossível gostar de mim". Quando entra no refeitório do prédio onde trabalha, ela é muito sensível ao grau de receptividade dos outros funcionários – se eles parecem querer que ela se sente a seu lado, se a incluem na conversa, se respondem ao que diz. Como tem transtorno da personalidade evitativa e tende a se esquivar de situações de possível rejeição, ela costuma não se sentar a uma mesa em que estão pessoas conhecidas, principalmente Linda. Uma maneira de lidar com isso é confrontar a questão de cabeça erguida, como ilustra o seguinte diálogo sobre entrar em um grupo de mulheres envolvidas em uma conversa animada:

TERAPEUTA: Vamos supor que as pessoas não te recebam de braços abertos, e então?
LUIZA: Não sei. Suponho que acharia que elas não gostam de mim.
TERAPEUTA: E se elas demonstrassem que gostam de você, como fica?
LUIZA: Não tenho certeza. Realmente não tenho muita coisa em comum com elas.
TERAPEUTA: Você escolheria alguma delas para ser sua amiga íntima?
LUIZA: Acho que não.
TERAPEUTA: Então, o que perturba você é o significado, a importância que dá ao fato de "ser gostada" ou "não gostada", e não a importância prática disso. Estou certo?
LUIZA: Acho que sim.

Como os esquemas centrais de Luiza giram em torno da questão de ser possível gostar dela, quase todo contato social que tem com outras pessoas envolve um teste de aceitabilidade, tornando-se quase uma questão de vida ou morte. Ao expor o esquema central por meio da técnica da flecha descendente, o terapeuta consegue trazer à luz os significados subjacentes de "ser ignorado" e demonstrar que a crença sobre a necessidade de ser gostado por todos é disfuncional.

Depois de tornar acessíveis as crenças subjacentes (conscientes), o paciente pode aplicar um raciocínio realista e lógico para modificá-las. Assim, Luiza é capaz de combater o pensamento automático de que "Eles não se preocupam comigo" com a resposta racional de que "São interações de trabalho casuais com pessoas que me conhecem pouco; sou uma pessoa relativamente introvertida e não me sinto motivada a buscar muitos amigos, o que não tem problema". Os clientes tendem a atribuir significados absolutistas aos eventos e vê-los em termos de tudo ou nada. O papel do terapeuta é ajudar o paciente a ver a importância dos eventos ou das conexões em tons de cinza e a encontrar um grau funcional de autoaceitação. Obviamente, na maioria das situações, os conhecidos casuais costumam ser neutros, em vez de rejeitar; porém, como são propensos a interpretar a neutralidade como rejeição, os pacientes com transtorno da personalidade evitativa precisam articular as crenças centrais e experimentar o afeto associado para mudar essa maneira disfuncional de pensar.

Rotulação e modificação de esquemas

Ao discutir ou elucidar os esquemas com o cliente, as classificações diagnósticas de paranoide, histriônico, narcisista, esquizoide ou *borderline* podem induzir um viés na visão do terapeuta sobre o paciente. Em vez disso, o estilo do indivíduo pode ser traduzido em termos operacionais. O estilo esquizoide, por exemplo, pode ser descrito e discutido como o paciente sendo "muito individualista" ou tendo "baixa dependência social". O transtorno da personalidade dependente pode ser discutido como "tendo uma forte crença no valor do apego a outras pessoas" ou "sendo uma pessoa sociável". Em cada caso, uma descrição imparcial modificada para se ajustar ao sistema de crenças pode ser oferecida ao paciente. O terapeuta terá de usar seu discernimento para saber se e quando deve compartilhar a categoria diagnóstica específica para além do estabelecimento dos problemas específicos no autoconceito ou nos relacionamentos que são o foco do tratamento. As principais metas e opções de tratamento para determinar o sucesso terapêutico em transtornos específicos são discutidos em cada um dos capítulos deste livro sobre aplicações clínicas.

O objetivo da terapia cognitiva para transtornos da personalidade é a modificação de esquemas e ajuste adaptativo, e não tentar transformar a personalidade. Um objetivo mais amplo é diminuir a valência dos esquemas disfuncionais e fortalecer a disponibilidade de esquemas benevolentes. Relacionada ao melhoramento do funcionamento adaptativo está a opção de "reinterpretação esquemática". Esta envolve ajudar os pacientes a entender e reinterpretar seus esquemas e estratégias de maneira mais funcional. Por exemplo, uma pessoa com transtorno da personalidade histriônica poderia reconhecer o aspecto disfuncional de buscar compulsivamente atenção e admiração em situações inapropriadas e, ainda assim, encontrar modos adaptativos de obter tal gratificação – como, por exemplo, participando de produções teatrais da comunidade ou fazendo trabalho voluntário com uma população muito grata. É provável que surja ansiedade à medida que os esquemas são desafiados e modificados, portanto, é útil informar os pacientes sobre essa possível ocorrência e dar suporte ao manejo da ansiedade.

Maria, uma profissional de tecnologia de 23 anos que tentava alcançar perfeição em praticamente todas as tarefas, estava enfrentando grande dificuldade no trabalho devido a problemas em cumprir os prazos esperados. Ela considerava essencial manter seus "altos padrões de qualidade". As tentativas de alterar esses esquemas hipervalentes encontravam grande resistência. Ela desejava alívio do estresse, mas não queria alterar suas regras e seus padrões. Uma opção discutida na terapia foi procurar um novo cargo que enfatizasse "altos padrões de qualidade". Após uma breve busca de empregos, ela encontrou um cargo em que se esperava que ela trabalhasse "vagarosa e cuidadosamente", sem prazo determinado, para produzir resultados minuciosamente detalhados. Seus colegas de trabalho consideravam seu estilo compatível com os objetivos de seu projeto. A terapia contínua trabalhou para modificar suas regras em situações sociais e em assuntos pessoais, como impostos, contas e administração doméstica.

Tomada de decisão

Uma das áreas em que terapeutas costumam se envolver na "vida lá de fora" dos pacientes com transtornos da personalidade é a tomada de decisão. Enquanto os problemas de personalidade estão sendo tratados, é necessário um trabalho conjunto para ajudar os clientes a tomar decisões importantes que tenham sido proteladas. Durante a fase aguda dos transtornos depressivos ou de ansiedade, o terapeuta se concentra em mobilizar os pacientes e recolocá-los no padrão de confrontar *problemas imediatos*, os quais podem parecer insolúveis durante a depressão (na verdade, esse sentimento pode ser um subproduto da patologia): "Devo sair da cama hoje?", "Como posso preparar as crianças para a escola?", "O que devo comprar no supermercado?", etc. Uma advogada deprimida, por exemplo, não conseguia decidir a quais casos ela deveria dar atenção primeiro quando chegava ao escritório. Ela necessitava de ajuda para estabelecer prioridades e depois fazer uma lista do que precisava ser feito para cada caso. Os sintomas de depressão podem interferir até na tomada das decisões rotineiras mais simples. Decisões importantes de longo alcance, como aquelas relacionadas a problemas conjugais, criação dos filhos ou mudanças de carreira, podem precisar ser adiadas até que a depressão ceda.

Quando os sintomas agudos cedem, a terapia pode concentrar-se nos problemas mais crônicos ou de longo prazo relacionados ao casamento, à carreira e assim por diante. Decisões que parecem colocar os pacientes em complicações, especialmente na área de relações interpessoais, precisam ser confrontados. Alguns indivíduos sentem-se paralisados, enquanto outros tomam decisões impulsivas quando confrontados com questões relativas à escolha da carreira, namoro, casamento ou divórcio e ter filhos (assim como questões mais triviais). Os procedimentos calculados envolvidos na tomada de decisões muitas vezes são bloqueados pelos problemas da personalidade do paciente. Pessoas com personalidade evitativa e passivo-agressiva tendem a procrastinar; a pessoa histriônica é mais propensa a ser impulsiva; a obsessivo-compulsiva fica presa no perfeccionismo; a dependente procura outra pessoa para tomar a decisão; a narcisista se concentra em como a decisão afetará sua aparência; e a pessoa antissocial se concentra no ganho pessoal imediato.

É claro que o terapeuta não pode tratar os problemas de personalidade em um vácuo. Os problemas cognitivos ameaçam a maneira como o indivíduo é capaz de lidar com "situações da vida real". Em contrapartida, ao ajudar o paciente a aprender e integrar novas estratégias de enfrentamento, o profissional consegue neutralizar algumas das estratégias desadaptativas que são manifestações do transtorno da personalidade. Incorporar uma nova estratégia de tomada de decisão pode aumentar a autossuficiência de uma pessoa que é dependente, aperfeiçoar a capacidade de assumir riscos interpessoais da pessoa evitativa, fazer a histriônica refletir mais e aumentar a flexibilidade da obsessivo-compulsiva. Assim, novos padrões de tomada de decisão podem modificar os estilos de personalidade em cada transtorno.

Um método que ajuda as pessoas a classificar seus sentimentos em relação a uma decisão-chave é fazer uma lista dos prós e contras para cada opção em colunas separadas. Com o auxílio do terapeuta, o paciente faz uma lista das vantagens e desvantagens de cada alternativa e tenta atribuir pesos a cada um desses itens. Por exemplo, Tom, que tendia a ficar obcecado por decisões e pelo desempenho de modo geral, tinha decidido abandonar a faculdade de direito por causa do desconforto que sentia ao fazer provas e do medo de não corresponder às expectativas. Ele foi levado a considerar o abandono por sua crença de que essa era a única forma de aliviar seu estresse. Como um modo de ajudá-lo a tomar uma decisão objetiva, ele e o terapeuta desenharam quatro colunas e as preencheram juntos, como mostra a Tabela 5.2. A primeira coluna listava as razões para abandonar ou continuar. Na segunda coluna, ele avaliou a importância dessas razões. A terceira coluna continha as refutações, e a quarta trazia o valor ou a importância das refutações.

Depois de repassar a lista com seu terapeuta, Tom foi capaz de ver a questão de abandonar a faculdade com mais objetividade. Ele sentiu algum alívio quando percebeu

TABELA 5.2
Processo de tomada de decisão de Tom

	Valor	Refutação	Valor
A favor do abandono			
"Não terei que me preocupar tanto."	60%	"Estou na terapia para superar meu *perfeccionismo*, que é o que está me deixando infeliz."	40%
"Posso descobrir se quero ser um advogado."	10%	"Não preciso tomar uma decisão irreversível para descobrir isso... Posso deixar para decidir enquanto continuo o curso."	30%
"Será um grande alívio. Posso dar um tempo e perambular por um tempo."	40%	"Vou me sentir aliviado no início, mas depois posso ficar realmente triste."	30%
A favor da permanência			
"Preparei-me para entrar na faculdade de Direito e só falta um ano e meio para terminar."	40%	Nenhuma	–
"Posso acabar gostando da prática do Direito (são as provas que estão me deprimindo)."	30%	Nenhuma	–
"Mesmo que eu não goste da prática do Direito, ela é uma boa porta de entrada para uma série de empregos diferentes (inclusive a diretoria de uma faculdade!)."	30%	Nenhuma	–
"Alguns dos cursos me animam."	20%	Nenhuma	–
"Meu perfeccionismo pode funcionar bem para mim na advocacia."	20%	Nenhuma	–

que seu perfeccionismo e sua obsessão eram as verdadeiras fontes de angústia, e não as dificuldades da escola em si, e que ele poderia obter a ajuda clínico com relação a esse problema de personalidade que o atormentava na maior parte de sua vida. Deve-se observar que decisões relativamente simples para um paciente se tornam monumentais para outro por tocarem em sensibilidades específicas da personalidade. Assim, Agnes, que apresentava uma personalidade dependente, não tinha dificuldade para decidir fazer um jantar para os amigos, mas sofria para tomar a decisão de fazer uma viagem sozinha. Por sua vez, Felipe tinha uma personalidade esquizoide e era capaz de planejar fazer uma viagem sozinho, mas ficava bloqueado quando precisava de ajuda devido a problemas com o carro.

TÉCNICAS COMPORTAMENTAIS

São três os objetivos de usar técnicas comportamentais. Primeiro, o paciente pode precisar trabalhar diretamente para alterar comportamentos autodestrutivos. Segundo, ele pode precisar de ajuda para desenvolver habilidades específicas. Terceiro, tarefas comportamentais podem ser usadas como atividade de casa para reunir novos dados para avaliar as cognições. As técnicas comportamentais que podem ser úteis (embora não sejam discutidas detalhadamente aqui) incluem as seguintes:

1. Registros de atividades, que permitem a identificação retrospectiva e o planejamento prospectivo de mudanças, incluindo avaliação dos níveis básicos de

ativação e direcionamento dos objetivos, bem como a satisfação com a produtividade diária.
2. Programação de atividades, para aumentar a eficácia pessoal em áreas-alvo, tais como emoções positivas (domínio e prazer), independência (desenvolvimento de habilidades), relações sociais (intencionais, recíprocas) ou propósito (valores ou significados pessoais).
3. Ensaio comportamental, modelação e treinamento de assertividade para o desenvolvimento de habilidades de responder de maneira mais eficaz a situações desafiadoras ou estressantes. Normalmente, envolve refletir sobre as habilidades comportamentais específicas necessárias e conversar sobre a sequência de atuação, ensaiando um mapa cognitivo do procedimento de como colocar as ações em prática para alcançar o resultado desejado, como, por exemplo, obter cooperação de outra pessoa, e como resolver os pontos de dificuldade.
4. Treinamento de relaxamento e técnicas de redirecionamento comportamental (do inglês, "*behavioral redirection*"), para uso quando a ansiedade ou a preocupação aumentam durante os esforços para mudar.
5. Exposição *in vivo*, organizada para que o terapeuta auxilie o paciente a confrontar um estímulo que tem a probabilidade de desencadear um esquema problemático e apoie o esforço de experimentar e responder efetivamente às cognições problemáticas. Alternativamente, a exposição imagética pode ser útil em situações específicas que sejam difíceis de organizar *in vivo*.
6. Tarefas graduadas, para que o paciente possa vivenciar as mudanças como um processo passo a passo progressivo durante o qual a dificuldade de cada componente possa ser ajustada e seu domínio seja alcançado em etapas.
7. Análise da cadeia comportamental para auxiliar o cliente a decompor sequências de problemas e desenvolver ideias para alternativas de resposta em cada etapa da sequência. Respostas concorrentes (fazer o oposto) podem ser introduzidas como um meio de redirecionamento e aumento do controle comportamental.
8. Manejo do tempo e da rotina, a fim de auxiliar o paciente a definir prioridades no uso de seu tempo, organizando rotinas efetivas para atividades da vida diária e para alocar uma parte realista do tempo em diversos eventos e tarefas. Muitas vezes, isso inclui discutir os horários de sono e vigília, bem como estabilizar as rotinas após momentos ou acontecimentos disruptivos.
9. Controle de estímulos – ou a alteração intencional de sinais para provocar as respostas e os comportamentos desejados e criar condições que desestimulem comportamentos desadaptativos.
10. Manejo de contingências, para ligar sistematicamente as recompensas ou o reforço positivo aos esforços desejados e diminuir os benefícios associados às respostas desadaptativas.

MÉTODOS EXPERIENCIAIS

Uma série de atividades podem ser usadas em sessão para criar uma experiência que misture os componentes emocionais do esquema com os pensamentos e o comportamento, de modo a auxiliar no desenvolvimento das habilidades, alterando esquemas especialmente resistentes, ou no desenvolvimento de práticas para identificar e regular emoções às quais o paciente possa dar continuidade em casa. Clientes com perfis cognitivos diferentes variarão significativamente em sua disposição para praticar exercícios experienciais e em suas necessidades específicas de alterar cognições e de estratégias superdesenvolvidas ou subdesenvolvidas. Em geral, aqueles que tendem a ser inibidos e contidos, que acreditam ser arriscado ou inapropriado deixar seus sentimentos transparecerem, beneficiam-se de uma abordagem gradual que proporciona maior flexibilidade nessas barreiras inibitórias. Já os indivíduos que tendem a ser mais desinibidos e que acreditam ser importante se expressar e transmitir sua mensagem a qualquer custo podem precisar de exercícios expressivos que os ajudem a conter e direcionar suas mensagens. Para os inibidos, a expressão construtiva normalmente significa enviar uma mensagem um pouco mais sonora e, para os desinibidos, significa reduzir um pouco o tom, o volume e a intensidade. Além do uso experiencial do *feedback* interpessoal no relacionamento terapêutico já mencionado, os tipos de atividades apresentados a seguir são de extrema valia no trabalho com esquemas profundamente arraigados.

Role-play

Pode-se usar o *role-play* para o desenvolvimento de habilidades em comunicações interpessoais, como no "treinamento de assertividade". Quando o *role-play* envolve um tema emocionalmente carregado, esquemas disfuncionais costumam ser ativados e ficam disponíveis para modificação.

No *role-play* invertido, o terapeuta pode "modelar" o comportamento apropriado e auxiliar o paciente na reflexão sobre o impacto de seus esquemas e estratégias comportamentais. Esse jogo de papéis invertidos é um componente crucial do treinamento da empatia. Vejamos o exemplo de Alana, uma estudante de 18 anos que encontrava-se em um estado contínuo de raiva de seu pai, a quem ela considerava "crítico, malvado e controlador". Ela alegava que "Ele tenta viver a minha vida por mim e desaprova tudo o que faço". Após instruções adequadas, o terapeuta fez o papel do pai em um cenário recente, no qual este a havia questionado sobre seu gasto de dinheiro, resultando na explosão da paciente. Durante o *role-play*, ela teve os seguintes pensamentos: "Você está sempre me criticando", "Você não me entende" e "Mereço mais crédito". Então, eles inverteram os papéis. A paciente se esforçou bastante para "fazer um bom trabalho" – ou seja, ver a situação pelos olhos do pai. Ela foi às lágrimas durante o *role-play* e explicou: "Entendi que ele quer o melhor para mim e isso inclui ter mais responsabilidade". Ela tinha ficado tão presa na própria perspectiva que era incapaz de ver a de seu cuidador.

Origens do esquema

O uso de material da infância não é imprescindível ao tratar a fase aguda da depressão ou da ansiedade, mas, muitas vezes, é importante no tratamento de transtornos da personalidade. Recordar experiências e revisar a infância abre janelas para entender as origens dos padrões desadaptativos. Essa abordagem pode aumentar a perspectiva e a objetividade. Uma paciente que se criticava constantemente, apesar da consistente demonstração da ausência de razoabilidade e da disfunção de suas crenças, por exemplo, conseguiu atenuar suas autocríticas quando reviveu cenas de crítica na infância. "Agora me critico não porque é o certo a fazer, mas porque minha mãe sempre me criticou e peguei isso dela". Outro cliente percebeu que a origem de seus altos padrões de responsabilidade vinha de mensagens internalizadas de que esta era uma fonte primordial de valor e orgulho em sua família. O principal objetivo é identificar um padrão no esquema e ativar o potencial para mudá-lo. Os pacientes podem se sentir culpados por colocar a culpa em sua família ou outras pessoas, o que não é o intuito do exercício, e, por isso, eles devem ser encorajados a colocar a experiência em um contexto de compreensão.

Diálogos do esquema

Diálogos de *role-play* entre diferentes modos de esquema, tais como criança vulnerável e adulto saudável, podem ser um modo muito eficaz de mobilizar o afeto e produzir "mutação" dos esquemas ou das crenças centrais. Recriar situações "patogênicas" ou interações-chave do período de desenvolvimento costuma proporcionar uma oportunidade para reestruturar as atitudes que se formaram durante esse período. Casos como esses são semelhantes à "neurose de guerra": os pacientes precisam vivenciar uma catarse emocional para mudar suas fortes crenças (Beck et al., 1985).

Ao representar o papel de uma figura do passado, o paciente pode ver um pai ou uma mãe (ou um irmão ou irmã) "ruim" em termos mais inofensivos. Ele pode começar a sentir empatia ou compaixão pelos pais que os traumatizaram. Pode ser que veja que ele próprio não foi e não é "mau", mas que desenvolveu uma imagem fixa de maldade porque seus cuidadores ficavam aborrecidos e descarregavam a raiva nele. Também pode perceber que seus pais tinham padrões rígidos e não realistas que impunham de modo arbitrário. Consequentemente, o paciente pode suavizar suas atitudes em relação a si mesmo. Ou pode conseguir falar de maneira mais assertiva com o pai não razoável e defender seu direito de proteção e cuidado razoável como uma criança vulnerável.

Pode-se encaixar a justificativa para "reviver" episódios específicos da infância no conceito mais generalizado de aprendizagem dependente do estado. Para "testar a realidade" da validade dos esquemas originados na infância, essas crenças precisam ser trazidas à superfície. Um diálogo do esquema pode ajudar os pacientes a ver que suas visões centrais de si mesmos não se baseavam em lógica ou raciocínio, mas eram produtos de reações insensatas dos pais. A declaração de um pai que diz "Você é um estorvo" é tomada como válida e é incorporada no sistema de crenças do indivíduo, mesmo se ele próprio não acreditar que o rótulo se justifique. Reviver o episódio facilita a emergência das estruturas dominantes (os "*hot schemes*" ou "esquemas quentes") e os torna mais acessíveis à modificação.

Imagens mentais

Outra maneira de ativar os componentes emocionais do esquema é por meio do uso de imagens mentais. Estas podem ser especialmente úteis para memórias salientes, talvez combinadas com diálogos do esquema. A justificativa para este procedimento requer alguma consideração: simplesmente falar sobre um evento traumático pode dar um *insight* intelectual sobre o porquê de o paciente ter uma autoimagem negativa, por exemplo, mas isso não muda realmente a imagem. Para modificá-la, é necessário retroceder no tempo, por assim dizer, e recriar a situação. Quando as interações ganham vida, a interpretação errônea é ativada – junto com o afeto – e a reestruturação cognitiva pode ocorrer.

Uma jovem com transtorno de pânico e transtorno da personalidade evitativa relatou sentir-se particularmente aborrecida por não ter feito a tarefa de casa da terapia. O terapeuta perguntou onde o sentimento se localizava, e a paciente disse que era na área do "estômago". O profissional, então, perguntou se ela tinha uma imagem de referência do que a estava aborrecendo, e ela disse: "Vejo-me entrando em seu consultório. Você é gigantesco; você critica e humilha; você é como uma grande autoridade e ficará furioso comigo". O clínico indagou quando isso pode ter acontecido no passado. A paciente tinha vivido isso muitas vezes na infância durante contatos desagradáveis com sua mãe. Sua genitora bebia muito e, quando bebia, irritava-se frequentemente com a filha. Certo dia, a menina chegou da escola mais cedo, e sua mãe "explodiu" com ela por acordá-la.

O terapeuta lhe pediu que recriasse essa experiência na forma de imagens. A cliente descreveu a seguinte imagem: "Cheguei em casa e toquei a campainha. Minha mãe abriu a porta. Ele me olhou. Ela era gigantesca. Ela olhou para baixo e gritou comigo por tê-la acordado. Ela disse: 'Como você se atreve a interromper meu sono!' Disse que eu era má e toda errada". A paciente extraiu dessa experiência (e de muitas outras semelhantes) o seguinte: "Sou uma menina má" e "Estou errada porque aborreci minha mãe". Depois de explorar possíveis explicações para o comportamento da genitora que não fossem a de ser uma menina má, o terapeuta concentrou-se no "modo adulto" da cliente para lidar com essa memória poderosa. Ele lhe deu um "modelo" de qual seria uma resposta apropriada para a mãe se a criança tivesse a maturidade e as habilidades de um adulto. A paciente praticou tais respostas, com o clínico fazendo o papel da mãe. Cada vez que ela praticava, sua incerteza sobre a questão diminuía, até que finalmente conseguiu dizer com algum grau de convicção: "Não é minha culpa – você está sendo insensata, atormentando-me sem um bom motivo. Não fiz nada de errado".

Expressão das emoções

Indivíduos que acreditam que erros são intoleráveis, que o autocontrole é imperativo e que revelar ou expressar emoções é inadequado ou perigoso podem desenvolver transtornos da personalidade nos quais o mascaramento difuso do afeto em situações sociais exacerba a solidão, o isolamento e a falta de conexão com os outros, podendo contribuir para uma sensação de autoalienação. Algumas evidências estão surgindo de que as exposições comportamentais podem ser mais eficazes para indivíduos muito inibidos quando facilitadas pela prática de alterar a fisiologia de sua tendência para a inibição de seu temperamento antes da exposição (Lynch et al., 2013). Pode-se realizar isso ao ativar o sistema parassimpático ou de segurança por meio de diversos exercícios tranquilizantes e expressivos, tais como exagerar deliberadamente as expressões faciais positivas, praticar gestos expressivos com as mãos abertas, ouvir música suave, alongar o corpo, entre outros. O efeito de tais exercícios é a redução dos sinais fisiológicos de angústia e humor defensivo que tendem a automaticamente provocar respostas negativas dos outros, estabelecendo assim melhores condições para novo aprendizado e êxito nas interações sociais.

Além disso, pacientes emocionalmente inibidos e supercontrolados podem se beneficiar com a ajuda para romper barreiras inibitórias por meio de ensaio comportamental das expressões emocionais nas sessões (Lynch, 2014). Isso pode envolver uma "prática" complacente de emoções exageradas, talvez contrastadas com expressões mais sutis, assim como a prática de expressar as emoções da maneira como elas poderiam se manifestar em diversos contextos. É importante estabelecer um raciocínio lógico para tal prática, o qual explique a noção de diminuir a inibição e os modos defensivos, bem como conduzir uma revisão dos pensamentos e autoavaliações do paciente depois do exercício. Versões de exercícios expressivos como tarefa de casa poderiam incluir praticar as expressões em frente a um espelho ou com uma pessoa de confiança, por exemplo, demonstrando empolgação ao cumprimentar um amigo. Isso pode ajudar pacientes muito negativistas ou com anedonia a se conscientizarem das emoções positivas que simplesmente não fazem parte ativa de seu vocabulário emocional, cognitivo ou comportamental.

Clarificação de valores

As crenças sobre o significado e o propósito da vida podem ser trazidas à consciência de uma maneira emocionalmente carregada por meio de exercícios de valores pessoais. A forma mais dinâmica desses exercícios utiliza imagens mentais de eventos do fim da vida (imaginar a própria lápide ou o discurso fúnebre) ou de celebrações importantes (p. ex., homenagens no aniversário de 50 ou 80 anos de alguém), podendo incluir declarações dramaticamente expressivas (p. ex., levantar-se e falar). Tal clarificação "do que é importante" – as virtudes ou as prioridades nos principais domínios da vida em que o paciente quer ver suas ações representadas – é, então, vinculada às estratégias comportamentais e às metas (veja Strosahl et al., 2004). Exercícios desse tipo podem ajudar a fortalecer os modos adaptativos, além de fornecer um ponto de entrada para afrouxar os esquemas desadaptativos, como no caso do paciente que é antissocial e tem valores criminógenos (veja Mitchell, Tafrate, & Freeman, Cap. 16 deste livro). Os clientes ativam esquemas para valores pró-sociais (p. ex., "Valorizo a gentileza e a honestidade") e ganham perspectiva sobre como podem optar por moldar sua personalidade ao expressá-los e "vivenciá-los". Os valores identificados podem ser usados como pontos de referência cognitiva salientes que ajudam a tomar decisões e lidar com situações desafiadoras. Outro método popularizado de clarificação de valores é a criação de uma declaração de missão pessoal ou familiar, a qual oferece uma abordagem alternativa do trabalho com essas crenças.

Foco da atenção

Os transtornos da personalidade também envolvem uma quantidade exagerada de atenção autofocada, muitas vezes fixada em anseios ou necessidades, vivenciada como algo inegável e difícil de controlar, criando um viés de autoesquema no processamento das informações. Exercícios com base na atenção que ampliam a consciência dos detalhes e do contexto facilitam um processo cognitivo mais reflexivo, o qual ajuda o paciente a alterar o pensamento defensivo autofocado associado a problemas de personalidade. As atividades podem incluir monitoramento e redirecionamento da atenção em situações específicas (p. ex., erguer os olhos e encarar as pessoas, em vez de olhar em outra direção, sinalizar mais interesse do que desinteresse) ou apontar temas repetitivos, tais como atentar para assuntos negativos e queixas e, então, deliberadamente mudar de assunto.

Diversas práticas de *mindfulness* (p. ex., Germer et al., 2013) podem ajudar o paciente a aprender a se desvencilhar da "atração" de uma linha de raciocínio e tornar-se mais apto a mudar a atenção para estímulos novos ou diferentes. Também se pode usar meditações de *mindfulness* para abordar experiências emocionais positivas, tais como carinho e gentileza amorosa, ou construir tolerância para emoções mais difíceis, assumindo uma postura mais ampla, mais reflexiva e menos reativa, ante esses estados internos (Hofmann, Glombiewski, Asnaani, & Sawyer, 2011). Essas práticas precisam ser selecionadas tendo em mente o esquema central do indivíduo, bem como devem ser oferecidas com uma justificativa clínica que esteja de acordo com o cliente. Por exemplo, um paciente com personalidade dependente poderia praticar manter-se plenamente atento à incerteza como uma maneira de construir tolerância e autossuficiência, sem fugir desses sentimentos imediatamente e procurar ajuda. Já aquele com personalidade narcisista poderia se beneficiar da meditação do amor incondicional (*Metta Bhavana*) para aumentar sua capacidade de responder aos outros com empatia. O paciente com personalidade paranoide provavelmente se beneficiaria com a prática de relaxar sua vigilância externa e, em vez disso, observar sensações corporais internas, mas, em primeiro lugar, ele deve estar engajado o suficiente no processo de terapia para estar disposto a fazer o exercício. Pacientes muito críticos (de si mesmos ou dos outros), tais como os portadores de transtornos da personalidade evitativa, obsessivo-compulsiva ou depressiva, também poderiam fortalecer novos esquemas adaptativos por meio de práticas de *mindfulness* focadas na compaixão.

CONSIDERAÇÕES FINAIS

Acredita-se que as crenças disfuncionais envolvidas nos transtornos da personalidade estão profundamente arraigadas no esquema da pessoa para dirigir sua vida, sua identidade e seus vínculos de relacionamento e, portanto, serão provavelmente necessários tempo e esforço prolongados para que ocorra uma mudança substancial. Essas crenças desadaptativas formam um substrato para uma orientação básica à realidade e continuarão operando até que estejam modificadas e novas crenças mais adaptativas sejam desenvolvidas e fortalecidas. O tratamento cognitivo dos transtornos da personalidade baseia-se na conceitualização de caso a partir de dados, na qual as informações são extraídas de três fontes principais: os problemas atuais da vida do paciente, a história de seu desenvolvimento e suas reações ao relacionamento terapêutico. Dados essenciais para a conceitualização de casos incluem o delineamento das crenças centrais sobre o *self* e os outros, principais pressupostos e crenças imperativas, estratégias comportamentais e outras crenças, bem como comportamentos que interferem no tratamento. A coleta de dados é um processo colaborativo constante liderado inicialmente pelo terapeuta e com o envolvimento ativo do paciente aumentando com o tempo. As principais habilidades de um terapeuta para gerenciar esse processo incluem escutar e fazer perguntas apropriadas; observar o paciente com atenção; usar questionamentos cognitivas em busca de significado nas conjunturas relevantes; testar hipóteses sobre os objetivos do paciente; guiar a descoberta com sensibilidade de tal modo que mantenha o indivíduo envolvido e motivado a seguir em frente; e manter a atenção no relacionamento terapêutico. Com uma conceitualização de caso bem feita, o profissional pode lançar mão de várias técnicas para alterar o esquema cognitivo, desenvolver as habilidades diretamente ou alterar comportamentos desadaptativos, além de identificar e aperfeiçoar a autoeficácia na expressão e regulação emocional. As estratégias descritas ao longo deste capítulo podem ser usadas de modo flexível e intercambiável, sendo normalmente combinadas da maneira mais disponível para promover uma mudança adaptativa e duradoura.

Capítulo 6

A ALIANÇA TERAPÊUTICA COM PACIENTES PORTADORES DE TRANSTORNOS DA PERSONALIDADE

Denise D. Davis
Judith S. Beck

Em geral, os terapeutas precisam despender significativamente mais tempo e esforço desenvolvendo e mantendo a aliança terapêutica com pacientes com transtornos da personalidade do que com aqueles que têm um transtorno agudo, como ansiedade ou depressão com ajuste adaptativo e estável da personalidade pré-mórbida. Ao tratar indivíduos com transtornos agudos sem maiores complicações, os terapeutas precisam exibir habilidades de aconselhamento sólidas (incluindo empatia, genuinidade, compreensão precisa e consideração positiva), promover um relacionamento colaborativo, adaptar seu estilo ao do paciente, evocar e responder com sensibilidade ao *feedback* dele, aliviar o sofrimento e, de modo geral, tratar o indivíduo com o mesmo respeito e humanidade que gostariam de ser tratados.

Pacientes com transtornos agudos muitas vezes começam o tratamento com expectativas positivas do terapeuta – como, por exemplo, "o terapeuta provavelmente será compreensivo, carinhoso e competente" – e do tratamento, esperando que "a terapia ajudará a me sentir melhor". Esses clientes costumam aceitar e acolher a orientação do profissional, sem conflitos indevidos de autoridade ou ansiedade. Confiam em seu terapeuta e não têm dúvidas ou sérias preocupações sobre como ele os vê ou se comporta com eles. Eles compreendem e aceitam a responsabilidade pelo trabalho durante e entre as sessões e fazem os esforços adequados em direção à melhora. Em resposta à orientação do terapeuta, o paciente com frequência sente afeição e gratidão, primeiramente prevendo o alívio e, depois, reconhecendo a melhora. Esse intercâmbio interpessoal reflete as expectativas e habilidades funcionais de ambas as partes.

Ao tratar pacientes com transtornos da personalidade mais complexos, o profissional precisa usar essas mesmas habilidades para intensificar a aliança, mas, invariavelmente, surgirão dificuldades no relacionamento. É comum que esses clientes iniciem o tratamento com um conjunto diferente de expectativas, como, por exemplo, "meu terapeuta pode me magoar, me criticar ou tentar me controlar" e "a terapia pode me fazer sentir pior". Eles trazem as mesmas crenças disfuncionais profundamente arraigadas, negativas e supergeneralizadas sobre si mesmos e os outros, bem como as mesmas estratégias disfuncionais de enfrentamento interpessoal para o ambiente da terapia. Como os pacientes com transtornos da personalidade costumam usar com o terapeuta suas estratégias superdesenvolvidas de maneira desadaptativa, é grande a chance de pacientes e terapeutas passarem por uma série de reações emocionais entre si.

Desenvolver adequadamente a aliança terapêutica requer mais do que apenas mais tempo. Também é preciso estar muito sintonizado com as reações emocionais do paciente nas sessões para conseguir identificar e reparar com rapidez qualquer ruptura na aliança. Quando consegue resolver as dificuldades no relacionamento terapêutico, o terapeuta pode ajudar os clientes a generalizar o que aprenderam, a fim de melhorar os relacionamentos fora do tratamento.

A qualidade da aliança terapêutica também é importante. Especificamente, o terapeuta tenta construir um relacionamento afetuoso e de confiança com o paciente. Para tanto, deve demonstrar interesse genuíno no indivíduo e em sua vida, bem como comprometimento no trabalho com ele para melhorar seu bem-estar. Pode ser que precise ajudar o cliente com transtorno da personalidade a entender como avaliar o que é melhor para ele sem ser impositivo, dogmático ou desrespeitoso com relação à sua autonomia. Também precisa prestar especial atenção às próprias reações emocionais negativas ou as de seu paciente para identificar e modificar cognições desadaptativas que levam a maneiras improdutivas de responder um ao outro. Algumas vezes, o terapeuta precisa despender esforço considerável para promover a confiança e aceitação de sua influência e entender como as cognições negativas e estratégias de enfrentamento dos pacientes interferem na capacidade ou disposição para trabalhar em direção às metas terapêuticas.

Ao tratar pacientes com transtornos da personalidade, o profissional geralmente dedica mais tempo a perguntar sobre suas vidas, indagando, por exemplo, sobre seus filhos, cônjuge, emprego, amigos, família de origem, história pessoal e hábitos de lazer, o que ocorre por várias razões. Uma delas é que demonstrar esse interesse indica aos clientes que ele se importa com eles e compreende as realidades de suas vidas. Isso ajuda o indivíduo a desenvolver um senso de envolvimento emocional e confiança no relacionamento terapêutico, encorajando-o a superar a evitação e a mergulhar mais fundo nas áreas de dificuldade que estão muito carregadas de emoção. Outra razão é que terapeuta e paciente podem ser capazes de detectar padrões de dificuldade importantes (na cognição, no humor e no comportamento) que permeiam diversos aspectos da vida do cliente. Ainda outra é que a discussão de tais temas pode revelar informações importantes (p. ex., experiências positivas e relacionamentos mais saudáveis) e os pontos fortes do paciente, cuja identificação é fundamental no tratamento.

O histórico de desenvolvimento no que tange aos problemas-chave do cliente é, às vezes, um foco recorrente de discussão, pois pode ajudar terapeutas e pacientes a compreender como as crenças disfuncionais e estratégias de enfrentamento se originaram e foram mantidas ao longo dos anos, e como essas crenças e estratégias de enfrentamento atualmente interferem na capacidade dos pacientes de alcançar os objetivos que desejam. A Figura 8.2 (em Brauer & Reinecke, Cap. 8 deste livro) ilustra um modelo que pode ser generalizado a todos os transtornos da personalidade, no qual a discussão terapêutica pode passar com fluidez do histórico de desenvolvimento para a situação de vida atual, para a interação pessoal direta com o terapeuta e vice-versa. O processo de educação, desenvolvimento de habilidades e apoio emocional é especialmente importante ao tratar pacientes com transtornos da personalidade, cujas experiências negativas podem ter sido associadas à dificuldade de adquirir e consolidar habilidades básicas de regulação emocional e interpessoal e crenças funcionais sobre autocontrole, tolerância ao estresse e confiança nos outros.

Ao se preparar para trabalhar com tais clientes, o terapeuta precisa estar especialmente atento aos pensamentos críticos. As próprias palavras utilizadas para descrever os transtornos em questão (p. ex., "narcisista", "compulsivo", "dependente") carregam um tom pejorativo. É difícil tirar o "pessoal" da "personalidade" quando nos referimos à natureza do transtorno, embora seja muito importante para manter-se solidário e sensível à dor que o paciente sente quando as crenças centrais sobre si mesmos são ativadas. Tentando se colocar no lugar dos clientes – talvez se imaginando com o mesmo conjunto de sensibilidades e vulnerabilidades agudas –, o terapeuta pode compreendê-los melhor. Ao mesmo tempo, ele precisa se precaver para manter a objetividade e permanecer otimista de uma maneira realista. Ser paciente, persistente e focado no problema em um contexto isento de crítica descreve a conduta desejada do profissional.

Na terapia focada nos esquemas, o clínico pode explicitamente enquadrar seu papel como de reparentalização limitada, fornecendo, dentro dos limites profissionais, elementos de estimulação e orientação emocional que foi insuficiente durante o desenvolvimento do paciente. Mesmo quando não desenhado explicitamente dessa maneira, é importante que o terapeuta mantenha e comunique uma visão favorável do cliente e continuamente busque identificar dados do paciente que confirmem essa visão. O profissional pode funcionar como figura de apego limitado na vida do indivíduo, estimulando fortes emoções (positivas ou negativas) para ambos em seu relacionamento em evolução. Tradicionalmente, tais reações têm sido chamadas de "transferência" e "contratransferência". Para evitar confusão com pressupostos psicodinâmicos, vamos nos referir a elas apenas como reações do paciente ao terapeuta e reações do terapeuta ao paciente.

É importante que tanto profissional como cliente tenham expectativas realistas sobre o tratamento, a fim de evitar decepção, frustração ou desânimo. A melhora dos problemas presentes há muito tempo pode ser lenta, e o tratamento, demorado. É difícil estimar a duração ideal da terapia ao iniciar, sendo que a taxa de remissão dos sintomas agudos pode variar consideravelmente. As discutir o tratamento, costuma ser benéfico rotular o transtorno agudo do paciente. Contudo, pode ser contraproducente quando o diagnóstico é de transtorno da personalidade, pois o paciente pode se sentir rebaixado, desamparado ou desesperançado.

Embora o papel do terapeuta possa se expandir ao tratar um paciente com transtorno da personalidade, deve-se sempre manter os limites terapêuticos básicos. O profissional se empenha para se manter objetivo e responsável por garantir que limites protetores permaneçam intactos, sobretudo quando os déficits nas habilidades dos clientes estão sobrecarregados ou crenças comprometidas estão fortemente ativas (Newman, 1997). Como em qualquer psicoterapia profissional, envolvimentos sexuais são claramente proibidos (American Psychological Association, 2002; Koocher & Keith-Spiegel, 1998). Relacionamentos em outros contextos, embora nem sempre antiéticos, apresentam um maior risco de dano para pacientes com transtornos da personalidade devido ao potencial para confusão, mal-entendidos ou interferência na terapia, devendo, portanto, ser evitados de modo geral.

DIFICULDADES NO RELACIONAMENTO TERAPÊUTICO

É recomendável que o terapeuta reconheça que é comum surgirem dificuldades na aliança ao tratar esses pacientes. Os transtornos da personalidade são clinicamente complexos e costumam incluir comprometimento do funcionamento interpessoal e percepção ou autoconhecimento limitado, além dos sintomas agudos ou problemas situacionais que podem ter motivado o encaminhamento para a terapia. Trabalhar com esses desafios é um componente substancial do tratamento, não apenas necessário para obter colaboração, mas também útil para fornecer oportunidades de aprendizagem importantes para o cliente.

Dotado das habilidades teóricas da conceitualização de caso, o terapeuta pode conscienciosamente responder às necessidades únicas das diferentes personalidades dos pacientes. Consideramos essencial que o profissional domine o modelo conceitual da terapia cognitiva e siga as diretrizes gerais e específicas de tratamento oferecidas nos outros capítulos deste livro de maneira consistente.

Para muitos pacientes com transtornos da personalidade, é difícil estabelecer uma relação colaborativa com o terapeuta, embora os pontos fortes e fracos de cada cliente possam também mediar a proeminência ou o poder disruptivo de tais problemas. O profissional deve ficar atento para os padrões de dificuldades interpessoais durante a sessão e procurar temas em comum, tais como um desejo avassalador de validação emocional, medo da intensidade emocional, uma atração pela autoconsistência ou um dilema moral (Leahy, 2001).

Antes de supor que um problema está relacionado com a aliança terapêutica, o clínico deve descartar outros fatores. Pacientes que não comparecem às sessões, por exemplo, podem ter a crença disfuncional de que "Se me envolver plenamente no tratamento, estarei deixando que o terapeuta me controle", ou manter visões favoráveis do terapeuta e da terapia, mas ter uma vida desorganizada e caótica, de modo que seu comportamento interferente na terapia pode não tenha nada a ver com o relacionamento terapêutico.

A colaboração também pode se romper, não em relação à psicopatologia do paciente, mas por conta de erros do próprio profissional. O clínico pode, por exemplo, ser dominador ou excessivamente controlador. Ele pode exigir demais do cliente muito precocemente, deixar de responder às mudanças no afeto do indivíduo durante a sessão, interromper demais ou muito pouco, ser empático demais ou pouco empático, não compreender o paciente com precisão ou agir de maneira não colaborativa. Com frequência, é necessário revisar os registros das sessões de terapia, preferencialmente com um colega ou supervisor, para identificar erros que o terapeuta comete de modo involuntário (J. Beck, 2005).

CONCEITUALIZAÇÃO DAS CRENÇAS E DOS COMPORTAMENTOS DESADAPTATIVOS DO PACIENTE

Quando surgem problemas, é importante evitar descrições generalizadas do paciente (p. ex., o paciente é resistente, preguiçoso, desmotivado) e, em vez disso, especificar seu comportamento (p. ex., o cliente criticou duramente o profissional, insistiu que a terapia não pode ajudar, recusou-se a responder às perguntas, mentiu para o terapeuta ou exigiu direitos). Então, é importante conceitualizar como as crenças centrais e pressupostos dos pacientes estão relacionadas ao comportamento problemático.

Clientes que repetidamente dizem "não sei" quando seu terapeuta tenta aplicar uma resolução colaborativa de problemas, por exemplo, podem acreditar que "Se eu tentar encontrar soluções para meus problemas no tratamento, falharei (porque sou incompetente), mas se eu contar com meu terapeuta para resolver meus problemas, ficarei bem". Essa crença costuma ser um subconjunto da suposição mais ampla de que "Se eu contar comigo mesmo, vou fracassar, mas se eu contar com os outros, ficarei bem".

O paciente pode deixar de revelar informações importantes em virtude de sua crença de que "Se meu terapeuta souber de algo negativo sobre mim, ele me julgará duramente (porque vai descobrir que tenho defeitos), mas se eu mantiver o silêncio sobre isso, ele me aceitará". Sua suposição geral é de que "Se as pessoas conhecerem o meu verdadeiro eu, irão me ferir ou rejeitar, mas se esconder meu verdadeiro eu, elas me aceitarão, pelo menos por algum tempo".

Quando critica seu terapeuta ou descarta suas ideias peremptoriamente, o paciente pode manter a crença de que "Se eu denegrir meu terapeuta, serei superior (ao menos por enquanto), mas se ouvi-lo e demonstrar que valorizo suas ideias, isso significará que sou inferior". Sua suposição geral é de que "Se eu agir de uma maneira superior e subordinar os outros, serei superior, mas se não fizer isso, eles serão superiores, e eu, inferior". Uma lista de crenças e comportamentos que interferem na terapia para cada transtorno da personalidade pode ser encontrada em J. Beck (2005).

Assim, muitos desafios colaborativos são compatíveis com os perfis cognitivos específicos dos clientes. Quando um indivíduo inicia um tratamento, seus esquemas centrais negativos muitas vezes já foram ativados, e ele tende a se ver de maneiras previsíveis, além de perceber seu terapeuta pelas lentes de sua característica visão dos outros. A Tabela 6.1 resume uma lista de cognições e pressupostos específicos dos perfis que podem ter impacto no relacionamento terapêutico e na interação em diferentes momentos do tratamento.

Como se pode ver na Tabela 6.1, as crenças características dos pacientes com transtornos da personalidade evitativa, paranoide, esquizoide e esquizotípica sugerem um potencial para dificuldade no engajamento inicial e uma tendência ao término prematuro. Esses indivíduos são muito sensíveis a ameaças e podem ver o tratamento como muito ameaçador por diversas razões, tais como "Serei julgado, humilhado, manipulado, explorado, homogeneizado, feito de bobo, considerado estranho ou encarcerado".

As personalidades obsessivo-compulsivas, passivo-agressivas, dependentes e evitativas podem tender a ver o terapeuta como figura soberana e apoiar-se excessivamente nele. Esses indivíduos também costumam ser supercontrolados e podem sentir-se facilmente ameaçados pela crítica ou decepção percebida, resultando em término prematuro depois do que parecia um começo promissor. Em contrapartida, quando o relacionamento é estabelecido com êxito, eles podem prolongar o tratamento, acreditando que a melhora se deve exclusivamente ao terapeuta. Eles podem catastrofizar, temendo que "Posso fracassar e arruinar minha vida", "Ficarei sozinho e esmagado pelos sentimentos", "O que farei se não puder contar com meu terapeuta?". Para evitar o término, eles podem partir para a discussão de questões periféricas.

Clientes com perfis antissocial, *borderline*, narcisista e histriônico mantêm expectativas dos outros que levam a conflitos mais abertamente expressos no relacionamento terapêutico. Eles respondem à estimulação de seu autoesquema central de modo defensivo, tentando engajar o terapeuta em seu padrão superdesenvolvido. O paciente passivo-agressivo, por exemplo, pode acreditar que "Ainda serei manipulado e controlado" e, assim, resistir passivamente à colaboração. O cliente narcisista fica vigilante aos sinais (e muitas vezes os interpreta erroneamente) de que o profissional irá rebaixá-lo de alguma maneira; assim, pode tentar obter vantagem esperando ou mesmo exigindo considerações especiais ou favores do clínico, bem como ficando zangado quando este estabelece limites sensatos.

O paciente com transtorno da personalidade depressiva pode fazer comentários cruéis para o terapeuta sobre a futilidade e a estupidez do tratamento e, então, retrair-se e calar-se, consumido por ruminações negativas. Rupturas na aliança podem resultar em um término indireto, no qual o indivíduo simplesmente deixa de retornar para o tratamento sem aviso, ou em um término complexo, no qual o paciente sai com raiva e depois retorna, ameaça o profissional ou continua em um estado muito ambivalente (Davis, 2008). Esses tipos de términos e rupturas da aliança são especialmente estressantes para o terapeuta e mais bem manejados por meio da atenção à reflexão, consulta e autocuidado (Davis, 2008; Davis & Younggren, 2009).

Podem surgir dificuldades na aliança na primeira sessão ou em qualquer outra na qual o paciente tenha cognições negativas sobre o terapeuta. A qualquer momento, o cliente pode empregar comportamentos

TABELA 6.1
Perfis cognitivos e o relacionamento terapêutico

Transtorno da personalidade	Visão temerosa dos outros/terapeuta	Estratégia superdesenvolvida	Postura sugerida ao terapeuta
Paranoide	"Seu plano é tirar dinheiro de mim"; "eles querem me usar em seus experimentos."	Protege-se terminando prematuramente a psioterapia; questiona motivos; não confia em ninguém	Oferecer programa de curto prazo; discutir finalidade, metas e custos abertamente; enfatizar a transparência em suas recomendações; usar cautela com a palavra "experimentos"
Esquizoide	"Eles querem me incluir contra minha vontade e desperdiçarão meu tempo."	Demonstra desinteresse passivo; deixa de marcar hora, retornar telefonemas; falta às sessões	Definir agenda juntos; enfatizar a eficiência; comentar sobre o respeito à autonomia; aumentar o intervalo entre as consultas; estabelecer acompanhamento suave com telefonemas
Esquizotípica	"Eles são hostis com meus talentos especiais"; "eles querem fazer eu me encaixar"; "eles podem me encarcerar por ser maluco."	Evita ansiosamente o contato direto; não se compromete e é muito evasivo; dissocia; demonstra hostilidade; busca a contracultura ou modos incomuns de enfrentamento	Demonstrar interesse sereno pelos temas incomuns do paciente; declarar apoio à individualidade; dar exemplos de autorrevelação para ajudar na confiança; tranquilizar quanto à natureza não intrusiva da terapia tanto quanto apropriado
Evitativa	"Eles irão me julgar e criticar e pensar que não valho o esforço."	Discute ansiosamente temas periféricos; demonstra autodepreciação; tenta esconder emoções negativas	Sinalizar a segurança com uma postura relaxada; usar agenda colaborativa para acrescentar temas mais centrais; pedir *feedback* pessoal; indagar delicadamente sobre emoções
Dependente	"Eles são mais inteligentes do que eu e já entenderam"; "devo me apoiar neles e fazer o que eles dizem."	Expressa sofrimento; age com deferência e demonstra carência; depende passivamente do terapeuta	Moldar as habilidades de estabelecimento de agenda do paciente; pedir ideias ao cliente e encorajar a resolução ativa de problemas; fornecer apoio no estabelecimento de limites, especialmente se envolvido em relacionamentos abusivos
Obsessivo-compulsiva	"Eles podem não fazer as coisas da maneira certa"; "eles precisam de todas as informações para identificar a resposta certa."	É extremamente minucioso; faz relatos excessivamente detalhados; resume os problemas e muda de tópico	Pedir informações sobre o estabelecimento de quantidade de tempo para os itens da agenda; fornecer a linha de raciocínio para limitar a descrição excessivamente detalhada dos problemas; fazer resumos; pedir *feedback* avaliativo

(Continua)

TABELA 6.1
Perfis cognitivos e o relacionamento terapêutico (*continuação*)

Transtorno da personalidade	Visão temerosa dos outros/terapeuta	Estratégia superdesenvolvida	Postura sugerida ao terapeuta
Passivo-agressiva	"Eles estão tentando me controlar e despejar todo o trabalho em mim."	Concordância superficial e emoções suprimidas; indiferente a tarefas ou resultados; fala em círculos	Negociar empaticamente as metas do tratamento; fazer *brainstorm* ou criar em conjunto as tarefas de casa; perguntar sobre as emoções; designar uma tarefa para si mesmo na tarefa de casa
Narcisista	"Eles podem não reconhecer o quanto sou especial e superior."	Gaba-se e rebaixa o terapeuta; concentra-se no autoenaltecimento; evita assumir responsabilidade pelos problemas interpessoais; pode ter "explosões" e concentrar-se em culpar os outros; pode encerrar a terapia precocemente	Permitir que o paciente se sinta superior, especialmente no início; demonstrar empatia pelas dificuldades interpessoais; ajudar o cliente a ver por que é bom para ele melhorar seus relacionamentos; fornecer cuidadosamente a linha de raciocínio ao estabelecer limites; dar atenção elogiosa a comportamentos comuns pró-sociais
Antissocial	"Eles podem ficar no meu caminho."	Projeta uma imagem para manipular ou intimidar o terapeuta, seja para ganho ou divertimento; pode desaparecer e se não responsivo ao acompanhamento	Resistir às tentativas de conspirar em um relacionamento "especial"; manter limites realistas e autoprotetores e confrontar o comportamento intimidante em níveis baixos; considerar o término se a manipulação aumentar
Histriônica	"Eles podem achar que sou chato e enfadonho e não prestar atenção suficiente em mim ou não se importar com meus sentimentos."	Conta histórias dramáticas; pode progredir com queixas ou exigências caso se sinta negligenciado; possibilidade de fazer pirraça e/ou de término abrupto	Validar a preocupação com os sentimentos do paciente; reduzir o risco de término abrupto afirmando seu compromisso de se importar sem que o cliente tenha de "capturar" a atenção; tentar métodos experienciais
Borderline	"Eles irão me atrair e depois se voltar contra mim ou não me ajudar quando eu precisar."	Emoção mascarada se alterna com crise emocional; incapaz de lidar com a tensão	Entrar em acordo sobre como lidar com os conflitos e acessar o apoio do terapeuta; usar consulta para autocuidado
Depressiva	"Eles se revelarão idealistas, irrealisticamente otimistas e decepcionantes."	Mantém-se emocionalmente desapegado e cético em relação a tudo; critica e deprecia a terapia ou o terapeuta; desiste quando o esforço é percebido como inútil	Projetar curiosidade e interesse em opções possíveis; usar autorrevelação terapêutica para exemplificar as habilidades de reparação do humor e de persistência

que interferem na terapia. Ocasionalmente, indivíduos com transtornos da personalidade podem apresentar formas extremas de comportamentos problemáticos que cruzam a linha do assédio, abuso emocional ou possível abuso físico do profissional. Em tais casos, o clínico pode conceitualizar os pressupostos do paciente, perguntando a si mesmo: "Qual desfecho positivo pode haver ou qual significado positivo esse comportamento tem para o cliente?" Por exemplo, um paciente pode acreditar que "Se eu assediar meu terapeuta, ele não vai tentar me fazer mudar" ou "Se eu o irritar, isso mostrará que sou forte e que ele é fraco". Ao mesmo tempo, o profissional deve rotular claramente o comportamento como um processo que interfere na terapia e não pode ser permitido (veja Newman, 1997), o qual pode indicar a necessidade de término do tratamento (veja Davis, 2008; Davis & Younggren, 2009). Em geral, é bom consultar-se com colegas em casos de comportamentos extremos do paciente para desenvolver a conceitualização do desafio da colaboração, gerando ideias para contingências eficazes que possam recolocar a terapia em uma direção produtiva e obtendo apoio emocional, autoproteção apropriada e planos para controle de riscos.

IDENTIFICAÇÃO E RESOLUÇÃO DE PROBLEMAS DO RELACIONAMENTO TERAPÊUTICO

As dificuldades na colaboração podem ser bastante úteis quando sua resolução bem-sucedida serve de modelo para os pacientes melhorarem outros relacionamentos importantes. Uma dificuldade na aliança geralmente é visível quando o cliente usa comportamentos que interferem na terapia. Existem muitas possibilidades de comportamentos desse tipo, incluindo, mas não se limitando a, evitar persistentemente algumas ou todas as tarefas de casa. Outros comportamentos que interferem na terapia podem envolver fazer todo o possível para agradar, impressionar ou entreter o clínico ou insistir em relatar todos os detalhes de um problema. A dificuldade em aceitar a opinião dos outros também pode tornar-se um comportamento interferente na terapia se o paciente descartar sistematicamente novas informações oferecidas pelo profissional ou questionar repetidas vezes seus motivos. A automutilação também é um comportamento que interfere na terapia e requer atenção direta e específica antes de prosseguir.

Outros problemas no relacionamento terapêutico podem ser identificados por meio de atenção cuidadosa às emoções dos pacientes durante a sessão como possíveis indicações de reação a algo que o terapeuta disse, fez ou deixou de fazer. O profissional deve estar sempre atento para mudanças no afeto, nas expressões faciais, no comportamento, na linguagem corporal, no tom de voz e nas escolhas de palavras que possam indicar que o paciente está se sentindo disfórico, ansioso, zangado, decepcionado, desesperançado ou frustrado. O clínico pode, então, perguntar como o cliente está se sentindo e o que está pensando, ou, ainda, refletir sobre a mudança que observou e explicitar os pensamentos automáticos do paciente (p. ex., "Você parece mais angustiado. Em que você estava pensando?").

É importante que o terapeuta ofereça reforço positivo ao paciente por expressar *feedback* negativo, acreditando ou não que a visão do cliente seja precisa. O profissional pode primeiramente dizer ao indivíduo "Que bom que você me contou isso" após receber um comentário negativo ou uma revelação de pensamentos negativos sobre sua pessoa. Se não abordadas, as reações negativas do paciente podem comprometer seriamente o progresso durante a sessão. Em seguida, o terapeuta deve, explícita ou implicitamente, conceitualizar o problema em termos cognitivos e planejar uma estratégia para diminuir a dificuldade e reparar a aliança. Quando acredita que cometeu um erro (p. ex., superestimou a tolerância do cliente à interrupção), o clínico pode modelar um pedido de desculpas (p. ex., "Desculpe-me, acho que você tem razão, eu interrompi demais") e propor uma resolução do problema (p. ex., "Que tal se, nos próximos 10 minutos mais ou menos, eu não interrompesse você? Depois desse tempo, o que eu gostaria de fazer, se você concordar, é resumir o que ouvi para me certificar de que compreendi corretamente – e então podemos definir um problema no qual você gostaria de trabalhar").

Se acreditar que o *feedback* negativo do paciente se baseia em percepções errôneas (p. ex., o indivíduo acredita erroneamente que o clínico está frustrado com ele), o profissional deve igualmente oferecer reforço positivo, mas planejar uma estratégia diferente. Ele pode, por exemplo, dar *feedback* corretivo direto (p. ex., "É muito bom que você tenha me dito isso. Na verdade, não estou nem um pouco frustrado. Sei que esse problema com seu vizinho é realmente complicado"). Ou, por meio de questionamento socrático, ele pode ajudar o cliente a avaliar seu pensamento (p. ex., "Que ideia interessante. Quais evidências você tem de que estou frustrado com você? Como poderia descobrir ao certo?").

Quando considerar que não cometeu um erro, o terapeuta pode expressar que lamenta pelo sofrimento do paciente, mas apenas se genuinamente sentir-se assim (p. ex., "Lamento que falar sobre sua irmã tenha o tenha aborrecido tanto") e, então, decidir de maneira colaborativa o que fazer a seguir. Ele pode perguntar ao indivíduo sobre suas preferências no modo de lidar com a questão irritante (p. ex., "Você quer deixar o assunto de sua irmã de fora por enquanto, até que esteja preparado?") ou oferecer alternativas (p. ex., "Seria melhor se falássemos sobre o problema do trabalho no tempo que ainda temos?").

Alguns pacientes com transtornos da personalidade são muito relutantes em expressar *feedback* negativo. Quando eles não são capazes ou não identificam seus pensamentos automáticos, o terapeuta deve incentivá-los delicadamente e normalizar possíveis preocupações: "Fico pensando se você estava achando que eu..." ou "Às vezes, os clientes sentem que não compreendo ou que estou direcionando demais. Você acha que, se estivesse com esse tipo de pensamento, conseguiria me dizer para que eu pudesse resolver o problema?"

Por fim, é importante reconhecer que a mudança no afeto do paciente pode não estar associada a cognições negativas sobre o terapeuta, mas, sim, ter a ver com o processo da terapia (p. ex., "Isso não é para mim") ou consigo mesmo (p. ex., "Estou mal demais para esse tratamento me ajudar"). Interromper a sessão para explicitar as cognições do cliente quando este está tendo uma reação emocional negativa e resolver o problema ou responder às suas cognições pode ser essencial antes de o indivíduo conseguir voltar a concentrar sua atenção no problema original em discussão.

CRENÇAS E REAÇÕES DO TERAPEUTA EM RELAÇÃO AO PACIENTE

Estabelecer e manter uma relação de trabalho amigável pode ser difícil e emocionalmente desafiador, em especial quando o terapeuta tem expectativas irrealistas com relação a si mesmos ou a seus pacientes. Alguns comportamentos interpessoais dos indivíduos com transtornos da personalidade podem ser aversivos e desencadear no profissional cognições negativas e as emoções desconfortáveis a elas associadas. Embora frequentemente leve tempo para conceitualizar por completo as dificuldades do paciente, os esquemas negativos e a psicopatologia interpessoal podem ter impacto no tratamento desde o primeiro encontro. O clínico pode ter que ajustar suas expectativas, caso espere que os clientes com transtornos da personalidade tenham as mesmas atitudes e os mesmos comportamentos em relação a ele que os pacientes sem transtornos da personalidade têm.

O terapeuta precisa estar atento para mudanças no próprio afeto antes, durante e depois das sessões de terapia, avaliando suas sensações físicas, seu humor, sua linguagem corporal, seu tom de voz, sua escolha de palavras e seu comportamento. Ele pode descobrir, por exemplo, que seu corpo está tenso, que evita olhar para o paciente, passa ao largo de questões importantes ou conversa em um tom de voz imperativo ou hesitante. Ele deve monitorar suas reações emocionais ao cliente também fora da terapia e abordar cognições que possam acarretar sofrimento ou comportamento disfuncional, tais como evitar retornar os telefonemas do paciente ou engajar-se em ruminação inútil.

É útil que, toda manhã, o terapeuta examine a lista de pacientes que têm hora marcada naquele dia e se pergunte quem ele gostaria que não viesse. Estes são, sem dúvida, os clientes a quem o profissional está tendo uma reação negativa, sendo importante que aborde suas cognições negativas antes de tais indivíduos entrarem no consultório. O tempo de transição entre uma sessão e outra também é uma janela importante para o clínico verificar seus sentimentos em relação à sessão que acabou de concluir, observar seu senso de antecipação para o próximo paciente e implementar quaisquer estratégias de enfrentamento ou de preparação necessárias. Como tratar indivíduos com transtornos da personalidade tende a suscitar mais emoções e o relacionamento exige atenção mais cuidadosa, é importante que o terapeuta pense explicitamente sobre como abordar suas próprias necessidades.

Ao experimentar uma reação negativa em relação a um paciente, é útil que o terapeuta se pergunte quais são suas expectativas para o indivíduo e também para si mesmo. Expectativas irrealistas certamente levam o profissional a pensar, sentir e/ou se comportar de uma maneira que não ajuda em nada. Como já mencionado, se o cliente apresenta como característica padrões interpessoais como manipulação, evitação, desconfiança, hipersensibilidade, comportamento dramático ou agressividade na interação com os outros, deve-se esperar a possibilidade de ele empregar essas mesmas estratégias com o clínico. Se não esperar por isso, o próprio terapeuta pode ficar angustiado, ver o paciente de maneira negativa e, talvez, se comportar de modo desadaptativo.

A aliança também pode ficar comprometida se o profissional tiver a expectativa irrealista de que deveria conseguir fazer um progresso melhor com os pacientes do que é capaz de alcançar. Se crenças sobre incompetência forem ativadas, o clínico pode se culpar ou culpar os clientes pela falta de melhora. As expectativas com relação a si mesmo podem ter diversas origens, inclusive o modo como o terapeuta vê seu papel profissional, suas crenças culturais ou relacionadas a valores e sua história singular de aprendizagem, assim como das interações com os comportamentos problemáticos dos pacientes (Kimmerling, Zeiss, & Zeiss, 2000). Consultas com colegas podem ajudar o terapeuta a desenvolver expectativas razoáveis com relação a si mesmos e a seus clientes, assim como melhorar sua competência para que possa ser mais eficaz com esse difícil grupo de pacientes.

Como o trabalho com indivíduos com transtornos da personalidade pode ser especialmente difícil e estressante, o terapeuta precisa estar consciente das próprias vulnerabilidades e sensibilidades e reconhecer quando pode estar expressando uma reação exagerada devido à ativação das próprias crenças disfuncionais. É útil reconhecer que, de vez em quando, esses pacientes não têm a livre escolha de agir de modo funcional, dada sua constituição genética, suas experiências anteriores e atuais, suas crenças distorcidas sobre si mesmos e os outros, suas estratégias de enfrentamento superdesenvolvidas e a falta de estratégias comportamentais mais funcionais. Em outras palavras, eles devem ser difíceis e impor desafios durante o tratamento. Reconhecer a dor emocional que os pacientes sentem pode aumentar a empatia e concentrar-se em seus pontos fortes pode aumentar o sentimento de esperança.

Além disso, o terapeuta deve sempre se esforçar para aumentar sua competência ao trabalhar com indivíduos com transtornos da personalidade. É importante adquirir habilidade terapêutica na conceitualização, na aplicação de técnicas e nas estratégias de desenvolvimento de relacionamento. Diversas formas de autocuidado e habilidades de enfrentamento para controle do estresse também são úteis. É importante fazer intervalos, mesmo que curtos, durante o dia de trabalho, para se alimentar, relaxar e fazer atividade física. Fora do ambiente terapêutico, é importante criar oportunidades para atividades prazerosas, exercícios, interação social e outras experiências agradáveis. Muitos profissionais consideram a prática regular de *mindfulness* especialmente proveitosa.

USO DO RELACIONAMENTO TERAPÊUTICO PARA ALCANÇAR METAS TERAPÊUTICAS

Os terapeutas podem usar diversas estratégias a serviço não apenas de fortalecer a aliança colaborativa, mas também de alcançar outras metas terapêuticas. Eles podem fornecer dados e pontos de vista que contrariam as crenças negativas dos pacientes sobre si mesmos e os outros, proporcionar experiências positivas de relacionamento, servir de modelo positivo a se seguir e demonstrar como resolver problemas interpessoais (J. Beck, 2005).

É importante que o clínico dê reforço positivo ao trazer à luz as qualidades positivas dos clientes e quando estes conseguem fazer mudanças em seu modo de pensar, seu humor e seu comportamento, como, por exemplo, "É maravilhoso que você tenha se oferecido para ajudar seu vizinho", "Estou feliz por você ter conseguido confrontar seu colega de trabalho", "Você reconheceu seu mérito por ter mantido a calma?", "Que ótimo que você conseguiu se acalmar", "Como seria bom se todo mundo fosse tão gentil com as pessoas com deficiências quanto você é".

O uso criterioso de autorrevelações pode fortalecer a aliança quando os pacientes se sentem honrados porque o terapeuta optou por compartilhar com ele um exemplo pessoal relevante. O profissional pode, por exemplo, revelar um problema e descrever como só conseguiu resolvê-lo depois de adotar uma perspectiva mais realista.

O clínico também pode fornecer uma perspectiva diferente sobre o paciente: "Bem, não é de estranhar que você tenha ficado tão aborrecida. Acho que eu também me sentiria assim se tivesse me rotulado como 'uma pessoa má' por gritar com meu filho e assustá-lo quando chegou perto demais da rua. Quando fazia uma coisa assim, eu me considerava uma boa mãe por transmitir ao meu filho o que é perigoso e quais coisas ele não pode fazer. Com certeza, não a vejo como uma pessoa má. Na verdade, eu diria que isso é uma evidência de que você é uma boa mãe. O que você acha?".

Quando o paciente expressa o desejo de ter um relacionamento mais próximo, mais social ou mais familiar com o terapeuta, é importante ser empático e gentil e, ao mesmo tempo, reconhecer os limites do relacionamento terapêutico. Uma boa resposta (mas somente se for genuína) poderia ser algo como "Desculpe se não posso ser seu terapeuta e seu amigo, mas se eu tivesse que escolher entre um e outro, acho que preferiria de ser seu terapeuta, pois não poderia ajudar você da mesma forma que faço se você fosse meu amigo". Declarações verdadeiras como "Eu estava pensando em você essa semana e percebi que poderia ajudar se nós..." podem demonstrar que o profissional ainda pensa e se sente ligado ao paciente mesmo quando este não está em seu consultório.

Ao longo do tempo, um terapeuta pode tornar-se um modelo para os pacientes – alguém que eles podem imitar ao demonstrar consideração, tato, gratidão e compreensão em relação ao próprio círculo de amigos e pessoas íntimas e alguém que se importa com eles. Muitos clientes já comentaram como aprenderam a ficar calmos e relaxados sob estresse, a não reagir exageradamente à decepção, a pensar antes de falar ou agir ou a reagir de maneira carinhosa com base na observação do exemplo do profissional.

Como já mencionado, o terapeuta traz à luz as reações negativas dos pacientes a ele e ajuda-os a avaliar suas cognições. Corrigir seus erros de avaliação com relação ao clínico pode melhorar muito a aliança. O profissional pode, então, explorar se os clientes também avaliariam erroneamente uma outra pessoa. Generalizar o que aprenderam a partir da correção das percepções errôneas e da resolução de problemas no relacionamento terapêutico pode ajudá-los a melhorar significativamente as interações interpessoais e os relacionamentos fora da terapia. Os pacientes muitas vezes iniciam o tratamento acreditando que os problemas interpessoais são insolúveis. Trabalhar nas dificuldades do relacionamento terapêutico pode ajudá-los a entender que os problemas interpessoais podem ser resolvidos se houver boa vontade de ambas as partes e a dupla estiver disposta a examinar os próprios pressupostos e a modificar o próprio comportamento, quando indicado.

Quando um paciente apresenta comportamentos que interferem na terapia durante a sessão, pode ser valioso dar um *feedback*, expressado com cuidado pelo terapeuta. O clínico pode dizer a um cliente zangado que, por exemplo, "É importante que você esteja me dizendo que eu não estou lhe ajudando o suficiente, mas é difícil para mim pensar como eu poderia ajudar mais quando você levanta a voz assim". Uma vez resolvido o problema, o terapeuta pode indagar na própria sessão ou em uma sessão subsequente se o paciente teve experiências com outras pessoas em que a sua raiva o impediu de receber a ajuda que precisava.

É importante que o *feedback* seja dado de uma maneira calma, apoiadora e útil, bem como que o profissional escolha cuidadosamente o momento oportuno para o *feedback*. Pode ser importante, por exemplo, permitir que o paciente enalteça a si mesmo no início do tratamento. Posteriormente, quando a aliança estiver forte, o clínico pode fazer uma autorrevelação sobre o impacto do enaltecimento do cliente e questionar sobre o impacto dessa estratégia de enfrentamento em outras pessoas que lhe são importantes. Exemplos de *feedback* empático podem ser encontrados em Behary e Davis (Cap. 14 deste livro) e Arntz (Cap. 17 deste livro). Como observa Arntz, é importante concentrar tal *feedback* no comportamento, e não no caráter.

CONSIDERAÇÕES FINAIS

O terapeuta que trabalha com pacientes com transtornos da personalidade precisa usar as mesmas boas habilidades de aconselhamento que utilizam com clientes com transtornos agudos. Contudo, pode ser um desafio engajar esses indivíduos no tratamento, conquistar sua colaboração e motivá-los a fazer as mudanças difíceis que são necessárias para alcançar seus objetivos. Despender mais tempo adquirindo um conhecimento geral do paciente ajuda a promover uma boa aliança e fornece ao terapeuta informações importantes para identificar com precisão as dificuldades interpessoais e os pontos fortes. Persistência, paciência, foco no problema e uma postura isenta de crítica em relação ao cliente são essenciais. Ao mesmo tempo, o terapeuta precisa manter limites suficientes. Quando o paciente tem dificuldade em colaborar, o profissional conceitualiza a razão pela qual o problema apareceu. Se o clínico não cometeu nenhum erro, tais dificuldades costumam estar relacionadas às crenças centrais do paciente e aos pressupostos sobre si mesmos e os outros, suas ideias do que ele deve ou não fazer para estar seguro ou "bem", bem como as estratégias comportamentais de enfrentamento características do paciente. O reconhecimento de que indivíduos com transtornos da personalidade geralmente não têm muita escolha quanto à maneira como veem suas experiências interpessoais e como reagem pode aumentar a empatia. Ajudá-los a modificar suas cognições distorcidas sobre o terapeuta pode não apenas melhorar o relacionamento, mas também servir como experiência de aprendizagem importante ao identificar e avaliar suas crenças e reações emocionais e comportamentais a pessoas fora da terapia.

Capítulo 7

DIVERSIDADE, CULTURA E TRANSTORNOS DA PERSONALIDADE

James L. Rebeta

A personalidade e seus transtornos devem ser considerados à luz de perspectivas culturais relevantes se quisermos garantir que o tratamento seja eticamente estruturado e oferecido de modo eficaz. Ascoli e colaboradores (2011) habilmente afirmam que "o diagnóstico de um transtorno da personalidade", assim como a própria definição do que constitui uma "personalidade normal", é um construto inteiramente cultural e social (p. 53). Eles também sustentam que "a cultura desempenha um papel na definição do *self*, nas expectativas quanto à a orientação da pessoa (em relação ao indivíduo ou ao grupo social) e na definição de como é construída uma personalidade normal e como ela se expressa. A própria diferença entre o que se considera uma personalidade normal ou anormal depende da cultura" (p. 53). Essa contextualização, para qualquer pessoa considerada portadora de um transtorno da personalidade, representa um desafio ainda maior do que a mera recomendação de atentar para aspectos de "diversidade" no relacionamento paciente-terapeuta. O tratamento para vários sintomas ou diagnósticos de transtorno da personalidade raramente é discutido com ênfase nas limitações ou influências culturais ou explicando-as. Este capítulo procura abordar essas questões, aprofundando a discussão sobre a avaliação da cultura e seu significado, como ela pode ser usada para informar o diagnóstico dos transtornos da personalidade e o planejamento do tratamento e como aplicar as intervenções cognitivo-comportamentais dentro de uma estrutura cultural.

CULTURA E PRECISÃO DIAGNÓSTICA

A American Psychiatric Association define os transtornos da personalidade dentro do contexto da cultura. Este grupo de doenças mentais envolve padrões rígidos de pensamento, comportamento e funcionamento que estão arraigados e difusos por todos os contextos. Por definição, indivíduos com qualquer transtorno mental desviam-se das normas, das convenções e dos valores de sua família, comunidade e rede social mais ampla (cf. *Manual diagnóstico e estatístico de transtornos mentais, Quarta Edição, Texto Revisado* [DSM-IV-TR], American Psychiatric Association, 2000; *Manual diagnóstico e estatístico de transtornos mentais, Quinta Edição* [DSM-5], American Psychiatric Association, 2013). Aqueles que sofrem desses transtornos são percebidos como pessoas que experimentam sofrimento significativo e têm dificuldades ou limitações nos relacionamentos, encontros sociais, ambiente escolar e local de trabalho. Assim, os clínicos definem os transtornos mentais em relação à estrutura cultural de referência do indivíduo que fundamentalmente media a maneira pela qual a pessoa pode estar experimentando e dando expressão àqueles elementos necessários para o diagnóstico (American Psychiatric Association, 2013).

Para estruturar qualquer intervenção, o DSM-5 fornece orientação específica para abordar como o clínico pode examinar o contexto cultural de um indivíduo, como sua experiência prévia pode estruturar a expressão dos sintomas e o impacto em potencial das diferenças culturais no relacionamento terapêutico. A Entrevista de Formulação Cultural sugerida procura abordar a identidade cultural do indivíduo – a função explicativa da cultura com relação à doença do paciente; a combinação de facetas da cultura que representam tanto os fatores de proteção como as fontes de possível estresse; as diferenças reais ou percebidas na cultura e *status* social dentro do relacionamento profissional que podem facilitar ou limitar a comunicação das informações necessárias para avaliar, diagnosticar e estruturar de modo adequado as intervenções que estejam sendo consideradas; e alguma indicação de como a compreensão da cultura pode alterar o curso da avaliação e do tratamento (American Psychiatric Association, 2000, 2013). De maneira mais pontual, as considerações culturais informam o tratamento de tal forma que quaisquer mudanças feitas seriam aceitáveis dentro do contexto cultural do paciente. Embora os clínicos possam pensar que a Entrevista de Formulação Cultural oferece um contexto útil para compreender a apresentação de sintomas e a direção apropriada para o tratamento, os críticos consideram sua aplicação problemática (cf. Aggarwal, Nicasio, DeSilva, Boiler, & Lewis-Fernández, 2013).

Aggarwal e colaboradores (2013) realizaram um estudo internacional multicêntrico de campo do DSM-5 para avaliar os obstáculos percebidos à implementação dessa entrevista na prática clínica por meio dos relatos de pacientes e clínicos, e os achados foram usados para refinar o instrumento. A Entrevista de Formulação Cultural finalizada alegadamente representou um aperfeiçoamento da incorporação no DSM-IV-TR dos conceitos antropológicos na formulação cultural à prática clínica. Não obstante, Aggarwal e colaboradores demonstraram que "os conceitos de cultura entre os clínicos diferem marcantemente dos conceitos de cultura entre os pesquisadores na antropologia médica e nos serviços de saúde" (p. 527). Indiscutivelmente, qualquer aplicação de uma estrutura cultural entre pesquisadores e clínicos em seus respectivos ambientes exigiria, antes de tudo, uma compreensão do que se quer dizer com cultura. Contudo, as pesquisas conduzidas até o momento sobre esse assunto utilizaram uma definição muito estreita do termo, deixando de explorar o verdadeiro contexto cultural, com um foco predominante na raça e/ou na situação socioeconômica. Mesmo nesse contexto, os estudos revelam um viés racial e de gênero no diagnóstico de certos transtornos psicológicos.

Além disso, "a etnia, mais do que a cultura, parece ser o fator decisivo para definir se os pacientes recebem psicoterapia tradicional ou intercultural" (La Roche, 2005, p. 170). Fazendo referência a Betancourt e Lopez (1993), a etnia geralmente se refere "a um grupo identificável de pessoas que compartilham uma nacionalidade, linguagem e/ou conjunto de crenças ou valores em comum", ao passo que a cultura (citando Rohner, 1984) "é entendida como um conjunto variável de significados aprendidos e compartilhados por um grupo de pessoas e que costuma ser transmitido de uma geração para outra" (La Roche, 2005, p. 170).

Para colocar isso em perspectiva, embora a American Pychological Association tenha definido a prática baseada em evidências na psicologia (PBEP) como "a integração dos melhores estudos disponíveis com a expertise clínica no contexto das características, da cultura e das preferências do paciente" (APA Presidential Task Force on Evidence-Based Practice, 2006, p. 273), a inclusão de considerações culturais em qualquer intervenção terapêutica, especialmente para transtornos da personalidade, é, na melhor das hipóteses, um desafio. Os termos "diversidade, multiculturalismo e assim por diante" são usados de maneira indistinta e, com frequência, definidos de maneira muito estreita. Permanece uma tendência de compartimentar as populações em grupos aparentemente distintos e ignorar a gama de diversidade dentro de cada um deles. Além disso, há uma escassez de estudos sobre o impacto da cultura e da etnia no diagnóstico ou na avaliação dos transtornos da personalidade (Widiger & Samuel, 2005). Por exemplo, o DSM-5 (American Psychiatric Association, 2013) faz referências repetidas a questões diagnósticas "relacionadas à cultura" e "relacionadas ao gênero" em todos os transtornos da personalidade discutidos. Entretanto, extrai taxas de prevalência para três transtornos tanto da Parte II da National Comorbidity Survey Replication (NCS-R; cf. Kessler, Chiu, Demler, & Walters, 2005) como da National Epidemiologic Survey on Alcohol and Related Conditions (NESARC; cf. Grant et al., 2004). O DSM-5, então, cita dados somente da NESARC para outros três transtornos. As taxas de prevalência para os quatro restantes, incluindo o mais comum (i.e., transtorno da personalidade obsessivo-compulsiva), são estimados a partir de amostras da comunidade ou extrapolados de amostras relacionadas a álcool e da população carcerária. Digno de nota, os dados sociodemográficos da NCS-R incluem idade, sexo, raça/etnia, educação, estado civil, renda familiar e urbanidade do município. Os dados demográficos da NESARC incluem categorias gerais semelhantes, mas, da mesma forma, suscitam sérias complicações. Assim, eles estratificam os indivíduos de acordo com a interpretação dos dados feita pelos clínicos de que transmitem o significado da experiência pessoal de uma pessoa como sendo parte de qualquer um desses grupos. Qualquer combinação dessas dimensões não pode, sozinha, captar totalmente de que forma um indivíduo poderia de fato se identificar e/ou ser visto como membro de um determinado grupo racial ou étnico com qualquer nível de escolaridade, emprego ou empregabilidade, habilidades nos relacionamentos e afins.

Para ilustrar, Tomko, Trull, Wood e Sher (2013) sugerem que algoritmos supostamente diferentes usados nas regras diagnósticas para analisar os dados da NESARC por investigadores anteriores resultaram em taxas de prevalência discrepantes para transtorno da personalidade *borderline*. Grant e colaboradores (2004) relataram uma taxa de prevalência na comunidade de 5,9%, a qual excede as estimativas encontradas em outras amostras de comunidades (p. ex., Lenzenweger, Lane, Loranger, & Kessler, 2007). Ao analisar novamente os dados da NESARC, Tomko e colaboradores (2013) constataram que mulheres e homens satisfaziam os critérios diagnósticos para transtorno da personalidade *borderline* a taxas quase idênticas. Assim, os autores sugerem que a ampla disparidade de gênero reportada anteriormente pode refletir a natureza da amostragem, ou seja, pacientes clínicos em tratamento. Além disso, eles encontraram taxas de prevalência de transtorno da personalidade *borderline* mais altas entre norte-americanos nativos e negros do que entre brancos ou hispânicos; já os norte-americanos de ascendência asiática apresentaram a taxa mais baixa desse transtorno. Estes investigadores inserem tal achado dentro de um contexto importante. Eles observam que "não existem estudos epidemiológicos anteriores sobre transtorno da personalidade *borderline* que permitam estimativas de prevalência nas populações branca, negra, norte-americana nativa, norte-americana asiática *e* hispânica nos Estados Unidos" (p. 12).

CULTURA E EFICÁCIA DO TRATAMENTO

As pesquisas que enfatizam raça/etnia nas populações clínicas-alvo, enquanto tentam demonstrar a eficácia da intervenção, correm o risco de simplificar demais os resultados. O clínico é significativamente desafiado a incorporar a sensibilidade cultural dentro de uma estrutura que deve transcender as estreitas definições disponíveis de "cultura", sobretudo se adotar a definição de Falicov (1995):

> aqueles conjuntos de visões de mundo, significados e comportamentos adaptativos compartilhados derivados do pertencimento e da participação simultâneos em uma multiplicidade de contextos, tais como ambiente rural, urbano ou suburbano; linguagem, idade, sexo, coorte, configuração familiar, raça, etnia, religião, nacionalidade, condição socioeconômica (CSE), emprego, escolaridade, ocupação, orientação sexual, ideologia política; migração e estágio de aculturação (p. 5).

A estas considerações de diversidade cultural, Muroff (2007) acrescenta deficiência física. Também pode-se considerar a forma como os indivíduos se agrupam por interesses sociais ou posicionamento ou refletem diversos aspectos de uma cultura profissional, como o soldado ou o policial. São diversas as questões-chave a se ter em mente ao usar uma lente cultural na conceituação do tratamento. Estas incluem o risco de erro diagnóstico devido ao viés na atribuição de sinais clínicos ou na interpretação de um comportamento culturalmente normativo como patológico, bem como a tendência correlata de certas populações de subutilizar os serviços de saúde mental. Tal atenção é fundamental para uma conceituação de caso baseada na cultura do paciente.

ERRO DIAGNÓSTICO EM GRUPOS CLÍNICOS SELECIONADOS DE TRANSTORNOS DA PERSONALIDADE

Enquanto lutamos para diagnosticar dentro de uma estrutura baseada na cultura do paciente, Iwamasa, Larrabee e Merritt (2000) fazem uma observação cautelosa, citando a considerável literatura que se concentra no possível viés sexual de certos transtornos da personalidade. Eles tentam resolver a confusão que pode ser responsável pelos resultados aparentemente discrepantes nas taxas de prevalência, citando viés de avaliação *versus* viés de critério. A aplicação consistente pelos clínicos de certos diagnósticos por sexo é distinta de os critérios reais para cada diagnóstico terem ou não um viés contra homens e/ou mulheres. As diferenças nas taxas de prevalência, alguns alegam, resultam do viés de avaliação, enquanto outros afirmam que os clínicos podem aplicar os critérios diagnósticos adequadamente, mas as diferenças nas taxas de prevalência por sexo derivam do viés nos critérios. Iwamasa e colaboradores também abordaram a ausência de dados empíricos sobre um possível viés na avaliação étnica ou nos critérios dos transtornos da personalidade. Eles postularam que as atitudes influenciam o comportamento, que as atitudes preconceituosas em relação às mulheres e às minorias persistem apesar da redução no preconceito e na discriminação declarados e que informações discrepantes não alteram os estereótipos automaticamente. Esses investigadores avaliaram o possível viés no critério de etnia dos transtornos da personalidade usando 193 estudantes de universidades do meio oeste dos Estados Unidos sem avaliação de transtornos psicológicos. Uma análise de *card-sorting** revelou uma atribuição desproporcional de todos os critérios de transtorno da personalidade por etnia. Determinados grupos étnicos foram sistematicamente diagnosticados como portadores de transtornos da personalidade específicos: antissocial e paranoide para afrodescendentes, esquizoide para norte-americanos de ascendência asiática e esquizotípico para norte-americanos nativos. Os critérios para todos os outros transtornos da personalidade foram atribuídos a norte-americanos de ascendência europeia e,

---

* N. de R.T.: O *card-sorting* é uma técnica usada para descobrir como o usuário classifica determinada informação em sua mente.

para latinos, nenhuma classificação de critério resultou em qualquer transtorno da personalidade. Os autores reconhecem as limitações do estudo, mas a questão heurística permanece: tais percepções refletem o fato de certos grupos étnicos terem maior probabilidade de possuir características de determinados transtornos da personalidade ou os clínicos tendem a atribuir mais prontamente critérios para determinados transtornos da personalidade a certos grupos étnicos?

A importância de resolver esse dilema é ilustrada por Adeponle, Thombs, Groleau, Jarvis e Kirmayer (2012) em um estudo canadense. Utilizando a formulação cultural do DSM-IV, sua revisão retrospectiva de 10 anos dos prontuários médicos de 323 pacientes identificou erros de diagnóstico de transtornos psicóticos ocorridos com indivíduos de todas as origens etnoculturais. O diagnóstico excessivo foi tão frequente que, dos 70 pacientes inicialmente diagnosticados com um transtorno psicótico, 34 (49%) foram rediagnosticados com doenças não psicóticas quando clínicos com *expertise* cultural usaram a formulação cultural do DSM-IV. Dos 253 pacientes identificados inicialmente como não psicóticos, apenas 12 (5%) foram rediagnosticados como portadores de um transtorno psicótico. Aqueles no primeiro grupo, isto é, aqueles cujos diagnósticos passaram de psicótico para não psicótico, tinham maior probabilidade de ser do sexo feminino e de etnia não negra, bem como de ter sido encaminhados por profissionais não médicos (assistência social, terapia ocupacional), e haviam chegado ao Canadá há menos tempo (residentes há 10 anos ou menos). Além disso, descobriu-se que 20% deles tinham transtorno de estresse pós-traumático. Os autores observam que um terço de sua amostra era composta por refugiados, muitos do sul da Ásia, e citam outros que observaram a tendência de confundir transtorno de estresse pós-traumático com psicose em populações migrantes. Possivelmente, diagnosticar de modo errôneo transtornos sintomáticos devido à desatenção a questões culturais não significa que os transtornos da personalidade estejam conduzindo os indivíduos ao mesmo destino. No entanto, McGilloway, Hall, Lee e Bhui (2010) revisaram 15 estudos de transtorno da personalidade e cultura, raça e etnia. Seus achados sugerem que existem diferenças por raça ou etnia nas escolhas do tratamento para tais patologias ou até de um transtorno da personalidade ser considerado no diagnóstico se houver presença de comorbidades. Combinado com o estereótipo clínico, o palco está montado para o diagnóstico inapropriado, a intervenção mal calibrada e o tratamento inadequado.

Paris e Lis (2012) teorizam que mecanismos socioculturais e históricos podem influenciar o desenvolvimento de determinados transtornos da personalidade. Eles examinaram três mecanismos de mudanças históricas em uma cultura que podem informar e moldar: como os sintomas de sofrimento são expressados; qual o impacto dos estressores sociais no limiar para o desenvolvimento de psicopatologia; e como a divergência entre temperamento individual e demandas sociais em diferentes momentos e lugares pode resultar em comportamento interpretado como apropriado em uma cultura e patológico em outra (cf. Alarcón et al., 2009). Paris e Lis reconhecem que ainda não existem dados disponíveis para respaldar sua hipótese de que a modernidade e a emergência de valores individualistas fornecem o contexto para indivíduos vulneráveis desenvolverem – em seu exemplo – transtorno da personalidade *borderline*, mas realmente apresentam argumentos convincentes para seus sintomas e como eles podem ser abordados no tratamento. Suas alegações também têm implicações importantes para uma conceituação de caso baseada na cultura do paciente.

Alarcón e Foulks (1995a, 1995b) revisaram conceitos-chave referentes à cultura e aos transtornos da personalidade e argumentam que a cultura informa a construção do autoconceito e da autoimagem, a dicotomia egocêntrica/sociocêntrica e a determinação de vieses no estudo clínico dos transtornos da personalidade. O contexto da cultura diferencia normal e anormal, e os autores identificam três papéis que a cultura tem no desenvolvimento da psicopatologia: "como um instrumento interpretativo/explicativo; [...] como um agente patogênico/patoplástico; e [...] como um fator diagnóstico/nosológico" (1995a, p. 3). Alarcón e Foulks destacam um elemento básico ligado à personalidade: estilo, ou seja, como o indivíduo reage a estímulos internos e ambientais; como vê a si mesmo, os outros e o mundo; e como lida com o estresse, resolve problemas ou responde de outras maneiras. A cultura pode despatologizar o comportamento alheio se for compreendida. Alguns comportamentos determinados por contextos socioculturais ou circunstâncias de vida específicas podem ser erroneamente rotulados e diagnosticados como aberrantes. A criação dos filhos, as experiências de base familiar e as influências sociais podem resultar em fatores protetores, como, por exemplo, redes compactas de apoio familiar *versus* aqueles que podem deixar o indivíduo mal preparado para enfrentar as demandas da vida de uma maneira apropriada para a idade e culturalmente aceitável.

Lewis-Fernández e Kleinman (1994) alegam que os conceitos antropológicos de cultura, embora capazes de abordar a complexidade inter e intracultural do desenvolvimento e adoecimento da personalidade humana, ainda precisam impactar os pressupostos individualistas do pensamento norte-americano e europeu ocidental, predominantemente não examinado, que tende a minimizar a complexa influência das categorias sociais e dos relacionamentos na experiência. Os autores afirmam que os clínicos estariam menos propensos a diagnosticar como personalidade antissocial as estratégias de adaptação de jovens de minorias urbanas a ambientes predatórios muito perigosos. Em vez disso, os clínicos poderiam interpretar essa situação como o produto adaptativo de um contexto étnico, histórico e de classe diferente.

SUBUTILIZAÇÃO DE SERVIÇOS DE SAÚDE MENTAL POR DETERMINADAS POPULAÇÕES

Bender e colaboradores (2007) observaram as lacunas em nosso entendimento da etiologia e do tratamento de determinados transtornos da personalidade com manifestações graves. A partir do próprio trabalho e de outros, eles observaram que pacientes com determinadas patologias da personalidade utilizam mais o tratamento de saúde mental do que aqueles com depressão maior sem transtorno da personalidade, bem como requerem mais intervenções medicamentosas e de internação ao longo do tempo, mas podem descontinuar o tratamento prematuramente com o mínimo de melhora funcional. Aludindo às necessidades não atendidas e desproporcionalmente maiores entre aqueles com transtornos da personalidade, como, por exemplo, o risco de ferir a si e aos outros, os autores questionam a adequação do tratamento e se existem barreiras para o cuidado adequado. Seu estudo longitudinal naturalista de mais de 500 participantes com transtornos da personalidade (brancos [n = 396], afrodescendentes [n = 78], hispânicos [n = 73]) revelou que indivíduos brancos tinham probabilidade significativamente maior de receber uma série de tratamentos psicossociais ambulatoriais ou sob internação e farmacológico, se comparados aos participantes das minorias, sobretudo os hispânicos. Esse resultado talvez subestime a discrepância real, pois tais sujeitos ou estavam em busca de tratamento ou já haviam sido tratados. Diante de tais achados, os autores levantam um grande número de questões, como, por exemplo, a experiência com o sistema de saúde mental que pode levar determinadas minorias – por exemplo, afro-americanos – a procurar tratamento em ambientes de atendimento primário; atitudes em relação a medicamentos entre grupos culturais diversos, as quais, por sua vez, podem ter diferentes efeitos metabólicos dentro e entre grupos; e atitudes culturalmente moldadas no que se refere a relacionamentos, tais como a importância da confiança, que teria impacto na natureza do relacionamento terapêutico de diferentes maneiras dentro dos grupos étnicos (p. ex., hispânicos ou brancos).

IMPORTÂNCIA DA CONCEITUAÇÃO DE CASO BASEADA NA CULTURA DO PACIENTE

Muitos alegam cada vez mais que a competência cultural representa uma das "mais importantes iniciativas na assistência médica nos Estados Unidos e na maior parte do mundo" (Purnell, 2013, p. 3). Os clínicos que se empenham em prestar um atendimento que seja tanto culturalmente competente como empiricamente fundamentado podem considerar que essa aspiração impõe um denso conjunto de desafios clínicos significativos. A utilidade clínica de intervenções psicológicas empiricamente fundamentadas pressupõe a clara identificação, definição e viabilidade do tratamento. Além disso, a aceitação e a aderência do paciente afetam qualquer medida de benefício que uma intervenção possa ter (Chambless & Hollon, 1998). Bernal, Jiménez-Chafey e Domenech Rodríguez (2009) concentraram-se no dilema de proporcionar maior uniformidade baseada em evidências do tratamento por meio de pesquisa sobre o desenvolvimento, a eficácia ou a efetividade dos tratamentos, embora advirtam contra a possível consequência involuntária de promover uma abordagem genérica e sistematizada às intervenções. Atentar suficientemente para a conceituação de caso desde a sessão inicial e durante todo o tratamento, a fim de expor as diversas dimensões culturais exclusivas de um paciente, é uma maneira importante pela qual este dilema poderia ser resolvido. Assim, as considerações culturais podem ser integradas dentro do modelo cognitivo por meio de adaptações baseadas naquelas dimensões culturais específicas que são avaliadas e vistas de modo colaborativo como as mais relevantes. Há muitas formas de realizar isso, sendo esta uma literatura em desenvolvimento. Para ilustrar, esta discussão destaca apenas algumas dessas possibilidades aplicadas em transtornos sintomáticos.

Para a ansiedade e a depressão em pacientes geriátricos, Paukert e colaboradores (2009) recomendam integrar crenças religiosas e comportamentos na terapia cognitivo-comportamental (TCC) com base na literatura empírica sobre quais aspectos da religião afetam a saúde mental.

No caso de uma paciente cristã fundamentalista deprimida, Hathaway e Tan (2009) aplicaram uma TCC baseada em *mindfulness* com orientação religiosa. Em certo momento da terapia, a paciente foi encorajada a dirigir atenção plena a "convidar" Deus para um diálogo sobre os pensamentos e sentimentos aflitivos dela ao meditar sobre a presença de Deus durante a atividade de *mindfulness* e na comunicação com Deus durante aquele tempo. Isso não desviou a terapia dos elementos essenciais da TCC, mas refinou as técnicas que estavam sendo usadas, o que as tornou mais relevantes, significativas e culturalmente apropriadas àquela pessoa em particular nesse contexto específico.

Da mesma forma, uma TCC manualizada culturalmente sensível para indivíduos no Paquistão foi efetiva na redução de sintomas de depressão e ansiedade, usando contos populares e exemplos da vida do profeta Maomé e do Alcorão para esclarecer os ensinamentos (Naeem, Waheed, Gobbi, Ayub, & Kingdon, 2011). Hinton, Rivera, Hofmann, Barlow e Otto (2012) descreveram como as imagens mentais de relaxamento e a exposição foram adaptadas para o transtorno de estresse pós-traumático em diferentes grupos de refugiados traumatizados e pacientes de minorias étnicas. A TCC também foi adaptada para a cultura queniana para o tratamento de alcoolismo (Papas et al., 2010).

Ademais, defende-se que as adaptações de TCC baseadas na cultura do paciente abordam os sintomas psicóticos. A partir de um estudo qualitativo de minorias étnicas (caribenhos afrodescendentes, africanos negros, britânicos negros e muçulmanos do sul da Ásia), o qual incluiu pacientes com esquizofrenia e terapeutas que usaram entrevistas semiestruturadas e grupos de discussão, Rathod, Kingdon, Phiri e Gobbi (2010) concluíram que a TCC seria um tratamento aceitável se culturalmente adaptada, ou seja, se incorporasse as crenças de origem cultural sobre saúde e as atribuições sobre psicose do paciente. Um estudo qualitativo recente com uma pequena amostra de participantes com diagnóstico de esquizofrenia ($n = 33$) demonstrou que os indivíduos no grupo que usou TCC para psicose culturalmente adaptada alcançaram resultados significativos do ponto de vista estatístico após o tratamento em comparação ao grupo que recebeu o tratamento habitual, sendo que uma determinada amostra manteve os ganhos no acompanhamento de seis meses e relatou altos graus de satisfação (Rathod et al., 2013).

TERAPIA COGNITIVA BASEADA NA CULTURA DO PACIENTE PARA TRANSTORNOS DA PERSONALIDADE

Exemplos de casos de tratamento baseado na cultura do paciente poderiam indicar a complexidade e o desafio para o clínico. Amy é uma mulher de 34 anos, nascida e criada nas montanhas de West Virginia, nos EstadosUnidos. É casada há 18 anos e vive com seu marido, de 41 anos, e seus quatro filhos, de 18, 17, 15 e 9 anos de idade, em uma pequena cidade do Meio Oeste. Incentivada por sua filha mais velha, que trabalha e mora fora do lar da família, e por seu próprio médico, Amy foi a uma clínica de saúde mental na comunidade sentindo-se um pouco tonta; insistia, desde o início, que seu problema era "enxaquecas". De qualquer forma, Amy prosseguiu com a avaliação. Ela revelou que o casamento foi "a solução" para sua primeira gravidez, ocasião em que abandonou a escola. Seu marido trabalhava e preferia que ela ficasse em casa e criasse os filhos, com o que ela concordou porque se percebia como uma pessoa desprovida de habilidades empregáveis. Amy lembrou que as enxaquecas começaram depois do nascimento de seu terceiro filho, assim como o conflito conjugal. Seu marido reclamava repetidamente que ela não controlava as crianças, não fazia as refeições à mesa quando ele retornava do trabalho e gastava muito telefone por fazer ligações de longa distância diárias para pedir conselhos à sua irmã mais velha. Ela negava abuso físico, mas temia que algum dia, seu marido, quando terminasse de gritar, perderia o controle. Ela se sentia "burra". O clínico poderia interpretar tal quadro clínico como uma justificativa para considerar transtorno da personalidade dependente.

Contudo, para colocar o caso em um contexto cultural, o empirismo colaborativo envolvido na geração de uma conceituação de caso poderia explicitar a sensação de carência, fraqueza e incompetência de Amy em qualquer um de seus papéis, seja como esposa ou mãe, para não dizer como possível trabalhadora. Suas crenças centrais (p. ex., "Sou burra") parecem ditar sua necessidade insaciável por reafirmação, por exemplo, fazendo contato diário com sua irmã. Ela se contenta com o marido cuidando de todas as finanças. Ela pode revelar sua fantasia de trabalhar fora de casa, mas menciona a resposta cáustica e sarcástica do marido quando uma vez tentou falar do assunto aludindo aos "extras" que o caçula queria fazer na escola, mas que ela não tinha condições de fornecer com o dinheiro destinado para as despesas domésticas. Ela manifesta frustração no casamento, mas reflete o fatalismo de que nada melhor lhe era possível. A limitada socialização do casal lhe dá poucas evidências de que pode ao menos considerar tal alternativa. A passividade que a paciente demonstra pode se somar à impressão do terapeuta de que ela está à procura de uma cura imediata para as enxaquecas, já que buscou tratamento somente depois de ter falado com sua mãe e sua irmã sobre fitoterápicos, recorrer a remédios de venda livre anunciados na televisão para tratamento sintomático para, somente então, contatar um farmacêutico – o primeiro profissional "médico" a ser contatado para uma recomendação. Sua episódica corrida para um centro de atendimento de urgência em busca de "algo que aliviasse a dor" tendia a reforçar sua crença de que apenas outra pessoa tem a "cura" que ela precisa desesperadamente. O clínico poderia muito bem prever que engajar essa paciente exigiria atenção persistente ao significado de sua herança apalache: por exemplo, a estrutura patriarcal das famílias e o papel da mulher dentro dela, um individualismo rude e a valorização da autossuficiência, a confiança nas práticas de medicina popular, um circunspecto senso de fatalismo e relutância em buscar ajuda médica até estar em uma situação deplorável e, mesmo assim, esperar alívio imediato (cf. Huttlinger, 2013). Assim, reestruturar sua confiança na tomada de decisão dos outros, empenhar-se para ter uma autoexpressão mais realista e desenvolver os próprios interesses e habilidades podem representar um desafio aparente aos valores apalachianos de individualismo e não assertividade. Seria possível antecipar que as principais metas de tratamento podem alternar-se entre funcionamento mais independente, por meio da aquisição de habilidades que aumentem seus contatos sociais e apoio interdependente, e dependência mais limitada, porém mais saudável. Este último tem a probabilidade de ocorrer na terapia que, não obstante, concentra-se no aumento da autossuficiência.

Em contrapartida, um cenário diferente poderia se desdobrar caso o paciente prospectivo fosse Kyle, um jovem norte-americano de ascendência alemã de 24 anos da zona rural de Nebraska, nos Estados Unidos, que concluiu o ensino médio apenas a fim de obter o diploma exigido para se alistar na marinha do país. A família nuclear e estendida de Kyle é numerosa e permanece em casa há gerações. Somente a educação superior era justificativa para alguém se mudar por algum tempo. Comunidade e ordem são valorizadas, assim como "estar no controle" de si mesmo. Apoiado adicionalmente pela proximidade dos familiares em qualquer momento de crise, o individualismo, a autossuficiência e a iniciativa não são promovidos (cf. Steckler, 2013). Kyle aculturou-se adaptativamente à ordem prescrita, à ênfase na honra e no dever e ao valor atribuído ao trabalho na marinha. Ele passou com louvor em proficiência e conduta, com poucos pontos negativos. Seus amigos são relativamente poucos e, daqueles com quem mantém proximidade, ele parece buscar reafirmações repetidas e toma pouca iniciativa. Ele segue ordens e, na opinião de superiores, o faz com precisão. Contudo, em duas situações de combate que exigiam iniciativa imediata, ele "paralisou", como relatou posteriormente quando confrontado. Foi solicitada uma avaliação psiquiátrica. Desde o início, as respostas de Kyle eram concretas e pouco elaboradas. O avaliador observou a consciência quase excessiva do paciente com relação à hierarquia militar ao longo da interação.

Neste caso, a avidez por agradar pode impor conflitos, já que a autorrevelação de quaisquer pensamentos e crenças negativos ou críticos podem ser percebidos como geradores de consequências catastróficas, isto é, a dispensa da marinha. Cultural e temperamentalmente, é provável que Kyle não tolere bem confrontos e interpretações de suas necessidades e comportamentos de dependência. É necessário tempo para validar as instituições importantes para ele: a família e os fuzileiros navais. Tal esforço sustentaria uma aliança terapêutica suficiente para incitar mais do que a aquiescência passiva em seu trabalho colaborativo. Isso envolve que ele explore diversos gatilhos dos padrões de pensamento, afeto e comportamento que resultam em aumento radical do estresse e em imobilização quando uma ação mais independente e autônoma é exigida. À medida que tais padrões começarem a mudar, com maior autonomia e interdependência, ele poderá finalmente conseguir lidar com os esquemas de incompetência e incapacidade de realização que manifesta. Substituir o medo do abandono por melhor interação social, autodomínio e maior interdependência pode engendrar esperanças mais realistas dentro das forças armadas, incluindo possível promoção e oportunidade no escopo de seus interesses e *expertise*.

CONSIDERAÇÕES FINAIS

Entender os padrões inflexíveis arraigados e difundidos de pensamento e comportamento que representam desvios significativos do que é aceitável no contexto cultural do indivíduo (American Psychiatric Association, 2013) exige paciência e restrição hábeis. O clínico pode observar a essência da questão que Paul (1967) pressionou os pesquisadores de resultados de psicoterapia a adotar: "*Qual* tratamento, por *quem*, é mais eficaz para *este* indivíduo, com *tal* problema específico e em *qual* conjunto de circunstâncias?" (p. 111). A prática clínica baseada em evidências concentra grande atenção na conceituação de caso no início do tratamento para trazer à tona aquelas diversas dimensões culturais que estão presentes em uma constelação ímpar em cada paciente.

Contudo, dada a complexidade e a sutileza envolvidas no tratamento baseado na cultura do indivíduo, o clínico deve abrir mão de todos os pressupostos e todas as interpretações prematuras, de modo a facilitar a comunicação desse paciente do conteúdo do estresse conforme ele o sente e dentro de quais contextos o estresse aparece. Para prover intervenções culturalmente aceitáveis, o profissional deve manter-se consciente da influência poderosa dos estereótipos clínicos e das percepções que tem do paciente conforme elas impactam a aliança terapêutica. Deixar de fazer isso significa arriscar compreender erroneamente o indivíduo e ignorar os possíveis respaldos ao tratamento dentro do mundo cultural da pessoa e, inversamente, as ameaças à sua aceitação. Nunca é demais salientar a importância de tal sintonia clínica.

Como vimos, as necessidades não atendidas e desproporcionalmente maiores dos indivíduos com transtornos da personalidade, bem como os riscos aos quais eles estão sujeitos, levaram muitos a questionar a adequação do tratamento fornecido. Oferecer um tratamento culturalmente apropriado significa que é insuficiente dar atenção somente à Entrevista de Formulação Cultural, mesmo que séria. Esta não pode suplantar a perspicácia clínica, a sensibilidade e a minúcia informada do profissional que se empenha em compreender e tratar aquele paciente único que necessita de assistência.

PARTE II
APLICAÇÕES CLÍNICAS

Capítulo 8

TRANSTORNO DA PERSONALIDADE DEPENDENTE

Lindsay Brauer
Mark A. Reinecke

Sara é uma mulher solteira de 26 anos de idade e tem 16 anos de escolaridade. Ela trabalhava como secretária em um consultório médico e buscou tratamento devido a sentimentos recorrentes e moderadamente graves de depressão, ansiedade e solidão. Ela se queixava de que seu chefe não dava orientação suficiente sobre o trabalho que esperava dela, o que sempre a deixava preocupada sobre seu desempenho e a possibilidade de perder o emprego. Ao mesmo tempo, percebia-se como "totalmente dedicada" e sabia que seu chefe apreciava todas as pequenas coisas que ela fazia para ele e que estavam "acima e além" do esperado. Mas seus sentimentos de depressão e ansiedade estavam arraigados em sua natureza, remontando à sua infância. Ela disse que "Nunca me senti realmente feliz enquanto crescia". Os resultados de uma entrevista diagnóstica indicaram que Sara satisfazia os critérios para depressão maior – transtorno distímico recorrente e transtorno da personalidade dependente (TPD). Embora afirmasse que se sentia tensa e ansiosa na maior parte do tempo, ela não tinha história pregressa de fobias específicas, transtorno obsessivo-compulsivo, pânico ou transtorno de estresse pós-traumático. De fato, ela se descrevia como uma "verdadeira preocupada", observando que "Sempre tive medo de alguma coisa... simplesmente fico ansiosa durante o dia inteiro, muitas vezes sem motivo".

Sara era a caçula de cinco filhos e lembra de sentir-se "perdida e esquecida" na infância. Quando solicitada a dar mais detalhes, observou que tinha sido uma "menina tímida" e que frequentemente brincava sozinha em seu quarto. Ela contou que sua mãe era "simplesmente deprimida e estressada... e estava esgotada" e que "Nunca achei que ela me amasse realmente". Sara tinha pouco a dizer sobre seu pai, além de notar que ele "Trabalhava duro para nos sustentar" e "Sempre chegava em casa tarde". Ela o caracterizou como autoritário, observando que ele "Queria as coisas feitas do jeito certo... Tínhamos que seguir as regras". Sua família era muito religiosa e estruturou sua vida em torno dos ditames de sua igreja e das necessidades de sua comunidade eclesiástica. Suas declarações são interessantes por serem congruentes com pesquisas recentes sobre fatores cognitivos, biológicos e sociais que contribuem para o risco de TPD. Os comentários de Sara sugerem, por exemplo, que ela pode ter manifestado características de temperamento inibido, e sua mãe pode ter sido deprimida ou ansiosa. Seus pais, em alguns aspectos, podem ter sido emocionalmente indisponíveis, o que ela experimentou como um apego inseguro. Além disso, há a possibilidade de que eles não tenham servido de exemplos eficazes de regulação do afeto e seu ambiente doméstico tenha se caracterizado por um estilo de educação mais controlador. Nesse contexto, a adesão rígida a regras culturais de dependência da autoridade religiosa também contribuiu para o risco de TPD. As descrições de Sara de sua vida não apenas deixam claros os fatores que contribuem para sua angústia, mas também sugerem um caminho à frente.

SINAIS E SINTOMAS CLÍNICOS

Pode-se definir dependência como uma necessidade excessiva de contar com o apoio, a orientação, a estimulação e a proteção dos outros (Bornstein, 2012b). Indivíduos com TPD relatam níveis significativos de ansiedade, desencadeada pela tomada de decisões no dia a dia, ao iniciar e concluir tarefas e ao perceber a rejeição dos outros (American Psychiatric Association, 2013). Para regular tal angústia, as pessoas dependentes procuram orientação, reafirmação e apoio. Com frequência, abrem mão do controle sobre aspectos diários de suas vidas, como visto quando pedem aconselhamento sobre o que comer no desjejum, o que vestir ou para que horas marcar um compromisso. Costumam se sentir desamparadas quando estão sozinhas. Assim, buscar apoio representa uma maneira de reduzir a ansiedade relacionada à enormidade percebida de cuidar de si mesmo. Em outros casos, comportamentos de busca de apoio podem ser motivados pelo desejo de obter aprovação dos outros (Bornstein, 2005; Bornstein, Riggs, Hill, & Calabrese, 1996). A aprovação social é gratificante, já que pode garantir ao indivíduo com TPD um senso de valor e aceitação. Dois conjuntos de crenças são centrais para o modelo cognitivo de TPD – ineficácia pessoal e uma visão do mundo como perigoso. Em virtude dessas crenças, o paciente com TPD passa a sentir-se vulnerável e sintoniza-se com sinais de risco em seu ambiente. Com base nessas crenças, desenvolve-se um pressuposto adaptativo: "Se eu tiver o apoio e a proteção dos outros, posso me sentir seguro". O comportamento dependente, como tal, provém do desenvolvimento e da ativação de crenças dependentes.

Por causa da dependência dos outros, os indivíduos como TPD passam a temer os sinais antecipatórios de abandono e adotam comportamentos para evitar as rupturas previstas. Esses comportamentos podem variar do submisso ao abertamente agressivo (Bornstein, 2012a; Murphy, Meyer, & O'Leary, 1994). Se tais relacionamentos terminarem, os pacientes com TPD buscarão novos relacionamentos com os quais possam contar. Voltar-se para os outros em busca de proteção, porém, os impede de ter experiências que talvez lhes permitam sentir o sucesso de lidar com os desafios da vida. Um processo de pré-alimentação é posto em marcha, no qual o comportamento dependente facilita o fortalecimento de crenças dependentes. Sinais clínicos de tais crenças podem estar evidentes em queixas como as de Sara sobre a falta de orientação de seu chefe ou outras respostas de impotência a situações em que normalmente se esperaria competência ou domínio razoável. Por exemplo, o indivíduo dependente pode delegar todos os aspectos da tomada de decisão ao terapeuta devido à sua dificuldade significativa para decidir quando ou com que frequência marcar as consultas ou o que colocar na agenda. Tal comportamento deve ser julgado pelo quanto é extremo no contexto da capacidade razoável do indivíduo, em contraste com outras expectativas normativas. O paciente com TPD se destaca por ser claramente mais desamparado ou inibido do que normalmente se vê em indivíduos que estão deprimidos ou ansiosos. Ele tem medo da assertividade ao ponto de comprometer o desenvolvimento normal e a autoestima básica. Os adultos podem lutar com a dificuldade para serem assertivos em áreas importantes dentro de sua família, tais como valores e/ou finanças, permitindo que pais intrusivos ou controladores ditem seu padrão de vida, sua escolha da carreira ou sua adesão à religião.

DIAGNÓSTICO DIFERENCIAL

O TPD não é raro. Estudos epidemiológicos indicam uma prevalência de 0,4 a 1,5%

na população em geral (Grant et al., 2004; Samuels et al., 2002; Torgersen, Kringlen, & Cramer, 2001) e de 1,4 a 2,2% em amostras ambulatoriais comunitárias (Mattia & Zimmerman, 2001; Zimmerman, Rothschild, & Chelminski, 2005). Tais estimativas podem ser conservadoras, visto que o TPD costuma ocorrer concomitantemente com um transtorno sintomático (Paris, 1998), principalmente com depressão (Bockian, 2006), ansiedade (Ng & Bornstein, 2005) e transtornos alimentares (Bornstein, 2001). Embora alguns talvez esperem a presença de uma forte ligação entre TPD e abuso de substâncias, os achados são inconsistentes (Disney, 2013). Bornstein (2011) sugeriu que a dependência não promovia o abuso de substâncias, mas que era uma consequência de tal abuso. Essa informação sugere que indivíduos com TPD podem não estar especificamente vulneráveis ao abuso de substâncias. Em vez disso, os transtornos provavelmente compartilham uma característica comum, tal como desregulação do afeto, que, por sua vez, promove o abuso de substâncias e os comportamentos de dependência. Apesar desses sintomas angustiantes, uma razão comum pela qual indivíduos com TPD buscam tratamento é abordar o impacto de seus comportamentos dependentes nos familiares, amigos e colegas de trabalho (Bornstein, 2012a; Paris, 1998).

CONCEITUALIZAÇÃO

Existe a possibilidade de que, como em outras formas de psicopatologia, o TPD possa ser multiplamente determinado. Fatores genéticos, biológicos, ambientais e do desenvolvimento podem todos desempenhar um papel. Evidências preliminares sugerem, por exemplo, que bebês e crianças pequenas com um tipo de temperamento "inibido" podem estar em risco de desenvolver uma série de condições, inclusive transtornos de ansiedade, transtorno da personalidade evitativa e TPD (Bornstein, 1992, 2012a; Paris, 1998). Além disso, estudos mais recentes indicam que o TPD pode ser relativamente hereditário (Torgersen, 2009; Torgersen et al., 2000). As experiências iniciais também podem desempenhar um papel – foram observadas correlações entre segurança de apego e risco de TPD (Brennan & Shaver, 1998; West, Rose, & Sheldon-Keller, 1994). Nos mesmos moldes, propôs-se que pais superprotetores, controladores ou autoritários contribuem para o desenvolvimento de TPD (Bornstein, 1992, 2012a; Hend, Baker, & Williamson, 1991; McCranie & Bass, 1984). Um estudo de Thompson e Zuroff (1998) examinou a reação de mães ansiosas à demonstração de competência de sua filha ao fazer uma tarefa da escola. Interessante que, quando suas filhas eram bem-sucedidas, as mães ansiosas frequentemente respondiam com críticas. Contudo, quando as filhas tinham mau desempenho, elas recebiam apoio e orientação das mães, sugerindo que pode existir um ciclo de reforço entre práticas de educação e o desenvolvimento de competências comportamentais durante a primeira infância. Juntos, esses fatores podem proporcionar a experiência de incapacidade de tolerar e regular as emoções, assim como a crença de que é necessário depender dos outros para sobreviver. Consequentemente, indivíduos com TPD têm experiência limitada em cuidar de si mesmos, reforçando a dependência dos outros. Vale a pena reconhecer que grande parte dessa pesquisa é correlativa ou empregou desenhos retrospectivos.

O modelo de desenvolvimento cognitivo sugere que cognições desadaptativas, afeto negativo e comportamentos de busca de apoio reforçam-se reciprocamente para promover padrões de TPD. Com base nas primeiras experiências desenvolvimentistas, os indivíduos experimentam o afeto negativo como intolerável e deixam de desenvolver estratégias efetivas para modular a própria experiência emocional. Bebês e crianças pequenas usam principalmente estratégias simples, tais como desviar a atenção de um estímulo ou acontecimento que os aborrece, para lidar com a angústia. Caso essas estratégias simples falhem, eles choramingam, choram ou tornam-se "pegajosos", evocando o apoio de seus cuidadores. Boa parte da responsabilidade pela regulação do afeto nesses primeiros anos de vida, então, repousa no cuidador. Ao longo do tempo, à medida que a capacidade de linguagem se desenvolve, a responsabilidade pelo manejo dos humores negativos passa gradualmente para a criança e, por fim, para o adolescente e adulto. Em indivíduos com TPD, porém, esse processo de desenvolvimento normativo pode tomar outra direção se pensamentos de afirmação do *self* e autoinstruções deixarem de ser internalizados. A crença de que humores negativos são intoleráveis e de que "Não posso suportar, preciso de ajuda para superar isso" é reforçada pela experiência de alívio do afeto negativo mediante apoio externo. Também, os outros são percebidos como protetores competentes que servem para reduzir o afeto negativo. Como os pais de indivíduos que desenvolvem TPD costumam demonstrar um estilo de criação autoritário, controlador ou superprotetor, essas crianças geralmente têm experiências limitadas no aprendizado de modos de acalmar a si mesmas mais sofisticados e mediados pela linguagem. Além disso, elas provavelmente são recompensadas com conforto e elogio por buscar apoio nos cuidadores.

Por fim, indivíduos com TPD passam a ver o mundo como um lugar perigoso. Vendo os outros como (ao menos potencialmente) benevolentes, apoiadores e eficazes, os dependentes voltam-se a eles em busca de apoio. Mas os sentimentos de ansiedade aumentam quando nenhum apoio está disponível ou quando se pede ou se espera que o indivíduo funcione de maneira independente. Hipoteticamente, isso seria mais comum em situações complexas ou ambíguas – circunstâncias em que a disponibilidade de ajuda não está clara – ou quando o sujeito é confrontado com uma tarefa desconhecida ou difícil. Caso os relacionamentos de apoio terminem, o indivíduo com TPD tenta recuperar o apoiador ou descobrir meios alternativos de suporte. Ao buscar ajuda automaticamente quando o afeto negativo aparece, o indivíduo não se dá oportunidades de desafiar suas percepções negativas de ineficácia, incompetência e incapacidade de cuidar de si mesmo. A Figura 8.1 apresenta um modelo de desenvolvimento cognitivo do TPD.

Acredita-se que a motivação para contar com o apoio dos outros seja complexa. Em alguns casos, indivíduos com TPD acreditam que são incompetentes, ineficazes e ineptos no manejo da própria vida (Bornstein, 2012a). Buscar orientação e apoio é um modo de reduzir a ansiedade relacionada à percebida enormidade de cuidar de si mesmo. Em outros casos, os comportamentos de busca de apoio podem ser motivados pelo desejo de obter aprovação alheia (Bornstein, 2005b). A aprovação social é gratificante, pois pode dar ao paciente um senso de valor e desejabilidade, assim como segurança no mundo. Dois conjuntos de crenças são centrais para o modelo cognitivo de TPD – ineficácia pessoal e visão do mundo como perigoso. Devido a essas crenças, o indivíduo com TPD sintoniza-se com sinais de risco e desenvolve um pressuposto adaptativo: "Se eu tiver o apoio e proteção dos outros, posso me sentir seguro". O comportamento dependente, como tal, é fruto do desenvolvimento de crenças dependentes sobre si mesmo, os outros e o mundo.

PRINCIPAIS METAS DO TRATAMENTO

Propomos que o TPD representa um desvio dos processos normativos do desenvolvimento para adquirir as competências afetivas, sociais e comportamentais necessárias para o funcionamento autônomo. Propomos ainda que fatores biológicos, cognitivos, desenvolvimentistas e sociais interagem reciprocamente no curso do desenvolvimento que colocam os indivíduos em risco de TPD. Com isso em mente, as oportunidades para intervenção clínica são muitas. As intervenções poderiam,

Figura 8.1

Fatores genéticos
Temperamento inibido

Apego inseguro

Regulação do afeto comprometida

Afeto negativo
Ansioso, triste

Ambiente social
Pais controladores, superprotetores, rejeição social, perda, resposta negativa dos outros, dificuldades de relacionamento, história de aprendizagem

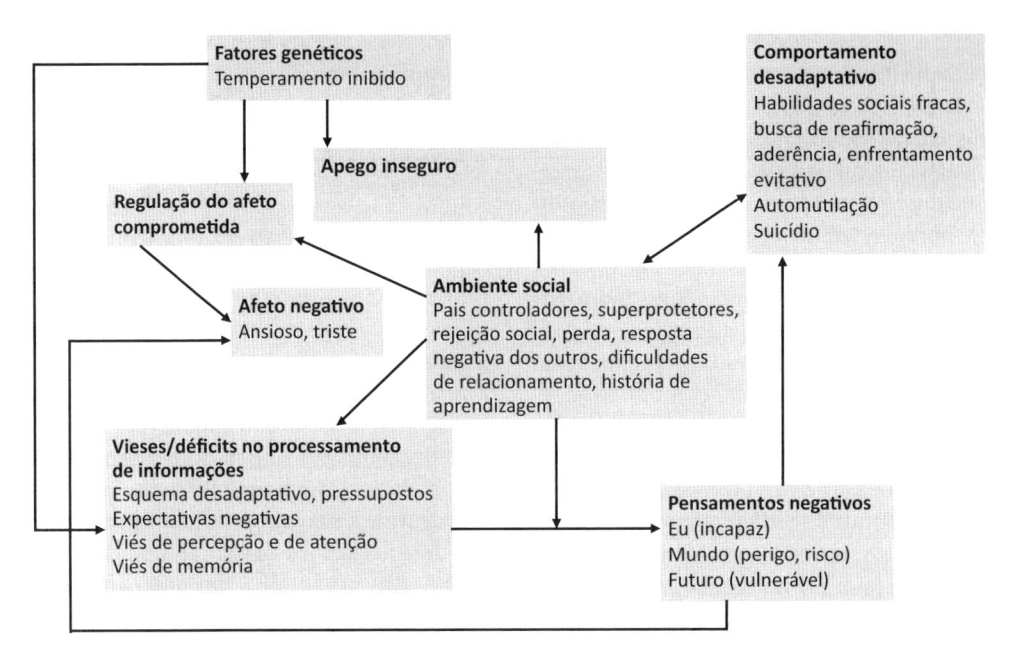

Comportamento desadaptativo
Habilidades sociais fracas, busca de reafirmação, aderência, enfrentamento evitativo
Automutilação
Suicídio

Vieses/déficits no processamento de informações
Esquema desadaptativo, pressupostos
Expectativas negativas
Viés de percepção e de atenção
Viés de memória

Pensamentos negativos
Eu (incapaz)
Mundo (perigo, risco)
Futuro (vulnerável)

FIGURA 8.1 Modelo de desenvolvimento cognitivo do TPD.

por exemplo, concentrar-se em desenvolver a regulação do afeto, as habilidades sociais ou as competências comportamentais; mudar crenças e expectativas desadaptativas; ou modificar padrões de interação social para aplicar habilidades no contexto de modo mais eficaz. Como os fatores que subjazem e mantêm o TPD variam de indivíduo para indivíduo e a presença de condições comórbidas pode complicar o tratamento, é importante desenvolver uma conceitualização de caso clara e parcimoniosa que possa ser compartilhada com o paciente e servir de guia terapêutico. Os fatores de interesse incluem:

1. *Crenças desadaptativas sobre si mesmo e o mundo*. Como observado, as crenças sobre ineficácia pessoal e aquelas sobre o mundo ser um lugar perigoso são áreas-chave para a modificação cognitiva. Afirmações desadaptativas (p. ex., "Eu causei isso a mim mesmo", "Essas coisas sempre acontecem comigo") podem não ser totalmente infundadas, pois a baixa autoeficácia tende a direcionar os comportamentos dependentes e a ter um impacto negativo nos relacionamentos sociais. Testar tais crenças e pressupostos é fundamental para o tratamento do TPD.

2. *História do desenvolvimento*. Uma revisão colaborativa da história do desenvolvimento de um indivíduo proporciona um entendimento de como as crenças desadaptativas se desenvolveram e os comportamentos dependentes se perpetuaram. Durante a discussão, o clínico pode destacar como estilos de criação dos filhos podem interferir no desenvolvimento de apego seguro, limitando a independência e promovendo atitudes e comportamentos dependentes específicos em relacionamentos significativos.

3. *Regulação do afeto*. Indivíduos com TPD normalmente contam com a busca de apoio como uma estratégia de regulação das emoções. Assim, estratégias alternativas mais adaptativas para lidar com as emoções negativas – estratégias que realcem o senso de competência e eficiência do indivíduo – são um importante alvo de tratamento.

4. *Comportamentos dependentes em contexto.* O comportamento submisso e passivo e a busca excessiva por reafirmação (Joiner, 2000) são formas de comportamento dependente que aumentam o risco de rejeição social e depressão. Os padrões comportamentais específicos – e a forma como eles podem afetar os relacionamentos com os outros – são questões muito importantes no tratamento para indivíduos com TPD. As principais metas geralmente são aumentar a assertividade apropriada e reduzir o comportamento aderente, a busca de reafirmação e as ações supersolícitas que importunam os outros e solapam a autoconfiança do indivíduo. Contexto e eficiência interpessoal são importantes para alterar esses comportamentos, pois certos comportamentos modestos podem constituir habilidades de relacionamento importantes quando aplicados em um contexto receptivo e com habilidades de comunicação mais tranquilas e assertivas.

De maneira geral, a meta do tratamento para TPD é (1) desafiar as crenças desadaptativas de ineficácia e vulnerabilidade por meio da discussão de estilos de criação de maneira separada das capacidades infantis; (2) compreender como as crenças desadaptativas e os comportamentos dependentes funcionaram durante a infância e que são desadaptativos na idade adulta; (3) desenvolver estratégias de regulação de afeto que também proporcionem experiências de autoeficácia; e (4) desenvolver estratégias para promover a independência e os relacionamentos sociais apropriados. O tratamento bem-sucedido da TPD altera a qualidade do modo como o indivíduo se envolve com os outros: menos guiado por ansiedade, medo e apego inseguro e mais por autodireção. Idealmente, o indivíduo dará maior atenção a questões antes negligenciadas em relação a si próprio – autodireção, autorrespeito, autoconfiança, autoexpressão, autoexploração e autointeresse –, ao mesmo tempo usando as habilidades melhoradas para atender sua necessidade básica de segurança de apego.

ESTRATÉGIA COLABORATIVA

Uma abordagem afetuosa e individual é de especial importância no caso de um indivíduo com TPD, já que cuidadores relativamente controladores, emocionalmente indisponíveis, exigentes ou intrusivos moldaram seu mundo emocional. Esse indivíduo tende a ser muito sensível a demandas percebidas e o potencial para a crítica do terapeuta, mas, diferentemente da pessoa evitativa, ele verá o profissional como amigável e prestimoso em vez de ameaçador e crítico. Na verdade, pacientes dependentes podem passar dos limites nas lisonjas e elogios à habilidade do terapeuta. Como o indivíduo com TPD se empenhará em tornar-se o paciente ideal, existem diversas considerações a manter em mente ao iniciar e lidar com o relacionamento terapêutico. Carinho e paciência são essenciais, mas devem ser temperados com objetividade e foco terapêutico.

Indivíduos dependentes podem facilmente evocar uma postura amigável, lisonjeira e até mesmo cuidadora em relação ao clínico, o que pode causar um turvamento dos limites interpessoais e terapêuticos. Eles podem não ser sexualmente sedutores em particular, a menos que haja algumas tendências histriônicas, mas idealizam e se esforçam para agradar o terapeuta. Pode ser necessário desencorajar suas tentativas de trazer presentes ou de outros esforços estimulantes (p. ex., afofar as almofadas do sofá ou recolher o lixo do consultório). No curso da interação e do diálogo terapêuticos, é muito importante encorajar a autonomia de pensamento e de comportamento do paciente. Este é o indivíduo que precisa que o terapeuta pare e pergunte antes de fazer sugestões: "O que você acha?". O paciente com TPD pode responder muito bem se receber instruções específicas, talvez em forma de apostila, sobre seu papel colaborativo na terapia. Isso ajuda a definir as expectativas de sua participação ativa desde o início e estimula seus esforços independentes no estabelecimento da agenda, nos relatos sobre humor e na seleção de problemas. Também desmistifica o processo do que deve acontecer nas sessões, de modo que a probabilidade de o paciente assumir um papel submisso é menor. Por fim, pedir um *feedback* ao final das sessões é uma ferramenta importante para promover um senso de poder e autoridade compartilhados.

APLICAÇÃO CLÍNICA DA INTERVENÇÃO

Propomos um tratamento com multicomponentes, iniciando com uma avaliação minuciosa, seguida de intervenções cognitivas e comportamentais, assim como o desenvolvimento de habilidades de regulação de afeto.

Avaliação

Iniciamos com uma avaliação cuidadosa, confirmando o diagnóstico de TPD e esclarecendo se o indivíduo manifesta sintomas de outras condições. Várias entrevistas diagnósticas semiestruturadas foram desenvolvidas e podem ser consideradas, incluindo a Entrevista Clínica Estruturada para os Transtornos da Personalidade do Eixo II do DSM-IV (SCID-II; First, Gibbon, Spitzer, Williams, & Benjamin, 1997) e o Exame para Transtorno da Personalidade (PDE; Loranger, 1989). Além do diagnóstico, deve-se avaliar o estado de humor atual do indivíduo e o uso de comportamentos autodestrutivos não suicidas. Essas informações são úteis não apenas para avaliar gravidade e risco, mas também se mostram úteis para entender o estado emocional e os meios de autorregulação. Questionários de autorrelato objetivos podem facilitar esse processo. O Inventário de Depressão de Beck-II (BDI-II; Beck, Steer, & Brown, 1996), o Inventário de Ansiedade de Beck (BAI; Beck & Steer, 1993a), a Escala de Desesperança de Beck (BHS; Beck, 1988a), a Escala de Ideação Suicida de Beck (SSI; Beck, 1991) e a C-SSRS (Columbia-Suicide Severity Rating Scale) (Posner et al., 2011) são psicometricamente fortes e clinicamente úteis. Como o TPD costuma ocorrer junto com outras condições, pode ser útil conduzir uma entrevista diagnóstica sobre toda a história de vida do paciente para determinar se ele tem antecedentes de um transtorno afetivo ou de ansiedade.

A história do desenvolvimento de um indivíduo, fazendo uma revisão específica da história familiar, dos relacionamentos e do desenvolvimento, é basicamente obtida por meio da entrevista clínica. Com relação aos fatores da infância que possivelmente promoveram a dependência, pode-se perguntar sobre timidez e inibição, percepção dos pais e resposta a situações novas ou desafiadoras. Questionários de autorrelato, como o Inventário do *Parental Bonding Instrument* (PBI; Parker, Tupling, & Brown, 1979) e a Escala Dimensional Revisada de Apego Adulto (AAS-R; Collins & Read, 1990), podem ser úteis para identificar temas e experiências para discussão. O PBI avalia as recordações de um indivíduo do cuidado e proteção parental, ao passo que a AAS-R examina os temores de ser abandonado ou rejeitado, o conforto pela proximidade emocional e a percepção de dependência dos outros. Com muita frequência, os pacientes são capazes de fazer uma narrativa das experiências que embasam seus sentimentos de vulnerabilidade e o valor de seu comportamento dependente. Embora sejam retrospectivas, as informações colhidas a partir dessas medidas ajudam a revelar as percepções *atuais* que o indivíduo tem de seus relacionamentos e de sua criação. Consequentemente, paciente e clínico podem discutir os fatores que promoveram o esquema de dependência; identificar os fatores que mantiveram os comportamentos e as crenças de dependência; e dar exemplos de como tais crenças e comportamentos, embora adaptativos no ambiente em que o indivíduo se desenvolveu, podem não sê-lo em seu ambiente atual. O processo de exploração da narrativa sobre o desenvolvimento e do autorrelato atual também facilita um relacionamento terapêutico apoiador e motivador, mas sem minar a capacidade e independência do indivíduo.

Por fim, pode ser bom avaliar crenças, atitudes e percepções específicas associadas ao TPD. Escalas objetivas de autoavaliação, incluindo o Questionário de Esquemas de Young-Brown (Schmidt, Joiner, Young, & Telch, 1995; Young, 1990), o PDBQ (Questionário de Crenças dos Transtornos da Personalidade; Arntz, Dreessen, Schouten, & Weertman, 2004) e o PBQ (Questionário de Crenças dos Transtornos da Personalidade; Beck et al., 2001), podem ser úteis nesse aspecto.

Intervenções cognitivas

Indivíduos com TPD frequentemente veem a si mesmos como incompetentes, ineficazes e vulneráveis. Eles veem o mundo como perigoso e acreditam que precisam do apoio dos outros. As técnicas-padrão da terapia cognitivo-comportamental (TCC), incluindo o monitoramento do humor, o debate racional e os experimentos comportamentais, podem ser valiosas para testar a validade e a utilidade das crenças desadaptativas associadas ao transtorno. Nossa experiência clínica tem sido de que os indivíduos costumam reconhecer que essas crenças não são inteiramente razoáveis e suas ações "Não estão funcionando a meu favor". Dito isso, eles têm dificuldade para desenvolver uma narrativa alternativa viável, uma maneira diferente de olhar para suas experiências atuais e entender sua história. Uma abordagem cuidadosa e individual ajuda a desenvolver essa narrativa. Para ter certeza, pode-se fazer isso por meio de um exame racional da validade das crenças dos indivíduos no aqui e agora em relação às situações atuais (como normalmente se faz na TCC para depressão ou ansiedade).

Também facilitamos esse processo ao examinar a validade das percepções do indivíduo de suas experiências da infância (uma "análise desenvolvimentista" de suas crenças) e de que forma as crenças se manifestam dentro do relacionamento terapêutico, formando uma abordagem tripartida (Fig. 8.2). A utilização simultânea de três conjuntos de técnicas de TCC – análise racional, análise desenvolvimentista e exame de crenças dentro do relacionamento – oferece a melhor chance de mudar crenças e pressupostos desadaptativos arraigados. O indivíduo recebe um modelo, um raciocínio lógico, para compreender como essas crenças se desenvolveram ao longo de sua vida e como seu comportamento as mantêm. As crenças desadaptativas são então confrontadas, e as áreas de competência, eficácia e valor são identificadas.

Intervenções comportamentais

Um foco central na TCC para TPD é o desenvolvimento de habilidades comportamentais adaptativas. Compreensivelmente, os pacientes podem hesitar em demonstrar competência por temer a perda de apoio e aceitação social. O desenvolvimento de habilidades de eficácia interpessoal pode ajudar a reduzir essa apreensão. Além disso, muitos indivíduos com TPD procuram tratamento devido ao sofrimento que sua dependência causa nos outros. Como na TCC para ansiedade,

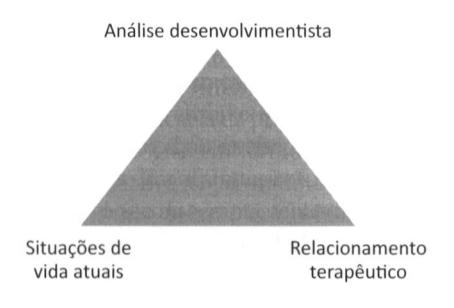

FIGURA 8.2 Tríade terapêutica na TCC para TPD.

os clientes são encorajados a abordar as coisas que temem, comportar-se de uma maneira mais assertiva ou corajosa e observar como os demais respondem. E como na TCC para ansiedade e depressão, o desenvolvimento de habilidades comportamentais é feito de forma gradativa e sistemática. Pode-se utilizar modelação pelo terapeuta, *role-play* durante as sessões, prática *in vivo* e a observação de outros mais assertivos e autônomos. Tentativas explícitas são feitas para aumentar a conscientização e desencorajar os comportamentos desadaptativos, como, por exemplo, a busca excessiva de reafirmação. Trabalhamos com uma jovem, por exemplo, que buscava repetidamente a confirmação de que era inteligente. Depois de se graduar em uma conceituada faculdade de medicina, não havia razão para acreditar que ela não era "inteligente". Primeiramente, identificamos esse comportamento como uma forma de buscar reafirmação e explicamos que ele tinha os efeitos indesejáveis de minar sua autoconfiança e de encorajar os outros a vê-la como insegura. No curso da terapia, examinamos o significado dessa crença para a paciente, as evidências de sua validade e o efeito de estar sempre buscando reafirmação em seus relacionamentos. Igualmente importante, entretanto, foi nossa decisão colaborativa de fazer do consultório uma "zona de não reafirmação". Ela inicialmente achou isso muito difícil e implorou ao terapeuta (5 a 10 vezes em uma hora) que lhe reafirmasse sua inteligência. Além disso, ela foi encorajada a não buscar reafirmação dos outros fora da terapia e a observar os efeitos dessa mudança em seu humor e nos relacionamentos. A oportunidade de ver melhoras em seus relacionamentos quando se comportava de uma forma menos dependente foi um importante motivador para outras mudanças.

Regulação do afeto

Buscar reafirmação é apenas um modo de lidar com a ansiedade associada ao TPD. Pode ser bom desenvolver uma gama mais ampla de habilidades para tolerar humores negativos (p. ex., aceitação consciente), enfrentar situações estressantes (p. ex., resolução de problemas sociais, treinamento de assertividade) e lidar com humores negativos (p. ex., relaxamento, debate racional, TCC focada no esquema). Estratégias para questionar pensamentos negativos sobre si mesmo (i.e., exame de evidências, experimentos comportamentais, identificação de aspectos positivos ou desejáveis do *self*) e habilidades de eficácia interpessoal ajudam o indivíduo a modular seu sofrimento. Nosso objetivo é ajudar o cliente a desenvolver outras estratégias para regular as emoções, as quais sejam mais adaptativas e não minem seu senso de competência e eficácia em desenvolvimento (Bornstein, 2005b, 2012a).

Como parte de nossa avaliação inicial, Sara completou uma bateria de escalas objetivas de autoavaliação (Quadro 8.1). O padrão de respostas indicou que ela estava tendo sentimentos moderados a graves de depressão, ansiedade e pessimismo. A paciente observou que se sentia "profundamente triste", "preocupava-se sem parar" e era muito autocrítica. Via a si mesma como feia e indesejável, e acreditava que "não estava à altura", pois tinha curso superior, mas trabalhava como secretária. Ela afirmava que "precisava realmente encontrar alguém que pudesse amar, alguém para casar", mas não tinha certeza se teria êxito nessa busca. Esses sentimentos eram mais intensos à noite, quando estava sozinha em seu apartamento e seu namorado, Ken, não respondia imediatamente às suas mensagens de texto ou telefonemas. Não havia história de gestos ou tentativas suicidas, pensamentos suicidas ou automutilação não suicida.

Foram administradas várias medidas para avaliar crenças desadaptativas frequentemente associadas à vulnerabilidade para psicopatologia. Elevações clinicamente significativas eram visíveis nas respostas de Sara ao Questionário do Esquema de Young-Brown - Revisado (Young, 1990). Ela endossou uma

QUADRO 8.1
Resultados das escalas de autoavaliação de Sara

Inventário de Depressão de Beck = 27	Disforia grave
Inventário de Ansiedade de Beck = 18	Ansiedade moderada
Escala de Desesperança de Beck = 12	Pessimismo grave
Escala de Ideação Suicida de Beck = 0	Nenhum pensamento suicida no momento

série de itens sugestivos de sensibilidade à separação emocional (p. ex., "As pessoas não estavam disponíveis para atender minhas necessidades emocionais", "De modo geral, não tive ninguém para me aconselhar e dar apoio emocional"), medo de abandono (p. ex., "No fim, vou acabar sozinha"), isolamento social (p. ex., "Não me encaixo"), imperfeição pessoal (p. ex., "A culpa é minha por meus pais não me amarem o suficiente", "Não entendo como alguém poderia me amar") e vulnerabilidade ao dano (p. ex., "Sinto que o mundo é um lugar perigoso", "Sou uma pessoa medrosa"). Suas respostas na AAS-R (Collins & Read, 1990) sugeriram sentimento de insegurança nos relacionamentos atuais. Ela observou que se preocupa "muitíssimo" sobre ser abandonada e teme que seu "desejo de se unir às vezes afaste as pessoas". Ela observou que se sente "muito confortável dependendo dos outros", que não tem dificuldade para confiar nos outros e que "com frequência fica preocupada que seu namorado não a ame de verdade".

Quando indagada sobre suas experiências diárias de ansiedade e depressão, Sara afirmou: "Fica ruim... Simplesmente começo a pensar que ficarei sozinha para sempre e me preocupo se Ken vai desistir de mim". Os pensamentos automáticos incluíam "Quem iria me querer?", "Não sei lidar com isso" e "Isso não tem fim". Quando Sara falava, havia um senso de resignação à sua difícil situação. Ela se sentia vulnerável, sozinha e não tinha muitas ideias sobre como sua vida poderia mudar para melhor. Sua abordagem à vida era passiva, e suas tentativas de desenvolver uma gama maior de apoio eram quase totalmente malsucedidas. Como ela afirmava: "Ligo [para os amigos], mas eles não me ligam".

Devido ao alto grau de angústia de Sara, as intervenções concentraram-se no alívio de seus sentimentos de depressão e ansiedade. Foram introduzidas as técnicas de TCC habituais, incluindo monitoramento do humor, registro de pensamentos, debate racional de pensamentos desadaptativos, domínio de habilidades, programação de eventos agradáveis, treinamento de relaxamento e declarações adaptativas sobre si mesma. Dada sua dependência e seu desejo de apoio, Sara estava muito interessada em conquistar a aprovação do terapeuta. Ela chegava às sessões invariavelmente em ponto e fazia suas tarefas de casa da TCC diligentemente. Na verdade, ela se dava ao trabalho de reescrever seus registros de pensamento para que eles ficassem limpos e legíveis. As intervenções de TCC padronizadas foram rapidamente eficazes em reduzir os sentimentos de depressão e ansiedade. Em oito semanas, seus sentimentos de depressão e ansiedade tinham se reduzido a níveis mais "moderados" (BDI = 16, BAI = 10). Porém, a partir daí, seu progresso no tratamento estagnou. Apesar de todos os nossos esforços, sua experiência de depressão e ansiedade permaneceu estável durante os dois meses seguintes. Sara tinha chegado a um impasse, e nós a encaminhamos para uma consulta médica (que ela recusou).

Devido à falta de progresso para resolver seus sentimentos de depressão, deixamos de nos concentrar na ativação comportamental e no debate racional e passamos a nos concentrar nos relacionamentos sociais. A paciente afirmava que se sentia sozinha e nunca tinha namorado alguém por mais do que alguns meses, sendo seu namoro atual de três meses (com Ken) o relacionamento mais longo que já tivera. Ela observou que "Ninguém fica por perto tanto assim... Eles simplesmente vão embora". Quando solicitada a dar um exemplo, descreveu um incidente no qual conhecera um jovem assistente médico que estava trabalhando no consultório de um clínico geral. Seu primeiro encontro foi bom, e eles combinaram de se encontrar novamente. No decorrer da noite, ela soube que o aniversário dele estava próximo. Com isso em mente, ela assou um bolo e o entregou pessoalmente no consultório médico na segunda-feira seguinte. Como o jovem assistente estava com um paciente, ela deixou o bolo com a secretária. Ela contou que "Todas as secretárias no consultório ficaram dando risadinhas... Foi muito emocionante. Quem traz um bolo para um cara?" Ela estava muito contente e bastante empolgada por seu presente atencioso. Mas, para sua surpresa, ele não marcou um segundo encontro. "Estou ocupado demais essa semana. Está uma loucura aqui", explicou ele. Depois de uma semana que ela telefonou para oferecer outros horários, ele ressaltou que estava considerando um novo emprego em outro estado e, portanto, provavelmente se mudaria ainda naquele ano. Eles nunca tiveram um segundo encontro. Sara não percebia que seu comportamento ansioso demais, até mesmo obsequioso, pode ter afetado o relacionamento, talvez por importunar ou constranger o rapaz com ações carinhosas antes de eles realmente se conhecerem. Quando indagada sobre seus pensamentos a respeito disso, Sara afirmou: "O que posso fazer? Ninguém me quer. Sou apenas um Yugo". "Um Yugo?", perguntei. Então, ela descreveu um antigo automóvel que seus pais tiveram quando era pequena. "Era um carro terrível, mas, sabe, foi o carro mais popular nos Estados Unidos por um tempo". Quando indagada sobre como isso se aplicava à experiência dela com o jovem assistente médico, ela respondeu: "Sou como o Yugo, todo mundo me dirige, mas ninguém me quer". Ela explicou que "O que os caras querem é um Maserati, bonito e *sexy*. Mas esse não sou eu. Ninguém me quer". Ela continuou e revelou uma parte mais dolorosa de sua história de relacionamento, a de ter tido relacionamentos curtos e totalmente focados em atividade sexual clandestina, nos quais não havia namoro e nenhum envolvimento pessoal, reforçando ainda mais seu senso de ser indesejável e desamparada. Essas crenças de que "ninguém me quer" e que ela era, em aspectos fundamentais, imperfeita e indesejável, serviram de foco clínico pelas semanas seguintes. As tentativas de contestá-las racionalmente foram bastante malsucedidas.

Dado o prolongado impasse, foi iniciada uma análise desenvolvimentista da crença de ser "apenas um Yugo" e a função disso em sua vida. Sara observou que acreditava ser indesejável e defeituosa desde tenra idade, afirmando: "Nem minha mãe me amava". Ela explicou que sua mãe lhe dava cartões e presentes de aniversário em datas comemorativas, mas "Nunca demonstrou de verdade que se importava. Ela nunca me deu abraços ou beijos". Quando solicitada a dar mais detalhes, Sara descreveu um incidente de quando estava na primeira série. Ela tinha sido hospitalizada para uma cirurgia de retirada das amígdalas e recordava-se de sua mãe "sentada em uma cadeira reclinável" no outro lado do quarto. "Ficamos lá por ao menos dois dias, e ela nunca disse nada. Ela só ficava sentada lá". A narrativa de Sara era de privação emocional, levando à crença de que ela era indesejável e indigna de amor, mesmo para sua mãe. Ela revelou que seu irmão (o quarto de cinco filhos) tinha sido uma criança muito difícil e havia recebido o diagnóstico de transtorno de déficit de atenção/hiperatividade. Por causa da família grande e do irmão difícil, seus pais tinham planejado não ter mais filhos.

Como ela disse: "Daí cheguei... Fui a que eles não queriam". Buscando um caminho para mudar esse conjunto de crenças emocionalmente carregado e muito desadaptativo, o terapeuta fez uma pergunta inócua: "Ela ficou sentada em silêncio por vários dias? O que ela estava fazendo?" Sara respondeu recordando que sua mãe estava fazendo um travesseiro para ela, bordado com seu nome, lembrando que "Ela ficava sentada horas a fio com suas agulhas e fios, era tão cuidadosa". Nesse ponto, Sara começou a chorar e murmurou baixinho: "Para-choque de ouro". Quando convidada a continuar, falou: "Ela me amava... Só que ela o demonstrava de maneiras que eu não via". Ela refletiu que seu irmão tinha sido tão difícil que sua mãe "só precisava de um lugar para descansar, um tempo para relaxar". Quanto ao para-choque, ela observou: "Devia haver alguma coisa em mim que minha mãe considerava bom, que tinha algum valor... Um Yugo com para-choque de ouro não é completamente inútil. Não é um grande carro, mas tem algumas partes boas... Algumas coisas que alguém vai gostar". Esses *insights* – de que sua mãe, na verdade, a amava; de que ela tinha características desejáveis; de que outras pessoas podiam achar que ela tinha valor – representaram um ponto de virada na terapia, uma conexão com a mudança. Dito isso, é importante não exagerar a importância da mudança cognitiva. Não desejamos subestimar a importância da mudança comportamental e do contexto social. Todos os três componentes são importantes. Os *insights* que Sara conseguiu na TCC – o estabelecimento de uma nova narrativa, uma nova maneira de compreender a si mesma e suas experiências de crescimento – permitiram que ela iniciasse um árduo trabalho de mudar padrões comportamentais e de relacionamentos sociais de longa data. Nosso objetivo com Sara foi ajudá-la a criar um novo ambiente social, um ambiente em que suas novas crenças e expectativas pudessem ser praticadas e estimuladas.

CONSIDERAÇÕES SOBRE PROGRESSO, CICLO DE VIDA E TÉRMINO

Como nosso estudo de caso sugere, o progresso na TCC com indivíduos que são muito dependentes pode ser intermitente; períodos de melhora constante podem ser seguidos por períodos de estagnação. Deve-se esperar um progresso lento salutar conforme os indivíduos desenvolvem habilidades de regulação de afeto, praticam novos padrões de comportamento e desenvolvem novas crenças. Uma vez que indivíduos com TPD buscam melhora rápida, aconselhar paciência e perseverança na terapia desde o início pode render dividendos ao longo do tratamento.

É importante considerar expectativas desenvolvimentistas de dependência. Como Freeman e Leaf (1989) observam com razão, o comportamento normalmente dependente de um bebê ou criança pequena seria visto como totalmente inadequado em um adulto. Outros comportamentos dependentes, tais como buscar apoio, orientação e reafirmação de terceiros, são dependentes do contexto. Além disso, indivíduos idosos tornam-se naturalmente dependentes dos outros conforme perdem habilidades com a idade. No extremo oposto, a independência absoluta tem os próprios desafios, pois ela interfere na aprendizagem, na colaboração e no apoio recíproco entre familiares e amigos. Buscar orientação e ajuda quando confrontado com uma doença potencialmente fatal, um desastre natural ou uma calamidade financeira é totalmente sensato. Não ligar para o número de emergência quando sentimos uma dor repentina no peito seria desadaptativo. Assim, é importante, com pacientes de todas as idades, determinar se o indivíduo tem um déficit de habilidade ou competência ou está deixando de reconhecer competências que, de fato, possui. A dependência, como tal, deve ser compreendida no contexto do nível desenvolvimentista, das habilidades e competências de um indivíduo, bem como da natureza dos desafios apresentados por seu ambiente.

É mais proveitoso considerar a dependência e a autonomia como dimensões das competências cognitiva, social e emocional que podem variar ao longo do tempo e entre ambientes. Ao mesmo tempo, as competências cognitiva, social e emocional se desenvolvem ao longo do ciclo de vida, e os estresses e desafios da vida variam de um dia para o outro. Um comportamento que é inapropriadamente dependente em um ambiente pode ser totalmente sensato em outro. Com isso em mente, sugerimos que as metas de tratamento devem ser determinadas de maneira colaborativa com os clientes e podem abordar cada uma das três dimensões que servem como fundamento do TPD:

1. Experiência de depressão, ansiedade, solidão e apreensão. Eles desenvolveram habilidades de regulação de afeto que permitem enfrentar as excentricidades e decepções da vida diária?
2. Crenças negativas persistentes sobre as próprias habilidades e desejabilidade. Eles continuam vendo seu mundo como intrinsecamente perigoso e a si mesmos como vulneráveis?
3. Desenvolvimento de padrões adaptativos de comportamento social. Seus relacionamentos importantes são razoavelmente recíprocos em termos de apoio e iniciativa ou eles assumem um papel de passividade, negligenciando seriamente os próprios interesses em favor da proteção à dependência?

O processo de término da terapia deve ser considerado com cuidado. Indivíduos com TPD com frequência querem continuar a terapia, mantendo seu terapeuta como um recurso de orientação. Eles sentem-se, naturalmente, ambivalentes sobre concluir o tratamento. Com isso em mente, pode ser útil diminuir gradualmente as sessões ao longo do tempo e incentivar os clientes a assumir responsabilidade crescente pelo foco delas. Sessões de amplificação podem ser oferecidas, e, igualmente importante, pode ser útil abordar de modo explícito possíveis crenças sobre sua capacidade de funcionar de maneira independente do terapeuta. A percepção de que estão "sendo abandonados" ou que "Ninguém me entende tão bem quanto você" são dignas de análise. O tratamento de adultos que são altamente dependentes pode mudar, e com muita frequência muda, a natureza de seus relacionamentos com outros membros da família. Na verdade, um dos objetivos básicos pode ser alterar a qualidade do modo como os clientes se relacionam com pessoas importantes em suas vidas. Isso pode trazer desafios quando os indivíduos passam a se comportar de maneira mais assertiva e independente. Seu comportamento não é mais o que seu cônjuge, seus pais ou seus filhos tinham sido levados a esperar. Conflitos e tensões em casa não são raros. Em algumas famílias, conflitos entre filhos adultos e seus pais podem continuar em relação a questões financeiras, pois a dependência prolongada da renda dos pais pode funcionar como um fator de manutenção. Se isso ocorrer, sessões de terapia de casal ou familiar podem ser programadas para educar os familiares sobre a natureza e o curso do tratamento, discutir suas preocupações e arrolar seu apoio para o processo terapêutico.

DESAFIOS COMUNS E AUTOCUIDADO DO CLÍNICO

Vários fatores interferem no progresso em indivíduos com TPD, tais como visão estreita de si mesmo, progresso lento percebido e manutenção do relacionamento terapêutico. Esses pacientes têm plena consciência de seu sofrimento – eles vêm para a terapia se sentindo deprimidos, ansiosos e solitários. Nossa experiência tem sido que as estratégias de

TCC podem ser úteis para orientá-los à compreensão de como suas crenças e atitudes contribuem para seu sofrimento. Eles reconhecem que ver a si mesmos como incapazes e indignos de amor contribui para seus humores negativos, bem como que essas crenças "Não trabalham em meu favor". Contudo, com frequência sentem dificuldade para articular uma narrativa alternativa. O desafio está na identificação de uma nova maneira sensata de compreender suas vidas e a si mesmos. Em nosso caso, Sara foi capaz de descrever, em grande pormenor, uma vida inteira de experiências que demonstravam que ela era indesejável ("um Yugo") e incapaz. Por mais desadaptativas que fossem essas crenças, ela *sabia* que eram verdadeiras, eram válidas. O desafio clínico estava em desenvolver uma compreensão alternativa – que ela tinha características desejáveis, que sua mãe realmente a amava e que ela era mais capaz do que acreditava. Não era suficiente reunir evidências que fossem incompatíveis com a validade de suas crenças desadaptativas – era preciso ajudá-la a desenvolver uma compreensão nova e igualmente viável de si mesma e de seu mundo.

O progresso no tratamento para um indivíduo com TPD pode ser difícil para ele e para o clínico. É importante permanecer consciente de que provavelmente haverá períodos de estabilidade e períodos em que o tratamento parece estagnado. Embora possa-se esperar melhora nos sintomas dentro de 10 a 20 sessões, pode levar de 1 a 2 anos para abordar crenças desadaptativas e padrões de comportamento bem consolidados. Apesar da possibilidade de as técnicas de TCC-padrão serem eficazes para aliviar sentimentos de depressão e ansiedade, mudar crenças desadaptativas e padrões interpessoais de longa data pode levar tempo. Como clínico, estar atento ao padrão ajuda a colocar em perspectiva o que poderia parecer uma ausência de progresso, pois isso pode representar um platô em que uma nova questão está sendo encarada.

Manter papéis apropriados dentro do relacionamento terapêutico é um desafio comum no tratamento de indivíduos com TPD, pois eles com frequência pressionam os terapeutas a atender suas necessidades de amizade, em vez de se envolverem em um processo de mudança. Por exemplo, os pacientes podem tentar dirigir a conversa terapêutica para temas do interesse do profissional ou que fazem elogio a ele, em vez de discutir questões relacionadas à mudança. Embora a primeira possa levar a uma sessão mais tranquila, desvio e perda de fidelidade terapêutica são preocupações substanciais. Quando isso ocorre, é útil revisar o processo de tratamento e a conceitualização de caso, examinando fatores que mantiveram comportamentos ou sofrimento. É importante que o clínico esteja consciente dos possíveis fatores reforçadores das violações de limites, tais como discussões e sessões agradáveis. Se essas questões ocorrerem, o clínico é lembrado a examinar a função desses comportamentos para o cliente na manutenção de comportamentos dependentes e destacá-los para ele quando apropriado.

Por fim, indivíduos com TPD vêm para a terapia em busca de reafirmação, orientação e ajuda. Seus relacionamentos com seus terapeutas são, em muitos aspectos, representativos de outros relacionamentos importantes em suas vidas. Eles invariavelmente buscam reafirmação e direção, tentam agradar (uma pessoa, uns anos atrás, preparou seus registros de pensamento em caligrafia; eram obras de arte) e oferecem agradecimentos desnecessários por sua assistência especializada. Não é raro que os clientes tragam presentes depois de uma sessão produtiva, temendo que a terapia esteja se aproximando do término. Sua tendência natural será encorajá-lo a assumir o papel de um sábio mais diretivo e apoiador. Por mais útil que possa ser nas sessões iniciais, é possível que, com o tempo, isso favoreça a dependência com relação ao profissional. Com isso em mente, é útil encorajar o pensamento e a ação autônomos. Peça ao indivíduo para identificar problemas e padrões específicos, bem como tomar a iniciativa de desafiar crenças desadaptativas. Em nosso exemplo de caso, foi Sara que teve o *insight* e fez o comentário do "para-choque de ouro", e não o terapeuta que sugeriu isso.

Trabalhar como indivíduos com TPD pode ser tanto difícil como gratificante. Sua dependência do clínico em muitos aspectos os torna clientes-modelo – eles comparecem às sessões regularmente, participam de modo ativo, completam suas tarefas de casa da TCC, são educados, lisonjeiros e apreciativos. Contudo, essas características são reflexo de questões de dependência subjacentes. Assim, é tarefa do clínico manter-se objetivo, neutro e focado em soluções. Exercícios em que o indivíduo demonstra ausência de dependência ou desejo de agradar o clínico, tais como chegar atrasado para a sessão, são encorajados. Como seria de esperar, indivíduos que são dependentes acham isso muito difícil, oferecendo uma oportunidade para examinar pensamentos e sentimentos associados.

Ao mesmo tempo, não é incomum que clientes muito dependentes peçam sessões adicionais e façam chamadas de "emergência" ao terapeuta durante a noite e nos fins de semana. Equilibrar o desejo do indivíduo com o desejo do clínico de estar disponível durante tempos de crise pode ser um grande desafio. Para obter tal equilíbrio, é recomendado que o foco se mantenha no encorajamento de ação autônoma e desenvolvimento da capacidade de lidar com eventos estressantes de maneira independente. Na sessão, as tentativas de enfrentar de maneira independente podem ser discutidas como evidência de competência e desafiam a necessidade de dependência na manutenção dos relacionamentos.

CONSIDERAÇÕES FINAIS

A capacidade de depender dos outros – recorrer a amigos, familiares, mentores, colegas e especialistas em épocas de necessidade – é essencial para a sobrevivência humana. Para indivíduos com TPD, a dependência se apresenta como um fator evolutivo que deu errado, inibindo o desenvolvimento individual e atrapalhando os relacionamentos interpessoais. Como sugerem Freeman e Leaf (1989), que o transtorno da personalidade dependente "representa... uma abdicação da autonomia" (p. 426), a meta na TCC para TPD é ajudar os clientes a equilibrar o desejo de dependência e a expectativa de autonomia para promover interdependência adaptativa.

As abordagens cognitivo-comportamentais para tratar os transtornos da personalidade desenvolvidas durante anos recentes são promissoras. Uma formulação clara e parcimoniosa baseada na pesquisa sobre fatores associados à vulnerabilidade para TPD oferece um fundamento útil para a prática clínica. Como é frequentemente o caso na prática, manter uma afinidade terapêutica colaborativa facilita a difícil tarefa de mudar crenças desadaptativas e padrões de comportamento há muito existentes. Flexibilidade técnica – ser capaz de mudar com agilidade de um conjunto de estratégias baseadas em evidências para outro e, ao mesmo tempo, manter o foco estratégico – oferece a melhor oportunidade para ganhos clínicos prolongados. Ao trabalhar com Sara, as metas eram simples: fornecer as habilidades para manejar o sofrimento agudo, mudar suas crenças tácitas desadaptativas sobre si mesma e o mundo, desenvolver padrões de comportamento adaptativos e ajudá-la a desenvolver mais e melhores relacionamentos. Uma ampla variedade de técnicas e estratégias cognitivas e comportamentais foram postas em funcionamento para atingir essas metas. Elas foram, no final das contas, muito úteis em ajudar Sara a superar seus sentimentos de depressão e ansiedade e tornar-se uma jovem adulta mais autônoma e realizada.

O modelo proposto baseia-se em pesquisas das literaturas sobre psicopatologia cognitivo-comportamental e desenvolvimentista. Embora tenhamos nos esforçado para permanecermos próximos da literatura empírica, vale a pena observar que ainda há muito a fazer. Estudos longitudinais básicos sobre o desenvolvimento normativo da dependência e estudos controlados da eficácia de tratamentos alternativos para o quadro precisam ser concluídos. O construto do transtorno da personalidade dependente, como uma categoria diagnóstica, pode precisar ser revisto e uma estrutura dimensional para entender os substratos genéticos, moleculares, neurofisiológicos, afetivos e cognitivos do comportamento dependente precisa ser desenvolvida. Antes de podermos ter confiança de que esse importante problema clínico foi resolvido adequadamente, são necessários estudos que examinem não somente a eficácia e a efetividade de nossas intervenções, mas também os mecanismos da mudança. Embora sejam promissores, a efetividade de nossos modelos e intervenções ainda não foi demonstrada.

Capítulo 9

TRANSTORNO DA PERSONALIDADE EVITATIVA

Christine A. Padesky
Judith S. Beck

Jorge e Margarete chegam ao consultório de um terapeuta de casal para uma primeira consulta.

Terapeuta: Como posso ajudá-los?
Margarete: Estamos casados há 15 anos, mas sinto como se vivesse sozinha. O Jorge não fala comigo sobre nada importante.
Terapeuta: Como você vê isso, Jorge?
Jorge (*para Margarete*): Sei que não faço você feliz. Desculpe por eu não ser o tipo de cara que você quer. Estraguei tudo.
Margarete: Mas você *é* o cara que eu quero. Só quero que se expresse para que eu não me sinta tão sozinha. (*Jorge fica em silêncio e olha para o chão.*)
Terapeuta: É verdade que você não se expressa, Jorge?
Jorge (*com tristeza*): Não sei. Acho que não.

Jorge e Margarete estão casados há 15 anos e têm dois filhos pequenos. Eles se conheceram no trabalho no qual ambos são engenheiros de *software*. Margarete, em parte, apaixonou-se por Jorge porque ele era muito gentil e tranquilo. Ela também admirava sua inteligência e ética no trabalho. Ele tem muita dificuldade para expressar seus pensamentos e sentimentos e, sobre a esposa, diz apenas que "Ela é uma mulher maravilhosa e perfeita para mim". Com o passar dos anos, Margarete foi ficando cada vez mais frustrada por Jorge falar tão pouco nas conversas. Embora ele costumasse ser reticente durante o namoro, ela acreditava que, com o tempo, ele relaxaria e se abriria mais. Entretanto, ele ainda parece relutante em expressar suas opiniões, mesmo sobre coisas simples, como o que quer para o jantar. Agora, sua tendência de dizer "Não sei, o que você gostaria?" a irrita. Ela tentou brigar com o marido para que ele se envolvesse mais, mas Jorge concorda com as queixas dela e promete melhorar. Quando sabe que ela está chateada com ele, Jorge tende a trabalhar até mais tarde. Quando ela pede para conversar sobre os problemas, ele tenta mudar o tema da conversa para as atividades dos filhos ou outros assuntos não controversos. Margarete conta ao clínico que suspeita que as qualidades que interpretou como serenidade no início do relacionamento são, na realidade, tentativas de evitar conflitos. Reconhecendo que Jorge satisfaz os critérios para transtorno da personalidade evitativa (TPE), o terapeuta de casal encaminha Jorge a um terapeuta cognitivo-comportamental para terapia individual na esperança de que ele aprenda a comunicar seus pensamentos e sentimentos com mais facilidade, bem como possa trazer essas habilidades para a terapia de casal.

SINAIS E SINTOMAS CLÍNICOS

A maioria das pessoas se utiliza de esquiva na vida algumas vezes, especialmente para aliviar a ansiedade ou ao se deparar com escolhas ou situações de vida difíceis. O TPE caracteriza-se por evitação comportamental, emocional e cognitiva difundida, mesmo quando as metas ou os desejos pessoais são frustrados por tal evitação. Os temas cognitivos que alimentam a evitação no TPE incluem autodepreciação, crenças de que pensamentos ou emoções desagradáveis são intoleráveis e um pressuposto de que a exposição aos outros do "verdadeiro *self*" ou a autoexpressão assertiva provocará rejeição.

Indivíduos com TPE expressam o desejo de afeto, aceitação e amizade, mas costumam ter poucos amigos e pouca intimidade com qualquer pessoa. De fato, podem sentir dificuldade até para conversar sobre esses temas com o terapeuta. Sua frequente solidão, tristeza e ansiedade nos relacionamentos interpessoais se mantêm pelo medo de rejeição, o que inibe a iniciação ou o aprofundamento dos relacionamentos. Como ilustra a história de Jorge, pessoas com TPE muitas vezes têm dificuldade para se expressar mesmo com um cônjuge ou amigo próximo.

Como um terapeuta diagnostica o TPE quando os pacientes que exemplificam o transtorno têm dificuldade para responder às perguntas e revelar as questões centrais? Ele pode conjecturar que a evitação pode ser uma característica central de um diagnóstico quando clientes como Jorge respondem com frequência "não sei" a perguntas que a maioria das pessoas responderia prontamente. De acordo com a quinta edição do *Manual diagnóstico e estatístico de transtornos mentais* (DSM-5; American Psychiatric Association, 2013), deve-se diagnosticar TPE quando o paciente apresentar dificuldades difundidas em uma série de situações, pelo menos por volta do início da idade adulta, as quais estão relacionadas a uma inibição social significativa e prejudicial, crenças de inadequação e sensibilidade aguda e desadaptativa às avaliações dos outros sobre ele. Esse indivíduo também deve satisfazer outros quatro critérios, os quais envolvem evitação, restrição, inibição ou preocupação com a avaliação negativa dos outros. Ele costuma evitar atividades sociais ou de trabalho que exijam interação significativa com os outros, principalmente quando não tem certeza de ser aceito ou acredita que está correndo um risco interpessoal, teme crítica ou rejeição, sente-se inadequado ou inferior ou antecipa que ficará envergonhado ou constrangido. As principais características do "transtorno da personalidade ansiosa (evitativa)" descritas na CID-10 refletem esses critérios. O diagnóstico é feito quando o paciente apresenta ao menos três das seguintes características:

- Sentimentos persistentes e generalizados de tensão e apreensão.
- A crença de ser socialmente inepto, não atraente ou inferior aos outros no âmbito pessoal.
- Preocupação excessiva com ser criticado ou rejeitado em situações sociais.
- Relutância em se envolver com pessoas se não houver certeza de ser querido.
- Restrições no estilo de vida por causa da necessidade de ter segurança física.
- Evitação de atividades sociais ou ocupacionais que envolvam contato interpessoal significativo por causa do medo de crítica, desaprovação ou rejeição.

A CID-10 também observa que "as características associadas podem incluir hipersensibilidade à rejeição e à crítica" (World Health Organization, 1992).

Uma pessoa com TPE típica acredita que "Sou socialmente inepta e indesejável" e "Outras pessoas são superiores a mim e irão me rejeitar ou pensar criticamente a meu respeito se me conhecerem". À medida que o terapeuta explicita pensamentos e sentimentos desconfortáveis oriundos dessas crenças, o paciente frequentemente começa a evitar ou "fecha-se", mudando de assunto, levantando-se e andando pela sala ou relatando que "deu um branco". Conforme a terapia avança, o profissional pode constatar que essa evitação emocional e cognitiva é acompanhada por crenças como "Não sei lidar com sentimentos fortes", "Você [o terapeuta] vai pensar que sou fraco", "Sou cheio de defeitos, e minhas reações emocionais provam isso" e "Se eu me permitir sentir emoções negativas, elas vão aumentar e continuar para sempre". Pessoas com TPE têm baixa tolerância à disforia tanto durante a sessão terapêutica quanto fora dela e usam diversos recursos, inclusive o abuso de substâncias, para se distraírem das cognições e emoções negativas.

Às vezes, as pessoas com TPE vêm para a terapia por insistência de um cônjuge ou familiar. Quando iniciam o tratamento por conta própria, costumam se queixar de depressão, transtornos de ansiedade, abuso de substâncias, distúrbios do sono ou queixas relacionadas ao estresse, incluindo condições psicofisiológicas. Podem ser atraídas à terapia cognitiva por tratar-se, em geral, de um tratamento de tempo limitado e acreditam (erroneamente) que essa forma de terapia exige pouca autorrevelação ou revelação da história pessoal.

DIAGNÓSTICO DIFERENCIAL

As características desse transtorno se sobrepõem a outras categorias diagnósticas, mais notadamente ao transtorno de ansiedade social, transtorno de pânico com agorafobia e transtornos da personalidade dependente, esquizoide e esquizotípica. Para fazer um diagnóstico diferencial, é importante que o terapeuta indague sobre as crenças e os significados associados aos diversos sintomas, bem como o presente curso dos padrões evitativos.

O transtorno da ansiedade social compartilha muitas das características do TPE. Porém, indivíduos com TPE apresentam padrões de evitação muito mais amplos. Como os dois transtornos costumam ser comórbidos, deve-se considerar um diagnóstico de TPE quando o paciente satisfizer os critérios para transtorno de ansiedade social. Uma distinção entre TPE e transtorno de ansiedade social pode ser que indivíduos com TPE, como Jorge, costumam ser quase tão ansiosos e relutantes em revelar opiniões pessoais com pessoas íntimas – tais como cônjuges – quanto o são com outras. Indivíduos com transtorno de ansiedade social geralmente têm algumas pessoas íntimas com quem se sentem relaxados e conseguem conversar descontraidamente.

Pessoas com pânico e agorafobia muitas vezes demonstram evitação comportamental e social semelhante àquelas com TPE. No entanto, as razões para essa evitação são muito diferentes. Em vez de medo de crítica ou rejeição, a evitação no pânico e na agorafobia é alimentada pelo medo de ataques de pânico, de sensações associadas a tais ataques ou da distância de um lugar seguro ou pessoa que possa "salvá-las" de um desastre pessoal (físico ou mental).

O transtorno da personalidade dependente e o TPE são marcados por autoimagens semelhantes ("Sou inadequado"), mas são diferenciados pela visão dos outros. Pessoas com transtorno da personalidade dependente veem os demais como fortes e capazes de cuidar delas. Já aquelas com TPE os veem como potencialmente críticos e rejeitadores. Assim, pessoas com transtorno da personalidade dependente buscam relacionamentos próximos e sentem-se confortadas por eles; aquelas com TPE, por sua vez, com frequência receiam estabelecer relacionamentos próximos e sentem-se vulneráveis dentro deles.

Pessoas com TPE com frequência são socialmente isoladas, assim como aquelas com transtorno da personalidade esquizoide e transtorno da personalidade esquizotípica. A principal diferença entre esses transtornos da personalidade e o TPE é que indivíduos com TPE desejam aceitação e relacionamentos próximos. Pessoas diagnosticadas com transtorno da personalidade esquizoide ou esquizotípica preferem o isolamento social. Aquelas com transtorno da personalidade esquizoide são indiferentes à crítica ou à rejeição dos outros. Aquelas com personalidade esquizotípica, por sua vez, podem reagir à negatividade dos outros, mas tais reações geralmente são alimentadas por paranoia ("O que eles estão tramando?"), e não pela autodepreciação comum no TPE.

Como já mencionado, pacientes com TPE muitas vezes buscam tratamento para transtornos sintomáticos relacionados. É importante que um diagnóstico adequado de TPE seja feito logo no início da terapia, pois tais transtornos sintomáticos podem ser tratados com êxito por meio dos métodos de terapia cognitiva tradicionais, desde que o profissional inclua estratégias para superar a evitação característica que, de outra forma, poderia causar bloqueios ao sucesso do tratamento.

CONCEITUALIZAÇÃO

Pacientes com TPE desejam estar mais próximos das outras pessoas, mas costumam ter menos relacionamentos sociais e, principalmente, íntimos. Eles temem os relacionamentos, pois têm certeza de que serão rejeitados e veem tal rejeição como insuportável. Consequentemente, desenvolvem estratégias de enfrentamento desadaptativas pautadas na evitação. Sua evitação social normalmente é visível. Menos óbvia é sua evitação cognitiva e emocional, na qual evitam pensar sobre coisas que levem a sentimentos disfóricos. Sua baixa tolerância à disforia também os leva a se distraírem de suas cognições negativas. Esta seção explica a evitação social, comportamental e emocional de uma perspectiva cognitiva.

Evitação social

Crenças centrais

Os pacientes evitativos possuem várias crenças disfuncionais que interferem no funcionamento social. Essas crenças podem não ser totalmente articuladas, mas refletem como os indivíduos entendem a si mesmos e aos outros. Na infância e adolescência, eles invariavelmente conheciam uma ou mais pessoas significativas em sua vida (p. ex., pais, professores, vizinhos, irmãos, colegas) que os criticavam muito e os rejeitavam. Eles desenvolveram crenças centrais sobre si mesmos a partir das interações com essas pessoas, tais como "Sou inadequado", "Sou cheio de defeitos", "Não sou uma pessoa gostável", "Sou diferente" e "Não me encaixo". Também desenvolveram crenças negativas sobre outras pessoas: "Ninguém se importa comigo" e "As pessoas irão me criticar e rejeitar". Crenças centrais como essas são reforçadas ao longo do tempo pelos significados negativos que a criança atribui às experiências subsequentes e pela desconsideração das informações positivas que as contrariam. Consequentemente, tornam-se supergeneralizadas e rígidas.

Pressupostos subjacentes

Nem todas as crianças cujas pessoas significativas são críticas ou rejeitadoras tornam-se evitativas. Indivíduos com TPE fazem certas suposições para explicar as interações negativas: "Se essa pessoa me trata tão mal, devo ser uma má pessoa", "Como não tenho amigos, devo ser diferente ou cheio de defeitos" e "Se meus pais não gostam de mim, como alguém poderia gostar?"

Medo de rejeição

Na infância e depois na idade adulta, as pessoas com TPE cometem o equívoco de presumir que os outros reagirão a elas da mesma maneira negativa que a(s) pessoa(s) significativa(s) crítica(s) reagia(m). Elas temem constantemente que os outros irão considerá-las deficitárias e as rejeitarão. Também temem não conseguir suportar a disforia que acreditam que experimentarão se forem rejeitadas. Assim, evitam situações e relacionamentos sociais, às vezes limitando seriamente suas vidas, para evitar a dor que antecipam que irão sentir quando alguém inevitavelmente (em seu julgamento) as rejeitar.

Essa previsão de rejeição leva à disforia, que por si só já é extremamente dolorosa. Mas a perspectiva de rejeição é ainda mais dolorosa, pois a pessoa evitativa vê as reações negativas dos outros como justificáveis. A rejeição é interpretada de maneira muito pessoal, como se fosse causada exclusivamente por deficiências pessoais: "Ele me rejeitou, pois sou inadequada", "Se ela acha que sou burro [feio, etc.], deve ser verdade". Essas atribuições são geradas por crenças negativas a respeito de si mesmo que, por sua vez, reforçam as crenças disfuncionais, levando a mais sentimentos de inadequação e desesperança. Mesmo as interações sociais positivas não proporcionam um porto seguro das expectativas de rejeição: "Se uma pessoa gosta de mim, é porque ela não vê quem eu sou realmente. Assim que ela me conhecer, vai me rejeitar. É melhor me retirar agora antes que isso aconteça". Assim, indivíduos com personalidade evitativa tentam evitar a disforia fugindo dos relacionamentos, sejam eles positivos ou negativos.

Autocrítica

Pacientes evitativos experimentam uma sucessão de pensamentos automáticos autocríticos, tanto em situações sociais como ao contemplar encontros futuros. Esses pensamentos produzem disforia, mas raramente são avaliados, pois o paciente presume que estão corretos. Essas ideias se originam das crenças negativas descritas anteriormente. Cognições negativas típicas incluem "Sou feio", "Sou chato", "Sou cheio de defeitos", "Sou um fracassado", "Sou ridículo" e "Não me encaixo".

Além disso, tanto antes como durante os encontros sociais, as pessoas com TPE têm uma série de pensamentos automáticos que predizem – em uma direção negativa – o que acontecerá: "Não terei nada a dizer", "Vou fazer papel de bobo", "Ele não vai gostar de mim" e "Ela irá me criticar". Inicialmente, o paciente pode ou não estar totalmente consciente desses pensamentos. Eles podem estar primordialmente conscientes da disforia que esses pensamentos evocam. Mesmo quando os reconhecem, eles presumem que suas percepções são válidas e, assim, não cogitam testar sua precisão. Em vez disso, evitam ativamente situações que acreditam que possam engendrar cognições autocríticas e disforia.

Pressupostos subjacentes sobre relacionamentos

As crenças da personalidade evitativa também estão associadas a pressupostos disfuncionais sobre os relacionamentos. Pessoas com TPE acreditam, basicamente, que são inaceitáveis ou impossíveis de gostar, mas que, se puderem esconder seus verdadeiros *selfs*, conseguirão enganar os outros, ao menos um pouco ou por algum tempo. Acreditam que não devem deixar ninguém chegar perto o suficiente para descobrir o que elas "sabem" que é verdade sobre si mesmas. Os pressupostos subjacentes típicos são "Se eu mostrar uma fachada, os outros podem me aceitar (temporariamente), "Se os outros realmente me conhecessem, não iriam gostar de mim", "Se os outros me conhecerem, descobrirão que sou realmente inferior" e "É arriscado demais permitir que as pessoas cheguem perto, pois verão minha real identidade".

Quando por acaso estabelecem relacionamentos, as pessoas com TPE fazem suposições sobre o que devem fazer para preservar a amizade. Elas podem fazer de tudo para evitar qualquer confronto e ser bastante não assertivas. Suposições típicas são "Se eu a agradar o tempo todo, ela pode pensar que sou legal", "Se eu não fizer o que ele quer, ele não vai gostar de mim" e "Se eu expressar uma opinião ou preferência diferente, eles vão me criticar". Pacientes evitativos podem sentir como se estivessem constantemente à beira da rejeição: "Se eu cometer um erro, toda a visão dele sobre mim mudará", "Se eu o desagradar de alguma forma, ele terminará nossa amizade" e "Se eu demonstrar qualquer imperfeição, ela vai perceber e me rejeitar".

Erros de avaliação das reações dos outros

Pacientes evitativos têm dificuldade para avaliar as reações dos outros. Eles podem interpretar erroneamente reações neutras ou mesmo um pouco positivas como negativas. Como pessoas com fobia social, alguns pacientes com TPE tendem a concentrar-se nos próprios pensamentos, sentimentos e reações fisiológicas negativas, mais do que nas expressões faciais, no tom de voz e na linguagem corporal daqueles com os quais estão interagindo. Com frequência, esperam provocar reações fortemente positivas de pessoas cujas opiniões são irrelevantes para suas vidas, tais como vendedores de lojas ou motoristas de ônibus. É muito importante que ninguém pense mal delas, por causa de seu pressuposto de que "Se alguém me julgar negativamente, será porque a crítica é verdadeira". Parece bastante arriscado estar em posições em que possam ser avaliadas, pois (sua percepção de) reações negativas ou neutras dos outros confirmam suas crenças de que é difícil gostar delas ou que elas são defeituosas. Elas carecem de critérios internos para julgarem-se de maneira positiva; em vez disso, elas contam exclusivamente com sua percepção dos julgamentos dos outros.

Desconsideração de aspectos positivos

Mesmo diante de evidências, indiscutíveis para os outros, de que são aceitas ou estimadas, pessoas com TPE as desconsideram. Acreditam que enganaram aquela pessoa ou que o julgamento dela é falho ou baseado em informações inadequadas. Pensamentos automáticos típicos incluem "Ele acha que sou inteligente, mas apenas o enganei", "Se ela realmente me conhecesse, não iria gostar de mim" e "Ele certamente vai descobrir que não sou realmente muito legal". Esses tipos de cognições ajudam a explicar a luta de Jorge na terapia de casal com sua esposa. Lembre-se que Margarete queria que ele "se expressasse" e fosse emocionalmente íntimo. Apesar de suas declarações sinceras em muitas ocasiões de que ela o amava, ele persistia em sua crença de que o amor dela se baseava em uma percepção equivocada, pois ele sempre ocultara sua verdadeira identidade. Ele queria que o casamento continuasse, mas tinha medo de expressar seus pensamentos, emoções, sonhos e desejos. Jorge acreditava que, caso se expressasse honestamente, Margarete veria seu verdadeiro eu e o rejeitaria.

Evitação cognitiva, comportamental e emocional

Além da evitação social, a maioria das pessoas com TPE também demonstra evitação cognitiva, comportamental e emocional. Elas evitam pensar sobre assuntos que produzam disforia e se comportam de maneiras que permitem a continuidade dessa evitação. Surge um padrão típico:

1. Pacientes evitativos tornam-se conscientes de um sentimento disfórico. (Eles podem estar totalmente conscientes dos pensamentos que precedem ou acompanham a emoção.)
2. Sua tolerância à disforia é baixa, o que os leva a fazer algo para se distraírem e se sentirem melhor. Eles podem interromper ou deixar de iniciar uma tarefa que tinham pretendido fazer. Podem navegar na internet, ligar a televisão, pegar algo para ler, procurar comida ou um cigarro, levantar-se e caminhar, etc. Em suma, buscam

uma distração para afastar pensamentos e sentimentos desconfortáveis.
3. Esse padrão de evitação cognitiva e comportamental é reforçado pela redução na disforia e eventualmente torna-se arraigado e automático.

Os pacientes reconhecem sua evitação comportamental, ao menos em alguma medida. Eles invariavelmente se criticam em termos globais e estáveis: "Sou preguiçoso" ou "Sou resistente". Essas declarações reforçam as crenças sobre ser inadequado ou cheio de defeitos e levam à desesperança. Os pacientes não veem a evitação como sua maneira de lidar com as emoções desconfortáveis. Eles geralmente não têm consciência de sua evitação cognitiva e emocional até que tal padrão lhes seja esclarecido.

Atitudes sobre humores disfóricos

Pacientes evitativos muitas vezes têm atitudes disfuncionais sobre emoções disfóricas: "É ruim se sentir chateado", "Não deveria me sentir ansioso" e "As outras pessoas não se sentem assustadas ou constrangidas". Eles acreditam que, caso sintam-se disfóricos, serão inundados pelo sentimento e não conseguirão se recuperar: "Se deixar meus sentimentos livres, serei esmagado", "Se eu me sentir um pouco ansioso, vou ficar cada vez pior e não conseguirei suportar" e "Se eu permitir me sentir mal, descerei cada vez mais em um buraco profundo e não serei capaz de funcionar".

Desculpas e racionalizações

Pacientes evitativos têm um forte desejo de estabelecer relacionamentos mais próximos. Eles costumam sentir-se muito vazios e solitários e querem melhorar suas vidas fazendo amigos mais próximos, tendo melhor desempenho em seus empregos e sentindo-se mais autoconfiantes. Quando pensam no que devem fazer para realizar seus desejos, o custo de curto prazo de experimentar emoções negativas parece alto demais. Eles usam uma miríade de desculpas para não fazer o que é necessário para alcançar seus objetivos: "Não vou gostar de fazer isso, ficarei muito cansado", "Vou me sentir pior [mais ansioso, cansado, etc.] se o fizer", "Não estou com vontade de fazer isso agora", "Farei depois". Quando o "depois" chega, eles invariavelmente usam as mesmas desculpas, continuando sua evitação comportamental. Além disso, pacientes evitativos podem não acreditar que são capazes de alcançar seus objetivos. Eles fazem certas suposições: "Não há nada que eu possa fazer para mudar minha situação, "De que adianta tentar? Não conseguirei fazer de qualquer forma" e "É melhor perder por não tentar do que tentar e inevitavelmente fracassar".

Pensamento desejoso

Pacientes evitativos podem entregar-se a pensamentos desejosos sobre seu futuro. Eles esperam conquistar relacionamentos e empregos maravilhosos, mas geralmente não acreditam que serão capazes de alcançar seus objetivos por meio dos próprios esforços: "Um dia vou acordar e tudo estará bem", "Não posso melhorar minha vida por mim mesmo" e "Se minha vida melhorar, não será por meus esforços". Por exemplo, sempre que Margarete parava de pressionar por mais intimidade, mesmo por um dia, Jorge esperava que a questão estivesse resolvida e que a esposa tivesse passado a aceitar a situação. Ele não achava que tinha algum controle a melhora de seu relacionamento – teria que ser Margarete a mudar.

Crenças que interferem na terapia

Pacientes evitativos levam as mesmas crenças e os mesmos pressupostos sobre si próprios e os outros à situação de terapia. "Se eu confiar no aparente interesse e compaixão de meu terapeuta, vou me machucar", "Se me concentrar nos problemas na terapia, ficarei muito sobrecarregado", "Se revelar aspectos negativos de minha história e minha vida, meu terapeuta irá me julgar negativamente" e "Se tentar os novos comportamentos que meu terapeuta sugere, serei rejeitado" (J. Beck, 2005). Essas cognições interferem na capacidade do paciente de se envolver totalmente e beneficiar-se do tratamento se o terapeuta não explicitar e ajudar o indivíduo a avaliá-los.

Resumo da conceitualização

Pacientes evitativos mantêm crenças arraigadas sobre si mesmos, os outros e experiências emocionais desagradáveis. Eles veem a si mesmos como inadequados e sem valor; os outros, como críticos e rejeitadores; e emoções disfóricas, como esmagadoras e intoleráveis. Essas crenças costumam se originar das interações na infância com pessoas significativas que foram críticas e rejeitadoras. Socialmente, eles evitam situações em que outras pessoas poderiam chegar perto e descobrir seu "verdadeiro" eu. Comportamentalmente, esses pacientes evitam tarefas que engendrem pensamentos que os façam sentirem-se desconfortáveis. Cognitivamente, evitam pensar sobre assuntos que produzam disforia. Sua tolerância ao desconforto é muito baixa, e eles contam com a distração quando começam a se sentir ansiosos, tristes, solitários ou aborrecidos. Sentem-se infelizes com seu estado atual, mas se sentem incapazes de mudar por seus esforços. Podem ter dificuldade para se envolver totalmente no tratamento quando suas crenças disfuncionais estão ativadas, podendo empregar suas características estratégias de enfrentamento durante a sessão, assim como entre as sessões (para uma lista das crenças centrais típicas sobre si mesmo e os outros, pressupostos condicionais, estratégias de enfrentamento superdesenvolvidas e subdesenvolvidas, bem como crenças e comportamentos que interferem na terapia do paciente evitativo, veja J. Beck, 2005).

PRINCIPAIS METAS DO TRATAMENTO

Com base nessa formulação cognitiva do TPE, existem três metas de tratamento principais:

1. *Ter como alvo a evitação cognitiva e emocional.* Até que o paciente participe ativamente na terapia, o progresso será lento. O terapeuta ajuda o cliente a superar a evitação cognitiva e emocional durante e entre as sessões para que ele possa se tornar mais consciente dos pensamentos, dos sentimentos e do papel de manutenção que a evitação desempenha em seus problemas.
2. *Trabalhar no desenvolvimento de habilidades.* Pacientes com TPE muitas vezes necessitam desenvolver habilidades de autorreflexão, assim como habilidades interpessoais como autoexpressão, assertividade e negociação de conflitos.
3. *Avaliar os pensamentos automáticos, os pressupostos subjacentes e as crenças centrais que mantêm os padrões evitativos.* Desenvolver cognições alternativas que se baseiem mais na realidade e sejam mais funcionais, bem como que deem suporte à iniciação e à manutenção da intimidade e assertividade apropriada nos relacionamentos.

Essas metas são perseguidas de forma colaborativa com o paciente, usando a descoberta guiada sempre que possível (J. Beck, 2005; Kuyken, Padesky & Dudley, 2009). Em última análise, a meta geral do tratamento é proporcionar ao paciente com TPE uma vida mais produtiva e gratificante, o que tende a incluir o estabelecimento de novos relacionamentos e um aumento no conforto com os relacionamentos existentes. Embora o sucesso no tratamento possa não ser totalmente alcançado ao fim da terapia, ele pode ser avaliado pelo grau em que o paciente é capaz de tomar decisões no dia a dia e no longo prazo de acordo com seus valores básicos, expressar-se com os outros e alcançar o nível de intimidade desejado nos relacionamentos sem a indevida interferência de crenças inúteis e padrões de evitação anteriormente arraigados.

ESTRATÉGIA COLABORATIVA

Dois obstáculos à colaboração que podem ser esperados em pacientes com TPE são o medo de rejeição e a desconfiança das expressões de carinho dos outros. Eles com frequência têm um grande número de cognições negativas sobre o terapeuta, assim como em relação a outras pessoas. Identificar e testar esses pensamentos disfuncionais durante o tratamento é essencial para formar um relacionamento colaborativo e pode servir como um modelo a ser aplicado em outros relacionamentos.

Mesmo quando pacientes evitativos estão conscientes de pensamentos automáticos sobre o terapeuta ou o relacionamento terapêutico, em geral não estão dispostos a revelá-los inicialmente. Eles com frequência inferem crítica. Quando, por exemplo, o clínico faz perguntas sobre tarefas de casa, pacientes evitativos podem pensar que "Ele deve estar pensando que não fiz minha tarefa de casa muito bem". Indivíduos com TPE esperam desaprovação. Caso chorem na sessão, podem pensar que "O terapeuta deve sentir nojo de mim quando choro desse jeito". Ele também pode desconsiderar as expressões diretas de aprovação ou carinho do profissional, acreditando que "Você só gosta de mim porque é terapeuta e foi treinado para gostar de todo mundo" ou "Você pode achar que não há nada de errado comigo agora, mas se eu contar sobre minha relação com minha mãe, vai achar que sou terrível".

O terapeuta pode ficar atento a sinais desse tipo de pensamentos. Quando um paciente apresentar uma mudança de afeto na sessão, o clínico pode perguntar: "Você parece um pouco chateado agora. O que passou pela sua cabeça?". Como muitos clientes com TPE tentam mascarar suas emoções, o profissional pode antecipar a tendência desses pacientes de ler pensamentos na própria sessão. Ao conversar sobre um tema sensível, o terapeuta pode perguntar: "Estou pensando se você está prevendo o que estou sentindo ou pensando agora?". No fim das sessões, é importante que o clínico pergunte: "Quando você ficou mais preocupado com o que eu estava pensando ou sentindo durante nossa sessão hoje?". Se o paciente negar qualquer preocupação, o profissional pode sondar delicadamente: "E quando discutimos sobre sua dificuldade em concluir a tarefa dessa semana?". Se o cliente reluta em expor qualquer pensamento nas primeiras sessões (p. ex., "Não sei" ou "Eu não estava pensando em nada"), o terapeuta pode seguir uma linha de questionamento semelhante ao seguinte diálogo entre Jorge e sua terapeuta individual na terceira sessão:

Terapeuta: O que passou em sua mente agora, Jorge, quando perguntei se você ficou zangado com Margarete?

Jorge: Nada realmente.

Terapeuta: A razão da pergunta é que você pareceu um pouco nervoso.

Jorge: Não, não estou nervoso mesmo.

Terapeuta: Bem, seria compreensível se estivesse. Alguns pacientes se preocupam que irei criticá-los caso eles digam a coisa errada ou algo que eu desaprove.

Jorge: Bem, você não parece crítica. Você pareceu muito legal até agora.

Terapeuta (sorrindo): Bem, obrigada. Mesmo assim, você teve algum pensamento de que eu poderia julgá-lo? Ou desaprovar alguma coisa?

Jorge: Acho que isso pode ter passado em minha mente.

Terapeuta: É bom que você tenha me contado isso [fornecendo reforço positivo]. Você estaria disposto a me avisar da próxima vez que tiver um pensamento como esse?
Jorge: Acho que sim.
Terapeuta: Isso seria muito importante. Nesse meio-tempo, podemos praticar isso agora? Você poderia me contar sobre uma ocasião em que tenha pensado que eu poderia criticá-lo ou julgá-lo?

Uma vez explicitados, existem diversas maneiras de avaliar pensamentos automáticos relacionados à terapia. Inicialmente, o terapeuta pergunta ao paciente como poderia descobrir se suas previsões são precisas e, depois, o incentiva a fazer perguntas diretas. O profissinoal pode revelar abertamente o que de fato estava pensando: "Ah, é muito interessante que tenha achado que eu estava pensando negativamente sobre você sair da festa. O que eu estava realmente pensando é...". É útil que o cliente classifique o quanto acredita no *feedback* do clínico (usando uma escala de 0 a 100%) e monitore as mudanças em seu grau de crença à medida que sua confiança no terapeuta aumentar. Depois de vários intercâmbios diretos desse tipo, o paciente pode ser encorajado a avaliar suas crenças negativas sobre o profissional à luz de duas experiências anteriores: "Lembra-se de como reagi quando você me disse que tinha saído de um evento social mais cedo, quando não terminou uma tarefa de casa e ficou jogando no computador em vez de chamar sua mãe? Como você descreveria minha resposta típica quando me conta sobre um problema?". O paciente também pode testar seus pensamentos automáticos realizando pequenos experimentos.

Como demonstra o exemplo a seguir, pode-se pedir ao cliente que descreva uma experiência que ele tenha certeza de que o terapeuta achará inaceitável e, então, avaliar a validade dessa crença em pequenas etapas. Jorge acreditava 100% que sua terapeuta o julgaria negativamente se ele revelasse que tinha subido para o andar superior logo depois que a festa de aniversário de sua filha tinha começado e que Margarete tinha ficado zangada com ele por não ajudar. Falar com os pais dos amigos de sua filha tinha sido uma tarefa de casa, e, durante a sessão subsequente, a terapeuta havia perguntado sobre isso. Como ele tinha certeza de que a profissional iria criticá-lo, Jorge respondeu de maneira generalizada, declarando que não tinha sido ótimo, mas que agora já tinha passado. A terapeuta sentiu a relutância de Jorge em falar mais sobre o assunto e inferiu que ele poderia estar preocupado com a reação dela. Ela usou essa situação como uma oportunidade para um experimento comportamental em sessão sobre dar pequenos espaços para a autorrevelação nos relacionamentos. Primeiro, preparou o palco, ajudando Jorge a identificar os pressupostos e previsões que levaram a sua relutância em se abrir:

Terapeuta: Você conseguiu falar com algum dos pais?
Jorge (*falando baixinho*): Não quero falar sobre isso.
Terapeuta: Bem, tudo bem, mas você pode me dizer o que prevê que acontecerá se me contar a respeito disso?
Jorge (*depois de uma longa pausa*): Você vai ficar decepcionada. Vai ter menos consideração por mim.
Terapeuta: E se eu tiver menos consideração por você, o que acha que irá acontecer?
Jorge: Não sei. Acho que talvez você queira desistir de mim.
Terapeuta: Bem, não é de surpreender que você não queira conversar sobre isso. (*Pausa.*) Jorge, com base em sua experiência comigo até aqui, de que outra forma eu poderia reagir?
Jorge: Acho que você poderia compreender as razões do que fiz, mas não tenho certeza.

TERAPEUTA: Não seria útil se você me contasse e descobrisse que entendi? Que não pensei menos de você e poderia ajudar com o problema? Isso seria um alívio?

JORGE: Sim. Sim, seria.

TERAPEUTA: E caso ficasse claro que *não* entendi suas razões, o que eu e você poderíamos fazer para resolver isso?

JORGE: O que você quer dizer?

TERAPEUTA: Às vezes, nos relacionamentos, as pessoas a princípio não entendem as razões umas das outras. Elas podem inclusive ficar decepcionadas ou chateadas com o outro. Mas isso não precisa ser o fim da história. O que eu e você poderíamos fazer para resolver se você me contasse e eu tivesse uma reação negativa?

JORGE: Não sei. Acho que podíamos falar a respeito. Mas acho que você ficaria decepcionada.

TERAPEUTA: Deixe-me anotar isso. Duas coisas poderiam acontecer se você me contasse: primeiro, eu poderia compreender, e esse seria um bom desfecho. Ou segundo, eu poderia não compreender, ficar desapontada e, então, desistir de você. É isso?

JORGE: Sim.

TERAPEUTA: Vou desenhar um *continuum* aqui neste pedaço de papel. Em um dos extremos, vou escrever "Eu compreendo". No outro, vou escrever "Eu não compreendo, estou desapontada e desisto de você". É possível que haja outros desfechos entre esses dois extremos?

Jorge e sua terapeuta geraram algumas possibilidades para as reações da profissional na faixa intermediária do *continuum* (p. ex., terapeuta compreenderia, mas não conseguiria ajudar; ela não compreenderia, mas se sentiria curiosa e não decepcionada; ela poderia descobrir que a tarefa de casa que sugeriu era inadequada). Eles também desenvolveram um plano para trabalhar em algum desconforto em seu relacionamento que poderia resultar da revelação. Por exemplo, a terapeuta concordou em ser sincera com Jorge sobre as reações dela ao que ele contava e a tentar resolver qualquer impacto negativo na relação terapêutica. Finalmente, a terapeuta propôs que Jorge contasse sobre a situação em pequenos passos para que ele pudesse julgar por si mesmo os riscos e recompensas da autorrevelação:

TERAPEUTA: Você não precisa me contar tudo se não quiser. Poderia me contar apenas uma pequena parte e, então, decidir se quer me contar mais.

JORGE: Acho que assim não haveria problema. Bom, vários pais chegaram com seus filhos, pendurei seus casacos, e eles começaram a conversar comigo.

TERAPEUTA: Como você estava se sentindo?

JORGE: Nervoso, realmente nervoso.

TERAPEUTA: E você estava pensando...?

JORGE: Que eu não sabia o que dizer.

TERAPEUTA: Vamos parar aqui. Como você se sentiu ao me contar isso?

JORGE: Foi tudo bem... Mas ainda não te contei a pior parte.

TERAPEUTA: Como você acha que estou reagindo até agora?

JORGE: Sem problemas, acho.

TERAPEUTA: Você está certo. Não estou surpresa de que você tenha ficado nervoso – na verdade, acho que havíamos previsto isso, certo?

JORGE: Sim.

TERAPEUTA: Você pode me dizer o que aconteceu depois?

JORGE: Apenas fiquei me sentindo desconfortável. Eu deveria ter ficado naquela festa e ajudado a Margarete, mas subi. É ridículo que tive que me esconder. Perdi a maior parte da festa de minha filha. Quero dizer, sou ridículo por ser tão fraco.

TERAPEUTA: Você subiu? Você faz mais alguma coisa que acha que foi ainda pior?

JORGE: Não, não. Desci novamente perto do fim e ajudei um pouco. Mas eu deveria ter ficado na festa o tempo todo.

TERAPEUTA: E você provavelmente teria feito isso, se o seu nervosismo não tivesse batido tão forte. Mas não vejo como isso torna você ridículo e fraco. Será que isso não diz apenas que você tende a evitar quando fica nervoso? Isso parece outro exemplo do ciclo de evitação sobre o qual conversamos. Pergunto-me, você estava prevendo que, se ficasse na festa, os outros pais iriam julgá-lo?

JORGE: Sim.

TERAPEUTA: Então não é surpresa que você tenha ficado nervoso. Mas antes de continuarmos falando, como você se sente me contando isso?

JORGE: Está tudo bem. Não me sinto tão mal quanto achava que me sentiria.

TERAPEUTA: Reagi da maneira como você esperava?

JORGE: Não, não reagiu.

TERAPEUTA: Será importante que você se lembre disso. Você se importa de escrevermos isso?

Como pacientes evitativos relutam em revelar quando preveem que seu terapeuta pensará mal deles, é importante que o profissional, de vez em quando, pergunte diretamente se o cliente teve receio de contar alguma coisa. A menos que pacientes com TPE expressem esses temas ou detalhes suprimidos, eles podem continuar acreditando que o clínico os teria rejeitado (ou ao menos os teria visto de maneira negativa) se essa informação fosse conhecida. O terapeuta poderia dizer, por exemplo, "Sabe, às vezes os pacientes relutam em me contar certas coisas porque preveem que vou me chatear ou reagir de forma negativa. Você não precisa me contar o que foi, mas poderia me dizer se houve algum momento em que tenha hesitado em me contar algo?"

Indivíduos evitativos muitas vezes supõem que, uma vez estabelecido um relacionamento, eles devem constantemente tentar agradar a outra pessoa. Eles acreditam que, se afirmarem os próprios desejos, a outra pessoa responderá negativamente. Na terapia, isso pode levar a uma concordância superficial do paciente com o que o terapeuta diz e uma relutância em dar ao profissional um *feedback* negativo.

Uma maneira de encorajar a assertividade do cliente na terapia é evocar um *feedback*. Como os pacientes evitativos costumam dar declarações gerais positivas, pode ser útil pedir para eles completarem um formulário de *feedback* do terapeuta ao fim das sessões (J. Beck, 2006), pois podem estar mais dispostos a dar um *feedback* negativo na forma escrita do que face a face. O paciente pode descrever ou classificar o clínico em uma lista de verificação de qualidades incluindo processo (p. ex., "O terapeuta ouviu bem e pareceu me compreender hoje") e conteúdo (p. ex., "O terapeuta explicou a tarefa de casa de maneira suficientemente clara"). Se o paciente tiverem feito classificações fora da categoria mais alta, o profissional pode revisar o formulário na sessão seguinte, primeiramente dando reforço positivo (p. ex., "É bom que você indicou que me achou moderadamente empático, assim posso tentar melhorar. Você se lembra de quando foi que achou que não fui suficientemente empático?"). Assumindo uma postura não defensiva e discutindo possíveis mudanças no conteúdo e/ou no processo da sessão, o terapeuta pode compensar o paciente com críticas assertivas, corrigir percepções errôneas, resolver insatisfações legítimas e demonstrar o potencial de mudança dos relacionamentos. Então, o cliente pode ser encorajado a dar um *feedback* verbal direto, especialmente negativo, quando pertinente. Ao fim da sessão, o terapeuta poderia dizer que "No início desta seção, observamos sua folha de *feedback*. Você se lembra de que fiquei contente que tenha me contado que eu não estava sendo suficientemente empático? Como pareci essa semana para você? Houve algo que disse que o incomodou ou que você tenha achado que não entendi? Há alguma coisa que você gostaria que fizéssemos de modo diferente na próxima sessão?"

Expressar em voz alta pensamentos sobre o terapeuta e resolver problemas no relacionamento terapêutico proporciona experiências de aprendizagem poderosas. Quando o paciente descobre que alguns de seus pensamentos sobre seu terapeuta são imprecisos, é útil conjecturar que as crenças dele sobre as reações das outras pessoas às vezes também podem ser imprecisas. O cliente pode fazer experimentos para testar essas crenças, praticar a assertividade e resolver dificuldades (J. Beck, 2005). *Role-play* e prática de imagens mentais guiada são muito úteis antes da assertividade *in vivo*.

APLICAÇÃO CLÍNICA DA INTERVENÇÃO

Abordagens da terapia cognitiva-padrão (Beck, Rush, Shaw, & Emery, 1979; J. Beck, 2011; Greenberger & Padesky, 1995; Padesky, 1995; Salkovskis, 1996) podem ser usadas com pacientes com TPE para ajudá-los a lidar com depressão, transtornos de ansiedade, abuso de substâncias e outros problemas sintomáticos. Descoberta guiada usando métodos-padrão cognitivo-comportamentais para testar pensamentos automáticos e pressupostos subjacentes podem ajudá-los a começar a se opor a autocrítica, previsões negativas, pressupostos desadaptativos e avaliações errôneas das reações dos outros. Técnicas de *mindfulness* auxiliam os clientes evitativos a tomar distância de seus pensamentos e experimentar e tolerar emoções negativas sem crítica. Métodos da terapia de aceitação e compromisso podem ser usados para os pacientes identificarem seus valores centrais e realizarem mudanças comportamentais difíceis a serviço desses valores. Intervenções de terapia da compaixão (Gilbert, 2010) são usadas para auxiliar os pacientes evitativos a minar sua voz interna altamente crítica e aumentar a autocompaixão. Técnicas especiais, descritas a seguir, podem ajudar indivíduos com TPE a superar a evitação cognitiva e emocional que, de outra forma, poderia impedir intervenções terapêuticas.

Superação da evitação cognitiva e emocional

Embora os pacientes com TPE experimentem uma variedade de emoções disfóricas, não é desejável simplesmente ensiná-los a reduzir humores deprimidos e ansiosos. Sua evitação de pensar sobre coisas que acarretem emoções desagradáveis e seus pressupostos negativos sobre humores disfóricos podem impedir o tratamento cognitivo-padrão. É importante que o paciente se permita experimentar emoções negativas para ganhar acesso a cognições-chave e aprender a avaliá-las. Mudança cognitiva significativa e duradoura ocorre somente na presença de afeto negativo. Portanto, a evitação cognitiva e emocional pode provar-se um impedimento substancial ao tratamento eficaz.

É útil fazer um diagrama do processo de evitação (Fig. 9.1) para que o cliente possa ver que existe uma explicação alternativa para sua evitação – ele não é "fraco" ou "preguiçoso"; em vez disso, tem medo da emoção negativa e, assim, emprega uma estratégia de enfrentamento que traz alívio (de curto prazo). O diagrama pode ajudá-lo a compreender mais concretamente a razão de sua evitação e a promover uma discussão sobre como pre-

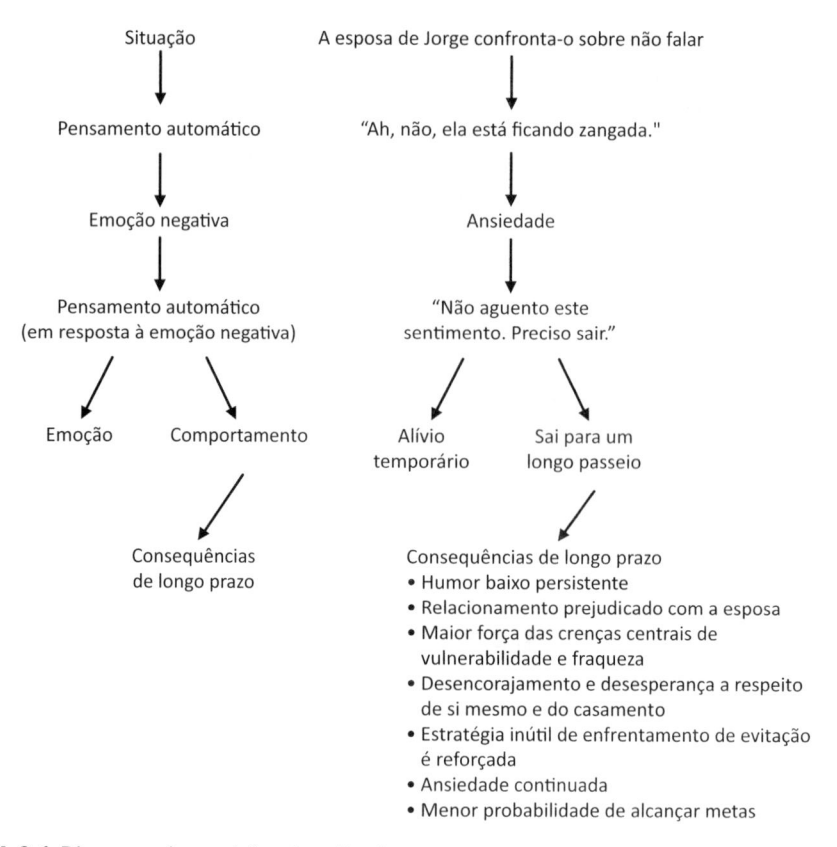

```
      Situação                    A esposa de Jorge confronta-o sobre não falar
         ↓                                          ↓
Pensamento automático            "Ah, não, ela está ficando zangada."
         ↓                                          ↓
   Emoção negativa                            Ansiedade
         ↓                                          ↓
Pensamento automático            "Não aguento este
(em resposta à emoção negativa)  sentimento. Preciso sair."
        ↙   ↘                              ↙         ↘
   Emoção   Comportamento            Alívio         Sai para um
                                   temporário       longo passeio
            ↓                                ↘         ↙
      Consequências                    Consequências de longo prazo
      de longo prazo                   • Humor baixo persistente
                                       • Relacionamento prejudicado com a esposa
                                       • Maior força das crenças centrais de
                                         vulnerabilidade e fraqueza
                                       • Desencorajamento e desesperança a respeito
                                         de si mesmo e do casamento
                                       • Estratégia inútil de enfrentamento de evitação
                                         é reforçada
                                       • Ansiedade continuada
                                       • Menor probabilidade de alcançar metas
```

FIGURA 9.1 Diagrama dos padrões de evitação.

veni-la. Por meio de questionamento socrático, o paciente pode identificar as consequências de longo prazo da evitação (ser incapaz de alcançar metas que são muito importantes) e os benefícios de fazer o esforço necessário para superar essa estratégia de enfrentamento muito arraigada. É útil que ele revise o diagrama diariamente se ele se sentir tentado a evitar (ou se envolveu em evitação) para descobrir como a tentação de evitar ocorre em diversas situações. Se aplicável, terapeuta e paciente podem explorar a origem da evitação de disforia. Muitas vezes, tal evitação iniciou na infância, quando o indivíduo pode ter sido mais vulnerável e menos apto a lidar com sentimentos desagradáveis ou dolorosos.

Uma das melhores maneiras de iniciar o aumento da tolerância emocional é evocar emoção na sessão ao discutir experiências sobre as quais o paciente relata desconforto. Se houver sinais de evitação cognitiva, o terapeuta pode dirigi-la de volta aos sentimentos para começar a identificar e testar as crenças que levam à evitação. Um excerto de terapia ilustra esse processo:

TERAPEUTA: Você poderia fazer um resumo sobre o que estivemos conversando?

JORGE: Acho que você está dizendo que preciso suportar me sentir mal quando a Margarete está zangada para que possamos conversar sobre as coisas, em vez de simplesmente me fechar ou sair do ambiente.

TERAPEUTA: É isso aí.

JORGE: Mas geralmente me sinto tão mal que não aguento.

Terapeuta: Quando a Margarete ficou zangada no sábado à noite, o que você estava sentindo?

Jorge: Vergonha. Eu a decepcionei novamente. Pensei que ela provavelmente estava com nojo de mim. E eu também estava muito ansioso.

Terapeuta: Qual era a intensidade desses sentimentos, de 0 a 100%?

Jorge: Cem por cento. Detesto me sentir tão mal. Daí me desculpei, sai de casa e andei por um tempo.

Terapeuta: O que você acha que teria acontecido se tivesse ficado em casa com a Margarete?

Jorge: Ah, teria me sentido muito pior!

Terapeuta: Eu achava que suas emoções negativas já estivessem em 100%?

Jorge: Bem, talvez 90%, mas teria me sentido cada vez pior se tivesse ficado.

Terapeuta: Como teria sido se você tivesse ficado [evocando uma imagem]? Se você tivesse se sentido cada vez pior?

Jorge: Eu teria começado a tremer e chorar e, então, eu teria desmoronado no chão.

Terapeuta: Quanto tempo você ficou na situação na noite de sábado antes de sair?

Jorge: Cerca de três minutos, provavelmente.

A terapeuta de Jorge reuniu mais informações sobre seu medo de sentir fortes emoções nessa situação. Depois, ambos discutiram situações em que ele não podia sair depois de três minutos (uma situação no trabalho e alguns casos em que Margarete e ele estavam dirigindo um carro). Jorge não conseguia se lembrar de uma ocasião em que realmente tenha "desmoronado no chão", ainda que com frequência se sentisse muito diminuído quando alguém estava chateado com ele. Sua terapeuta, então, propôs que testasse suas previsões e aumentasse sua tolerância a emoções negativas por meio de discussão e *role-play* na sessão. Ela propôs fazer um experimento por apenas alguns minutos, inicialmente, e depois realizar aumentos graduais na duração e na intensidade de seu sofrimento.

A exposição repetida pode ser necessária para formar tolerância à disforia e desgastar as crenças funcionais do paciente sobre sentir emoções desconfortáveis. Para dessensibilizar, terapeuta e paciente podem construir uma hierarquia que lista temas cada vez mais dolorosos para discutir na terapia. O profissional pode evocar as previsões do cliente daquilo que teme que vá acontecer antes de discutirem cada tema sucessivamente, testarem as previsões e acumularem evidências que refutem suas crenças falhas (p. ex., "Será muito doloroso discutir", "Se eu começar a me sentir mal, o sentimento jamais vai terminar"). Ele também pode construir uma "prática de tolerância emocional" ou "superação de experiências de evitação" como tarefa de casa. As atribuições podem envolver iniciar e continuar uma ação por uma certa quantidade de tempo ("Falar com fulano por cinco minutos antes de desligar o telefone") ou reflexão estruturada ("Pensar sobre dizer ao chefe que quero mais tempo de folga"). Pede-se ao paciente que preveja o que ele teme acontecer durante esses experimentos e compare os resultados reais com suas expectativas.

Pacientes evitativos muitas vezes têm dificuldade em identificar pensamentos automáticos como tarefa de casa (ou mesmo na própria sessão terapêutica). Em geral, pedir a um paciente na sessão para imaginar e descrever minuciosamente uma situação como se ela estivesse acontecendo naquele exato momento (enquanto se concentra nas reações corporais e tenta reviver a emoção negativa) ajuda-o a identificar pensamentos. O terapeuta também pode sugerir um pensamento que seja contrário ao que ele deduz que o paciente teve (p. ex., "Então, quando entrou na festa, você estava pensando no quanto estava contente por estar ali e como seria fácil conversar com as pessoas?...Não? Então, em que você estava pensando?"). Fornecer um contraste extremo dessa forma pode instigar o cliente a reconhecer o que realmente estava pensando. Também se pode usar *role-play* para capturar pensamentos automáticos. Depois de relatar o que disse em uma interação, o paciente faz o papel de si mesmo, e o terapeuta, o da outra pessoa. O cliente é instruído a capturar seus pensamentos automáticos durante essas representações.

Se esses métodos forem malsucedidos, o profissional pode compilar uma lista de pensamentos hipotéticos, baseada nos pensamentos e crenças anteriormente identificados e na conceitualização de caso. O paciente pode rever a lista para avaliar se algum daqueles pensamentos ocorreu na situação em discussão. Ele também pode usar a lista para identificar cognições enquanto ainda está em uma situação aflitiva.

Quando o cliente consegue identificar seus pensamentos, mas não faz suas tarefas de casa, pode ser útil planejar e ensaiar a tarefa de casa usando imagens mentais, como no seguinte exemplo:

Terapeuta: Muito bem Jorge, então você decidiu que vai iniciar uma conversa com Margarete e dizer que gostaria de tirar férias no lago em vez de visitar a família dela [resumidamente]. Gostaria que você imaginasse iniciar essa conversa com ela e me dissesse caso alguma coisa atrapalhe.

Jorge: Certo. (*De olhos fechados.*) Ela parece feliz por eu ter mencionado o assunto. Mas meu pensamento automático é que não posso decepcioná-la dizendo minha ideia. Ela vai ficar zangada.

Terapeuta: O que acontece depois?

Jorge: Digo que, em vez disso, quero conversar sobre a programação de verão de nossos filhos.

Terapeuta: Vamos voltar para o início, em que ela parece feliz e você acha que não pode desapontá-la. Se realmente tivesse esse pensamento, o que poderia dizer a si mesmo?

Jorge: O que eu e você conversamos. Que são as minhas férias também e que a família dela nem sempre me trata bem. Que pode ser divertido para nossa família ir ao lago e apenas relaxar juntos.

Terapeuta: Isso é bom. E o que você poderia dizer a si mesmo caso realmente ela fique decepcionada e zangada?

Jorge: Não tenho certeza. Receio que me dá um branco na cabeça quando ela fica zangada.

Terapeuta: Você se lembra o que concluiu na semana passada quando me contou que ela ficou brava com você por ter passeado em vez de voltar direto para casa depois do trabalho?

Jorge: Lembro. Que sobrevivi à raiva dela e, na verdade, sempre sobrevivo. E que ela tem direito a seus sentimentos e me ama mesmo quando está zangada.

Terapeuta: Ótimo. E quanto à ideia da semana passada de que você tem direito a ter preferências e que ela realmente quer que você as expresse, mesmo que ela discorde?

Seguindo a conversa, a terapeuta pergunta o que Jorge pensa que será importante lembrar. Ele anota essas ideias em uma ficha, e a terapeuta o encoraja a lê-la (e outras fichas relevantes que compuseram em sessões anteriores) diariamente.

Se o paciente continuar relutante em fazer as tarefas de casa, o clínico pode empregar uma técnica de ponto-contraponto. Jorge, por exemplo, pode argumentar com sua voz de "evitação" porque é melhor que ele não faça uma tarefa, enquanto a terapeuta responde como (e modela) uma voz de "antievitação". Depois ele e sua terapeuta podem inverter os papéis para que Jorge adquira prática no uso de respostas antievitação. Essa técnica pode revelar pensamentos automáticos interferentes adicionais, cujas respostas Jorge pode anotar em fichas a serem lidas diariamente – e, em especial, antes de empreender uma tarefa que ele sabe que tende a evitar.

Essas experiências durante as sessões e entre elas ajudam o cliente a identificar pensamentos disfóricos e tolerar sentimentos negativos. À medida que essa tolerância aumentar, o paciente evitativo pode começar a mudar o modo como se relaciona com os familiares (p. ex., pode se tornar mais assertivo, participar mais ativamente em conflitos). Ele também pode sentir tristeza, medo ou raiva de modo mais intenso ao trazer à consciência memórias e reações que evitou por tantos anos. Nesse ponto, é útil ensinar abordagens cognitivas e comportamentais para lidar com esses humores.

O terapeuta pode assinalar que, ainda que o paciente agora compreenda a importância de sentimentos negativos e esteja disposto a tolerá-los, não é necessário ou desejável experimentar sentimentos intensos o tempo todo. O cliente pode ser instruído a manter diários de sentimentos e pensamentos quando estes ocorrem e, depois, usar os registros de pensamentos automáticos para testar os "pensamentos quentes" mais intimamente ligados a seus sentimentos (J. Beck, 2011; Greenberger & Padesky, 1995).

Também pode ser útil fazer terapia de casal ou familiar se o paciente está em um relacionamento ou morando com familiares. Sessões de terapia podem proporcionar um fórum seguro para os clientes testarem a validade de crenças interpessoais relevantes. Uma paciente, por exemplo, temia que seu marido tenha ficado zangado com ela por algum tempo por não trabalhar fora de casa. Em uma de suas sessões de terapia de casal, o profissional a incentivou a perguntar ao marido sobre isso. Ele contou que não era verdade, mas revelou outras situações que o afligiam. Essas dificuldades foram resolvidas por meio de resolução conjunta de problemas.

A terapia de casal ou familiar também pode ser indicada quando padrões evitativos são apoiados pelo sistema social do indivíduo. Por exemplo, a esposa de um paciente mantinha os próprios pressupostos negativos sobre expressão de emoções (p. ex., "Falar sobre sentimentos acarreta conflito e danos irreparáveis"). A terapia familiar pode endereçar pressupostos disfuncionais mantidos por familiares e proporcionar um fórum para ensinar habilidades construtivas para comunicação e resolução de problemas (p. ex., 1988b; Dattilio & Padesky, 1990).

Construção de habilidades

Às vezes, os pacientes com TPE têm déficits de habilidades devido a experiências sociais empobrecidas. Nesses casos, exercícios de treinamento de habilidades devem ser incluídos na terapia, para que o cliente tenha uma chance razoável de sucesso, tanto em interações sociais destinadas a testar crenças como em situações sociais que ocorrem naturalmente. Para alguns, o treinamento de habilidades sociais deve iniciar com estímulos não verbais (p. ex., contato visual, postura e sorriso). O paciente pode praticar nas sessões de terapia, em casa e, então, em situações sociais de baixo risco. O treinamento de habilidades sociais mais avançado pode incluir instrução sobre métodos conversacionais, assertividade e manejo de conflitos. Já clientes com experiência social mais restrita podem necessitar de informações educacionais para avaliar as experiências com mais precisão (p. ex., "Se você esperar até o último minuto dos fins de semana para fazer planos, a maioria das pessoas já estará ocupada").

As crenças negativas do indivíduo sobre si mesmo podem criar obstáculos à experimentação de habilidades recém-desenvolvidas. Ele pode precisar ser encorajado a agir "como se" possuísse determinada qualidade. Por exemplo, uma paciente tinha o pensamento "Não serei capaz de conversar nada na festa; não tenho segurança". Depois que um *role-play* demonstrou que ela tinha habilidades conversacionais, o terapeuta incentivou-a a agir como se fosse segura na festa. Ela descobriu que era capaz de entabular uma conversa apropriadamente. Durante o treinamento de habilidades comportamentais, é importante evocar pensamentos automáticos, especialmente aqueles em que o paciente desqualifica seu progresso ou o próprio treinamento: "Estes exercícios estão me ensinando a enganar as pessoas para que elas não vejam minha inadequação" e "Só um verdadeiro fracassado tem que aprender a conversar nessa idade". Terapeuta e paciente podem trabalhar juntos para testar a validade e utilidade dessas crenças.

Identificação e testagem de crenças desadaptativas

Uma parte importante da terapia envolve ajudar o paciente a identificar e testar as bases cognitivas dos padrões evitativos. É importante prover experiências nas quais o indivíduo desenvolva uma nova perspectiva sobre si mesmo e os outros tanto no nível intelectual (p. ex., usando questionamento socrático) quanto no nível emocional (por meio de técnicas experienciais). Ao discutir experiências precoces importantes em que a crença se originou ou foi fortalecida, o paciente pode obter uma compreensão dos caminhos do desenvolvimento das crenças negativas, prestando particular atenção em como estas levaram a estratégias de enfrentamento que poderiam ter sido úteis, ao menos parte do tempo, em um período anterior na vida deles (J. Beck, 2005). Em seguida, pode-se identificar novas crenças alternativas (Mooney & Padesky, 2000; Padesky, 1994) que o cliente gostaria que fossem verdadeiras (p. ex., "É possível gostar de mim", "As outras pessoas serão compreensivas se eu cometer um erro"). Crenças antigas e novas são testadas por meio de experimentos, observação guiada e *role-play* de incidentes relacionados aos primeiros esquemas. O paciente é preparado para começar a reparar e recordar fatos sobre si mesmo e suas experiências sociais que apoiem as novas crenças mais desejáveis (Greenberger & Padesky, 1995; Padesky, 1994).

Jorge identificou as seguintes crenças centrais: "Sou fraco e ridículo", "As outras pessoas são superiores e irão me julgar negativamente" e "É importante esconder quem realmente sou". Ao descrever sua infância, ele percebeu que suas crenças centrais eram muito semelhantes a como seu pai o descrevia. Seu pai era militar e "meio revoltado", sempre procurando uma briga. Jorge teve alergias e asma graves quando criança, o que irritava seu genitor. Quando tinha que interromper ou abster-se de uma atividade por causa de sua condição de saúde, seu pai o rotulava de "fraco". Ele era muito crítico quando Jorge deixava de integrar uma equipe esportiva ou passava a maior parte do tempo no banco. Frequentemente dizia "Saia daqui! Você é ridículo". Devido a suas dificuldades para participar de esportes, Jorge também era importunado e desprezado pela maioria dos meninos de sua idade e começou a se dedicar a atividades mais solitárias. Conforme foi crescendo, tentou se aproximar de seu pai fingindo um interesse por história militar e futebol. Na verdade, Jorge estava mais interessando em ciência e computadores, mas, como sabia que isso irritaria o pai, escondeu esses interesses. Seu pai morreu em um acidente de motocicleta quando Jorge tinha 17 anos. Embora isso tenha libertado Jorge para perseguir seus verdadeiros interesses acadêmicos, as avaliações do pai o acompanharam até a idade adulta.

A terapeuta sugeriu que eles usassem o psicodrama para reencenar algumas das situações de infância de Jorge. Ela pediu ao cliente para identificar uma cena específica que ele achava que ajudou a plantar essas crenças centrais em sua mente. Jorge descreveu a situação com detalhes suficientes para que a profissional pudesse representar seu pai. Quando a encenação iniciou, os olhos de Jorge se encheram de lágrimas assim que ele se tornou um menino de 8 anos assustado. Conforme o *role-play* progrediu, a terapeuta perguntou ao "Jorge de 8 anos" o que ele estava pensando e sentindo. Depois do *role-play*, ela observou como os pensamentos e emoções do jovem Jorge espelhavam a forma como disse que se sentia quando Margarete ficava zangada com ele.

Em seguida, terapeuta e paciente inverteram os papéis, e a profissional pediu que Jorge observasse o que pensava e como se sentia enquanto desempenhava o papel de seu pai. Pela primeira vez, ele começou a compreender como o pai se sentia infeliz e zangado com a própria vida. Recordou-se de que sua mãe uma vez dissera, quando ele era adolescente: "Ignore seu pai. Ele não quer estar aqui e está descarregando em você." Na época, Jorge pensou que o que ela quis dizer foi que o pai não queria estar nos Estados Unidos, pois ele sempre se vangloriava sobre o quanto tinha gostado de servir no exterior. Depois do *role-play*, o paciente ficou pensando se sua mãe tinha querido dizer que seu pai não queria estar em sua família. Ele telefonou para a mãe na semana seguinte e ficou sabendo que seu pai não era muito maduro quando eles se casaram. O pai de Jorge não ficou contente quando seu filho nasceu, pois preferia ficar bebendo com seus camaradas a ficar em casa com a esposa e a criança. Jorge compreendeu que a raiva explosiva e os comentários depreciativos de seu pai refletiam a própria infelicidade mais do que qualquer coisa que Jorge estivesse fazendo como uma criança que era "fraca" ou "ridícula".

Outra dramatização permitiu que o paciente experimentasse essa nova perspectiva. Utilizando as próprias experiências como pai, Jorge considerou como a maioria dos pais lidaria com um filho de 8 anos com alergias e asma graves. Concluiu que a maioria dos pais seria muito mais solidária e carinhosa do que seu pai tinha sido. Então, ele e sua terapeuta conversaram sobre um pai hipotético que falava de maneira cruel com seu filho quando as atividades dele eram limitadas por problemas de saúde. A profissional perguntou a Jorge o que ele iria querer dizer àquele pai. Depois de escrever as ideias principais, o cliente concordou em fazer o papel de si mesmo com 8 anos possuindo a sabedoria de seu eu adulto. A terapeuta assumiu o papel de pai de Jorge na cena que eles tinham representado na semana anterior:

Pai: Não acredito que você ficou sentado no banco durante quase toda a partida de basquetebol. Você é tão ridículo!

Jorge: Por que você está dizendo essas coisas tão ruins para mim? Não posso evitar que minha asma tenha me feito perder tantos treinos.

Pai: Você me irrita! Não quero você por perto.

Jorge: Você parece sempre tão infeliz e zangado. Por que você está zangado?

Pai: Estou zangado por ter que ficar aqui assistindo a uma criança tão fraca. Você é ridículo!

Jorge: Desculpe se tenho asma. Mas eu não pareceria ridículo se você tivesse algum interesse por mim. Sou um bom menino.

Pai: Mas eu não queria ter um filho. Eu queria estar viajando pelo mundo, lutando pelo nosso país.

Jorge: Sei que você gosta de lutar. Mas eu gostaria que você não brigasse comigo. Não ataquei nosso país.

Pai: Não, mas você com certeza bagunçou minha vida. Agora tenho duas pessoas sob minha responsabilidade. Eu me divertia mais com sua mãe antes de você aparecer.

Jorge: Lamento que você não queira uma família. Mas não é justo que você descarregue isso em mim. Tenho apenas 8 anos. Não pedi para nascer.

Pai (*amaciando*): É. Eu sei. Só estou zangado porque não posso fazer o que quero.

Depois que Jorge entendeu como as críticas de seu pai estavam relacionadas a raiva e frustrações consigo mesmo, ele foi mais capaz de reconsiderar suas crenças centrais. A terapeuta perguntou como ele gostaria de ver a si mesmo e aos outros. Embora cético de que essas fossem verdade, Jorge identificou duas crenças centrais de sua preferência: "Sou um homem bom" e "Os outros podem me aceitar como sou". Nessa etapa da terapia, a profissional começou a introduzir os registros de previsão, diários de experiências positivas e ensaio de imaginação de novos comportamentos. Nos registros de previsão, Jorge registrava suas expectativas para diferentes experiências sociais (p. ex., "Tentarei conversar com três pessoas na festa de amanhã à noite, mas ninguém vai querer conversar comigo") e desfechos reais ("Duas pessoas foram amigáveis e uma foi satisfatória"). Manter um registro do que de fato aconteceu em situações ao longo do tempo ajudou Jorge a ver que sua crença central negativa não previu realmente bem suas experiências atuais.

Além disso, Jorge mantinha uma lista de interações sociais que apoiavam suas crenças novas. Esse diário de experiências positivas exigia que ele desviasse a atenção de experiências de rejeição para outras que envolvessem aceitação ou fruição social. Quando se tornava autocrítico e sua crença negativa era ativada, ele relia esse diário para ajudar a reativar suas crenças centrais mais positivas.

Finalmente, quando Jorge começou a mudar suas crenças e reconhecer suas boas qualidades, ele ficou disposto a se envolver em mais situações sociais (p. ex., participar ativamente das conversas quando ele e Margarete estavam com amigos, convidar os colegas de trabalho para almoçar e organizar uma festa para o aniversário de sua esposa). Ele se preparou para essas novas experiências por meio de ensaio imagístico com sua terapeuta. Jorge imaginava concretamente essas situações e descrevia para a profissional as eventuais dificuldades ou o constrangimento que sentia. Então, ambos discutiam soluções possíveis para esses dilemas sociais, e Jorge ensaiava seus comportamentos e conversas desejadas em imagens antes do treino *in vivo*.

CONSIDERAÇÕES SOBRE PROGRESSO, CICLO DE VIDA E TÉRMINO

A fase final da terapia envolve desenvolver um plano para manter o progresso, pois pacientes com TPE podem facilmente se tornar evitativos de novo. A manutenção do progresso envolve trabalho tanto no terreno comportamental quanto cognitivo. Metas comportamentais permanentes muitas vezes incluem atividades como as seguintes: estabelecer novas amizades; aprofundar relacionamentos existentes; assumir mais responsabilidade no trabalho (ou mudar de função); expressar preferências e opiniões; agir de uma maneira adequadamente assertiva com os outros; executar tarefas anteriormente evitadas no trabalho, na escola ou em casa; e tentar novas experiências, tais como assistir a uma aula, procurar um novo *hobby* ou fazer trabalho voluntário.

Essas metas podem parecer arriscadas para o paciente. Se pensar sobre elas produzir sofrimento, a ansiedade pode ser enquadrada de uma maneira positiva. A ansiedade pode ser vista como um sinal de que o paciente está fazendo progresso entrando em território novo (Mooney & Padesky, 2000). O surgimento de ansiedade sinaliza a reativação de atitudes disfuncionais que poderiam demover o cliente da realização de metas pessoais importantes. Assim, a ansiedade é usada como um estímulo para procurar pensamentos automáticos e pressupostos subjacentes. O paciente pode rever o que, no tratamento, ajudou a criar um sistema para reconhecer e responder a essas cognições e atitudes negativas depois que a terapia estiver encerrada.

É importante que o cliente atenue suas atitudes disfuncionais residuais e fortaleça suas novas crenças mais funcionais. Uma planilha de crenças centrais (J. Beck, 2006) ajuda o indivíduo a identificar e reestruturar dados que inicialmente pareciam respaldar a crença antiga e identificar dados positivos que sustentem a nova crença. Ele também pode manter diários, de frequência diária ou semanal, para registrar experiências positivas relevantes.

Duas entradas do diário de Jorge dizem:

> 3/5 A Margarete pareceu irritada quando eu disse que achava que eu e João [seu filho] deveríamos ir ao jogo em vez de ficar em casa trabalhando no jardim. Inicialmente, me senti mal e pensei: "Eu a chateei. Sou uma desculpa ridícula para um marido." Daí me dei conta que esse era meu velho modo de pensar. A nova ideia, na qual realmente acredito, é que não há problema em Margarete ter seus sentimentos, e ela não precisa estar sempre contente comigo. Sou um homem bom, e é natural que um pai queira levar seu filho a um jogo. João ficou empolgado e nos divertimos. Quando voltamos para casa, Margarete tinha se acalmado. Ela disse que se deu conta de que era importante que eu expressasse minhas preferências.
>
> 3/8 Pensando sobre pedir ao chefe uma folga no trabalho. Sentindo-me muito ansioso. PA [pensamento automático]: "Ele vai ficar zangado comigo". Crença antiga: "É terrível que as pessoas fiquem zangadas". Novas crenças: "Ele pode ficar zangado, mas não tem problema", "ele não vai ficar zangado para sempre", "esse é um bom treino para minha assertividade", "nunca vou conseguir o que quero se deixar minhas antigas crenças me atrapalharem", "o pior que pode acontecer é ele dizer 'não'".

Uma crença que é particularmente problemática para o paciente evitativo é "Se me conhecerem de verdade, as pessoas irão me rejeitar". Essa crença pode ser reativada ao desenvolver novos relacionamentos e ao revelar mais de si mesmo aos outros. Se pertinente, costuma ser útil para o cliente rever seus medos iniciais de revelar-se a seu terapeuta e como pensa sobre isso agora. Ele pode experimentar revelar uma informação relativamente "inofensiva" a seu respeito e que relutava em revelar e, depois, examinar o que acontece. Ele pode continuar fazendo isso de uma maneira hierárquica, gradualmente revelando mais sobre si mesmo aos outros.

Além dos diários de crenças e registros de pensamento, a revisão diária ou semanal de fichas especialmente preparadas também é útil. O paciente registra uma crença problemática em um lado da ficha, com evidências contra ela embaixo. Do outro lado, fica a crença mais funcional com evidências de apoio. O paciente pode classificar a credibilidade de cada crença, tanto no nível intelectual quanto no emocional, regularmente. A confiança significativamente maior em uma crença disfuncional ou significativamente menor em uma nova crença indica que o paciente precisa trabalhar mais naquela área.

Próximo ao término do tratamento, o terapeuta deve avaliar os benefícios de espaçar as sessões. Alguns pacientes com TPE precisam de incentivo para reduzir a frequência das sessões de terapia. Outros podem desejar e se sentir preparados para encerrar, mas temer ferir os sentimentos do profissional fazendo essa sugestão.

Por fim, é útil que o terapeuta e seu paciente evitativo desenvolvam em conjunto um plano para que o cliente continue por conta própria quando a terapia formal estiver encerrada. O paciente pode, por exemplo, reservar pelo menos alguns minutos toda semana para fazer atividades voltadas para a continuação do progresso feito em terapia. Durante esse tempo, ele pode revisar o progresso nas tarefas de casa designadas por ele mesmo; examinar as situações que evitou, investigar os obstáculos; olhar para a semana que está começando, a fim de prever quais situações podem ser problemáticas; e criar um modo de lidar com uma provável evitação. Ele pode reler as anotações ou os registros de pensamento da terapia. Por fim, pode desenhar as próprias tarefas de casa e programar a próxima sessão de autoterapia (J. Beck, 2011).

Uma meta importante da manutenção do progresso é prever prováveis dificuldades nos meses após o término da terapia. O paciente pode ser incentivado e orientado a criar um plano para lidar com essas situações problemáticas. Ele pode achar útil, por exemplo, compor instruções para si mesmos caso experimentem as seguintes dificuldades:

> "O que posso fazer se me descobrir começando a evitar novamente?"
>
> "O que posso fazer se começar a acreditar em minhas crenças antigas mais do que em minhas crenças novas?"
>
> "O que eu posso fazer se eu tiver um revés?"

A releitura desses parágrafos em momentos pertinentes pode ajudar a manter o progresso. Padesky e Mooney (2012) descrevem um modelo terapêutico cognitivo-comportamental de quatro etapas com base em virtudes para construir resiliência. O terapeuta pode usar esse modelo para ajudar pacientes com TPE a (1) identificar seus possíveis interesses e virtudes; (2) construir um modelo pessoal de resiliência; (3) considerar como aplicar esse modelo em desafios relevantes; e (4) praticar a manutenção da resiliência diante de dificuldades, em vez de evitá-las.

DESAFIOS COMUNS E AUTOCUIDADO DO CLÍNICO

Alguns terapeutas podem sentir frustração considerável com pacientes com TPE, pois o progresso costuma ser bastante lento. Na verdade, pode ser um desafio manter clientes evitativos em tratamento, pois eles podem começar a evitar também a terapia, cancelando consultas. É útil que o clínico entenda que a evitação das tarefas comportamentais ou da própria terapia pelos pacientes proporciona uma oportunidade para revelar pensamentos automáticos e atitudes associadas a essa evitação.

Se essa evitação estiver presente, o terapeuta (e também o paciente) pode começar a perder as esperanças em relação ao tratamento. É importante antecipar e minar a desesperança concentrando-se no progresso do indivíduo até o presente, mesmo que relativamente modesto. Um modo funcional de lidar com a evitação das tarefas de casa é concentrar-se nos pensamentos que interferem na execução ou conclusão de uma tarefa e ajudar o cliente a testar e responder àqueles pensamentos no futuro.

Cognições típicas do terapeuta sobre o paciente evitativo podem incluir as seguintes: "Ele não está tentando", "Ela não me deixa ajudá-la", "Mesmo que me esforce muito, ela vai abandonar a terapia", "Nossa falta de progresso tem mau reflexo em mim" e "Outro terapeuta faria melhor". Esses tipos de pensamentos podem levar o profissional a se sentir impotente e incapaz de ajudar o cliente a realizar mudança significativa. Quando essas cognições aparecem, o terapeuta pode testá-las revisando o que aconteceu na terapia. É importante manter expectativas realistas para o progresso e reconhecer a realização de pequenas metas. Todavia, consulta ou supervisão podem ser indicadas se o progresso for, de fato, muito pequeno.

CONSIDERAÇÕES FINAIS

O tratamento de pacientes com TPE envolve o estabelecimento de uma aliança terapêutica de confiança promovida pela identificação e pela modificação dos pensamentos e crenças disfuncionais sobre esse relacionamento, especialmente expectativas de crítica ou rejeição. O relacionamento terapêutico serve como um laboratório para testar as crenças dos pacientes com TPE antes de eles testarem crenças sobre outros relacionamentos. Também fornece um ambiente seguro para experimentar novos comportamentos (p. ex., assertividade). Técnicas de manejo do humor são empregadas para ensinar os clientes a lidar com a depressão, a ansiedade ou outros transtornos.

O objetivo não é eliminar totalmente a disforia, mas aumentar a tolerância e a aceitação de emoção negativa por parte do paciente. Um diagrama esquemático para ilustrar o processo de evitação e um raciocínio lógico forte para aumentar a tolerância e a aceitação das emoções ajudam os clientes a se tornarem mais motivados a experimentar sentimentos negativos na sessão – estratégia que pode ser implementada de maneira hierárquica. A tolerância ao afeto negativo durante as sessões pode ter que preceder a "tolerância às emoções" ou o treino "antievitação" fora da terapia. Uma chave importante para aumentar a tolerância é a testagem constante de crenças relativas ao que os pacientes temem que irá acontecer se sentirem disforia. Terapia de casal ou familiar pode ser indicada, assim como treinamento de habilidades sociais. Finalmente, o tratamento também abrange a identificação e a modificação de pensamentos automáticos desadaptativos, pressupostos subjacentes e crenças centrais. Crenças de natureza mais realista e positiva podem ter de ser construídas e validadas por meio de diversas técnicas, tais como os diários de experiências positivas descritos anteriormente.

Capítulo 10

TRANSTORNO DA PERSONALIDADE OBSESSIVO-COMPULSIVA

Karen M. Simon

> Se uma coisa merece ser feita,
> ela merece ser bem-feita.

O senhor S é um engenheiro casado, branco, de 45 anos, com um filho em idade escolar. Ele procurou a terapia cognitiva após uma recente exacerbação de uma forte dor muscular crônica nas costas, no pescoço e nos ombros. O senhor S sofre dessa condição desde um pouco antes dos 30 anos de idade. Como no começo considerava sua dor um problema físico, havia procurado tratamento com fisioterapeutas, quiropráticos e massoterapeutas e tomado relaxantes musculares e anti-inflamatórios. Esses tratamentos ajudaram um pouco, mas o senhor S teve um episódio de dor grave um pouco antes dos 40 anos que o obrigou a se afastar do trabalho por três semanas. Na época, estava trabalhando em um projeto importante e complicado. Então, começou a pensar seriamente se sua dor no pescoço e nas costas não poderia estar relacionada ao grau de estresse psicológico que estava passando.

O senhor S nasceu em uma cidade de porte médio nos Estados Unidos e foi criado em uma família conservadora e religiosa de classe média. Era o caçula, com uma irmã sete anos mais velha. Descreveu seu pai como um homem agradável e um pouco ansioso, com quem tinha um bom relacionamento, mas não próximo. Ele era muito mais próximo de sua mãe e disse que sempre se preocupava com a opinião dela a seu respeito. Sua mãe envolvia-se muito com o senhor S quando ele era criança. Ele gostava da atenção, mas também via a mãe como uma mulher crítica e julgadora, que tinha muitas regras sobre como as pessoas devem se comportar. O senhor S lembrou-se de um incidente em particular, quando estava na 1ª série do ensino fundamental, em que um amigo havia recebido um prêmio de cidadania e ele não. Embora sua mãe não o tenha dito explicitamente, ele teve a impressão de que ela ficara insatisfeita com ele e estava pensando que "seu amigo ganhou um prêmio, então, por que você não consegue?".

O senhor S relatou sentir-se relativamente feliz durante a infância. Na 6ª série, contudo, começou a ficar preocupado com suas notas e sua popularidade. Na escola, lidava com isso esforçando-se muito para se sair bem (embora sempre preocupado com a possibilidade de não estar se saindo suficientemente bem) ou procrastinando e tentando não pensar sobre como deveria estar se saindo. Socialmente, ele tornou-se introvertido, evitativo e emocionalmente constrito. Quanto menos envolvido e expressivo, menos lhe parecia haver chance de ser criticado ou rejeitado. Esses padrões de comportamento aumentaram gradualmente ao longo de sua adolescência.

Quando estava no 2º ano na faculdade, o senhor S experimentou grande ansiedade por não conseguir ter um desempenho acadêmico à altura de suas expectativas. Tornou-se mais difícil para ele completar tarefas escritas devido à sua preocupação de que não estariam suficientemente boas. Além disso, sentia-se muito solitário e isolado por estar longe de casa e por sua incapacidade de desenvolver amizades ou relacionamentos amorosos. Ele tornou-se cada vez mais pessimista sobre si mesmo e seu futuro. Tudo isso culminou em um episódio de depressão maior, durante o qual senhor S perdeu o interesse pela maioria das atividades e passava a maior parte do tempo dormindo. Esse episódio durou alguns meses e o levou a abandonar a faculdade e entrar para o exército. A estrutura e o companheirismo maiores observados no exército foram bons, e ele funcionou bem durante os três anos em que serviu. Depois disso, voltou a estudar e formou-se em engenharia.

O senhor S havia trabalhado como engenheiro desde que tinha menos de 30 anos, tendo sido relativamente bem-sucedido em sua carreira. No momento em que procurou tratamento, estava desempenhando algumas funções administrativas e de supervisão, nas quais se sentia menos confortável do que no trabalho mais estruturado, técnico e detalhista de engenharia com o qual passara a maior parte de seu tempo.

O senhor S nunca se sentiu confortável ou muito bem-sucedido nos namoros. Quando tinha 30 e poucos anos de idade, foi reapresentado a uma mulher que havia conhecido rapidamente muitos anos antes. Ela se lembrava dele – o que o surpreendeu e lisonjeou –, e eles começaram a namorar. Casaram-se um ano depois e, dois anos mais tarde, tiveram um filho. O senhor S descreveu seu casamento como bom, mas não tão íntimo quanto gostaria. Ele sentia-se emocional e sexualmente restringido com sua esposa e percebeu que isso fazia parte de seu problema. Ele não tinha amigos próximos, mas estava ligeiramente envolvido com vários grupos religiosos e cívicos.

SINAIS E SINTOMAS CLÍNICOS

O estilo de personalidade obsessivo-compulsiva é comum na cultura ocidental contemporânea, especialmente entre os homens (American Psychiatric Association, 2000). Em parte, isso pode dever-se ao alto valor que a sociedade atribui a certas características de tal estilo. Essas qualidades incluem atenção aos detalhes, autodisciplina, controle emocional, perseverança, confiabilidade e polidez. Entretanto, alguns indivíduos possuem essas qualidades de uma forma tão extrema que acarretam comprometimento funcional ou sofrimento subjetivo. Assim, o indivíduo que desenvolve o transtorno da personalidade obsessivo-compulsiva (TPOC) torna-se rígido, perfeccionista, dogmático, ruminante, moralista, inflexível, indeciso e bloqueado emocional e cognitivamente.

O DSM-5 (American Psychiatric Association, 2013) define as características essenciais do TPOC como comprometimento significativo do funcionamento interpessoal e da personalidade concomitantemente com traços de personalidade patológicos. Para satisfazer os critérios para funcionamento comprometido da personalidade, o indivíduo deve apresentar déficits na identidade- ou na autodireção ou ambos.

Indivíduos que satisfazem os critérios para TPOC tendem a derivar sua identidade de seu trabalho ou produtividade e a experimentar uma gama e intensidade restringidas de emoções. Também costumam apresentar um perfeccionismo rígido que interfere na conclusão de tarefas e na realização de metas. No DSM-5, define-se comprometimento no funcionamento interpessoal como dificuldade de criar empatia e intimidade. Traços de personalidade patológicos no indivíduo com TPOC são identificados como compulsividade e afetividade negativa.

O equivalente do TPOC na décima edição da *Classificação estatística internacional de doenças e problemas relacionados à saúde* (CID-10; World Health Organization, 2010) é o transtorno da personalidade anancástica. Indivíduos com essa condição são caracterizados nessa obra como pessoas que têm "sentimentos de dúvida, perfeccionismo, conscienciosidade excessiva, verificação e preocupação com detalhes, teimosia, cautela e rigidez" (*http:// apps.who.int/classifications/ icd10/browse/2010/en#/F60.5*). A CID-10 especifica que o indivíduo com transtorno da personalidade anancástica pode ter "pensamentos ou impulsos insistentes e indesejáveis que não atingem a severidade de um transtorno obsessivo-compulsivo".

O problema mais comum apresentado por pessoas com TPOC é alguma forma de ansiedade. Seu perfeccionismo, rigidez e comportamento regido por regras os predispõe à ansiedade crônica, que é uma característica do transtorno de ansiedade generalizada. Muitos compulsivos ruminam se estão desempenhando suficientemente bem ou fazendo errado. Isso costuma levá-los à hesitação e à procrastinação, que são queixas frequentemente apresentadas. A ansiedade crônica pode se intensificar a ponto de produzir um transtorno de pânico se esses indivíduos se virem em conflito intenso entre sua compulsão e as pressões externas. Por exemplo, se o prazo de entrega de um projeto estiver se aproximando, mas um indivíduo compulsivo estiver progredindo muito lentamente devido ao perfeccionismo, sua ansiedade pode aumentar. Ele pode, então, catastrofizar sobre seus sintomas físicos, tais como batimentos cardíacos acelerados e falta de ar. Isso pode levar a um círculo vicioso frequentemente visto em pacientes com transtorno de pânico, em que a preocupação leva a um aumento dos sintomas físicos, que, por sua vez, acarretam mais preocupação, e assim por diante.

Indivíduos com TPOC também sofrem com obsessões e compulsões específicas acima da média. Rasmussen e Tsuang (1986) constataram que 55% de uma amostra de 44 indivíduos com sintomas obsessivos ou compulsivos também tinham TPOC. Além disso, um estudo longitudinal com 668 pacientes detectou que aproximadamente 21% dos indivíduos com TPOC (conforme o DSM-IV) também satisfaziam os critérios para transtorno obsessivo-compulsivo (McGlashan et al., 2000).

Outro problema comum no TPOC é a depressão, que pode assumir a forma de transtorno distímico ou transtorno depressivo maior. Os compulsivos costumam levar vidas desinteressantes, tediosas, insatisfatórias e sofrer de depressão crônica leve. Alguns se conscientizam disso ao longo do tempo, embora possam não entender por que isso aconteça e procurar a terapia com queixas de anedonia, tédio, falta de energia e por não gostar da vida tanto quanto os outros parecem gostar. Às vezes, eles são mandados para a terapia por cônjuges que os veem como deprimidos e deprimentes. Devido à rigidez, ao perfeccionismo e à forte necessidade de estarem no controle de si mesmos, de suas emoções e do ambiente, os compulsivos em geral são muito vulneráveis a se sentirem sobrecarregados, desesperançados, emocionalmente isolados e deprimidos. Isso pode acontecer quando eles sentem que suas vidas saíram de controle e seus mecanismos de enfrentamento usuais não estão sendo eficazes.

Os compulsivos frequentemente experimentam diversos transtornos psicossomáticos. Eles estão predispostos a desenvolver tais problemas devido aos efeitos físicos da excitação e da ansiedade cronicamente elevadas. Muitas vezes, sofrem de cefaleia do tipo tensional, dores nas costas, prisão de ventre e úlceras. Podem ter personalidades do Tipo A e, assim, estão em maior risco de apresentar problemas cardiovasculares, especialmente se ficarem frequentemente com raiva e hostis. Como os compulsivos costumam atribuir a esses transtornos causas físicas, é comum que sejam encaminhados à psicoterapia por médicos. Pode ser bastante difícil ajudá-los a compreender e trabalhar nos aspectos psicológicos desses problemas.

Transtornos sexuais também podem ser um problema apresentado. O desconforto com a emoção, a falta de espontaneidade, o excesso de controle e a rigidez do compulsivo não conduzem à expressão livre e confortável de sua sexualidade. Disfunções sexuais comuns experimentadas pelo compulsivo são desejo sexual inibido, incapacidade de ter orgasmo, ejaculação precoce e dispareunia.

Por fim, os compulsivos podem vir à terapia por problemas que outras pessoas estão tendo para lidar com eles. Cônjuges podem iniciar terapia de casal devido ao desconforto com a falta de disponibilidade emocional ou o comportamento de vício no trabalho do compulsivo, resultando em pouco tempo gasto com a família. Famílias nas quais um dos pais é compulsivo podem vir à terapia devido ao estilo rígido e rigoroso de criação, o que pode gerar brigas crônicas entre o pai/mãe e os filhos. Empregadores podem mandar funcionários compulsivos para a terapia por causa de sua constante procrastinação ou sua incapacidade de funcionar de maneira eficaz nas relações interpessoais no trabalho.

PESQUISAS E DADOS EMPÍRICOS

Pouco se pesquisou o TPOC de forma definitiva. Até o momento, a maior parte do conhecimento sobre esse transtorno derivou-se do trabalho clínico. No entanto, há evidências consideráveis de que o TPOC realmente existe como entidade distinta. Vários estudos analíticos fatoriais constataram que os diversos traços que hipoteticamente compreendem o TPOC tendem a ocorrer juntos (Hill, 1976; Lazare, Klerman, & Armor, 1966; Torgerson, 1980). Adams (1973), ao trabalhar com crianças obsessivas, constatou que seus pais tinham diversos traços obsessivos, incluindo ser rigoroso e controlador, excessivamente "dentro dos conformes", não empático e desaprovador da expressão espontânea de afeto. Ainda não foi determinada qual porcentagem de crianças com traços de personalidade obsessivo-compulsiva se torna adultos com TPOC.

Existem algumas pesquisas sobre as bases genéticas e fisiológicas do TPOC. Um estudo de Clifford, Murray e Fulker (1984) encontrou uma correlação significativamente maior de traços compulsivos, medidos pela escala de traços do Inventário de Obsessões de Layton, em uma amostra de gêmeos monozigóticos do que em uma amostra de gêmeos dizigóticos. Em outro estudo, Smokler e Shevrin (1979) examinaram estilos de personalidade compulsivo e histriônico em relação à hemisfericidade cerebral conforme refletida pelos movimentos oculares laterais. Os autores constataram que os indivíduos compulsivos olhavam predominantemente para a direita ao responder a tarefas experimentais, o que interpretaram como indicador de um alto grau de ativação do hemisfério esquerdo, ao passo que os indivíduos histriônicos olhavam predominantemente para a esquerda. Como o hemisfério esquerdo tem sido associado à linguagem, ao pensamento analítico e à razão, esperava-se que este fosse predominante em indivíduos compulsivos. O hemisfério direito tem sido associado às imagens mentais e ao pensamento sintético.

Beck e colaboradores (2001) investigaram se as crenças disfuncionais discriminavam transtornos da personalidade, inclusive TPOC. Em seu estudo, um grande número de pacientes psiquiátricos ambulatoriais (média de idade: 34,73 anos) completou o Questionário de Crenças dos Transtornos da Personalidade (PBQ; Beck & Beck, 1991) na admissão e foi avaliado para transtorno da personalidade usando uma entrevista clínica padronizada. Os indivíduos também completaram a Entrevista Clínica Estruturada para o DSM-IV (SCID-II; First, Spitzer, Gibbon, & Williams, 1995). Os achados da pesquisa mostraram que pacientes com TPOC endossavam preferencialmente as crenças do PBQ teoricamente ligadas a seus transtornos específicos. Beck e colaboradores (2001) interpretaram seus resultados como confirmatórios da teoria dos transtornos da personalidade.

Embora muitos clínicos relatem sucesso no tratamento de TPOC com terapia cognitiva (p. ex., Beck, Freeman, & Associates, 1990; Freeman, Pretzer, Fleming, & Simon, 1990; Pretzer & Hampl, 1994), ainda não se conduziu uma pesquisa definitiva dos desfechos. Entretanto, existem alguns estudos que tendem a respaldar o uso de intervenções cognitivas com traços compulsivos e TPOC.

Hardy e colaboradores (1995) examinaram o impacto dos transtornos da personalidade do Grupo C do DSM-III sobre os desfechos de psicoterapias breves contrastantes para depressão. Dos 114 pacientes deprimidos, 27 obtiveram um diagnóstico de transtorno da personalidade do Grupo C do DSM-III, ou seja, TPOC, evitativa ou dependente, ao passo que os 87 restantes não. Todos os pacientes completaram 8 ou 16 sessões de terapia cognitivo-comportamental (TCC) ou terapia psicodinâmica interpessoal. Na maioria das medidas, os indivíduos com transtorno da personalidade começaram com sintomas mais severos do que aqueles sem transtorno da personalidade. Entre os que receberam terapia psicodinâmica interpessoal, aqueles com transtorno da personalidade mantiveram essa diferença após o tratamento e no acompanhamento de um ano. Entre os que receberam TCC, as diferenças após o tratamento entre aqueles com e sem transtornos da personalidade não foram significativas. A duração do tratamento não influenciou esses resultados. Deve-se observar, porém, que Barber e Muenz (1996) constataram que indivíduos com personalidade compulsiva se saíam melhor com a terapia interpessoal psicodinâmica do que com TCC.

Em um estudo que comparou a terapia cognitiva com medicação, Black, Monahan, Wesner, Gabel e Bowers (1996) examinaram os traços de personalidade anormais em pacientes com transtorno de pânico. A terapia cognitiva esteve associada à redução significativa dos traços de personalidade anormais, conforme medida pelo Questionário Diagnóstico da Personalidade – Revisado (Hyler & Reider, 1987), o que também valeu para a personalidade compulsiva e para as personalidades esquizotípica, narcisista e *borderline*.

McKay, Neziroglu, Todaro e Yaryura-Tobias (1996) examinaram mudanças nos transtornos da personalidade após a terapia comportamental para TPOC. O estudo incluiu 21 adultos diagnosticados com a condição. No pré-teste, o número médio de transtornos da personalidade era de aproximadamente quatro, ao passo que o número pós-teste foi de aproximadamente três. As análises desses autores sugerem que tal mudança, embora aparentemente pequena, era relevante do ponto de vista clínico, uma vez que a mudança no número de transtornos foi significativamente relacionada ao desfecho do tratamento. Embora o manejo tenha obtido sucesso na redução dos sintomas do TPOC, a personalidade obsessivo-compulsiva foi mais resistente à mudança.

DIAGNÓSTICO DIFERENCIAL

A avaliação e o diagnóstico de TPOC geralmente não são difíceis se o profissional estiver ciente e atento às suas diversas manifestações e sinais clínicos. No primeiro contato telefônico com o compulsivo, o terapeuta pode detectar sinais de rigidez ou indecisão na hora de marcar a consulta. A indecisão no compulsivo baseia-se no medo de cometer um erro mais do que de desagradar ou causar inconveniência ao clínico, como possivelmente se observa em um paciente com transtorno da personalidade dependente.

No primeiro encontro, o profissional pode notar que o cliente que é compulsivo é meio pomposo e formal e não particularmente simpático ou expressivo. Ao tentar se expressar corretamente, o indivíduo costuma ruminar muito sobre um assunto, certificando-se de contar ao terapeuta todos os detalhes e considerar todas as opções. Em contrapartida, ele pode falar de maneira lenta e hesitante, o que também se deve à ansiedade por não se expressar do modo mais correto e exato. O conteúdo da fala dos compulsivos consiste muito mais em fatos e ideias do que em sentimentos e preferências. Ao obter informações de vida do passado e do presente, possíveis indicadores de TPOC incluem o seguinte:

1. O paciente foi criado no tipo rígido e controlador de família, discutido anteriormente.
2. O paciente carece de relacionamentos interpessoais próximos com quem possa se abrir.
3. O paciente tem uma profissão técnica e detalhista, tais como contabilidade, advocacia ou engenharia.
4. O paciente carece de atividades de lazer ou se envolve naquelas que têm um propósito e são dirigidas a metas, e não praticadas por prazer.

Testes psicológicos formais podem às vezes ser úteis no diagnóstico de TPOC. O Inventário Clínico Multiaxial de Millon (Millon, Millon, Davis, & Grossman, 2009) foi especificamente desenhado para diagnosticar transtornos da personalidade e costuma ajudar a entender as diversas manifestações de TPOC. Nos testes projetivos, as respostas típicas são numerosas respostas pormenorizadas no teste de Rorschach ("teste do borrão de tinta") e histórias longas, detalhadas e moralistas no Teste de Apercepção Temática. O terapeuta precisará considerar se o tempo e o dinheiro despendidos em testes projetivos compensam, uma vez que é possível diagnosticar e entender corretamente o paciente sem eles.

A maneira mais simples e econômica de diagnosticar o TPOC costuma ser apenas perguntar aos pacientes de uma maneira direta, objetiva e isenta de críticas se os diversos critérios do DSM-5 se aplicam a eles. A maioria dos compulsivos admite prontamente critérios como não se sentir confortável expressando afeição, ser perfeccionista e ter dificuldade para tomar decisões. Contudo, eles podem não compreender a ligação entre tais características e os problemas apresentados para terapia.

O TPOC tem diversos elementos em comum com outros transtornos da personalidade que podem precisar ser descartados para um diagnóstico preciso (American Psychiatric Association, 2013). A diferença entre o TPOC e o transtorno obsessivo-compulsivo é relativamente fácil de determinar. Somente o transtorno obsessivo-compulsivo tem obsessões e compulsões egodistônicas verdadeiras; o TPOC não. Entretanto, se os critérios para ambos os transtornos forem satisfeitos, os dois diagnósticos devem ser feitos.

O TPOC e o transtorno da personalidade narcisista tendem a compartilhar o narcisismo e a crença de que os outros não são capazes de fazer as coisas tão bem quanto os pacientes. Uma diferença importante é que indivíduos com TPOC são autocríticos, enquanto os portadores de transtorno da personalidade narcisista não. Tanto pacientes com transtorno da personalidade narcisista quanto aqueles com transtorno da personalidade antissocial carecem de generosidade, mas são indulgentes consigo mesmos. Entretanto, os indivíduos com TPOC são tão avarentos consigo mesmos quanto com os outros. O TPOC compartilha com o transtorno da personalidade esquizoide uma formalidade aparente e um distanciamento social. No transtorno da personalidade esquizoide, isso decorre de uma ausência fundamental de capacidade para a intimidade, enquanto, no TPOC, resulta do desconforto com as emoções e da devoção excessiva ao trabalho.

Ocasionalmente, o TPOC também pode precisar ser diferenciado da mudança de personalidade devido a uma condição médica geral, tal como o efeito de um processo patológico no sistema nervoso central. Os sintomas do TPOC podem igualmente precisar ser diferenciados dos sintomas que podem ter se desenvolvido em associação ao uso crônico de substâncias (p. ex., transtorno relacionado à cocaína sem outra especificação).

CONCEITUALIZAÇÃO

A conceitualização do TPOC utilizada neste capítulo integra as visões supradescritas e segue Freeman, Pretzer, Fleming e Simon (2004) e Pretzer e Hampl (1994). Considera-se que os esquemas condutores são: "Devo evitar erros a qualquer custo", "Existe um caminho/resposta/comportamento certo para cada situação" e "Erros são intoleráveis". A maioria dos aspectos problemáticos do TPOC é vista aqui como resultado de estratégias que esses indivíduos usam para evitar erros: "Devo ser cuidadoso e rigoroso", "Devo prestar atenção aos detalhes", "Devo perceber erros imediatamente para que eles possam ser corrigidos" e "Cometer um erro significa merecer crítica". O objetivo dos indivíduos compulsivos é eliminar erros, e não apenas minimizá-los. O resultado é um desejo de controle total sobre si mesmos e sobre o ambiente.

Uma distorção característica importante desses pacientes é o pensamento dicotômico, evidenciado pela crença de que "qualquer desvio do que é certo é automaticamente errado". Para além dos muitos problemas intrapessoais já descritos, tais crenças levam a conflitos interpessoais, pois os relacionamentos costumam envolver emoções fortes e não têm respostas inequivocamente corretas. Os relacionamentos também são problemáticos porque ameaçam distrair esses indivíduos do trabalho e, assim, promovem erros. A solução dos compulsivos é evitar tanto as emoções quanto as situações ambíguas.

Outra distorção cognitiva proeminente no TPOC é o pensamento mágico: "É possível prevenir desastres/erros preocupando-se com eles". Se a forma perfeita de agir não estiver clara, é melhor não fazer nada. Portanto, pacientes compulsivos tendem a evitar erros de ação, mas não de omissão. Eles tendem a catastrofizar sobre mudar sua abordagem à vida, acreditando que, exceto por sua compulsividade, nada se interpõe entre eles e a preguiça, a ruína financeira ou a promiscuidade.

Utilizando o exemplo do senhor S, demonstraremos como o terapeuta cognitivo pode começar a formar uma conceitualização. Uma leitura de sua descrição no início do capítulo revela uma série de temas, sugerindo possíveis esquemas. O senhor S repetidamente expressa um sentimento de inadequação. Isso aparece em sua descrição da interação com a mãe quando ele estava na 1ª série. A percepção de si mesmo como inadequado em comparação aos outros é sugerida por seu padrão de evitação e isolamento. Ele afirma que, quanto menos envolvido e expressivo for, menor é a chance de ser criticado ou rejeitado. Isso leva a outro tema na história do senhor S. Ele parece ter uma forte expectativa de crítica dos outros, desde sua mãe e seus amigos de infância até seu supervisor atual. O forte senso de inadequação e expectativa de crítica do paciente parece oriundo de seu perfeccionismo. Ele se preocupa se cometerá erros mesmo quando seu desempenho é bom, e nunca acredita que esteja desempenhando bem o suficiente. Isso já podia ser visto no ensino fundamental e continua até seu emprego atual. Como o senhor S apresenta diversas características de TPOC, o terapeuta mantém a possibilidade desse transtorno em mente enquanto o tratamento continua. Informações adicionais influenciam a conceitualização cognitiva emergente do senhor S.

PRINCIPAIS METAS DO TRATAMENTO

O tratamento cognitivo do TPOC atende diversas metas gerais:

1. Educar o paciente compulsivo sobre o papel do perfeccionismo na produção e manutenção dos sintomas apresentados.
2. Auxiliar o indivíduo compulsivo na testagem da diferença entre seguir regras e rotinas há muito estabelecidas e avaliar flexivelmente o que funciona e o que não funciona para ele.

3. Ajudar o cliente a avaliar os pensamentos automáticos, os pressupostos subjacentes e as crenças centrais que mantêm o perfeccionismo e a rigidez.
4. Ligar essas metas gerais à produtividade/vida profissional e aos relacionamentos pessoais do paciente compulsivo, com desfechos pessoais significativos tomados como metas específicas de tratamento.

O sucesso do tratamento é evidente na redução da tensão ou da dor e da angústia, junto com uma maior flexibilidade na aplicação de normas, bem como melhora na produtividade, no manejo do tempo e nos relacionamentos pessoais.

Além de ensinar aos pacientes a teoria cognitiva da emoção, é importante, no início da terapia cognitiva, estabelecer metas terapêuticas. Estas devem estar relacionadas aos problemas apresentados e podem, para o compulsivo, incluir ações como "fazer as tarefas ou o trabalho serem executados pontualmente", "reduzir a frequência de cefaleia do tipo tensional" ou "conseguir ter orgasmos durante uma relação sexual". É importante ser específico ao listar as metas; metas gerais como "não ficar deprimido" são mais difíceis de trabalhar. Se o paciente estiver preocupado principalmente com a depressão, é necessário subdividi-la em seus diversos aspectos, tais como conseguir acordar mais cedo pela manhã ou ser capaz de realizar tarefas ocupacionais ou sociais específicas para tratar a condição.

Metas relevantes e práticas são, então, classificadas na ordem em que serão trabalhadas, pois é difícil – e muitas vezes improdutivo – tentar manejar várias delas ao mesmo tempo. Dois critérios a usar na classificação de objetivos são a importância de cada problema para o paciente e com que facilidade pode ser solucionado. Muitas vezes, é bom obter êxito rápido no início da terapia para aumentar a motivação e a confiança do cliente no processo terapêutico. Depois de estabelecer as metas, é importante identificar os pensamentos automáticos e os esquemas associados a eles.

No início da terapia cognitiva, é imprescindível apresentar aos pacientes a ideia de que sentimentos e comportamentos estão relacionados às suas próprias percepções e pensamentos e aos significados atribuídos aos acontecimentos da vida. Estar atento para qualquer mudança afetiva durante a sessão e, em seguida, perguntar ao cliente o que ele estava pensando pode demonstrar o modelo cognitivo. Outra forma de ilustrar isso seria descrever uma situação, como esperar por um amigo que está atrasado, e listar as diversas emoções que a pessoa que está esperando poderia estar sentindo, tais como raiva, ansiedade ou depressão. Então, pode-se relacionar tais sentimentos a pensamentos que provavelmente os estavam produzindo: "Como ele ousa me fazer esperar por ele?", "Talvez ele tenha sofrido um acidente" ou "Isso só prova que ninguém gosta de mim".

Em geral, o problema que está sendo trabalhado é monitorado a cada semana entre as sessões, muitas vezes em um registro de pensamentos disfuncionais (RPD; Beck, Rush, Shaw, & Emery, 1979). O RPD permite aos pacientes fazer uma lista de qual é a situação, como estão se sentindo e quais pensamentos surgem quando o problema ocorre. Assim, um compulsivo que esteja trabalhando na procrastinação poderia tomar consciência de que, quando está evitando uma tarefa no trabalho, sente-se ansioso e pensa "Não quero fazer essa tarefa, porque não serei capaz de fazê-la perfeitamente". Depois que diversos exemplos semelhantes de pensamentos tiverem sido reunidos, torna-se evidente para o compulsivo que grande parte da ansiedade e procrastinação se deve ao perfeccionismo. Nesse caso, é crucial determinar os pressupostos ou esquemas subjacentes aos diversos pensamentos automáticos. No exemplo do perfeccionismo, o pressuposto subjacente pode ser "Devo evitar erros para ter mérito". Nesse ponto, muitas vezes é útil ajudar o cliente a compreender como ele aprendeu o esquema. Geralmente, ele se desenvolve a partir de interações com pais ou outras figuras importantes, embora os esquemas às vezes baseiem-se mais em normas culturais ou desenvolvam-se de maneiras mais idiossincráticas. A terapia, então, consiste em ajudar o paciente compulsivo a identificar e compreender as consequências negativas desses pressupostos ou esquemas e desenvolver modos de refutá-los para que não controlem mais seus sentimentos e comportamento, tampouco acarretem os problemas que o levou à terapia. Novos pressupostos mais úteis são desenvolvidos em colaboração com o paciente como possíveis esquemas alternativos a serem experimentados em suas atividades diárias. Geralmente, um emergirá como favorito para tomar o lugar de cada um dos esquemas desadaptativos anteriores.

O objetivo do senhor S na terapia era eliminar, ou pelo menos diminuir significativamente, a dor nas costas e no pescoço. Diferentemente de muitos pacientes psicossomáticos, ele já aceitara que fatores psicológicos desempenhavam um papel importante em sua dor. O terapeuta discutiu o modelo cognitivo com o senhor S, que foi bastante receptivo. A tarefa de casa para as primeiras semanas foi monitorar a dor durante suas atividades semanais. Isso consistia em classificar a intensidade da dor em uma escala de 1 a 10 uma vez a cada hora e, ao mesmo tempo, observar o que estava fazendo. Inicialmente, o senhor S notou que a dor era mais intensa no começo da noite, quando estava em casa com a família. Isso, para ele, foi difícil de entender, pois normalmente ele gostava de suas noites em casa e as considerava relaxantes. Por meio da reunião de informações, ele entendeu que se distraía da dor enquanto ela crescia durante o dia. Às vezes, a distração é uma técnica útil para os compulsivos, principalmente diante de seu pensamento improdutivo ruminante. No caso do senhor S, porém, a distração interferia na avaliação do problema. Quando tomou mais consciência de sua dor, ele percebeu que ela começava como uma espécie de sensação de formigamento, parecida com queimadura de sol, e progredia de leve para uma dor mais intensa. Sob estresse prolongado, os músculos de suas costas e pescoço sofriam um espasmo, e ele precisava passar alguns dias de cama em casa.

ESTRATÉGIA COLABORATIVA

Os compulsivos podem iniciar a terapia por diversas razões, mas raramente pedem ajuda com seu transtorno da personalidade. Embora, às vezes, tenham consciência de que certos aspectos de sua personalidade, tais como ser perfeccionista, contribuem para seus problemas psicológicos, eles geralmente não buscam ajuda por seu pensamento inflexível ou excesso de controle sobre as emoções e o comportamento.

A meta geral da psicoterapia com pacientes com TPOC é ajudá-los a alterar ou reinterpretar os pressupostos subjacentes problemáticos para que os comportamentos e as emoções mudem. Em geral, o terapeuta cognitivo está disposto a aceitar as queixas dos clientes como elas se apresentam. Assim, quando um paciente inicialmente se queixa de ansiedade, dores de cabeça ou impotência, este costuma ser o problema abordado. Às vezes, as queixas do indivíduo são mais externalizadas, como, por exemplo, "Meus supervisores criticam muito meu trabalho sem uma boa razão". Pode ser mais difícil trabalhar com esse tipo de problema. Contudo, o terapeuta ainda pode abordar diretamente a queixa apresentada estabelecendo de modo claro que, como o comportamento dos supervisores não pode ser diretamente alterado por meio da terapia, o objetivo deverá ser o de mudar o comportamento do paciente em aspectos que possam levar seus superiores a agir de maneira diferente com ele.

Como em todas as terapias, é importante estabelecer *rapport* com o cliente desde o início. Isso pode ser difícil com indivíduos compulsivos por sua rigidez, seu desconforto com a emoção e sua tendência a minimizar a importância dos relacionamentos interpessoais. A terapia cognitiva com o compulsivo tende, inclusive, a ser mais prática e focada em problemas do que de costume, com menos ênfase no apoio emocional e nas questões de relacionamento. Normalmente, o *rapport* baseia-se no respeito do paciente pela competência do terapeuta e na crença de que o profissional o respeita e pode ser-lhe útil. Tentar desenvolver um relacionamento emocional mais próximo do que o compulsivo sente como confortável no início da terapia pode ser prejudicial e levar ao término precoce.

Os compulsivos podem extrair dos terapeutas uma série de reações emocionais. Alguns clínicos acham esses pacientes um pouco secos e tediosos por causa de sua carência geral de emotividade e sua tendência a concentrar-se nos aspectos mais factuais do que afetivos dos acontecimentos. Também é possível senti-los como exasperantes devido à lentidão e ao foco nos detalhes, principalmente no caso de profissionais que valorizam a eficiência e o direcionamento às metas. Terapeutas que tendem a apreciar a idealização e a dependência que muitos pacientes desenvolvem na terapia costumam considerar os indivíduos compulsivos menos gratificantes, pois estes tendem a não desenvolver esse tipo de relacionamento terapêutico. Alguns compulsivos dar vazão às suas necessidades de controle na terapia de uma maneira direta ou passivo-agressiva. Por exemplo, quando recebem uma tarefa de casa, eles podem dizer diretamente ao terapeuta que a tarefa é irrelevante ou tola ou, então, concordar em fazê-la, mas depois "esquecer" ou não reservar tempo para executá-la. Esses clientes podem provocar raiva e frustração nos profissionais e trazer à tona conflitos relacionados à necessidade de o próprio clínico de estar no controle.

Outra situação problemática pode ocorrer quando os esquemas do terapeuta também são compulsivos. Como já observado neste capítulo, características compulsivas subclínicas podem conduzir ao sucesso na cultura ocidental. O terapeuta cognitivo pode ter alcançado seu sucesso acadêmico e profissional por meio de conscienciosidade, atenção a detalhes, autodisciplina, perseverança, confiabilidade e assim por diante. Se também o terapeuta for perfeccionista, rígido, excessivamente controlador e carente de introspecção, ele pode ser igualmente cego para a patologia do paciente. Tais profissionais podem aceitar o ponto de vista dos clientes de maneira acrítica e, assim, perder oportunidades de ajudá-los.

As reações do terapeuta ao paciente compulsivo podem fornecer informações valiosas sobre o indivíduo e as fontes de suas dificuldades. No entanto, o clínico deve evitar tentar fazer mudanças no cliente com base nos próprios valores, em vez de nas necessidades e nos problemas apresentados pelo paciente. Por exemplo, o senhor S pode ter sido emocionalmente menos expressivo do que seu terapeuta gostaria, mas isso não era uma fonte de comprometimento significativo ou sofrimento subjetivo para o cliente e, portanto, não constituiu um foco de tratamento.

Strauss e colaboradores (2006) estudaram o papel do relacionamento terapêutico entre pacientes com TPOC ou transtorno da personalidade evitativa e seus terapeutas cognitivo-comportamentais. Depois de estudar 30 sujeitos que completaram 52 sessões de terapia semanal, eles encontraram dois fatores que prediziam maior redução dos sintomas. O primeiro fator era a classificação inicial da aliança terapêutica por parte dos clientes. O segundo fator estava relacionado à ocorrência de um problema na aliança durante o tratamento, o qual paciente e terapeuta, então, passaram a resolver. A colaboração que ocorre na terapia e a experiência de superar obstáculos à colaboração no tratamento revelam-se significativas em termos de melhora no funcionamento geral do indivíduo.

APLICAÇÃO CLÍNICA DA INTERVENÇÃO

Dentro da estrutura mais ampla da terapia cognitiva, algumas técnicas específicas são úteis com pacientes com TPOC. É importante estruturar as sessões de terapia definindo uma agenda, priorizando os problemas e utilizando técnicas de resolução de problemas. Isso é útil ao trabalhar com uma série de características, incluindo indecisão, ruminação e procrastinação. A estrutura pede ao cliente que escolha e trabalhe em um problema específico até que ele melhore em um nível aceitável. Se o compulsivo tiver dificuldade para trabalhar com a estrutura, o terapeuta pode pedir-lhe para observar seus pensamentos automáticos sobre isso e relacionar essa dificuldade aos problemas gerais de indecisão e procrastinação. O programa de atividades semanais (Beck et al., 1979), uma ficha em que os pacientes podem programar atividades para cada hora, também pode ajudá-los a agregar estrutura em suas vidas e tornarem-se mais produtivos com menos esforço.

O profissional deve estar preparado para a usar essas ou outras técnicas específicas de uma maneira perfeccionista com o indivíduo compulsivo. Por exemplo, não é incomum que pacientes com TPOC tragam uma pilha grossa de RPDs impecavelmente impressos para a sessão como sua tarefa de casa para a semana. Embora essa conscienciosidade possa inicialmente parecer útil para o progresso na terapia, em geral é melhor vê-la como uma amostra de seu comportamento problemático. Pacientes compulsivos costumam apresentar sua hesitação e ruminação típicas no uso do RPD. Eles podem saltar para frente e para trás entre as colunas dos pensamentos automáticos e respostas racionais, nunca chegando a uma conclusão equilibrada. Isso pode ser visto como uma amostra do processo de pensamento que ocorre em seu íntimo e, portanto, oferece uma oportunidade para abordar o processo bem como o conteúdo de suas cognições.

Devido aos problemas frequentes dos compulsivos com ansiedade e sintomas psicossomáticos, técnicas de relaxamento, meditação e atenção plena costumam ser úteis. Em geral, os indivíduos compulsivos têm dificuldade para usar essas técnicas inicialmente, às vezes devido à crença de que estão perdendo tempo empregando meia hora para relaxar ou meditar. Uma técnica de terapia cognitiva que é útil para abordar essas questões é listar as vantagens e desvantagens de um comportamento ou de uma crença específica. Uma desvantagem das técnicas de relaxamento para o compulsivo pode ser que elas tomam tempo; uma vantagem poderia ser que o paciente obtém melhores resultados por estar mais revigorado e menos ansioso.

Muitas vezes, é útil realizar experimentos comportamentais com pacientes com TPOC. Por exemplo, em vez de tentar contestar diretamente determinada crença mantida por um compulsivo, o terapeuta pode assumir uma atitude experimental neutra diante dela. Assim, se um indivíduo alegar não ter tempo para relaxar durante o dia, o clínico pode sugerir um experimento para testar essa alegação. O paciente pode comparar a produtividade nos dias em que usa técnicas de relaxamento em contraste com os dias em que não usa. Compulsivos tendem a valorizar o prazer muito menos do que a produtividade. Muitas vezes, é terapêutico ajudá-los a se tornarem conscientes disso e avaliar com eles os pressupostos por trás de seu sistema de valores em relação ao lugar do prazer em suas vidas.

Várias técnicas cognitivas e comportamentais podem ser úteis para ajudar pacientes compulsivos com preocupação e ruminação crônicas. Depois de os clientes concordarem que isso é disfuncional, pode-se ensiná-los a observar, classificar e redirecionar seus pensamentos. Caso continuem acreditando que a preocupação é útil ou produtiva, eles talvez concordem em limitá-la a certo período do dia. Isso ao menos os auxilia a minimizar a preocupação pelo resto do dia.

A atribuição de tarefas escalonadas, em que uma meta ou tarefa é subdividida em etapas específicas definíveis, é muitas vezes valiosa. Essas etapas servem para deter o pensamento dicotômico e o perfeccionismo dos pacientes, demonstrando que a maioria das coisas é realizada por graus de progresso, em vez de serem feitas perfeitamente desde a primeira vez ou completadas em um único ato.

Depois que o senhor S aprendeu a monitorar sua dor com mais consistência, ele descobriu que três tipos de situações estavam associados à tensão muscular que experimentava, a saber: (1) ter tarefas ou atribuições a cumprir, (2) ter procrastinado e, por isso, ter muitas coisas não concluídas e (3) participar de situações sociais com novas pessoas. O senhor S e seu terapeuta decidiram trabalhar inicialmente na primeira situação, já que ocorria com muito mais frequência do que a terceira e tendia a levar à segunda. Por exemplo, em uma ocasião, ele percebeu que estava sentindo um grau moderado de dor nas costas enquanto limpava os pratos antes de colocá-los na lava-louças. Ele estava pensando que os pratos precisavam ficar perfeitamente limpos antes de colocá-los na máquina. Esse pensamento tornava a tarefa estressante e a fazia consumir muito mais tempo do que deveria. Reunir vários desses exemplos ajudou o senhor S a ver que seu perfeccionismo fazia várias tarefas diárias se tornarem uma fonte de estresse que produzia dor. Então, ele começou a procurar os pressupostos ou esquemas gerais subjacentes a seus pensamentos automáticos e desenvolveu o diagrama mostrado na Figura 10.1 como um modelo de seu comportamento.

O terapeuta e o senhor S discutiram mais sobre o significado desse padrão de pensamento e comportamento:

Terapeuta: Então você acha que fica muito estressado quando tem que fazer alguma tarefa porque acredita que, por mais que se esforce, ela não será aceitável?

Paciente: Sim, e acho que é por isso que tendo a não tomar decisões ou a procrastinar, para não ter que lidar com esses sentimentos.

Terapeuta: Portanto, você evita e procrastina a fim de reduzir seu estresse?

Paciente: Sim, acho que sim.

Terapeuta: Isso realmente funciona para você como um modo de reduzir o estresse?

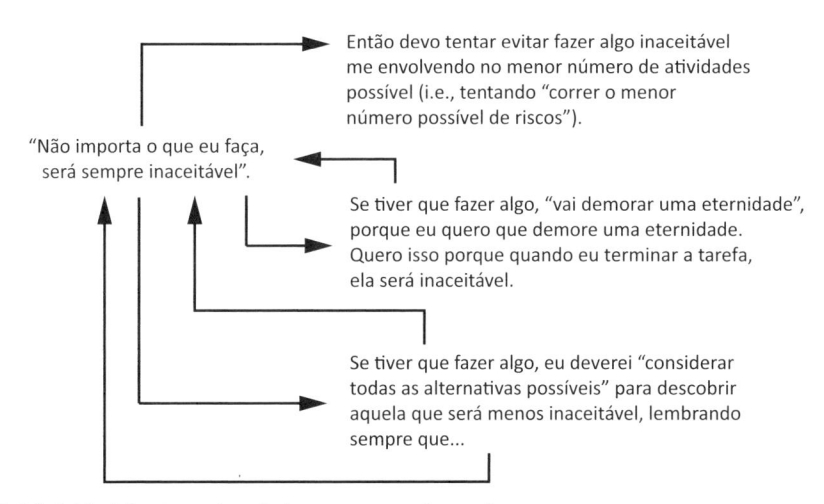

"Não importa o que eu faça, será sempre inaceitável".

→ Então devo tentar evitar fazer algo inaceitável me envolvendo no menor número de atividades possível (i.e., tentando "correr o menor número possível de riscos").

Se tiver que fazer algo, "vai demorar uma eternidade", porque eu quero que demore uma eternidade. Quero isso porque quando eu terminar a tarefa, ela será inaceitável.

Se tiver que fazer algo, eu deverei "considerar todas as alternativas possíveis" para descobrir aquela que será menos inaceitável, lembrando sempre que...

FIGURA 10.1 Modelo do senhor S de seu comportamento.

PACIENTE: Não, adiar as coisas geralmente só faz piorar. Gosto de pensar que sou uma pessoa muito responsável e realmente me incomoda não fazer as coisas. Tive uma das minhas piores dores nas costas depois de ficar procrastinando a semana toda.

TERAPEUTA: Você escreveu no diagrama que acha que o que faz não será aceitável. E se você fizesse algo que não era aceitável para outras pessoas? Será que isso o chatearia?

PACIENTE: O que quer dizer?

TERAPEUTA: Você acha que é possível que alguém faça alguma coisa que outra pessoa consideraria inaceitável e, no entanto, não ficar chateado com isso?

PACIENTE: Sim. Conheço algumas pessoas assim. Mas acho que, no meu caso, sinto-me pessoalmente inaceitável ou deficiente se não funciono em certo nível, o que muitas vezes me parece impossível de fazer.

Assim, o esquema ou crença central do senhor S era de que, se não funcionasse sempre perfeitamente, ele era inaceitável como pessoa. Como havia pouca chance de que desempenhasse bem o suficiente para ser aceitável, seus sintomas básicos eram uma forma de ansiedade (i.e., o estresse físico em suas costas). De vez em quando, porém, o senhor S desistia e concluía que não importava o que fizesse, ele seria inaceitável. Nesses momentos, perdia a esperança e ficava deprimido, como acontecia durante a faculdade.

Depois de trazer à luz a crença central do senhor S, o foco na terapia era mudá-la, pois essa crença parecia a fonte primordial de seus sintomas atuais e também contribuía muito para o TPOC. Depois de discutirem-na durante as sessões seguintes, ele passou a compreender melhor como havia internalizado as altíssimas expectativas que acreditava que sua mãe tinha em relação a ele. Além disso, tornou-se muito autocrítico, da mesma forma como parecera ser sua mãe quando ele não satisfazia suas expectativas. Ele também esperava que os outros fossem muito críticos em relação a ele.

O terapeuta e o senhor S começaram a examinar a validade de suas crenças, primeiramente verificando se elas pareciam interpretações precisas do passado. Como tarefa de casa, o senhor S fez uma lista de todas as vezes que se recordava de alguém tê-lo criticado e também das possíveis razões alternativas para as pessoas terem agido daquela forma. O senhor S também teve o pensamento de que provavelmente outras pessoas o tinham desaprovado em muitas ocasiões, mas não disseram nada. O terapeuta e o senhor S então discutiram o que ele poderia fazer quanto a essa crença:

TERAPEUTA: Então, parece que a maioria das pessoas o desaprova, muito embora sejam pouquíssimas as ocasiões que você se lembra de haver evidência clara de que isso era verdade?

PACIENTE: Sim, ainda é comum que eu pense que os outros não estão contentes com o que estou fazendo e, então, sinto-me muito desconfortável perto deles.

TERAPEUTA: Como você poderia descobrir se esses pensamentos são precisos ou não?

PACIENTE: Não sei.

TERAPEUTA: Bom, de maneira geral, se quisesse saber o que alguém está pensando, o que você faria?

PACIENTE: Acho que eu perguntaria a ela.

TERAPEUTA: Isso seria possível para você? Aacha que poderia pedir um retorno da próxima vez que estiver pensando que alguém está desaprovando você?

PACIENTE: Não tenho certeza. Elas podem não gostar de eu perguntar ou elas podem não dizer a verdade.
TERAPEUTA: Isso é uma possibilidade, e talvez posteriormente possamos pensar em uma maneira de determinar isso. Enquanto isso, que tal se começarmos com uma pessoa que você acredita ser bem sincera e imparcial? Quem você acha que se encaixaria nessa descrição?
PACIENTE: Meu chefe é um cara digno, e eu gostaria muito de não ter que me preocupar com ele estar me julgando o tempo todo.
TERAPEUTA: Você consegue pensar em uma maneira relativamente segura de perguntar a seu chefe como ele está se sentindo em relação a você ou seu trabalho?
PACIENTE: Acho que poderia dizer algo como "Jaques, você parece muito preocupado com alguma coisa. Alguma coisa está te incomodando no jeito que meu projeto está indo?"
TERAPEUTA: Isso parece muito bom. Você estaria disposto a aceitar isso como sua tarefa de casa para a próxima semana? Estaria disposto a perguntar a seu chefe sobre os pensamentos dele uma vez nesta semana, quando achar que ele está desaprovando você, e registrar a resposta que havia previsto e o que ele realmente disse?
PACIENTE: Tudo bem, vou tentar.

Este é um exemplo de um experimento comportamental para testar uma crença disfuncional específica. Ao longo das semanas seguintes, o senhor S de fato perguntou a outras pessoas, em diversas ocasiões, o que elas estavam pensando quando ele achava que o estavam avaliando criticamente. Descobriu que em todas as situações, exceto uma, ele tinha interpretado mal o que os outros estavam pensando a seu respeito. Naquela única ocasião, um de seus chefes estava um pouco incomodado com ele, mas era porque o senhor S tinha atrasado a entrega de um trabalho. O paciente entendeu que sua procrastinação causou mais problemas e insatisfações do que seu nível de desempenho.

O senhor S, assim como muitos compulsivos, tinha a crença de que geralmente era funcional adiar as coisas, pois isso permitia um melhor desempenho. O terapeuta o fez avaliar essa crença em uma tarefa de casa classificando seu desempenho em uma escala de 0 a 10 em diversas tarefas. Ele, então, comparou o nível médio de desempenho naquelas tarefas que havia executado imediatamente. Constatou que seu nível era ligeiramente superior em tarefas que havia feito sem procrastinar. O senhor S atribuiu isso ao maior estresse que sentia em relação às tarefas que evitava.

Outra técnica que se mostrou útil com o senhor S foi fazê-lo comparar os valores e padrões que tinha para si mesmo àqueles que tinha para os outros. Ele passou a entender que era muito mais crítico e exigente consigo mesmo do que com os outros e concordou que não fazia muito sentido ter dois conjuntos de valores diferentes. O terapeuta, então, aproveitou essa compreensão e lhe pediu que observasse quando estava sendo autocrítico e perguntasse a si mesmo o que estaria pensando caso observasse outra pessoa tendo o mesmo desempenho. O senhor S constatou que essa técnica o ajudou a ser mais compreensivo e menos crítico consigo mesmo. Porém, essa técnica não funciona com muitos compulsivos, pois eles costumam ser tão críticos e exigentes com os outros quanto o são consigo mesmos.

O terapeuta e o senhor S também identificaram as distorções cognitivas básicas e os modos desadaptativos de pensamento que ele costumava usar. Estes incluíam:

1. Pensamento dicotômico ("Se eu não fizer essa tarefa perfeitamente, a farei de modo desastroso.")
2. Amplificação ("Será horrível se eu não fizer isso bem.")
3. Supergeneralização ("Se eu fizer alguma coisa malfeita, isso significa que sou uma pessoa inaceitável.")
4. Declarações do tipo "deveria" ("Eu deveria fazer isso perfeitamente.")
5. Leitura de pensamentos ("Os outros estão me julgando, mesmo que não estejam dizendo.")

O senhor S monitorou o uso desses padrões de pensamento em RPDs, bem como identificou o modo como eles aumentavam seu nível de estresse e, muitas vezes, diminuíam seu nível de desempenho.

À medida que aprendeu a reconhecer e compreender as distorções em seus processos de pensamento, o senhor S tornou-se cada vez mais capaz de responder racionalmente a seus pensamentos automáticos. Isso o ajudou a mudar os padrões cognitivos e comportamentais habituais que acarretavam a dor muscular. Algumas sessões foram usadas para trabalhar em sua ansiedade social, a qual também estava relacionada a seu perfeccionismo e seu medo de ser inaceitável. Como consequência do progresso que já tinha feito nessas áreas, o senhor S constatou que estava sentindo menos ansiedade social. Ele também se deu conta de que era capaz de continuar evoluindo usando as mesmas técnicas que havia aprendido para ajudar com sua ansiedade ao executar tarefas.

Após 15 sessões realizadas em um período de seis meses, o senhor S estava sentindo menos dor nas costas; além disso, quando sentia, geralmente conseguia reconhecer a fonte de seu estresse e seus pensamentos automáticos disfuncionais e, então, modificá-los. Em uma sessão de acompanhamento no sexto mês, o senhor S relatou ter permanecido relativamente livre de dor. Ele teve um fim de semana difícil antes de ter de fazer um discurso, mas tinha conseguido lidar com isso e preparar o discurso e apresentá-lo tranquilamente.

CONSIDERAÇÕES SOBRE PROGRESSO, CICLO DE VIDA E TÉRMINO

Para a maioria dos pacientes, é fácil recair em padrões cognitivos e comportamentais familiares, mas disfuncionais. Isso vale especialmente para aqueles com transtornos da personalidade, pois seus problemas estão profundamente arraigados. A terapia cognitiva tem vantagens sobre alguns outros tipos de terapia para lidar com isso. Os pacientes tornam-se muito conscientes da natureza de seus problemas e aprendem maneiras eficazes de enfrentamento. Eles aprendem a usar instrumentos como o RPD, que podem utilizar fora do contexto da terapia para trabalhar em áreas problemáticas.

Perto do final da terapia, é imprescindível advertir os clientes sobre a possibilidade de recaída e fazê-los ficar atentos para pequenas recorrências dos problemas que os levaram a buscar auxílio. Estas são indicações de que eles precisam trabalhar um pouco mais – por conta própria, usando as ferramentas que aprenderam na terapia ou com o terapeuta. É importante que percebam como é comum necessitar de sessões ocasionais de reforço para que eles não se envergonhem de receber ajuda caso um problema volte a ocorrer. A maioria dos terapeutas cognitivos insere isso na terapia diminuindo gradativamente a frequência das sessões e programando sessões periódicas de reforço após a conclusão da parte principal da terapia.

À medida que o paciente progride – sentindo-se melhor e aumentando a confiança – é importante documentar quais estratégias ou técnicas ajudaram com quais problemas ou sintomas. De modo ideal, essa seria uma tarefa de casa permanente a ser periodicamente revisada nas sessões. Assim, ao final da terapia, cada indivíduo tem um "manual de tratamento" personalizado para orientar seus esforços, manter os ganhos e lidar com deslizes e recaídas.

Bem antes do término, é importante normalizar o uso episódico das sessões de reforço e retornos ao tratamento em anos futuros. Assim como não é considerado um fracasso precisar de um dentista no futuro após reparar os dentes no presente, é provável que surjam circunstâncias na vida dos pacientes em que uma consulta de retorno com o terapeuta cognitivo possa ser benéfica. Quando os sintomas dos clientes aumentam e seus esforços para intervir não funcionam suficientemente bem, é contraproducente catastrofizar e culpar a si mesmos.

Embora qualquer transição importante na vida possa levar a um aumento dos sintomas e de sofrimento, é mais provável que isso ocorra quando os indivíduos que são compulsivos se aposentam. A menos que tenham se preparado para essa transição na terapia, é improvável que tenham feito mais do que preparativos financeiros. A transição de uma vida estruturada e produtiva do trabalhador para uma vida sem uma estrutura e aparentemente "improdutiva" do aposentado pode ser muito estressante para pessoas com TPOC. Manter o senso de identidade na aposentadoria como indivíduos úteis e valiosos tende a não acontecer facilmente sem preparação. Eles são vulneráveis à ansiedade e à depressão, assim como a conflitos conjugais quando tentam mudar rotinas domésticas que foram domínio do cônjuge por muitos anos.

DESAFIOS COMUNS E AUTOCUIDADO DO CLÍNICO

Após adquirir o conhecimento e as ferramentas descritas neste capítulo, o desafio principal para tratar pacientes com TPOC de maneira eficaz pode estar nos pensamentos automáticos e esquemas do próprio terapeuta. O profissional deve estar alerta para a possibilidade de seus próprios pensamentos distorcidos problemáticos pela experiência de fortes emoções antes, durante ou depois das sessões com o paciente compulsivo. Se o clínico se apavorar com certas consultas ou sentir frustração intensa ou irritação durante as sessões, seria apropriado que ele completasse os RPDs. Se não for capaz de confrontar com sucesso seus pensamentos automáticos, o próximo passo ético é uma consulta ou supervisão.

CONSIDERAÇÕES FINAIS

Com base na considerável experiência clínica e algum respaldo das pesquisas, a terapia cognitiva parece ser um tratamento eficaz e eficiente para TPOC. Os compulsivos costumam responder especialmente bem a certos aspectos da terapia cognitiva. Isso inclui sua natureza focada nos problemas, a utilização de tarefas de casa e a ênfase na importância dos processos de pensamento. Indivíduos com TPOC parecem preferir abordagens terapêuticas mais estruturadas e focadas em problemas a abordagens centradas basicamente no processo terapêutico e no relacionamento transferencial como método de mudança (Juni & Semel, 1982).

Capítulo 11

TRANSTORNO DA PERSONALIDADE DEPRESSIVA

David A. Clark
Catherine A. Hilchey

Cleiton, um técnico de tecnologia da informação (TI) de meia-idade, descreveu-se como o "proverbial pessimista". Ele sempre olhava para o aspecto negativo da vida, prevendo desgraça e tristeza não apenas em sua vida pessoal, mas em todo o mundo. Ele adotava uma visão fatalista, meio niilista da vida, depreciando sua própria relevância em comparação à enormidade do mundo a seu redor. Cleiton expressava um grau considerável de autocrítica, até de aversão por si mesmo, que o perseguia desde o início da adolescência. Embora possuísse um humor árido e cínico, era também duro e intolerante com os outros, com frequência parecendo irritável, hostil e impaciente em suas relações interpessoais. As pessoas o consideravam bastante cáustico, de modo que ele não era benquisto por seus colegas de trabalho ou vizinhos. Isso contribuiu para sua preferência por um estilo de vida introvertido e solitário. Embora meticuloso e consciencioso no trabalho, ele nunca realizou seu potencial devido a uma dúvida incapacitante sobre o próprio valor e a própria competência.

Quando solicitado a descrever seu estado emocional, Cleiton usou palavras como "soturno", "sem alegria" e "vazio", em vez de "triste" ou "deprimido". Sem dúvida, ele tinha períodos em que se sentia deprimido e já havia tentado diversos antidepressivos com sucesso limitado, mas o estado de humor mais típico era o de tristeza, com sentimentos de inadequação. Ele tinha chegado à conclusão de que era incapaz de alegria e sentia-se cronicamente desinteressado em seu trabalho, sua família e sua vida diária. Confessou que se preocupava em excesso, podendo passar dias torturando-se por falhas e defeitos. Quando finalmente decidiu buscar a terapia cognitiva para seu estado permanente de negatividade, estava no meio de um divórcio. Entretanto, ele aceitava esse destino com uma espécie de resignação, acreditando que tinha sido um péssimo marido e merecia a rejeição. Ele se sentia culpado pela "nuvem negra" que levava constantemente para sua família e estava convencido de que sua esposa e seus filhos estavam melhor sem ele. Cleiton também estava lutando contra um aumento da ideação suicida, o qual havia expressado à sua esposa. Foi ela que finalmente o convenceu de que ele não podia mais deixar as coisas continuarem – ele precisava conversar com um terapeuta!

A apresentação clínica de Cleiton é característica do transtorno da personalidade depressiva (TPDP). No DSM-IV-TR (American Psychiatric Association, 2000), o TPDP foi considerado um tipo diagnóstico "provisório", carecendo de validação empírica suficiente para ser incluído na nomenclatura oficial dos transtornos da personalidade. Situado na seção intitulada "Condições que requerem mais pesquisa", o TPDP é definido no DSM-IV-TR como um padrão global de pensamento e comportamentos depressivos que inicia na adolescência ou no início da idade adulta e ocorre em muitos domínios de vida diferentes. Ainda que o reconhecimento de um temperamento ou tipo de personalidade possa remontar aos primórdios da psiquiatria do século XX (Kraepelin, 1921), o TPDP tem lutado para emergir dos "cantões inexplorados dos diagnósticos".

A CID-10 (*Classificação estatística internacional de doenças e problemas relacionados à saúde;* World Health Organization, 1992) e o DSM-5 (*Manual diagnóstico e estatístico de transtornos mentais, quinta edição;* American Psychiatric Association, 2013) reconhecem a depressão persistente na forma de depressão crônica, distimia ou outros transtornos do humor. Entretanto, nenhum dos sistemas diagnósticos reconhece o TPDP como um tipo diagnóstico distinto, o que acontece com outros transtornos da personalidade, por exemplo, paranoide, *borderline*, evitativo e assim por diante. O Grupo de Trabalho da Personalidade e Transtornos da Personalidade do DSM-5 concluiu que o TPDP não atingia o limiar para inclusão como um tipo de personalidade diagnóstico, provavelmente devido a preocupações de que se sobrepõe ao transtorno distímico. Foi concluído, em vez disso, que o TPDP é representado de modo mais adequado como uma constelação de traços patológicos de personalidade (Huprich, 2012). Assim, o transtorno foi retirado das "Condições a serem mais estudadas" do DSM-IV-TR e incorporado ao modelo de pesquisa proposto para transtornos da personalidade denominado "Modelo alternativo do DSM-5 para os transtornos da personalidade". Elementos do TPDP podem ser encontrados dentro da faceta da personalidade específica denominada *depressividade*, a qual é categorizada sob os domínios da afetividade negativa e da personalidade de isolamento (American Psychiatric Association, 2013). Depressividade é definida como "sentimentos de estar triste, infeliz e/ou sem esperança; dificuldade para se recuperar de tais estados; pessimismo sobre o futuro; vergonha e/ou culpa global; sentimentos de valor próprio inferior; pensamentos de suicídio e comportamento suicida" (American Psychiatric Association, 2013, p. 779). A depressividade parece capturar a maior parte da representação interna negativa e perturbação afetiva vista no TPDP, mas deixa de incluir a perturbação na afinidade interpessoal, que é um importante aspecto do transtorno da personalidade (Huprich, 2012). Um dos efeitos negativos de "rebaixar" o TPDP para o nível de traço de personalidade dentro de um modelo de pesquisa proposto para os transtornos da personalidade é desencorajar a pesquisa sobre o construto e inclinar os profissionais contra o reconhecimento de manifestações de depressão na personalidade de seus pacientes.

Apesar da incerteza diagnóstica, existe uma pequena, mas consistente, literatura de pesquisas sobre o TPDP. Este capítulo utiliza esses trabalhos, primeiramente destacando os sinais e sintomas clínicos que definem o transtorno. Adotaremos os critérios do DSM-IV-TR para TPDP, uma vez que são os critérios mais comuns usados na pesquisa existente e se encaixam melhor com a conceitualização de transtornos da personalidade considerada neste texto. Além disso, serão consideradas questões de diagnóstico diferencial, especialmente de que forma o TPDP se distingue de depressão maior e distimia.

SINAIS E SINTOMAS CLÍNICOS

Indivíduos com TPDP sentem-se infelizes, desanimados ou desesperançados de maneira crônica na maior parte do tempo, independentemente das circunstâncias. Muitas vezes, enfatizam que nunca foram capazes de sentir alegria, felicidade ou emoção positiva por um período considerável. Sua autoavaliação é predominantemente negativa e muito autocrítica, que resulta em sentimentos de inadequação, falta de valor e baixa autoestima. Eles geralmente se torturam por falhas e erros do passado, bem como agarram-se a uma expectativa negativa e pessimista sobre o futuro. Indivíduos com TPDP criticam e julgam tanto os outros quanto a si mesmos. Consequentemente, muitas vezes não são benquistos pelos demais e, por isso, têm um estilo de vida bastante solitário e introvertido. Costumam comentar que "Nunca fui feliz, mesmo quando era criança", podendo confessar que não sabem realmente como é sentir-se feliz. Frequentemente, sentem culpa ou remorso por erros do passado e uma sensação de que não aproveitaram a vida. Eles podem jogar-se no trabalho como uma forma exagerada de compensar as deficiências em sua vida. Indivíduos com TPDP são duros e críticos em relação às outras pessoas, enfatizando suas falhas e defeitos (American Psychiatric Association, 2000). Seu estilo interpessoal pode ser mais introvertido e nada assertivo em alguns e excessivamente assertivo, até mesmo ríspido ou agressivo, em outros (Bagby, Watson, & Ryder, 2012). Em suma, a pessoa com TDPD é cronicamente infeliz, negativa e muito pessimista, sentindo-se vazia e descontente na maior parte do tempo e tendo dificuldade para formar relacionamentos interpessoais saudáveis.

De acordo com o DSM-IV-TR (American Psychiatric Association, 2000), o TPDP caracteriza-se por um padrão generalizado de pensamento e comportamento depressivos que está presente no início da idade adulta. Essa negatividade geral é evidente como um estado de humor predominante de sentir-se deprimido e infeliz, crenças autorreferentes indicativas de baixa autoestima, autocrítica exacerbada, ruminação ou preocupação, uma atitude interpessoal julgadora negativa, pessimismo e/ou culpa ou remorso. Esses critérios são provavelmente semelhantes aos quesitos de pesquisa propostos por Akiskal (1983). O DSM-IV-TR (American Psychiatric Association, 2000) deixa claro que o TDPD não deve ser diagnosticado se ocorrer exclusivamente na presença de episódios depressivos maiores ou se os sintomas satisfizerem os critérios para transtorno distímico. Ao usar o DSM-5 (American Psychiatric Association, 2013) para diagnosticar o TPDP, a categoria "outro transtorno da personalidade especificado" pode ser usada seguida de uma declaração de que a razão é a presença de traços de personalidade depressiva. Dada a ausência do TPDP no DSM-5, sugerimos que o clínico também se refira aos critérios do DSM-IV-TR para TPDP (American Psychiatric Association, 2000, p. 789) quando oferecer um diagnóstico "formal".

PREVALÊNCIA

O TPDP tem uma taxa de prevalência de 2% na população em geral (Ørstavik, Kendler, Czajkowski, Tambs, & Reichborn-Kjennerud, 2007), com uma taxa muito maior relatada em ambientes ambulatoriais de saúde mental (Bagby et al., 2012). Ele é muito mais comum nas mulheres do que nos homens, mas foi relatado em muitos grupos culturais (Huprich, 2012; Ørstavik et al., 2007). Tem uma alta taxa de comorbidade com distimia e depressão maior, assim como com outros transtornos da personalidade, tais como evitativa, *borderline*, autodestrutiva e obsessivo-compulsiva (Huprich, 2009). Aproximadamente de 40 a 60% dos indivíduos com TPDP têm depressão maior corrente, e as taxas de comorbidade com distimia apresentam uma variação ampla, de 18 a 95% (Huprich, 2009). Em um grande estudo ambulatorial de McDermut, Zimmerman e Chelminski (2003), 57,6% dos indivíduos com TPDP tiveram concomitância de depressão maior, ao passo que apenas 18,2% eram comórbidos para distimia. Entretanto, em outros estudos, as taxas de comorbidade para distimia variaram de 49 a 80% (Ryder & Bagby, 1999; Ryder, Schuller, & Bagby, 2006). A depressão maior difere do TPDP por seu início agudo, duração mais curta e maior presença de sintomas neurovegetativos (Bagby et al., 2012). Evidentemente, episódios de depressão maior que seguem um curso mais crônico são mais difíceis de diferenciar do TPDP.

DIAGNÓSTICO DIFERENCIAL

O maior desafio diagnóstico para o clínico é diferenciar o TPDP de distimia. Tem havido um considerável debate na literatura investigativa sobre as características fundamentais que distinguem esses dois transtornos. Baixa autoestima e sentimentos de desesperança são sintomas proeminentes em ambas as condições (Ryder et al., 2006). Um artigo de revisão mais recente de Bagby e colaboradores (2012) concluiu que o TPDP se caracteriza menos por perturbação do humor e sintomas neurovegetativos do que a distimia, e mais por sintomas psicológicos persistentes e predominantes de negatividade, pessimismo e autocrítica. Klein (1999) também observou que o humor deprimido é mais proeminente na distimia e que indivíduos com TPDP costumam não experimentar humor deprimido na maior parte do dia, na maioria dos dias, por pelo menos dois anos. A anedonia crônica pode ser mais evidente no TPDP (Bagby et al., 2012). Acrescentaríamos também que a perturbação nas relações interpessoais, especialmente ambivalência, pode ser mais característica do TPDP (Huprich, 2009). Em suma, o terapeuta cognitivo é capaz de distinguir o TPDP de distimia, mas são necessários uma avaliação clínica mais refinada e conhecimentos avançados da fenomenologia depressiva para fazer um diagnóstico diferencial. O Quadro 11.1 apresenta as características clínicas do TPDP que são úteis nessa tarefa.

Apesar dessas complexidades diagnósticas, existem grupos de indivíduos que se encaixam nos critérios do TPDP que não podem ser acomodados em outros diagnósticos depressivos (Huprich, 2012). Acontece que a patologia da personalidade depressiva é bem reconhecida por clínicos praticantes. Em uma amostra norte-americana aleatória de psiquiatras e psicólogos experientes, Westen (1997) constatou que 77% relataram tratar TDPD, que era o segundo transtorno da personalidade mais comum. Isso foi mais recentemente replicado em outra amostra estadunidense de psiquiatras e psicólogos clínicos, em que a patologia da personalidade depressiva surgiu como um protótipo diagnóstico muito reconhecido que se agrupava com ansiosa-evitativa, dependente-vitimizada e esquizoide-esquizotípica para formar um domínio hierárquico superordenado, rotulado como espectro de internalização (Westen, Shedler, Bradley, & DeFife, 2012). Assim, parece que a maioria dos clínicos reconhece a necessidade de uma distinção da personalidade depressiva ao delinear a patologia da personalidade.

CONCEITUALIZAÇÃO

Não existem trabalhos publicados sobre a teoria ou a terapia cognitiva para TDPD. O mais próximo disso pode ser um capítulo na edição anterior deste livro (Beck, Freeman, & Davis, 2004), que descreveu uma conceitualização de caso e o tratamento cognitivo de transtorno da personalidade passivo-agressiva (transtorno da personalidade negativista). Entretanto, existem diferenças importantes entre os

QUADRO 11.1
Características do diagnóstico diferencial do TPDP

- Os afetos predominantes são desânimo, infelicidade e falta de alegria em vez de tristeza.
- Autoesquemas centrais de falta de valor, inadequação, insignificância e incompetência.
- Perfil cognitivo caracterizado por predomínio de negatividade, pessimismo e crítica a si e aos outros.
- Sentimentos intensos de culpa, remorso e lamentação.
- Anedonia crônica; incapacidade de sentir realização ou prazer.
- Nível elevado de hostilidade como traço ou irritabilidade.
- Propensão à preocupação ou à ruminação patológica.
- Estilo interpessoal negativo, crítico e, por vezes, cáustico.

diagnósticos de transtorno da personalidade passivo-agressiva e de TPDP do DSM-IV-TR (American Psychiatric Association, 2000), o que torna a conceitualização do transtorno da personalidade passivo-agressiva pouco relevante para TPDP. O transtorno da personalidade passivo-agressiva caracteriza-se por criticismo, resistência passiva e raiva dos outros, enquanto o TPDP envolve raiva dirigida a si mesmo, profundo sentimento de falta de valor, ausência de afeto positivo e pessimismo sobre o futuro. A Figura 11.1 representa uma formulação de caso cognitiva proposta para TPDP que se baseia na teoria dos transtornos da personalidade apresentada em Beck e colaboradores (2004). Discutimos os vários elementos da formulação cognitiva reportando-nos ao caso apresentado no início deste capítulo.

Como em outros transtornos da personalidade, é importante reconhecer a influência das experiências precoces da infância no desenvolvimento da patologia da personali-

Fatores distais
Experiência precoce de perda, crítica, falta de apoio

Fatores proximais
Experiências de vida negativas de perda, fracasso, decepção

NEGATIVIDADE, MODO ESQUEMÁTICO DE PERDA
Crenças negativas sobre si mesmo, sobre o mundo/outros e sobre o futuro

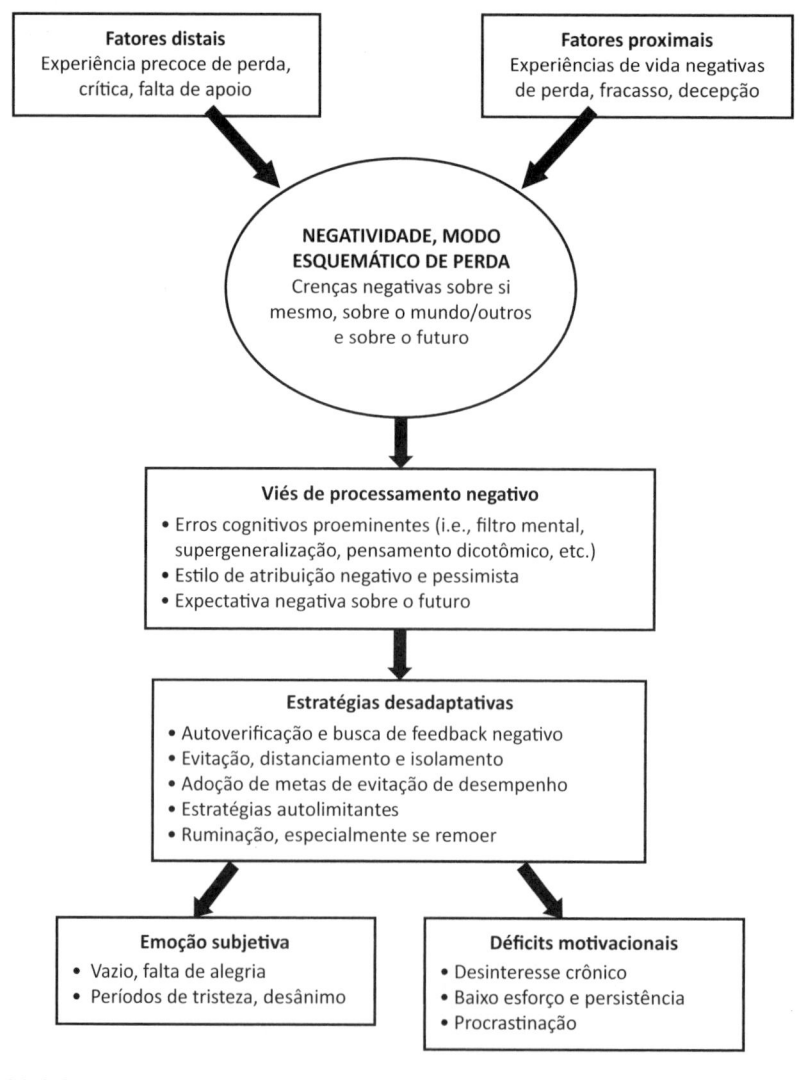

Viés de processamento negativo
- Erros cognitivos proeminentes (i.e., filtro mental, supergeneralização, pensamento dicotômico, etc.)
- Estilo de atribuição negativo e pessimista
- Expectativa negativa sobre o futuro

Estratégias desadaptativas
- Autoverificação e busca de feedback negativo
- Evitação, distanciamento e isolamento
- Adoção de metas de evitação de desempenho
- Estratégias autolimitantes
- Ruminação, especialmente se remoer

Emoção subjetiva
- Vazio, falta de alegria
- Períodos de tristeza, desânimo

Déficits motivacionais
- Desinteresse crônico
- Baixo esforço e persistência
- Procrastinação

FIGURA 11.1 Conceitualização cognitiva do TPDP.

dade. No TPDP, a ausência de apoio social ou da família, as críticas dos cuidadores e a perda ou separação dos pais costumam ser relatadas (Huprich, 2012). Cleiton passou por uma série de experiências difíceis na infância, a partir das quais desenvolveu uma crença na própria inadequação e falta de valor. Seus pais se divorciaram quando ele estava no ensino fundamental, e, nos anos seguintes, foi jogado do pai para a mãe e vice-versa. Ambos os pais se casaram novamente com parceiros com filhos e, assim, Cleiton sentiu que não tinha uma família. Seu pai era muito crítico em relação aos esforços dele, muitas vezes fazendo comentários depreciativos de que era "exatamente igual à mãe". Ele se sentia ignorado por seus pares e sofreu *bullying* nas séries finais do ensino fundamental.

Embora o TPDP seja um padrão de negatividade persistente e predominante, eventos de vida negativos, especialmente aqueles que envolvem perda e fracasso, desempenham um papel crítico na exacerbação de sintomas depressivos e podem ser responsáveis pela busca de tratamento. Clinicamente, é importante identificar estressores de vida imediatos que podem ter levado ao encaminhamento. Uma análise detalhada da avaliação e das respostas a estressores do paciente pode fornecer uma compreensão importante da função da patologia da personalidade depressiva na vida diária do indivíduo. Cleiton passou por alguns acontecimentos negativos que pareceram convergir em um mesmo momento e resultaram em sua disposição em procurar tratamento. Sua esposa pediu que ele saísse de casa e estava formalizando o pedido de divórcio. Ao mesmo tempo, ele soube pelo médico da família que corria um grande risco de ter doença cardíaca e devia parar de fumar e perder peso. Esses estressores aliaram-se a anos sentindo-se não realizado e desiludido com um emprego no qual não tinha perspectiva de crescer. O interessante é que Cleiton teve uma resposta tolerante e muito passiva a esses acontecimentos adversos. Ele expressou um profundo sentimento de resignação, afirmando que sempre teve a expectativa de que sua vida iria de mal a pior e que não havia nada que pudesse fazer ou quisesse fazer a esse respeito.

Um aspecto fundamental da formulação cognitiva de caso é a identificação das crenças centrais do paciente sobre si mesmo, seu mundo pessoal, os outros e o futuro que definem a patologia da personalidade. Beck e colaboradores (2004) observaram que os esquemas desadaptativos nos transtornos da personalidade são mais persistentes, predominantes, impermeáveis, compulsivos e difíceis de controlar do que os esquemas em indivíduos sem transtornos da personalidade. Como a depressão maior, o TPDP caracteriza-se por esquemas prepotentes e hipervalentes que, juntos, constituem um modo de negatividade ou perda (Beck et al., 2004; Clark & Beck, 1999).

Os autoesquemas no modo de perda são orientados a crenças negativas de falta de valor, fracasso e incompetência. O mundo é visto como duro, cínico e desagradável, enquanto o futuro é considerado vazio, incorrigível e fútil. As outras pessoas são vistas como indiferentes, incompetentes e punitivas. As crenças centrais no TPDP são muito semelhantes à estrutura de crenças identificada na depressão maior, exceto que, na patologia da personalidade, vemos uma ativação crônica, quase contínua do modo de perda. Cleiton acreditava que era um fracasso total, que realmente tinha estragado sua vida. Ele podia facilmente relatar todas as suas experiências anteriores de fracasso e acreditava que não era capaz de ser feliz. Achava que seu emprego não merecia mais do que um esforço medíocre e havia pouco que pudesse fazer para alterar uma vida destinada à solidão e à amargura. Ele era extremamente autocrítico, mas também acreditava que as pessoas eram intrinsecamente burras e incompetentes. Ele aderiu a uma filosofia de vida niilista, acreditando que a vida humana não tinha qualquer significado além do deplorável consumo dos valiosos recursos da terra.

A ativação crônica dos esquemas negativos sobre si mesmo, o mundo e o futuro está associada a um processamento cognitivo tendencioso consolidado. Predominam erros cognitivos como filtro mental negativo, supergeneralização, pensamento dicotômico e abstração seletiva (i.e., Beck, 1987), de modo que as interpretações e avaliações negativas parecem ser a única visão plausível para a pessoa com TPDP. Na depressão maior ou na distimia, os erros cognitivos basicamente são vistos no processamento de informações autorreferentes. No TPDP, o viés no processamento de informações é muito mais amplo e global, de modo que se estende ao processamento de uma faixa mais ampla de informações, tais como percepções e interpretações de outras pessoas. Assim, a crítica a si e aos outros emana de um estilo inferencial negativo, em que a pessoa com TPDP acredita que acontecimentos negativos são causados por deficiências generalizadas persistentes em si mesma, na família, nos amigos e em conhecidos (veja Abramson, Metalsky, & Alloy, 1989). Além disso, um viés cognitivo é detectável na maneira como o futuro é visto, com o negativismo e o pessimismo dominando as expectativas da pessoa para si mesma e para seus familiares.

Esse viés negativista de processamento era imediatamente visível na vida diária de Cleiton. O paciente mencionou que, por causa da redução de pessoal, estava recebendo mais responsabilidades no trabalho. Ele tinha certeza que seria um dos técnicos de TI dispensados, mas, quando foi mantido, ceticamente encarou isso como uma manobra da empresa para garantir "mão de obra barata". Em pouco tempo, Cleiton recebeu tarefas que desafiavam suas habilidades e seu conhecimento. Ele estava convencido de que sua incompetência ficaria evidente para todos e que cometeria erros que acarretariam em sua demissão. Achava o trabalho cada vez mais estressante, pois estava preocupado com a possibilidade de "estragar tudo". Ele tentava compensar fazendo hora extra, mas, a cada nova atribuição, convencia-se de que aquela seria a tarefa que levaria à sua derrocada. Cleiton não conseguia ver sua situação de trabalho senão como um teste de sua competência, no qual certamente fracassaria. Além disso, passava boa parte do tempo pensando sobre seu "futuro patético", imaginando-se sozinho, desempregado e à deriva neste mundo sem amigos ou família. Rejeitava uma possibilidade mais positiva de suas atuais circunstâncias como pura tolice, mera lavagem cerebral de gurus do "pensamento positivo" que fizeram suas fortunas iludindo as pessoas em relação à realidade da vida.

No TPDP, a ativação crônica do modo de perda negativista é caracterizada pela proeminência de certas estratégias comportamentais que servem como autoproteção. As estratégias se desenvolvem para lidar com a negatividade, a crítica e o fracasso preponderantes que os indivíduos com TPDP esperam encontrar em seu mundo pessoal. Embora desenhadas para combater a baixa autoestima e um esquema pessoal negativo consolidado, as estratégias acabam reforçando a visão de mundo negativa da pessoa e garantindo a ativação continuada do modo de perda.

Várias estratégias comportamentais e interpessoais são emblemáticas do TPDP. A primeira estratégia é a *autoverificação* e *busca de* feedback *negativo*. De acordo com a teoria da autoverificação, as pessoas são motivadas a buscar oportunidades que confirmem seus autoconceitos (Swann & Read, 1981). Como indivíduos deprimidos possuem uma visão negativa de si mesmos, eles irão procurar, atentar para e adotar interações sociais de maior rejeição, porque essas experiências geram um sentimento de segurança e controle (Sawnn, Wenzlaff, Krull, & Pelham, 1992). Embora um retorno negativo seja desagradável, mesmo para indivíduos com TPDP, eles sentem-se atraídos por essa resposta e a preferem, porque é compatível com sua visão negativa de si mesmos (Timmons & Joiner,

2008). Além de existirem evidências de pesquisa que apoiam a autoverificação e a busca de *feedback* negativo na depressão (veja Timmons & Joiner, 2008), essa formulação é inteiramente compatível com a teoria cognitiva. No TPDP, a organização autoesquemática negativa é tão arraigada que esperaríamos que a busca de *feedback* negativo se tornasse característica do estilo interacional social da pessoa. No entanto, essa busca é fundamentalmente desadaptativa, pois reforça as crenças negativas e pessimistas sobre si próprio e sobre os outros para o indivíduo com TPDP.

Havia vários exemplos de autoverificação e busca de *feedback* negativos, especialmente no estilo interpessoal de Cleiton com os outros. Ele costumava remoer as interações sociais passadas, concentrando-se em comentários que sugeriam avaliação negativa ou rejeição dos outros. Fazia comentários sarcásticos e críticos que o tornavam menos benquisto pelos outros, bem como dava a impressão de ser autocentrado e arrogante, muitas vezes revelando seu criticismo a terceiros. Ele rapidamente percebia qualquer comentário negativo e ficava irritado e defensivo sempre que detectava a possibilidade de crítica. Em suma, Cleiton era hipervigilante para quaisquer sinais de negatividade que pudessem vir em sua direção e se atormentava com pensamentos negativos sobre si mesmo, as outras pessoas e suas experiências no mundo.

Uma segunda estratégia comportamental proeminente no TPDP é a evitação, o distanciamento e o isolamento social. A evitação é uma estratégia de enfrentamento comum na depressão (Ottenbreit & Dobson, 2008) e um alvo primordial para mudança na terapia de ativação comportamental (Martell, Addis, & Jacobson, 2001). A evitação também é uma característica proeminente do TPDP. Devido à sua disposição pessimista, a pessoa com TPDP presume o fracasso e, assim, opta por evitar situações difíceis. A ausência de afeto positivo priva o indivíduo com TPDP de uma importante fonte de motivação para enfrentar desafios e dificuldades. Consequentemente, a opção automática é a evitação, isolando-se dos outros. Ao longo dos anos, Cleiton havia se contentado com um emprego menos desafiador, mas, com a reorganização da empresa, estava sendo forçado a assumir mais responsabilidades, que pareciam muito ameaçadoras. Ele não podia evitar as novas exigências do emprego e, portanto, sentiu um aumento significativo da ansiedade em relação a seu desempenho.

Terceiro, indivíduos com TPDP tendem a adotar metas de evitação do desempenho em um esforço para impedir a comprovação de sua falta de valor (Rothbaum, Morling, & Rusk, 2009). Como todas as pessoas, aquelas com TPDP adotam uma orientação de estabelecimento de metas para definir o valor próprio. Entretanto, a existência de crenças negativas sobre si mesmo no TPDP significa que o estabelecimento de metas se torna defensivo ou concentrado em tentar evitar os julgamentos negativos sobre competência e valor (Rothbaum et al., 2009). Assim, o paciente procura evitar a comprovação de sua falta de valor em vez de adotar metas baseadas na obtenção de julgamento positivo ou de aprender apenas por aprender. A autoverificação e a busca de *feedback* negativo são estratégias que atendem o objetivo de evitar a comprovação da falta de valor (Rothbaum et al., 2009). Cleiton havia claramente adotado metas de evitação do desempenho em sua vida. Ele frequentemente se comparava aos outros, tentando evitar parecer menos competente ou merecedor ao criticar e denegrir as habilidades e realizações de amigos e colegas. Na verdade, a atitude intensificada de crítica negativa aos outros provém da adoção de metas de evitação do desempenho.

Quarto, a pessoa com TPDP utiliza estratégias autolimitantes, tais como distanciamento, procrastinação e ruminação, para aumentar seu valor próprio (Rothbaum et al., 2009). Cleiton, por exemplo, procrastinava em um projeto de trabalho com o qual não tinha familiaridade a fim de evitar sentir-se incompetente. Ele mantinha-se trabalhando em tarefas rotineiras mais familiares que eram menos importantes para seu empregador. Embora proporcionasse um senso de controle para Cleiton, a execução de tarefas menos importantes sabotava as oportunidades de alcançar um maior senso de realização ao resolver um projeto de trabalho menos familiar, mas mais importante. Também se pode observar ruminação, ou "remoer-se", como uma estratégia autolimitante quando o indivíduo passa horas afligindo-se com um cenário hipotético que, muito provavelmente, jamais acontecerá.

PRINCIPAIS METAS DO TRATAMENTO

Como indicado na Figura 11.1, a meta fundamental da terapia cognitiva para TPDP é reverter os déficits motivacionais e a falta de alegria que caracterizam o transtorno. O sucesso no tratamento é determinado pelo aumento da energia, pelo interesse e esforço em atividades diárias, bem como por maiores períodos de afeto positivo. Diversos componentes da formulação de caso são abordados para alcançar melhora no afeto e na motivação.

1. *Afrouxar a organização do esquema pessoal negativo.* Na terapia cognitiva da depressão, a correção de crenças negativas sobre si mesmo é uma meta fundamental. No TPDP, a crença negativa sobre si mesmo encontra-se tão cronicamente ativada que crenças negativas se tornaram quase verdades patentes. Assim, um objetivo inicial na terapia cognitiva do TPDP é reduzir a força da crença ou convicção na falta de valor intrínseca e instigar uma mudança cognitiva da inevitabilidade da negatividade para a possibilidade de positividade.
2. *Construir uma visão positiva, coerente e mais equilibrada de si mesmo e do mundo.* É improvável que indivíduos com TPDP tenham tido muita experiência com uma visão mais realista de si mesmos, do mundo ou do futuro que equilibre possibilidades positivas e negativas. Portanto, uma segunda meta do tratamento é criar uma mudança cognitiva para uma avaliação mais realista de si próprio e dos outros.
3. *Corrigir estilo explicativo pessimista e expectativa negativa para o futuro.* A autoacusação por fracassos e decepções passados deve ser abordada na terapia cognitiva para TPDP. O objetivo é mudar de uma atribuição estável, global e internalizada a experiências negativas para uma atribuição mais específica, menos duradoura e possivelmente externalizada às causas de decepções e fracassos. Ao mesmo tempo, previsões pessimistas sobre futuros eventos pessoais muito significativos devem ser abordadas para que uma perspectiva de futuro mais equilibrada seja adotada.
4. *Elevar a conscientização do momento presente.* Indivíduos com TPDP passam grande parte de seu tempo presos em ruminações sobre fracassos passados e pessimismo sobre possibilidades futuras. Sua capacidade de "viver o momento" é, na melhor das hipóteses, limitada, e a experiência emocional é filtrada por um senso predominante de negatividade. Assim, uma meta importante da terapia é reorientar o paciente ao momento presente e ensinar uma apreciação mais profunda dos aspectos sensoriais imediatos da experiência emocional. Por exemplo, pessoas com TPDP costumam alegar que nunca foram felizes. Nesse caso, elas sabem como é sentir felicidade ou alegria? A capacidade de atentar para a experiência presente e para o afeto positivo momentâneo é uma meta terapêutica importante.
5. *Encorajar o estabelecimento de metas baseadas no aprendizado.* Como observado anteriormente, indivíduos com TPDP muitas vezes estabelecem seu valor próprio comparando seu desempenho com o dos

outros. É importante incentivar uma reorientação a metas mais saudáveis para que o paciente aprenda a envolver-se em atividades pelo prazer intrínseco de aprender, e não pelo de competir com os outros. Para Cleiton, isso significava encarar as novas tarefas no trabalho como uma oportunidade de adquirir novas habilidades, em vez de como uma oportunidade de julgar como ele estava desempenhando em relação a seus colegas de trabalho.

6. *Reduzir a busca de* feedback *negativo*. Por causa de suas crenças negativas arraigadas sobre si mesmo, indivíduos com TPDP demonstram atenção e recordação tendenciosas de *feedback* interpessoal e relacionado a desempenho negativo. Educar o paciente sobre os efeitos de autoverificação negativa inclui abordar o valor funcional da autoverificação. Aprender a identificar e corrigir a busca por *feedback* negativo é uma meta essencial do tratamento.

7. *Corrigir comportamentos autolimitantes*. Ensinar os pacientes a reconhecer comportamentos autolimitantes em suas interações diárias exigirá análise repetida e detalhada de suas respostas em uma variedade de atividades diárias. Com o tempo, o terapeuta verá os modos habituais em que um indivíduo com TPDP reage de uma maneira que o prejudica, pelos quais ele busca evitar derrota e fracasso, mas acaba criando um resultado mais negativo que reforça um senso de falta de valor. Corrigir hábitos prejudiciais como procrastinação, passividade ou impulsividade pode ser difícil, uma vez que esses provavelmente são padrões semiautônomos de resposta comportamental.

8. *Reduzir a ruminação e a autotortura*. Uma última meta de tratamento concentra-se na ruminação excessiva sobre fracassos, erros e decepções do passado. Esse processo inicia expondo o paciente à inutilidade da ruminação e da autotortura, abordando as crenças tanto positivas como negativas sobre a ruminação e ensinando a "largar" as questões e as preocupações ruminativas.

ESTRATÉGIA COLABORATIVA

Na terapia cognitiva do TPDP, estabelecer um relacionamento terapêutico produtivo é especialmente difícil devido à excessiva negatividade e ao pessimismo do paciente. Como a negatividade é uma perspectiva predominante, o terapeuta e o processo de terapia são submetidos a duras críticas do cliente, bem como ao seu pessimismo. Existem diversos aspectos dessa negatividade que devem ser abordados no curso do tratamento.

O paciente pode expressar considerável dúvida e baixa expectativa quanto ao sucesso no tratamento. As expectativas sobre o resultado terapêutico ou "as crenças sobre as consequências de participar no tratamento" (Constantino, Arnkoff, Glass, Ametrano, & Smith, 2011, p. 184) podem incluir crenças positivas ou negativas sobre os benefícios e a credibilidade da terapia, ou, ainda, sobre a competência do profissional. Além disso, a expectativa negativa em relação ao sucesso do tratamento pode ser atribuída a si mesmo (p. ex., "Minha situação é incorrigível, não há nada que você possa fazer para me ajudar", "Não há esperança para mim"), a uma crença negativa mais generalizada a respeito da abordagem psicológica ("Não acredito que apenas falar possa resolver alguma coisa") ou se basear em experiências passadas. No entanto, dada a presença de disposição para o pessimismo, o paciente com TPDP pode iniciar o tratamento com uma expectativa negativa baseada em uma experiência terapêutica anterior. Seja qual for a base do ceticismo, a baixa expectativa pode ter um efeito adverso no desfecho do processo. Uma metanálise recente constatou que a expectativa positiva teve um impacto pequeno, mas significativo para um desfecho mais efetivo do tratamento (Constantino et al., 2011).

Devido à propensão à crítica, é provável que a negatividade do paciente com TPDP em relação ao tratamento fique evidente logo no início do processo terapêutico. É importante que o terapeuta cognitivo aborde precocemente a expectativa negativa em relação ao tratamento e quaisquer crenças negativas sobre o profissional. Na verdade, pode ser necessário concentrar-se primeiro nas crenças negativas sobre a terapia antes de tentar resolver outros aspectos do esquema pessoal negativo. Em última análise, é importante firmar um relacionamento terapêutico colaborativo a despeito do ceticismo e das dúvidas do paciente em relação ao tratamento. Isso pode ser realizado fazendo uma análise de custo-benefício associada a dar uma chance à terapia *versus* desistir dela imediatamente. Outra estratégia poderia ser explorar com os clientes as experiências do passado cujos resultados foram mais positivos do que se esperava em virtude de seus esforços colaborativos. Também seria importante ajudar o indivíduo a corrigir o pensamento dicotômico para que o desfecho do tratamento não seja visto como uma "cura" ou como um "completo fracasso" e, sim, percebido em termos de "graus de melhora". Um relacionamento colaborativo pode ser estabelecido quando o paciente com TPDP adota a visão de "Por que não dedicar algum esforço à terapia, dar uma chance e ver o quanto posso melhorar?"

A aderência às tarefas de casa pode ser especialmente problemática no caso de pacientes com TPDP devido à negatividade e anedonia crônica que caracterizam a condição. A importância de envolver o cliente na tarefa de casa não é menor só porque indivíduos com TPDP não conseguem ou não estão dispostos a se comprometer com tarefas de casa terapêuticas ativas. Sabe-se que a aderência a tais práticas melhora o desfecho do tratamento na depressão e ansiedade (Kazantzis, Whittington, & Dattilio, 2010). É imprescindível que o terapeuta cognitivo aborde as crenças negativas sobre as tarefas de casa, encorajando uma abordagem de "experimentar para saber" e que o desenvolvimento, a implementação e a avaliação dessas tarefas sejam conduzidos de maneira muito colaborativa.

Por fim, indivíduos com TPDP têm a tendência de personalizar e interpretar mal os comentários de uma forma negativa e até autodepreciativa. Esse estilo interpessoal negativo é visível no relacionamento terapêutico. É provável que o paciente com TPDP interprete mal um comentário do profissional, causando uma ruptura no processo terapêutico que poderia levar a um término prematuro do tratamento. Uma forma de lidar com esse possível problema é solicitar frequentemente um *feedback* do cliente sempre que o terapeuta oferecer uma análise, uma interpretação ou uma instrução ao indivíduo. Outra maneira é manter uma postura calma, interessada e esperançosa em resposta ao estilo negativo do paciente, desconfirmando interpretações negativas e fornecendo alternativas atenciosas genuínas.

APLICAÇÃO CLÍNICA DA INTERVENÇÃO

Avaliação

A avaliação é um aspecto crítico da conceitualização de caso e do tratamento. Como observado anteriormente, detectar traços de personalidade pode ser especialmente difícil quando o indivíduo tem depressão maior ou um transtorno distímico. Assim, o terapeuta cognitivo deve conduzir uma minuciosa avaliação clínica e da personalidade do TPDP antes de desenvolver uma formulação de caso.

Várias entrevistas estruturadas e questionários autorrelatados foram desenvolvidos para avaliar o TPDP ou os traços de personalidade depressiva (veja Bagby et al., 2012, para uma revisão abrangente). A Entrevista Clínica Estruturada para os Transtornos da Personalidade do Eixo II do DSM-IV (SCID-II; First, Gibbon, Spitzer, Williams, & Benjamin, 1997) pode ser usada para avaliar a presença de TPDP, embora as informações sobre confiabilidade e validade sejam limitadas (Huprich, 2005). Alternativamente, pode-se utilizar a Entrevista Diagnóstica para Personalidade Depressiva (*Diagnostic Interview for Depressive Personality* – DIDP), que é uma ferramenta semiestruturada de 63 itens desenvolvida especificamente para avaliar o TPDP (Gunderson, Phillips, Triebwasser, & Hirschfeld, 1994). A medida tem boa validade relacionada a critério e uma pontuação de corte de 42 detecta o transtorno com precisão.

Em termos de questionários autorrelatados, o Inventário do Transtorno da Personalidade Depressiva (DPDI) demonstrou validade de construto adequada para avaliar traços de personalidade depressiva (Huprich, Margrett, Bathelemy, & Fine, 1996). Mais recentemente, recomendou-se cautela a respeito da validação do DPDI, pois ele apresentou baixa convergência com outras duas medidas de TPDP (Huprich, 2004) e sua validade discriminante com o Inventário de Depressão de Beck-II (BDI-II; Beck, Steer, & Brown, 1996) é problemática (Chamberlain & Huprich, 2011). É provável que qualquer questionário autorrelatado de traços da personalidade depressiva seja influenciado pelo estado de humor. Assim, deve-se ter cautela ao interpretar escores elevados no DPDI quando os pacientes estão clinicamente deprimidos. Chamberlain e Huprich (2011) constataram que sete itens do DPDI se somavam aos itens do BDI-II, indicando que estão chegando ao estado depressivo. Com essa ressalva em mente, indivíduos cujos escores encontram-se acima do ponto de corte recomendado de 170 devem ser mais bem avaliados para TPDP.

Infelizmente, as poucas medidas padronizadas de pensamentos e crenças de transtorno da personalidade são de utilidade limitada para a avaliação do TPDP. O Questionário de Crenças dos Transtornos da Personalidade (PBQ; Beck & J. Beck, 1991) não tem itens sobre crenças da personalidade depressiva (Beck et al., 2004). O Questionário de Esquemas de Young-3 (YSQ-3; Young, 2006) tem três novas subescalas que podem ser especialmente relevantes para o TPDP - Busca de Aprovação, Caráter Punitivo e Pessimismo/Negatividade – e, assim como o YSQ original, possui subescalas de Fracasso e Pessimismo/Negatividade que podem ser relevantes para a personalidade depressiva.

Até onde sabemos, nenhum estudo empírico validou o YSQ com a patologia da personalidade depressiva. As subescalas de Defectividade/Vergonha, Deficiência, Autocontrole e Autodisciplina Insuficientes, Incapacidade de Realizar e Isolamento Social/Alienação têm valor preditivo para depressão (Oei & Baranoff, 2007). Entretanto, deve-se ter cautela ao interpretar escores elevados nas subescalas de Fracasso e Pessimismo/Negatividade, porque eles poderiam refletir um estado depressivo intensificado mais do que a presença de traços de personalidade depressiva. O YSQ-3 mais recente pode ser a versão mais útil do YSQ para avaliar a base cognitiva do TPDP.

Intervenções

Assim como no tratamento da depressão maior, a reestruturação cognitiva, os exercícios de ativação comportamental e a testagem de hipóteses empíricas serão os componentes fundamentais da terapia cognitiva para TPDP. Contudo, existem três modificações na terapia cognitiva que são importantes no tratamento do transtorno.

Na etapa inicial do tratamento, é dada maior ênfase ao estabelecimento de metas e à orientação a metas. No TPDP, há uma escassez de atividades dirigidas a metas positivas em decorrência da anedonia crônica, ou, quando tais metas estão presentes, são orientadas à evitação do fracasso e da falta de valor. Desenvolver uma hierarquia de metas que promovam o envolvimento em atividades de vida e dirijam o tratamento é crucial para o sucesso. O terapeuta também precisa passar mais tempo discutindo de que forma os pacientes com TPDP avaliam sua atividade dirigida a metas. Cleiton inicialmente expressou pouco ou nenhum interesse em manter contato com a família. O profissional precisou dedicar um tempo considerável trabalhando com ele no discernimento de que tipo de pai e marido ele poderia ser à luz de seu iminente divórcio e, então, o que teria que fazer para cumprir seu novo papel como pai.

Segundo, uma forma mais concentrada de reestruturação cognitiva é necessária mediante a ativação crônica da organização do esquema de negatividade. Isso significa que muitas experiências interpessoais e relacionadas à realização na vida diária da pessoa precisam ser avaliadas para identificar erros de interpretação de responsabilidade, autocrítica e culpa. O terapeuta não apenas deve trabalhar na construção de interpretações alternativas mais adaptativas, mas maior atenção deve ser dirigida para a construção de "autocuidado cognitivo" – ou seja, indivíduos com TPDP automaticamente se envolvem em autocríticas por experiências percebidas como negativas. Para contrariar essa tendência, o paciente deve aprender a responder à decepção com mais autocompaixão, bondade e compreensão (veja Gilbert, 2009). Autocompaixão é uma antítese ao TPDP, portanto o progresso nessa área é lento e difícil.

A conscientização do afeto é uma última estratégia de intervenção que deve ser enfatizada no TPDP. Os indivíduos acometidos por uma patologia da personalidade depressiva encontram-se tão sintonizados com o afeto negativo que podem ter dificuldade para avaliar seu estado emocional momentâneo ou reconhecer as nuances de afeto positivo. Atentar para o afeto positivo, reconhecê-lo, avaliar sua intensidade e aprender como ele pode ser realçado são ações que devem ser incluídas nas sessões mais avançadas do tratamento. Para garantir uma mudança duradoura, a terapia cognitiva não deve se contentar em simplesmente diminuir o volume de autoesquemas negativistas, mas também precisa fortalecer a dominância de crenças saudáveis mais positivas do indivíduo sobre si mesmo, o mundo e o futuro. Uma parte importante dessa mudança cognitiva é aprender a sentir alegria, felicidade e contentamento quando eles ocorrerem. Isso exigirá que o paciente aprenda a construir estados afetivos positivos combinando intenção, atenção seletiva, ações expressivas e atenção plena.

CONSIDERAÇÕES SOBRE PROGRESSO, CICLO DE VIDA E TÉRMINO

Curso

O TPDP permanece moderadamente estável ao longo do tempo, apresentando a mesma estabilidade temporal que outros transtornos da personalidade durante um período de 10 anos (Laptook, Klein, & Dougherty, 2006). Além disso, pesquisas prospectivas indicam que indivíduos com esse transtorno têm um risco significativamente mais alto de desenvolver distimia, em particular (Kwon et al., 2000). Em sua revisão, Huprich (2012) concluiu que o TPDP está associado a um padrão de longo prazo de funcionamento comprometido e resposta pior ao tratamento medicamentoso (veja Phillips et al., 1998). Aproximadamente metade dos indivíduos com a doença tem uma história de depressão maior na vida (Ørstavik et al., 2007), e aqueles com TPDP e distimia apresentam menos melhora em sintomas depressivos durante um período de 10 anos (Laptook et al., 2006). Pessoas com TPDP têm classificações de ideação suicida significativamente mais elevadas e mais tentativas de suicídio do que pacientes psiquiátricos ambulatoriais sem esse transtorno (McDermut et al., 2003). Não há dúvida, portanto, de que o TPDP segue um curso bastante estável, tendo um decréscimo significativo no funcionamento diário e na resposta ao tratamento.

Questões de término

Aproximando-se da etapa final do tratamento, o foco deve mudar da identificação, avaliação e correção do esquema pessoal negativo para a construção e manutenção de crenças e comportamentos que promovam o afeto positivo. Isso toma tempo e esforço consideráveis, pois o indivíduo com TPDP tem experiência pessoal mínima com o sentimento de felicidade ou contentamento. O terapeuta cognitivo deve dar oportunidades para o paciente aprender como é sentir felicidade por um momento, além de outros estados afetivos positivos, tais como curiosidade, excitação, esperança, interesse, prazer, contentamento, orgulho, satisfação, domínio de habilidades e assim por diante. Desse modo, a terapia deve concentrar-se em como perceber o afeto positivo e como é experimentar tais estados. Crenças errôneas sobre sentir alegria ou felicidade também devem ser abordadas. Por exemplo, Cleiton acreditava que se sentir feliz era uma experiência emocional intensa que deixava a pessoa eufórica e desligada da realidade. Ele achava que "pessoas felizes" ficavam nesse tipo de estado a maior parte do dia. Obviamente, essa ideia era irrealista, e, assim, Cleiton teve de descobrir a natureza da "felicidade realista", o que significa estar contente e satisfeito com sua vida. É importante que o paciente tenha um repertório de estratégias e atividades que possam ser usadas para promover afeto mais positivo e aumentar o interesse nas atividades diárias. Antes do término do tratamento, o terapeuta cognitivo deve estar convencido da capacidade de regulação emocional melhorada do cliente, o que deve incluir a capacidade de reparar o humor deprimido e manter um estado afetivo mais positivo.

Indivíduos com TPDP têm propensão à ruminação depressiva. Consequentemente, a capacidade do paciente de abreviar a ruminação sobre fracassos e decepções do passado mostra-se um bom barômetro do progresso do tratamento. À medida que a terapia cognitiva progride, um foco maior no presente torna-se o melhor antídoto para a preocupação e ruminação. Se o paciente com TPDP for capaz de se manter ancorado nas experiências presentes, isso proporcionará um reduto contra a tendência de ruminar e se preocupar. Clientes que continuam caindo em ruminações sobre experiências negativas passadas não estão prontos para encerrar o tratamento, pois ruminação frequente é um dos marcos da ativação do modo de perda.

Os relacionamentos sociais são um foco importante na terapia cognitiva para TPDP. Como observado anteriormente, os relacionamentos interpessoais de indivíduos com esse transtorno podem ser superficiais, deficientes ou irregulares e conflituosos em função do estilo interpessoal desadaptativo dos clientes. Questões de críticas excessivas aos outros, distanciamento social e irritabilidade necessitam de atenção terapêutica. Isso requer a correção de crenças desadaptativas sobre os outros, a exposição a situações interpessoais e, para alguns indivíduos, o treinamento real em habilidades interpessoais. Uma melhora significativa nas relações sociais do paciente indica progresso terapêutico, ao passo que a persistência de evitação e isolamento dos outros contraindica o término do tratamento.

Por fim, pessoas com TPDP continuam lutando contra a negatividade depressiva muito tempo depois de a terapia ter terminado. Assim, um aspecto crítico da prevenção de recaída envolve a capacidade de implementar estratégias cognitivas para identificar, avaliar e corrigir julgamentos negativos pessimistas sobre si mesmo e os outros. Avaliações negativas continuam ocorrendo no funcionamento diário, mas é a capacidade do paciente de se opor às avaliações com alternativas realistas mais equilibradas que determina a prontidão para encerrar a terapia. Assim, sessões de reforço são uma parte importante do plano de prevenção de recaída, porque os indivíduos com TPDP raramente saem do processo terapêutico recuperados por completo. Uma orientação negativista sempre parecerá mais natural, e, assim, sessões de reforço podem ajudar a sustentar estratégias cognitivas e emotivas mais positivas que foram aprendidas ao longo da terapia. É claro que indivíduos com TPDP que são prisioneiros de sua perspectiva negativa, que consideram suas crenças sobre si próprios muito plausíveis – senão verdades inquestionáveis –, não estão prontos para o término do tratamento.

O tratamento de Cleiton ocorreu durante um período de cinco anos, com o primeiro bloco de 23 sessões durante o período de um ano, seguido por um segundo bloco de 15 sessões cinco anos depois. Durante todo o processo para manejo da depressão maior crônica, ele pontuou consistentemente na faixa de 20 a 30 no BDI-II, mas, no término do segundo bloco de sessões, seus escores caíram para a faixa de 10 a 12 pontos. Ao fim do tratamento, Cleiton relatou que estava muito melhor e que estava sentindo mais alegria e menos depressão do que em qualquer época de sua vida. Houve várias estratégias de intervenção que pareceram úteis na sua recuperação. Trabalhamos para ele aprender a desfrutar de atividades diárias, ser menos rígido e perfeccionista no trabalho, reduzir a ansiedade e preocupação, lidar com a rejeição de intimidade, corrigir crenças negativas sobre si e os outros e modificar expectativas irrealistas. Além disso, como Cleiton pediu uma licença do trabalho por motivos de saúde, algumas sessões foram dirigidas a um plano de retorno ao trabalho. Ao longo da terapia, ele estava tomando venlafaxina e um estabilizador do humor e teve dificuldades com insônia crônica. A melhora repentina ao fim do tratamento coincidiu com o florescimento de um novo relacionamento amoroso. Não houve contato subsequente com Cleiton nos quatro anos desde sua última sessão.

DESAFIOS COMUNS E AUTOCUIDADO DO CLÍNICO

Como discutido anteriormente, indivíduos com TPDP estão em maior risco de depressão maior, distimia e outros transtornos da personalidade (Bagby et al., 2012). Existe uma alta probabilidade de que aqueles que buscam tratamento sejam atraídos à terapia por estar sofrendo um episódio depressivo ou uma piora em sua depressão crônica. Nesse caso, será necessário tratar a depressão maior com terapia cognitiva padrão para depressão (Beck, Rush, Shaw, & Emery, 1979; J. Beck, 1995), mas, ao mesmo tempo, levar em conta as questões de personalidade que caracterizam o TPDP. As metas de tratamento, a estratégia de intervenção e o estilo colaborativo devem ser modificados para um indivíduo com o transtorno.

Como em outros transtornos depressivos, o terapeuta deve monitorar regularmente o risco de suicídio. Pessimismo, desesperança e vazio são endêmicos no TPDP e representam os fatores cognitivos fundamentais que causam o aumento da ideação suicida. É importante estabelecer um ambiente terapêutico em que o paciente seja capaz de revelar pensamentos autodestrutivos, avaliar regularmente o paciente para o risco de suicídio e desenvolver um plano de segurança caso haja um aumento no potencial suicida.

Embora metas terapêuticas sejam cruciais para todos os tipos de intervenção cognitiva, isso é especialmente verdadeiro para o tratamento de TPDP. O medo de fracasso e as metas de evitação são proeminentes no transtorno. Logo, é importante estabelecer metas de aproximação realistas específicas que enfatizem objetivos de aprendizado e não de desempenho que visem a evitar um senso de falta de valor. As metas devem ser estabelecidas de modo colaborativo, para aumentar o comprometimento do paciente com o processo terapêutico. Em função da negatividade, um grau de direcionamento considerável do terapeuta é necessário no estabelecimento de objetivos, mas isso não deve ser feito em detrimento da colaboração.

A coleta de evidências pode mostrar-se menos benéfica ao fazer a reestruturação cognitiva com pacientes com TPDP do que uma abordagem que enfatize as consequências dos pensamentos e crenças negativas. A coleta de evidências é uma estratégia-chave na reestruturação cognitiva para depressão, mas as construções negativas na depressão maior são dependentes de estado. No TPDP, a perspectiva negativa é baseada em traços, logo o paciente tem menos acesso ao pensamento alternativo. O que pode ser mais benéfico é assumir uma abordagem pragmática indagando "quais são as consequências pessoais de continuar a aplicar a construção mais negativa sobre suas experiências". Cleiton, por exemplo, acreditava que seu trabalho não tinha valor, que qualquer pessoa era capaz de desempenhar sua função e que ele era totalmente dispensável. Em vez de envolver Cleiton em um exercício que determinasse se seu trabalho tinha valor, o terapeuta abordou o problema reunindo evidências sobre as consequências de acreditar nessa ideia. Eles concordaram que não havia uma maneira de provar "a importância ou o valor do trabalho", mas era possível avaliar os efeitos de um pressuposto de "trabalho com valor" em comparação a um pressuposto de "trabalho sem valor". Cleiton e seu terapeuta desenvolveram um plano comportamental experiencial que reforçou a crença no "trabalho com valor".

Os terapeutas cognitivos que tratam TPDP podem achar o trabalho desalentador, porque a negatividade, o pessimismo e a crítica são muito rígidos e predominantes. O progresso no tratamento pode ser lento, e declarações críticas podem ser dirigidas ao terapeuta e ao processo de tratamento. É importante encarar isso como parte da patologia da personalidade e não internalizar ou personalizar as declarações. Evidentemente, é essencial levar a sério tudo que o paciente expressar, mas a avaliação negativa deve ser vista como parte do sistema de crenças negativas que deve ser alvo da mudança. Em vez de ficar desalentado pela crítica, o terapeuta deve encarar isso como uma oportunidade para trabalhar na mudança cognitiva.

EFICÁCIA E DESFECHO DO TRATAMENTO

Considerando sua base na patologia da personalidade, poderíamos esperar que o tratamento da depressão no TPDP seria menos efetivo do que em indivíduos sem TPDP. Embora a literatura sobre resultados de tratamento seja escassa, os achados são mais mistos do que poderíamos esperar. Klein e Shih (1998) relataram que o TPDP estava associado a uma evolução pior da depressão, com ao menos metade da amostra recebendo psicoterapia e/ou medicamento. Entretanto, Maddux e colaboradores (2009) constataram que a presença de personalidade depressiva comórbida não influenciou o resultado de medicamento ou 16 a 20 sessões de psicoterapia para depressão crônica.

Dois estudos investigaram a eficácia de TCC para indivíduos com TPDP. No primeiro (Saulsman, Coall, & Nathan, 2006), 119 pacientes com depressão maior foram classificados como personalidade depressiva alta ou baixa conforme escores no Inventário Clínico Multiaxial de Millon (Millon, 1994). Todos os participantes receberam 20 horas de TCC em grupo para depressão e ansiedade. A taxa de melhora foi comparável entre os dois grupos, embora os sintomas depressivos do grupo de personalidade depressiva alta estivessem significativamente elevados antes e depois do tratamento, assim como no seguimento de um mês. Mais recentemente, Ryder, Quilty, Vachon e Bagby (2010) examinaram a influência de traços de TPDP no tratamento de 120 pacientes que tinham depressão maior e foram aleatoriamente designados para 16 a 20 semanas de TCC individual, terapia interpessoal (TIP), ou medicamento antidepressivo. Análises de regressão revelaram que traços de TPDP mais altos estavam associados a pior desfecho para TIP, mas não para TCC ou medicamento. Embora esses resultados sejam apenas sugestivos, eles indicam que episódios depressivos podem ser tratados com sucesso em indivíduos com comorbidade para TPDP. Entretanto, parece que o nível de sintomas após o tratamento permanece elevado, indicando que os terapeutas não devem esperar tanta remissão dos sintomas quando tratam indivíduos com depressão maior e TPDP. Infelizmente, não existe pesquisa empírica sobre os efeitos do tratamento em traços do TPDP, nem sabemos se a modalidade mais especializada de TCC descrita neste capítulo seria mais eficaz no manejo do transtorno. Não obstante, os estudos de tratamento que avaliaram traços da personalidade depressiva indicam que intervenções cognitivo-comportamentais podem reduzir a sintomatologia depressiva mesmo na presença de patologia da personalidade negativa.

CONSIDERAÇÕES FINAIS

Considerando a alta comorbidade entre TPDP por um lado e depressão maior e distimia por outro, os praticantes de TCC que tratam muitos casos de depressão costumam encontrar indivíduos com TPDP. Embora a nomenclatura oficial do DSM-5 não reconheça o TPDP, a maioria dos clínicos relata que a patologia da personalidade depressiva é comum em ambientes clínicos. A característica mais distintiva do transtorno é a presença de uma negatividade persistente e predominante em relação a si próprio, ao mundo, ao futuro e aos outros, que se manifesta como perda de envolvimento prazeroso ou anedonia, ruminação, relações pessoais pobres, culpa e irritabilidade elevada. Diferentemente da depressão maior ou distimia, o humor deprimido e os sintomas neurovegetativos podem não ser tão proeminentes quanto a falta de alegria ou a incapacidade de sentir afeto positivo.

O modelo cognitivo reconhece que o modo de perda está mais cronicamente ativado no TPDP, e o viés de processamento da negatividade é mais generalizado em um amplo espectro de experiências de vida. Devido a seus esquemas negativos cronicamente ativados, indivíduos com esse transtorno muitas vezes adotam estratégias compensatórias que procuram evitar pensamentos de inutilidade. Assim, eles podem adotar metas desempenho-evitação, praticar procrastinação e evitação comportamental em geral, bem como utilizar busca de *feedback* negativo como uma forma de autoverificação negativa.

O tratamento cognitivo-comportamental do TPDP deve concentrar-se no estabelecimento de metas adaptativas e ajudar os pacientes a passar da ativação crônica de esquema negativo para uma maior elaboração de crenças positivas mais equilibradas sobre si mesmo, o mundo, o futuro e os outros. Além disso, o praticante de TCC precisa "treinar" o indivíduo com TPDP em uma consciência mais adequada de afeto positivo e a adoção de um quadro temporal momentâneo presente, em vez de uma preocupação com o passado ou com o futuro. Embora o tratamento do TPDP seja lento, mais difícil e terapeuticamente mais desafiador, existem evidências de que a TCC pode ser eficaz para indivíduos deprimidos com esse transtorno.

Capítulo 12

TRANSTORNOS DA PERSONALIDADE PARANOIDE, ESQUIZOTÍPICA E ESQUIZOIDE

Julia C. Renton
Pawel D. Mankiewicz

Os casos reconhecidos de indivíduos com transtornos da personalidade paranoide, esquizotípica e esquizoide atendidos nos serviços clínicos são relativamente poucos. A razão para isso parece dupla. Primeiro, para esses pacientes, procurar tratamento psicológico estaria em desacordo com seu sistema de crenças. Segundo, quando eles vão a serviços de saúde mental, provavelmente são encaminhados para caminhos clínicos inapropriados. Indivíduos com tais espectros de dificuldades podem ser encaminhados a serviços para pessoas com psicose e ser diagnosticados incorretamente ou dispensados sem tratamento quando não atendem aos critérios diagnósticos para esquizofrenia. Embora esses transtornos tenham geralmente sido considerados como "intratáveis" (Davison, 2002), evidências começaram a demonstrar que os sintomas graves de transtornos da personalidade podem ser tratados, principalmente com terapia cognitiva para sofrimento emocional e crenças inúteis associadas a essas patologias da personalidade (Bateman & Tyrer, 2004). De fato, um estudo conduzido por Joyce e colaboradores (2007) demonstrou que os transtornos da personalidade paranoide, esquizotípica e esquizoide não têm efeito adverso na resposta à terapia para pacientes com depressão randomizados para intervenções com terapia cognitiva (enquanto, por comparação, a eficácia de terapia interpessoal pareceu significativamente menor).

Além disso, esses indivíduos apresentam dificuldades consideráveis em se envolver na psicoterapia. Adshead e Sarkar (2012) refletiram sobre como os componentes interpessoais (padrões disfuncionais de apego) e sociais (comportamentos sociais desadaptativos) desses transtornos da personalidade se manifestam em relacionamentos com profissionais da saúde mental. Como explicado pelos autores, esses pacientes geralmente não assumem o convencional "papel de doente", no qual aderem ao tratamento e são obedientes e gratos como pacientes de terapia. Consequentemente, os relacionamentos terapêuticos convencionais e colaborativos têm menor probabilidade de se desenvolverem. Assim, Evershed (2011) insistiu que o princípio mais importante da terapia cognitiva com essas personalidades deve ser a formação de uma aliança terapêutica com o paciente. Esse processo precisa começar bem no início da terapia, mediante o desenvolvimento de uma compreensão mútua das dificuldades do indivíduo (formulação), o que deve levar ao estabelecimento de um senso inicial de confiança e colaboração.

PRINCIPAIS METAS DO TRATAMENTO

As metas básicas de tratamento para esses três transtornos podem incluir as seguintes ações:

1. Evocar confiança na terapia explorando a ambivalência, respeitando a autonomia e os limites emocionais do indivíduo, e não ficando na defensiva.
2. Explorar o impacto e a precisão de crenças inúteis sobre os outros em contextos interpessoais e sociais fundamentais, bem como trabalhar de modo colaborativo para desenvolver crenças alternativas mais funcionais.
3. Experimentar comportamentos e habilidades sociais mais adaptativos para apoiar crenças mais funcionais e reduzir a predominância de suspeita e desconfiança.

A descrição de cada transtorno é apresentada separadamente dentro do capítulo para ilustrar as diferenças fundamentais e as nuances dos métodos ao aplicar a terapia cognitiva.

TRANSTORNOS DA PERSONALIDADE PARANOIDE

Prama é uma contadora de 27 anos de idade que mora com seus pais em Londres. Seus genitores foram da Índia para a Inglaterra recém-casados e construíram uma empresa de sucesso no ramo de venda de embalagens. Ela tem um irmão mais velho que também é contador. Seus pais têm uma vida familiar relativamente isolada. Eles têm um casal de primos distantes que vivem no Reino Unido, os quais veem apenas raramente. Além disso, não recebem e não têm seus próprios amigos. Quando eram mais jovens, Prama e seu irmão eram incentivados a se concentrar totalmente nos estudos. As amizades com os colegas não eram incentivadas, e seus pais diziam que "Essas meninas são suas concorrentes", "Derrote-as ou elas derrotarão você" e "Elas não se importam com uma garota asiática, querem ver você perder". Prama relatou que seus pais desconfiavam dos clientes em todas as interações comerciais e acreditavam que era preciso manter a vigilância, pois todos tentariam enganá-los. Contou que seu nome significava *conhecimento da verdade*, o que parecia ter grande relevância para seus pais. Ela lembrava de ter sido solitária na escola, acreditando que os outros teriam pouco interesse em passar tempo com ela. Apesar de não terem interesses externos, Prama descreve que seus pais não se interessavam por ela ou por seu irmão, constantemente mandando-os para o quarto estudar e lembrando-os de que eles nada tinham a oferecer sem sucesso acadêmico. Ela descreve sua infância como tediosa, sombria e negativa, com temas difundidos de desconfiança e ameaça.

Prama ia bem na escola e entrou na faculdade de economia. Na universidade, continuou isolada e percebia as tentativas das pessoas de se aproximar dela como tentativas de roubar seu trabalho ou espioná-la. Depois de se graduar, ela voltou para a casa dos pais e conseguiu um emprego em uma grande empresa de contabilidade. Mas o fato de repetidamente não conseguir trabalhar em equipe e cooperar nos projetos levou a empresa a lhe dar uma série de avisos e metas de desempenho. As avaliações sempre mencionavam suas atitudes negativas em relação com os colegas. Paralelamente ao manejo de seu desempenho, foi feito um encaminhamento ao departamento de saúde ocupacional devido ao aumento observado em sua angústia e seu comportamento evitativo. Isso incluía ficar horas escondida no banheiro para evitar reuniões e, depois, trabalhar até tarde da noite. Na consulta no setor de saúde ocupacional, o médico escreveu a seu clínico geral e perguntou se ele poderia encaminhá-la ao Centro de Saúde Mental Comunitária (CSMC), acreditando que ela tinha um transtorno psicótico.

No encaminhamento ao CSMC, ficou evidente que não havia um episódio psicótico ou um "estado mental de risco". Em vez disso, conjeturou-se um diagnóstico de transtorno da personalidade paranoide (TPP), e Prama foi encaminhada ao serviço ambulatorial de terapia cognitivo-comportamental (TCC). Ela não achava que precisava de tratamento psicológico, mas disse que estava "cansada de ficar desconfiada e sentir-se ansiosa". Também disse que tinha medo de perder o emprego por causa de sua incapacidade percebida de mudar e trabalhar com seus pares.

SINAIS E SINTOMAS CLÍNICOS

A característica diagnóstica essencial do TPP é uma persistente interpretação da intenção dos outros como maliciosa, aliada a uma série de desconfianças e suspeitas (American Psychiatric Association, 2013). Indivíduos com esse transtorno presumem que as outras pessoas irão explorá-los, prejudicá-los ou enganá-los mesmo que não existam evidências que embasem essa expectativa. Eles preocupam-se com dúvidas sobre a confiabilidade de amigos (caso os tenham) ou colegas mesmo sem justificativa e esmiúçam as ações dos outros em busca de evidências de intenções malignas, muitas vezes interpretando sentidos ocultos. Indivíduos com TPP raramente confiam ou tornam-se próximos dos outros, temendo que qualquer coisa que revelem possa ser usada contra eles. Esses indivíduos muitas vezes guardam rancores por longos períodos e não estão dispostos a perdoar quaisquer desfeitas ou injustiças que julguem terem sido feitas a eles. Costumam ser pessoas difíceis de se relacionar e têm problemas com relacionamentos próximos. Esses indivíduos raramente têm relacionamentos íntimos, mas, quando têm, costuma existir um medo recorrente em relação à fidelidade do cônjuge/parceiro.

Para fins de comparação, as diretrizes diagnósticas da CID-10 (*Classificação estatística internacional de doenças e problemas relacionados à saúde*; World Health Organization, 1992) para TPP são muito semelhantes àquelas do DSM-5 (*Manual diagnóstico e estatístico de transtornos mentais, quinta edição*; American Psychiatric Association, 2013). A falta de confiança e a desconfiança constituem os principais temas diagnósticos, embora essas características não sejam explicitamente essenciais para o diagnóstico de TPP segundo o DSM-5. Além disso, a CID-10 discute a preocupação com explicações "conspiratórias" infundadas dos acontecimentos, um senso combativo e obstinada de direitos pessoais, bem como a tendência a sentir autoimportância excessiva, que se manifesta em uma atitude autorreferencial persistente. Ainda que esses indivíduos costumem sustentar suas ideias com um alto grau de convicção, o grau de vigilância de que necessitam para manter sua segurança percebida muitas vezes os leva a se sentirem ansiosos e emocionalmente exaustos.

Pesquisa e dados empíricos

Apesar do crescente reconhecimento de personalidades paranoides em populações clínicas e não clínicas, parece haver uma escassez na literatura empírica sobre TPP. Bebbington e colaboradores (2013) demonstraram que a prevalência de tipos de ideação paranoide variava de 2 a quase 30% na população em geral, a qual seguia uma distribuição exponencial quase perfeita ($r = .99$) e foi corroborada por diversos fatores, incluindo sensibilidade interpessoal, desconfiança, cognições persecutórias e ideias de referência. Além disso, um estudo clínico realizado por Mankiewicz, Gresswell e Turner (2013) demonstrou uma correlação considerável e estatisticamente significativa entre ideação paranoide e sofrimento psicológico, o que, por conseguinte, diminuía a satisfação do indivíduo com a vida. Além disso, Carroll (2009) descreveu uma sobreposição sintomática entre TPP e alguns transtornos de ansiedade, tais como fobia social, e alegou que pessoas com TPP podem inicialmente visitar os serviços de saúde mental com queixas de ansiedade. Da mesma forma, a literatura revisada por Bernstein e Useda (2007) sugeriu que, semelhante à fobia social, indivíduos com TPP são predefinidos com vieses cognitivos, levando à má interpretação de sinais sociais.

Tais sintomas devem ser inevitavelmente abordados na psicoterapia para capacitar o indivíduo a trabalhar nas crenças paranoides muito arraigadas. De fato, a terapia cognitiva revelou-se um tratamento adequado para paranoia. Renton (2002), por exemplo, demonstrou como vieses de atenção, interpretação e memória na paranoia poderiam ser abordados com intervenções cognitivas, enquanto Morrison, Renton, French e Bentall (2008) desenvolveram um guia de recursos de autoajuda com base nos princípios da terapia cognitiva para aqueles com crenças paranoides.

Diagnóstico diferencial

TPP e transtorno delirante

A principal diferença entre TPP e transtorno delirante parece ser a ausência de delírios sistemáticos nos indvíduos com TPP. O pensamento no TPP não é rigorosamente delirante, mas demonstra um estilo cognitivo em que a percepção de ameaça é elevada e generalizada. Há algumas crenças fortes sobre a má intenção dos outros no TPP, mas elas são vagas e mais centradas na falta de confiança do que na perseguição. As crenças no TPP geralmente parecem menos sistematizadas e cristalizadas, mas às vezes podem ser mais predominantes do que no transtorno delirante. Pessoas com transtorno delirante podem ter relacionamentos antes do início de seu pensamento delirante e são capazes de manter esses relacionamentos, bem como aqueles que estão fora de seu sistema delirante. Isso costuma ser menos possível para indivíduos com TPP, pois sua percepção inflexível traduz-se em um padrão de relacionamento negativo generalizado e uma busca recorrente de confirmação das suspeitas negativas das pessoas a seu redor. Por definição, pessoas com TPP não apresentam sintomas psicóticos obstinados, ao passo que o transtorno delirante se caracteriza por delírios não bizarros persistentes na ausência de outros sintomas psicóticos (p. ex., a crença obstinada de que um ex-namorado está perseguindo, espionando e espalhando fofocas maliciosas na ausência de qualquer outra sintomatologia ou evidência que sugira ser isto factual). Além disso, indivíduos com personalidades paranoides parecem mais propensos a considerar a possibilidade de que suas crenças sejam infundadas, enquanto, entre aqueles que sofrem de transtorno delirante, a convicção nas crenças parece quase incorrigível, especialmente nos primeiros estágios do tratamento psicológico.

TPP e transtorno da personalidade esquizotípica

No transtorno da personalidade esquizotípica, a ausência de relacionamentos próximos está mais relacionada ao desconforto agudo e à menor capacidade para esses relacionamentos. No TPP, tal evitação costuma estar associada a temas de suspeita. Embora também haja um alto grau de suspeita no transtorno da personalidade esquizotípica, indivíduos com esse diagnóstico muitas vezes endossam uma ampla gama de crenças incomuns, pensamento mágico e apresentações estranhas que afetam muitos aspectos de seu funcionamento.

TPP e transtorno da personalidade narcisista

O transtorno da personalidade narcisista caracteriza-se por um senso exagerado de merecimento e grandiosidade (Carroll, 2009), mas existe a hipótese de que as crenças centrais no transtorno da personalidade narcisista são de inferioridade e falta de importância (Behary & Davis, Cap. 14, neste livro). Tais crenças são ativadas somente em determinadas circunstâncias e são observadas sobretudo quando os indivíduos percebem que sua autoestima está ameaçada. Enquanto as pessoas paranoides têm um senso de ataque pessoal e geralmente desconfiam das intenções dos outros, pode ser que as personalidades narcisistas temam mais um senso de ataque a seu autoconceito do que à própria segurança. Pessoas narcisistas manifestam atitudes autorreferenciais persistentes, mas tendem a interpretar mal a atenção percebida dos outros como lisonja e admiração.

TPP e transtorno da personalidade evitativa

Embora tanto o transtorno da personalidade paranoide como a evitativa demonstrem diversos níveis de evitação das outras pessoas e de situações sociais (a despeito do impacto negativo nas metas pessoais), a diferença é demonstrada pela ausência de má intenção percebida em relação às ações dos outros no transtorno da personalidade evitativa. É possível que aqueles com personalidade evitativa acreditem que os outros serão críticos ou rejeitadores, mas isso está mais ligado à percepção de si mesmos como inadequados do que à maldade alheia.

Estratégia colaborativa

O engajamento de pessoas com TPP é especialmente difícil, porque a suspeita e a falta de confiança são predominantes em todos os relacionamentos. Para a maioria dos pacientes com TPP, a terapia representa uma grande ameaça. Os próprios terapeutas tendem a ser vistos com desconfiança, e as crenças sobre a possível má intenção dos outros costumam inibir o envolvimento com o processo terapêutico. O questionamento socrático e a avaliação de ambos os lados da ambivalência do paciente sobre a terapia são ferramentas importantes no envolvimento colaborativo inicial.

Ao iniciar a terapia, Prama estava brava com o encaminhamento feito pelo clínico geral e sugeriu estar confusa por não entender por que todo mundo estava "me atormentando". O terapeuta perguntou se ela estaria disposta a trabalhar com ele para verificar se isso era verdade e se a terapia poderia ter alguma utilidade para ela. As conversas subsequentes concentraram-se nas vantagens e desvantagens de não fazer nada em comparação às vantagens e desvantagens de despender algum tempo no processo, examinando a situação atual e se havia alguma maneira de fazer mudanças. O desfecho dessas conversas está ilustrado na Figura 12.1.

No caso de TPP, é importante dar tempo ao processo de envolvimento, ainda que possa parecer improvável que venha a existir um relacionamento colaborativo. Inicialmente, Prama teve dificuldade para preencher a Figura 12.1, mas o terapeuta incentivou-a a refletir sobre o processo e fazer esse trabalho em casa durante a próxima semana. Ao retornar, pareceu que Prama havia ponderado muito sobre a tarefa e estava mais capaz de entender as possíveis vantagens de engajar-se no processo da terapia. Talvez a introdução do conceito de prós e contras, aliada ao tempo em casa, longe da situação potencialmente ameaçadora da terapia, tenha permitido analisar melhor as dificuldades de não agir e os ganhos em potencial associados à mudança, ao mesmo tempo mantendo o controle dessa avaliação. Além disso, houve alguns acréscimos surpreendentes à grade. Prama comentou que uma desvantagem de não fazer nada era que ela jamais teria filhos. Contou ao terapeuta que nunca havia revelado esse desejo a ninguém e nem sequer o reconhecera para si mesma, mas que o processo reflexivo a fizera entender que a perspectiva de nunca desenvolver uma ligação com alguém a perturbava.

Como parte desse processo e da negociação sobre o início do tratamento, a afirma-

Vantagens de não fazer terapia	Desvantagens de não fazer terapia
Não precisei disso até agora. Estarei segura. As pessoas não podem tirar vantagem de mim. Não vou correr mais riscos.	Vou perder meu emprego. Não vou conseguir uma boa referência. Sempre irei me sentir assim. Posso acabar sem nada. Nunca terei filhos.
Desvantagens de fazer terapia	**Vantagens de fazer terapia**
Não serei capaz de lidar com a ansiedade. Se eu fizer terapia, é como admitir que estou errada. As pessoas no trabalho podem descobrir e achar que eu sou fraca. Eu posso fracassar. Vou ficar vulnerável. (Preocupações sobre o terapeuta?)	Terei uma chance de manter meu emprego. Gostaria de ser promovida. Posso me sentir menos ansiosa ao fim da terapia. Gostaria de me sentir como os outros parecem se sentir em suas vidas. Gostaria de ter um amigo. Gostaria de ver se posso ser feliz.

FIGURA 12.1 Vantagens *versus* desvantagens para Prama fazer e não fazer terapia cognitiva.

ção de "preocupações em relação ao terapeuta" foi adicionada à grade na terceira sessão, e Prama foi envolvida em uma discussão sobre como o relacionamento terapêutico poderia ser visto como algo potencialmente ameaçador. Posteriormente, o terapeuta empenhou-se em normalizar a ansiedade da cliente em envolver-se no processo terapêutico e em relação à perspectiva de mudança pessoal.

Aplicação clínica da intervenção

O desenvolvimento das metas de Prama para a terapia foi mais problemático. Devido à rigidez de seu conjunto de crenças, ela resistia às tentativas do terapeuta de produzir uma lista de metas. Em vez disso, concentrava-se na necessidade de tomar medidas definitivas contra alguns indivíduos no local de trabalho. Portanto, eles decidiram permitir metas vagas de entender a situação, em vez de metas SMART (acrônimo em inglês para metas que são de curto prazo, mensuráveis, atingíveis, realistas e por tempo limitado), antes de iniciar a intervenção. Isso permitiu uma abordagem mais flexível do tipo ou/ou ao estabelecimento de metas que satisfazia tanto a paciente como o terapeuta. Por exemplo, quando Prama identificou "Outras pessoas determinadas a me depreciar" como o problema, a meta correspondente foi "Examinar minuciosamente o comportamento dos colegas e tomar medidas para deter/denunciar isso ou encontrar uma maneira alternativa de compreender e responder". Prama decidiu que, embora todas as metas estivessem relacionadas, queria começar com suas preocupações de que os outros estavam determinados a depreciá-la, pois achava que isso sustentava diretamente a resistência ao trabalho em equipe que estava ameaçando seu emprego.

Formulação de manutenção do problema

O tratamento continuou com a formulação de uma série de acontecimentos recentes no local de trabalho e a utilização disso para desenvolver uma compreensão comum de como tais interpretações poderiam tornar-se menos exatas ao longo do tempo (ver Fig.

12.2). Prama foi capaz de entender as mudanças no processamento de informações que ocorriam com a ansiedade e ver que isso podia tornar seu pensamento menos preciso ao longo do tempo. Ela descreveu uma situação em que seu chefe pediu para dividir a autoria de um relatório no trabalho e apresentá-lo em uma reunião no fim do dia, em que ela imediatamente pensou: "Eles vão roubar meu trabalho e divulgar como deles".

Prama e seu terapeuta formularam como isso a levou a ficar ansiosa e temerosa e como, naquele momento, ela só foi capaz de incorporar informações condizentes com suas avaliações de ameaça. Além disso, a paciente retirou-se da situação (escondendo-se no banheiro), não se permitindo descobrir se seu colega queria apenas contribuir e dividir a responsabilidade pelo projeto. Finalmente, como resultado desta e de outras respostas incomuns em solicitações de trabalho, seus colegas haviam começado a considerá-la com certo grau de suspeita e a evitá-la, reforçando os pensamentos da cliente sobre suas intenções maldosas.

Questionamento socrático e intervenções cognitivas

O uso de questionamento socrático é ainda mais vital durante o processo terapêutico e de envolvimento com esse grupo de pacientes. Ele precisa basear-se nos princípios da *descoberta guiada* – e não nos de *mudanças mentais* (Padesky, 1993b) –, no qual o terapeuta ajuda o cliente a revisar as evidências em seus conjuntos de crenças, em vez de apontar imprecisões no pensamento. Isso é especialmente pertinente para aqueles com TPP, pois costumam deparar-se com indivíduos que desconsideram suas crenças e apresentam poucas experiências com outras pessoas em que sua perspectiva tenha sido validada.

Seguindo o desenvolvimento de uma formulação compartilhada, a terapia prosseguiu com o uso de técnicas cognitivas em uma estrutura socrática para ajudar Prama a avaliar a precisão de seus pensamentos sobre seus colegas e seu chefe (ver Fig. 12.3). A cliente preferiu começar a tarefa de avaliar a precisão de seus pensamentos durante as sessões, mas

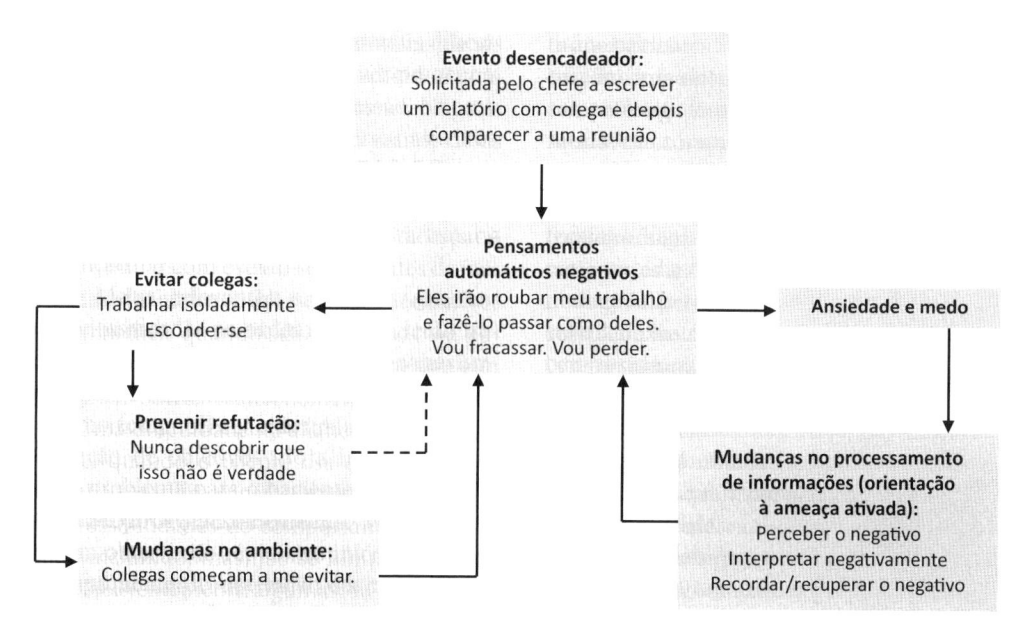

FIGURA 12.2 Diagrama de formulação de manutenção do problema de Prama.

Acontecimento: Solicitada pelo chefe a escrever um relatório com colega e depois comparecer a uma reunião	
Pensamento a ser testado: Eles irão roubar meu trabalho e fazê-lo passar como deles. **Quanto você acredita no pensamento:** 90% **Qual é a intensidade de sua ansiedade:** 70%	
Evidências que APOIAM o pensamento:	**Evidências que NÃO APOIAM o pensamento:**
Ele normalmente nunca conversa comigo. Ele geralmente parece constrangido e sai quando entro na sala. Ele é mais velho do que eu e não foi promovido para um cargo superior.	Já compartilhei alguns dados com ele anteriormente, e ele reconheceu meu mérito no relatório da equipe. Ele nos pediu para fazer um relato conjunto e, assim, saberemos que parte do trabalho é meu. Ele muitas vezes concordou com comentários que fiz em reuniões da equipe. Ele é bastante tímido e já disse que detestaria ser gerente. Ele é altamente respeitado por seus colegas.
Seguindo esse registro de pensamento:	**Quanto você acredita no pensamento agora:** 30% **Qual é a intensidade de sua ansiedade agora:** 50%

FIGURA 12.3 Registro de pensamento negativo automático e mudança de humor de Prama.

se sentiu mais feliz completando esse trabalho entre as sessões.

Experimento comportamental

Seguindo seu registro de pensamentos, Prama e seu terapeuta montaram um experimento comportamental para testar a crença de que os outros roubariam seu trabalho em projetos futuros. Prama descreveu o pensamento a ser testado, prováveis problemas e estratégias para lidar com eles, os desfechos esperados e reais e o quanto os desfechos correspondiam ao pensamento original. Ela foi capaz de considerar que seu colega poderia apenas querer fazer o relatório como solicitado e que os dois conjuntos de habilidades e dados complementavam um ao outro. Como resultado tanto do registro de pensamento quanto do experimento comportamental, Prama foi capaz de desenvolver um pensamento alternativo quanto às intenções de seu colega nessa situação. Sua convicção na crença testada diminuiu para 30%.

Formulação desenvolvimentista

Prama e o terapeuta prosseguiram desenvolvendo um conjunto de conceitualizações que considerava eventos específicos em sua vida diária, usando técnicas para avaliar a precisão de suas interpretações e buscando alternativas. Durante esse processo, enquanto continuaram a mudar as perspectivas de Prama sobre dificuldades atuais, ficou evidente que ela ainda continuava fazendo interpretações desconfiadas e paranoicas de muitas situações, tanto dentro quanto fora do trabalho. Assim, o terapeuta decidiu mudar o foco da consideração de formulações de manutenção dentro do setor de trabalho para uma perspectiva mais genérica, desenvolvimentista e histórica das dificuldades da paciente para encorajar a generalização do processo de aprendizagem a diversas áreas de sua vida.

É importante observar que essa mudança de foco foi possibilitada pela capacidade de Prama de desafiar suas cognições no local de trabalho e mediar suas respostas comportamentais. Isso significa que ela estava conseguindo trabalhar com segurança com os colegas sem experimentar níveis incapacitantes de ansiedade, e seus empregadores não estavam mais preocupados quanto a seu desempenho profissional. Embora ela ainda estivesse fazendo avaliações paranoicas de uma série de situações tanto dentro quanto fora do trabalho, as ameaças iminentes haviam sido resolvidas, e ela pôde mudar o foco do processo terapêutico.

Prama achou sua conceitualização cognitiva histórica (ver Fig. 12.4) útil e admitiu que repercutiu bem principalmente a ideia de seu histórico familiar de "desconfiança dos outros" ter sido aceita por ela como um fato. Foi capaz de considerar que essas crenças haviam sido cruciais para sua interação com outras pessoas, mas também reconheceu que sua crença de não ter valor, interesse ou utilidade era verdadeira e que, apesar da intenção inicial dos demais, a avaliação que faziam de sua pessoa os levaria a aproveitarem-se dela.

Metáfora do preconceito

O terapeuta, então, abordou as crenças centrais de Prama como um fator fundamental na manutenção de suas dificuldades. Ele e Prama decidiram que precisavam trabalhar ao mesmo tempo nas crenças centrais negativas sobre si mesma e nas crenças centrais sobre os outros. Prama integrou-se à metáfora do preconceito de Padesky (Padesky, 1993a) como um modo de explicar os mecanismos pelos quais vieses de processamento de informações eram capazes de manter suas crenças negativas sobre si mesma, apesar da disponibilidade de evidências em contrário. Esse modelo ilustra como os indivíduos processam as informações de maneira diferente dependendo se são ou não compatíveis com o próprio conjunto de crenças. Ele ajuda o paciente a entender de que forma os vieses do processamento de informações permitem ignorar, distorcer e tornar exceção informações que contradigam as próprias crenças. Em contrapartida, informações que sejam coerentes com seu conjunto de crenças são prontamente aceitas. Essa estratégia ajudou Prama a entender como as próprias crenças persistiam de maneira muito parecida com as crenças preconceituosas dos outros.

Registro de dados positivos

Quando entendeu o processo de manutenção de crenças, Prama foi capaz de pensar em como mudar seu modo de gerenciar as informações e, assim, modificar tanto suas crenças arraigadas e orientadas à ameaça em relação aos outros como as crenças inúteis que tinha sobre si mesma. Além disso, foram criadas várias tarefas para colocar a cliente em situações em que ela pudesse reunir essas informações, pois sua evitação havia predominado anteriormente.

Algumas alternativas para crenças centrais foram geradas por Prama, que usou isso para revisar suas atividades diárias e gerar evidências para registro, em sincronia com as novas crenças. Entre outros esquemas, Prama decidiu comparar as evidências alinhadas com "Algumas pessoas podem gostar de mim" como uma alternativa para sua crença central original de que "É impossível gostar de mim" e "Alguns aspectos de minha vida são importantes" como uma alternativa para "Tenho pouco valor". Ela também começou a gerar uma variedade de atividades (principalmente dentro do trabalho) que permitiam o envolvimento em situações nas quais tinha maior probabilidade de produzir evidências.

Experiências iniciais:
Vida familiar isolada
Competição enfatizada em todos os setores da vida
Realização acadêmica como único objetivo digno
Socialização às crenças parentais sobre os outros tentarem enganá-los;
desconfiança das intenções de todas as outras pessoas
Sem amizades e sem hobbies

↓

Crenças centrais:
Sobre si mesma: *Sou inteligente. Sou desinteressante.*
É impossível gostar de mim. Não tenho valor. Tenho pouco a oferecer.
Sobre os outros: *Os outros querem me pegar. Eles não gostam de mim.*
Eles querem que eu fracasse. Eles são insensíveis.
Sobre o mundo: *É "um mundo cão". É um ambiente hostil.*

↓

Pressupostos condicionais:
Se eu for bem-sucedida acadêmica e profissionalmente, então terei valor.
Se eu não for bem-sucedida, então os outros vão pisar em mim.
Se eu ficar alerta e procurar ameaças, então estarei pronta para me defender.
Se eu baixar a guarda, os outros vão me pegar e eu vou perder.
Se eu deixar as pessoas se aproximarem, elas vão deliberadamente se aproveitar de mim.
Se os outros me virem como fraca, eles vão se aproveitar de mim.

↓

Gatilho:
Fim do estudo solitário
Uma nova função que exige trabalhar em equipe

↓

Pressupostos ativados

↓

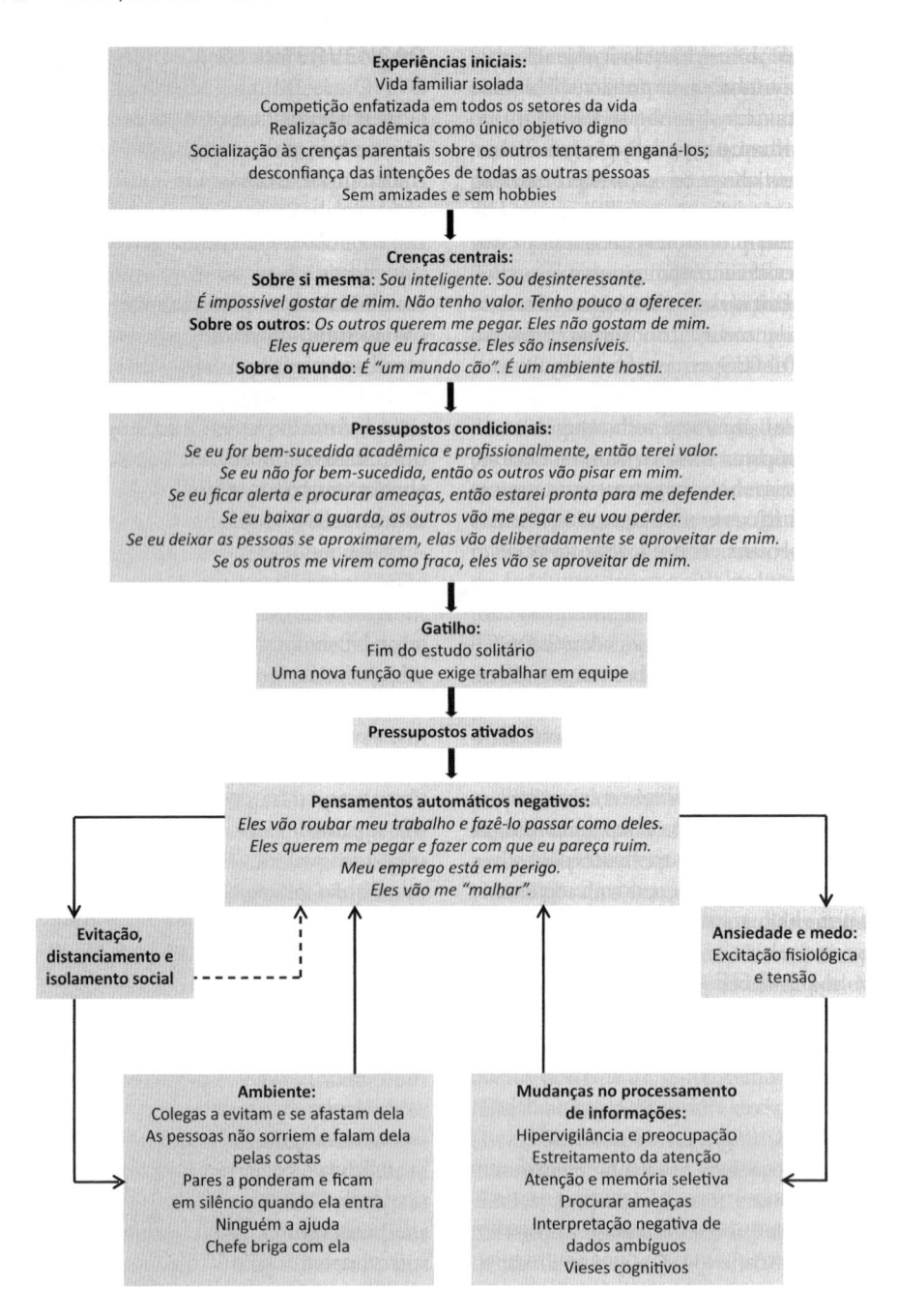

Pensamentos automáticos negativos:
Eles vão roubar meu trabalho e fazê-lo passar como deles.
Eles querem me pegar e fazer com que eu pareça ruim.
Meu emprego está em perigo.
Eles vão me "malhar".

Evitação, distanciamento e isolamento social

Ansiedade e medo:
Excitação fisiológica e tensão

Ambiente:
Colegas a evitam e se afastam dela
As pessoas não sorriem e falam dela pelas costas
Pares a ponderam e ficam em silêncio quando ela entra
Ninguém a ajuda
Chefe briga com ela

Mudanças no processamento de informações:
Hipervigilância e preocupação
Estreitamento da atenção
Atenção e memória seletiva
Procurar ameaças
Interpretação negativa de dados ambíguos
Vieses cognitivos

FIGURA 12.4 Diagrama de formulação cognitiva desenvolvimentista de Prama.

Considerações sobre progresso, ciclo de vida e término

Prama continuou a ir à terapia e trabalhar produtivamente com seu terapeuta. Ela gradualmente melhorou sua maneira de interagir com os colegas e mencionou que, algumas vezes, aceitava uma xícara de café durante um projeto profissional. Isso era muito significativo para ela por salientar o fato de ter "baixado a guarda". Ela também contou que havia respondido a algumas questões básicas sobre sua vida doméstica. O terapeuta revisou o quanto ela avançara, tanto no trabalho quanto no relacionamento terapêutico. Nessa etapa da terapia (24 sessões), o clínico comentou sobre afirmações que haviam sido trazidas quando ela estava considerando as vantagens e desvantagens do tratamento. Ele a lembrou de que citara nunca ter filhos e não ter nenhum amigo como fatos problemáticos e perguntou se a lista de metas deveria ser corrigida para representar tais questões.

Pensando nisso, Prama afirmou que não se sentia capaz de tratar dessa questão no presente momento e queria consolidar seu progresso no local de trabalho. O terapeuta reconheceu que, embora suas crenças centrais do passado ainda estivessem ativas (ainda que enfraquecidas), um conjunto alternativo de crenças também havia sido criado. Ele e Prama refletiram sobre como isso se manifestara em mudanças no relacionamento terapêutico e ponderaram sua capacidade de manter um relacionamento positivo e proveitoso sem que se aproveitassem dela. Prama reconheceu essa imensa mudança e expressou prazer ante o que viu como um "relacionamento sem perdedores". Apesar disso, insistiu que queria continuar consolidando seu aprendizado no trabalho. Ela disse que poderia cogitar um retorno à terapia futuramente para aprofundar o confronto com suas crenças antigas dentro de um contexto interpessoal. Durante as últimas sessões, o terapeuta trabalhou com Prama no desenvolvimento de um diagrama detalhado explicando o papel que sua história, suas crenças e seu pensamento desempenharam em todos os aspectos de sua vida, bem como a encorajou a utilizar as estratégias relevantes. Prama foi incentivada a usar seu diagrama regularmente para reforçar e generalizar os efeitos do que aprendeu na terapia.

TRANSTORNO DA PERSONALIDADE ESQUIZOTÍPICA

A principal característica observada em indivíduos com transtorno da personalidade esquizotípica (TPEt) é o intenso desconforto e a reduzida capacidade para relacionamentos próximos, junto com distorções e excentricidades de comportamento. Eles costumam apresentar sintomas ou experiências psicóticas subclínicas, tais como desconfiança, acreditando que as pessoas estão falando deles ou desejam fazer-lhes mal. Também carecem de amizades, sentem-se ansiosos em situações sociais e podem comportar-se de maneiras consideradas estranhas.

Clara foi encaminhada a um serviço de intervenção precoce (aos 32 anos) após preocupação do albergue onde ela vivia de tempos em tempos há muitos anos. Ela estava chegando ao topo da lista de moradia após muitos anos de espera, mas havia sido informada de que, se optasse mais uma vez por voltar a ser moradora de rua, voltaria para o fim da lista. Os funcionários do albergue haviam aconselhado Clara a consultar um clínico geral para fazer uma avaliação médica devido às preocupações em torno de seu comportamento de falar sozinha, sua falta de interação com outras pessoas, além de outros comportamentos que sugeriam paranoia. Durante a consulta com o médico, ela contou que ouvia vozes há muitos anos e estava convencida de que havia gente planejando lhe fazer mal e, por isso, tinha sido encaminhada aos serviços de saúde mental.

Clara era a caçula de cinco filhos de mãe holandesa e pai inglês. Eles tinham um estilo de vida pouco convencional, e seus pais adotavam poucas normas sociais. Clara foi pouco à escola durante sua vida e, quando foi, raramente ficava na mesma escola por mais de dois períodos letivos. Suas descrições eram vagas, mas parecia que seu pai provavelmente tinha problemas de saúde mental, embora nunca tenha sido tratado. Seus pais não eram ciganos, mas diziam se inspirar no estilo de vida e cultura ciganos. Estavam sempre mudando de casa deliberadamente, acreditando estar dando a seus filhos "mais experiências", o que, segundo eles, era algo vantajoso. Apesar de certa hostilidade dos vizinhos, os pais de Clara tinham certeza de que os outros invejavam seu estilo de vida e que eles não deveriam se chatear nem demonstrar reação a esse antagonismo.

Os pais de Clara tentaram inspirar todos os filhos a acreditar que eles "não eram como as outras crianças", que eram "especiais e únicos" e que deveriam "celebrar suas diferenças". No entanto, também acreditavam que deveriam deixar seus filhos com seus próprios recursos para desenvolver melhor suas personalidades. Na realidade, isso significou que Clara passava grande parte de seu tempo sozinha, enquanto os pais fumavam maconha e tocavam violão. Quando ela nasceu, dois de seus irmãos mais velhos estavam no ensino médio, e os outros dois já haviam saído de casa. Sua irmã mais velha não tinha contato com a família desde que saíra de casa aos 17 anos. Os pais tinham amigos ocasionais que entravam e saíam de suas vidas, e Clara insinuou a possibilidade de que um desses homens tivesse abusado sexualmente dela ao longo dos anos. Ela não estava preparada para falar sobre isso com mais detalhes.

Como resultado dessa estrutura familiar, Clara passou grande parte de sua infância brincando sozinha e não fez amizades na vizinhança ou na escola. Quando uma mudança a mandava para uma nova escola, era comum sofrer provocações, ser xingada e excluída. No ensino médio, tentava se vestir de uma maneira que achava que a faria parecer "uma excêntrica interessante" e não "simples, estranha e alvo de *bullying*", bem como começou a experimentar uma série de tatuagens feitas em casa, estilos incomuns e *piercings*, o que seus pais incentivavam. Aos 14 anos, confidenciou à mãe que ouvia a voz de sua irmã mais velha, a quem nunca conhecera. A mãe disse que isso significava que ela tinha "o dom" e que levaria tempo para desenvolver esse poder especial. Quando ela tinha 17 anos, seus pais voltaram para a Holanda (onde haviam se conhecido). Clara decidiu permanecer no Reino Unido e foi morar em um albergue. De tempos em tempos nos últimos 15 anos, ela voluntariamente se tornava moradora de rua, saindo do albergue quando se convencia de que os outros moradores estavam falando dela. Acredita que sua irmã está viva e vigiando-a e que a voz que ela ouve é sua irmã comunicando-se por telepatia. Ela não tem outros amigos e nunca teve um emprego, vivendo de auxílios sociais. Clara não bebe nem usa substâncias ilícitas, pois acredita que isso poderia interferir em sua "comunicação" com a irmã.

Sinais e sintomas clínicos

O tema diagnóstico predominante para o TPEt no DSM-5 (American Psychiatric Association, 2013) parece ser lacunas persistentes no funcionamento social e interpessoal, com experiência subjetiva de sofrimento considerável com relacionamentos interpessoais próximos e capacidade limitada para se envolver neles. Uma pessoa com TPEt demonstra comportamento excêntrico incomum, presente em uma ampla gama de circunstâncias interpessoais. Déficits cognitivos podem incluir ideias de referência, crenças estranhas ou pensamento mágico, experiências perceptuais excêntricas e desconfiança ou pensamentos paranoides, com pouco ou nenhum discernimento sobre os aspectos distorcidos dessas cognições. Além disso, tais indivíduos apresentam afeto impróprio ou limitado e ansiedade social excessiva, bem como raramente têm amigos próximos.

É importante observar que a CID-10 da Organização Mundial da Saúde não reconhece o diagnóstico de TPEt, apenas o de transtorno esquizotípico. Na classificação, o transtorno esquizotípico é classificado como uma condição clínica associada à esquizofrenia, mais do que um transtorno da personalidade. Assim, a designação do DSM-5 de esquizotípico como um transtorno da personalidade pode ser vista como discutível entre aqueles que favorecem a CID-10 em sua prática clínica. A CID-10 (World Health Organization, 1992) ainda destaca o comportamento e a aparência excêntricos e uma tendência ao distanciamento social, mas também foca ruminações obsessivas sem resistência interna, muitas vezes com conteúdos sexuais, agressivos ou de dismorfia corporal; fala vaga, circunstancial, metafórica, excessivamente detalhada ou estereotipada; e episódios semipsicóticos transitórios ocasionais com ilusões intensas, alucinações auditivas ou de outro tipo, bem como ideias semelhantes a delírios.

Pesquisas e dados empíricos

A literatura empírica sobre o TPEt parece escassa. Algumas evidências sugerem que o desenvolvimento de personalidades esquizotípicas está associado a negligência na infância (Johnson, Smailes, Cohen, Brown, & Bernstein, 2000) e hipersensibilidade à crítica, passividade e falta de envolvimento na infância, junto com estilos de apego ansioso-evitativo (Olin, Raine, Cannon, & Parnas, 1997). Esses estilos de apego parecem prever tanto esquizotipia positiva (experiências alucinatórias e crenças incomuns) quanto esquizotipia negativa (distanciamento e anedonia). Um estudo longitudinal mais recente conduzido por Lahti e colaboradores (2009) demonstrou que menor peso placentário, menor peso natal, menor circunferência da cabeça, maior idade gestacional, nível socioeconômico da família de infância inferior, gravidez indesejável, ordem de nascimento mais alta e tabagismo materno durante a gravidez estão entre as origens mais precoces das personalidades esquizotípicas na idade adulta.

Além disso, apesar das diferenças entre o DSM-5 e a CID-10 na compreensão da esquizotipia, o que permanece uma constante é que as pesquisas psicológicas favorecem um foco nos sintomas individuais, como na psicose. Em especial, os estudos cognitivo-comportamentais tendem a investigar a eficácia de intervenções terapêuticas dirigidas ao sofrimento emocional comórbido. Contudo, como demonstrado por Mankiewicz (2013), houve três novos desenvolvimentos na terapia cognitiva para tais sintomas. Primeiro, existe uma tendência crescente de empregar a terapia cognitiva como um tratamento com base na pessoa, mais do que orientado ao sintoma, em que intervenções adaptadas para cada indivíduo são implementadas como um processo conceitual em vez de manualizado (p. ex., Chadwick, 2006). Segundo, está tornando-se mais necessário utilizar tratamento cognitivo para dificuldades psicológicas complexas como um modelo integrativo e multifacetado que consiste em uma série de intervenções de base cognitiva, tais como *mindfulness* ou terapia metacognitiva (p. ex., Tai & Turkington, 2009). Por fim, devido à disponibilidade de evidências de pesquisa que identificam as origens mais precoces de, nesse caso, características esquizotípicas, parece agora possível aplicar terapia cognitiva como uma intervenção preventiva que visa diminuir o sofrimento psicológico de crianças, aumentar a capacidade de enfrentamento e a autoestima de jovens e melhorar as redes de comunicação de indivíduos expostos a estressores graves (p. ex., Davies & Burdett, 2004).

Diagnóstico diferencial

TPEt e esquizofrenia, transtorno delirante e transtorno do humor com características psicóticas

A diferença aqui parece estar relacionada a gradações da sintomatologia. Embora vários sintomas sejam semelhantes, o grau de convicção ou certeza com que a pessoa sustenta essas crenças é o que diferencia entre o diagnóstico de um transtorno psicótico e de um transtorno da personalidade. Como mencionado anteriormente, modelos de fenômenos psicóticos que enfatizam isso em um *continuum* da experiência normal entendem esse diagnóstico como refletindo apenas um grau de experiência, em oposição a uma categorização explícita.

TPEt e "estado mental de risco"

Seria possível interpretar que, devido ao caráter subdiagnóstico da sintomatologia, o TPEt e o estado mental de risco são semelhantes. Entretanto, embora possam ser difíceis de diferenciar no início da adolescência, o desenvolvimento precoce e a estabilidade da sintomatologia ao longo do tempo apontarão para o diagnóstico de TPEt.

TPEt e transtorno da personalidade esquizoide

Embora ambos envolvam uma ausência de interação social marcada, os indivíduos com personalidades esquizotípicas geralmente apresentam crenças e experiências perceptuais estranhas, pensamento mágico e um estilo incomum de aparência e comportamento, ao passo que aqueles com transtorno da personalidade esquizoide parecem apáticos, distantes e desinteressados.

Estratégia colaborativa

Tradicionalmente, aqueles com TPEt raras vezes chegam à terapia sem um estímulo externo. Eles geralmente são difíceis de engajar, devido aos aspectos interpessoais da terapia que evocam todas as suas crenças ansiosas e paranoides no âmbito social. Os próprios terapeutas tendem a ser objeto de suspeita e vistos como uma fonte de ameaça. Além disso, muitos daqueles com TPEt apresentam crenças sobre como o mundo funciona que diferem daquelas presentes nos serviços de saúde mental ou de terapia cognitiva tradicionais (p. ex., telepatia, clarividência), e essas crenças são fundamentais em seu senso de identidade. Elas intensificam a suspeita e a evitação de serviços tradicionais por parte desses indivíduos. Como mencionado anteriormente, o uso de questionamento socrático é mais importante no processo de engajamento e terapêutico com aqueles para os quais um componente de desconfiança e vigilância para perigo é fundamental para suas dificuldades e interações interpessoais.

Quando Clara foi encaminhada, o estado mental de risco foi cogitado e rejeitado devido à estabilidade longitudinal de seus sintomas. Ela foi encaminhada ao Serviço Comunitário de Saúde Mental para obter moradia individual permanente. Na primeira apresentação, a aparência de Clara era muito incomum. Ela tinha cabelos muito compridos no estilo rastafári, *piercings* ao redor da boca, do nariz e das sobrancelhas, bem como tatuagens visíveis no pescoço. Estava calçando botas com biqueiras de metal e roupas de estilo militar. O coordenador de atendimento ajudou Clara a entender que sua permanência no albergue estava ameaçada se ela não fizesse terapia. Ela concordou em trabalhar com um terapeuta somente porque estava muito motivada a preservar e melhorar sua situação de moradia.

Aplicação clínica da intervenção

Clara queria, acima de tudo, um lugar para morar e, por isso, prosseguiu com a terapia, apesar do medo e falta de confiança no tratamento. Ela entendeu que o processo era a única maneira de romper o ciclo de viver em albergues e nas ruas alternadamente. Na terapia, suas metas iniciais refletiam essa linha de raciocínio de concordar com o trabalho para ter seu próprio lugar permanente, sentir-se segura tanto dentro como fora de "casa", não sentir que precisava estar em guarda o tempo todo e conversar com outra pessoa além de sua irmã.

Formulação de manutenção do problema

Devido à prontidão de Clara para se envolver e a sua motivação para abordar seus problemas recorrentes, a terapia iniciou pela conceitualização da manutenção de seu ciclo de medo e falta de moradia (ver Fig. 12.5).

O papel da conceitualização foi importante para Clara, porque permitiu-lhe ver uma alternativa aceitável para ser perseguida ou "louca". Ela identificou-se com o processamento que ocorria toda vez que alguém no albergue se aproximava dela e foi capaz de ver como, às vezes, sua interpretação dos fatos ia "um pouco além dos fatos". Ela identificou-se especialmente com aspectos de seu raciocínio emocional, dando-se conta de que via suas sensações físicas de ansiedade como um sinal de que "coisas ruins estavam acontecendo".

O terapeuta e Clara também discutiram a questão de seus comportamentos de

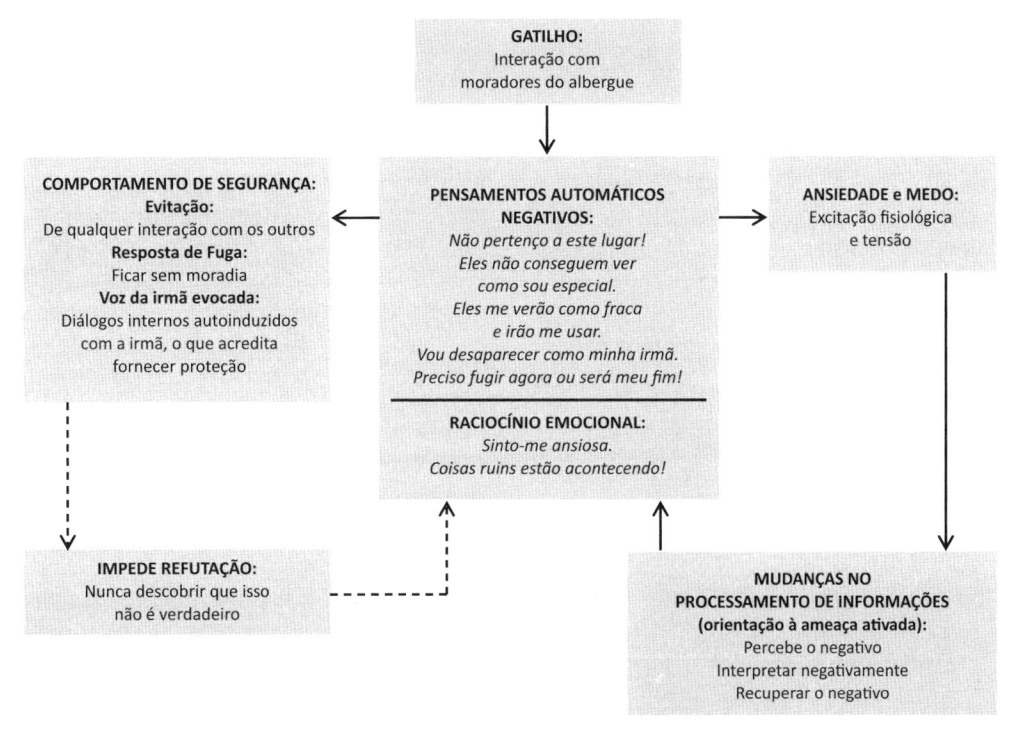

FIGURA 12.5 Diagrama de formulação de manutenção do problema de Clara.

segurança e de que forma eles mantinham suas crenças de ameaça. O profissional usou diversas analogias (p. ex., alho e vampiros) para ilustrar como comportamentos de segurança impedem que crenças sejam desmentidas. Clara pareceu entender o processo, mas necessitou de um período de intervenções cognitivas socráticas para que pudesse questionar essas crenças antes de realizar experimentos para testá-las.

Intervenções cognitivas

Quando Clara e seu terapeuta desenvolveram uma compreensão comum do que estava acontecendo quando os moradores do albergue se aproximavam dela, decidiram trabalhar juntos para examinar a precisão dessas crenças usando diversas técnicas cognitivas. O clínico apresentou à paciente a técnica de registro de pensamentos para ajudá-la a analisar as evidências a favor e contra seus pensamentos que causavam ansiedade e reduzir sua convicção em interpretações de ameaças.

Gráficos setoriais também foram usados para ajudar Clara a encontrar uma série de explicações alternativas para acontecimentos que testemunhara. Por exemplo, a interpretação automática de Clara de ver os moradores do albergue reunidos conversando no saguão era "Eles estão conspirando contra mim", "Vou desaparecer como minha irmã". Inicialmente, ela tinha grande convicção em sua interpretação (75%), o que resultava em níveis elevados de ansiedade (80%). Consequentemente, foi incentivada a imaginar todos os fatores que poderiam ter contribuído para o evento em questão e classificar quanto (de 100%) podia ser explicado por cada fator. Com o auxílio do terapeuta, Clara identificou as seguintes explicações possíveis:

"Eles podem estar todos assistindo a um programa de televisão" – 40%.
"Sempre acontece uma reunião da casa, que sempre evito, podia ser isso" – 20%.
"Eles podem apenas estar socializando uns com os outros" – 20%.
"Está chovendo e fazendo frio lá fora, eles podem estar evitando isso" – 5%.
"Os quartos estão fechados para limpeza" – 10%.
"Eles estão conspirando contra mim" – 5%.

Os fatores e porcentagens correspondentes foram, então, transferidos para um gráfico setorial para ajudar Clara a visualizar a gama de possibilidades.

Experimentos comportamentais

Clara continuou usando uma série de técnicas cognitivas para avaliar situações em que ela se sentiu desconfiada e paranoica. Após algumas semanas, sua crença de que as pessoas no albergue estavam conspirando contra ela havia se reduzido para 40%. Foi nessa etapa que ela e seu terapeuta decidiram que seria útil (e possível) criar uma série de experimentos para testar essa crença a fim de descobrir se era verdadeira. Primeiro, Clara iria até o saguão testar sua crença de que os moradores perceberiam o medo dela e a atacariam. Ela conseguiu identificar fatores que poderiam impedi-la de completar o experimento e encontrou soluções para superá-los. Então, participou da reunião semanal do albergue e surpreendeu-se ao descobrir que as pessoas eram gentis e acolhedoras. Ela conseguiu reduzir ainda mais seus níveis de convicção em suas crenças iniciais, para 20%.

Conceitualização do desenvolvimento

Uma conceitualização cognitiva no nível histórico permitiu que Clara entendesse como acontecimentos do passado afetaram suas crenças e suposições (ver Fig. 12.6). Ela foi capaz de identificar outra explicação para a criação de suas dificuldades além de sua avaliação desconfiada dos acontecimentos em

```
EXPERIÊNCIAS INICIAIS:
Mudou-se com frequência
Estilo de vida não convencional dos pais
Normas e valores sociais ignorados
Isolada dos pares, sem amigos
Intimidada e excluída
Experiências diferentes e incomuns
valorizadas e encorajadas pelos pais
Irmã desapareceu aos 17 anos
Abuso sexual (?)
          ↓
CRENÇAS CENTRAIS:
Sobre si mesma: Sou diferente. Não me encaixo. Sou especial.
Sou especial e talentosa.
Sobre os outros: Os outros são inamistosos e hostis.
Os outros são desonestos e não merecem confiança.
Sobre o mundo: O mundo é insensível e desolador.
A vida é repleta de forças poderosas que não podem ser explicadas.
          ↓
PRESSUPOSTOS CONDICIONAIS:
Se me aproximar de pessoas normais, elas irão me rejeitar.
Se eu for diferente, as pessoas irão ver-me como excêntrica e me admirar.
Se eu for diferente, as pessoas irão me deixar em paz.
Se as pessoas virem que "me atingiram", elas irão se aproveitar de mim.
Se eu usar meu talento especial, então os poderes irão me proteger.
          ↓
GATILHOS:
Interação com moradores do albergue
Avisada de que se decidisse voluntariamente ser moradora
de rua de novo, então não poderia pleitear moradia social
          ↓
PRESSUPOSTOS ATIVADOS
          ↓
```

COMPORTAMENTO DE SEGURANÇA: ← PENSAMENTOS AUTOMÁTICOS NEGATIVOS: → ANSIEDADE e MEDO:
Evitação: Eles não veem como sou especial. Excitação fisiológica
De qualquer interação com os outros Eles irão ver-me como emotiva e me usar. e tensão
Resposta de fuga: Vou desaparecer como minha irmã.
Tornar-se uma sem-teto
Evocação da voz da irmã:
Diálogos internos com a irmã
autoinduzidos, os quais crê que
oferecem proteção
Demonstração inapropriada de afeto:
Vestir uma máscara
("um sorriso destemido")

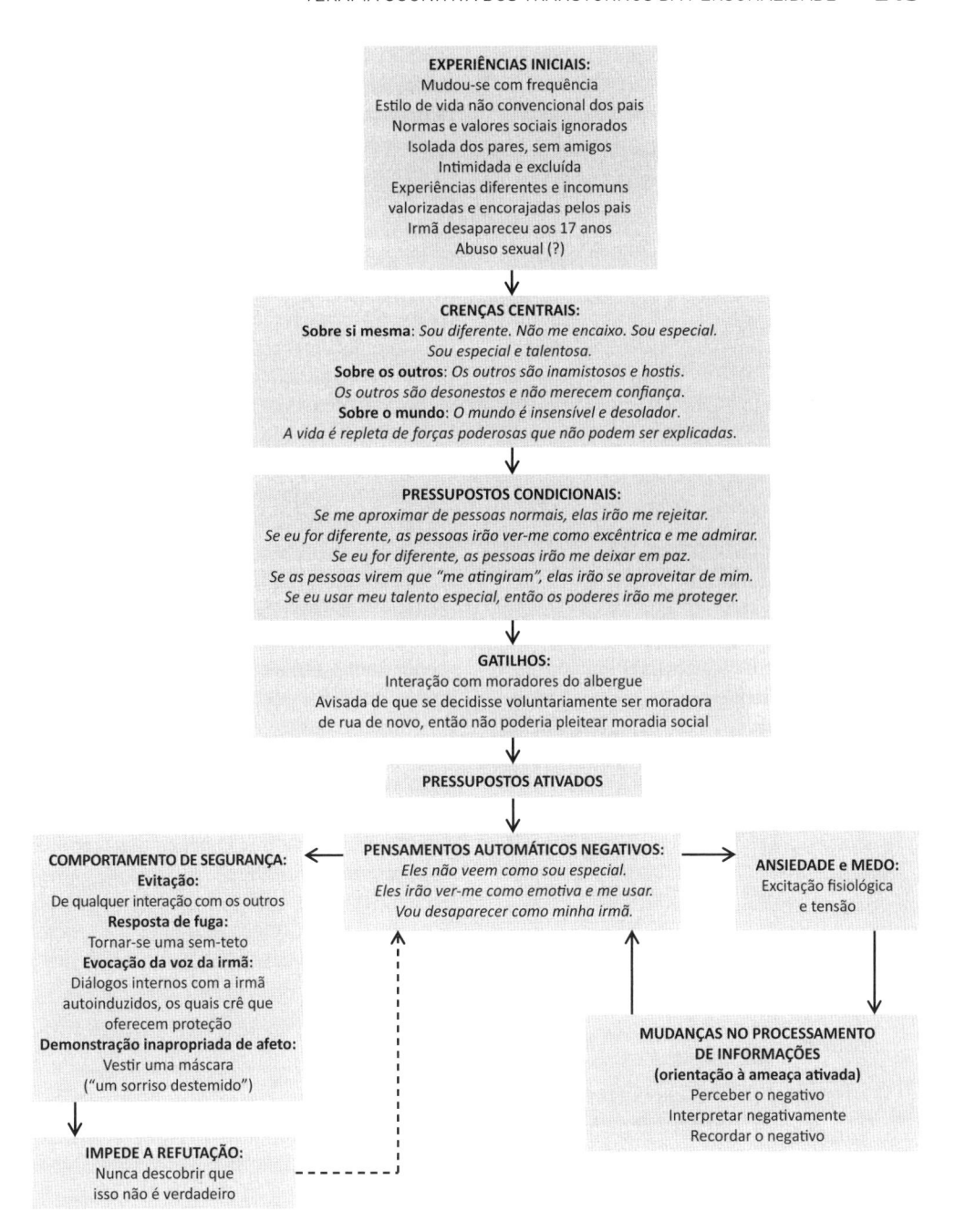

MUDANÇAS NO PROCESSAMENTO
DE INFORMAÇÕES
(orientação à ameaça ativada)
Perceber o negativo
Interpretar negativamente
Recordar o negativo

IMPEDE A REFUTAÇÃO:
Nunca descobrir que
isso não é verdadeiro

FIGURA 12.6 Diagrama da formulação cognitiva desenvolvimentista de Clara.

seu ambiente atual. A formulação considerou como experiências anteriores haviam levado ao desenvolvimento de crenças e regras, e, a partir disso, a um surto de crenças relacionadas a ameaças que eram exacerbadas por excitação fisiológica, mudanças no processamento de informações e comportamentos de segurança.

Crenças centrais e metáfora do preconceito

O terapeuta usou a metáfora do preconceito (Padesky, 1993a; ver Fig. 12.7) para ajudar Clara a entender como seu pensamento sobre os outros era mantido. A cliente se identificou com esse modelo e iniciou o processo de "fichário" alternativo para assimilar informações e desenvolver um conjunto alternativo e mais útil de crenças sobre os outros.

Considerações sobre progresso, ciclo de vida e término

Clara continuou a envolver-se surpreendentemente bem no processo terapêutico. Ela e seu terapeuta identificaram outros fatores que desempenhavam um papel significativo em sua vida – isto é, as vozes, crenças sobre sua irmã e experiências anteriores. Entretanto, ela permaneceu inflexível quanto a não querer explorar e abordar isso com o profissional. É provável que as questões de desconfiança de Clara ainda predominavam em certa medida e impediram a discussão dos fatores que ela acreditava que garantiam alguma segurança e ser especial. Além disso, a paciente considerava-os úteis e não queria discuti-los por temer que pudessem se perder. O terapeuta não pressionou mais sobre isso por respeito à autonomia de Clara e para proteção da aliança terapêutica.

No decorrer da terapia, Clara ficou significativamente menos ansiosa, e sua convicção de que os outros queriam causar problemas diminuiu de modo considerável. Ela tornou-se capaz de tolerar os demais moradores do albergue e comparecer à maioria das reuniões semanais. Recebeu o direito de permanência no abrigo perto do fim de seu tratamento e, em pouco tempo, mudou-se para um apartamento de um dormitório em um grande complexo residencial. Inicialmente, sentiu um aumento da ansiedade e da crença de que os outros moradores estavam conspirando contra ela. Contudo, o terapeuta trabalhou com ela para formular sua resposta emocional e lidar com o desejo de fugir de seu novo lar. Isso levou a uma série de experimentos comportamentais destinados a

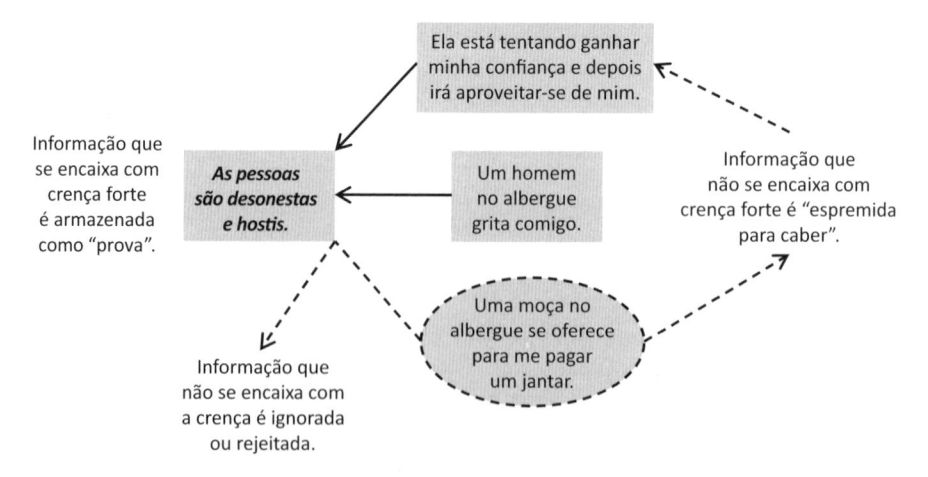

FIGURA 12.7 Modelo de preconceito de uma das crenças centrais de Clara. Com base em Padesky (1993a).

testar suas cognições, que se concentrava em estratégias de aproximar-se dos outros moradores em vez de evitá-los. Isso mostrou-se efetivo para reduzir a convicção de Clara em suas desconfianças e seus níveis de ansiedade. Além disso, ela desenvolveu uma interação mais regular com uma vizinha idosa. Clara concordou em levar o cão da vizinha para passear e almoçar com ela em um domingo. Ela não endossou que a vizinha fosse desonesta ou hostil, mas estava preparada para admitir que a idade avançada da senhora de alguma forma mediou contra sua desconfiança.

Clara compareceu a 30 sessões, optando por encerrar a terapia quando começou a se sentir acomodada e menos ansiosa em seu novo apartamento. Ela continuou vestindo-se em estilo militar, mas durante os meses de verão estava pronta para tirar a jaqueta e as botas (ela nunca havia feito isso antes). E, ao final da terapia, estava cogitando deixar que sua vizinha idosa cortasse seu cabelo. Clara contou que a vizinha vinha sugerindo isso na maioria das visitas que lhe fazia. Assim, na conclusão da terapia, a cliente parecia ter usado produtivamente o relacionamento terapêutico e conseguido reduzir sua experiência subjetiva de ameaça. Ela relatou níveis de ansiedade substancialmente mais baixos e começou a estabelecer um relacionamento que não se caracterizava por suspeita e falta de confiança com uma vizinha em seu novo edifício. Tanto Clara quanto seu terapeuta continuaram confiantes em relação à sua capacidade de manter sua moradia e haviam planejado usar o esquema terapêutico para apoiar seu aprendizado. Clara concordou que voltaria à terapia no futuro, caso sentisse que sua estabilidade estava em risco.

TRANSTORNO DA PERSONALIDADE ESQUIZOIDE

A principal característica dos indivíduos com transtorno da personalidade esquizoide (TPEz) é a ausência de relacionamentos interpessoais e a indiferença no que se refere a eles. Existe um padrão predominante de desapego dos relacionamentos sociais em todos os contextos. Esses indivíduos costumam ser retraídos e solitários, buscando pouco contato com os outros e obtendo pouca ou nenhuma satisfação dos contatos que têm, independentemente de seu foco. Pacientes com TPEz muitas vezes passam a maior parte do tempo sozinhos e optam por não participar de qualquer atividade que envolva contato com os outros.

Indivíduos com personalidades esquizoides também apresentam forte restrição na demonstração de afeto. Eles tendem a parecer lentos e letárgicos. A fala, quando presente, costuma ser lenta e monótona, com pouca expressão. Raramente apresentam alterações em seu humor, apesar de acontecimentos externos. O humor que apresentam em geral é moderadamente negativo, sem mudanças positivas ou negativas marcantes. As eventuais ocupações sociais são solitárias. Pessoas esquizoides não são dadas ao desenvolvimento de relacionamentos próximos de natureza sexual ou platônica.

É importante enfatizar que essa sintomatologia se situa em um *continuum* de experiências, assim como as crenças por trás das características apresentadas. Indivíduos "solitários" podem ser considerados esquizoides somente quando tais traços são inúteis, inflexíveis e causam problemas significativos em sua vida ou seu afeto. Níveis elevados de introversão não constituem TPEz, a menos que a característica-chave de indiferença aos relacionamentos também esteja presente. Para justificar um diagnóstico do transtorno, o contexto de inflexibilidade para fazer ajustes na vida é necessário, acarretando estresse para o indivíduo.

Derek, um homem desempregado de 36 anos, passa a maior parte do tempo sozinho em seu apartamento, ouvindo rádio ou lendo livros. Ele frequenta a igreja diariamente, chegando logo depois do início e saindo pouco antes do término da missa matinal para evitar ter de falar com o vigário ou com os membros da congregação. Derek apresentou-se para terapia com ansiedade elevada e desânimo. Na apresentação inicial, evitou contato visual e falou o mínimo possível, apenas respondendo às perguntas. Sua motivação para fazer terapia é ilustrada por seu pedido de que o terapeuta "fizesse com que sua família o deixasse em paz e sossegado", pois as tentativas de fazê-lo comparecer aos eventos familiares estavam causando-lhe extrema angústia e ansiedade. Além disso, Derek falou sobre um aumento na sensação de futilidade da vida e suas preocupações de que sua esquisitice significava que nada poderia mudar. Parecia que tais crenças estavam acarretando um aumento em seus sentimentos de desânimo.

Sinais e sintomas clínicos

Os critérios diagnósticos do DSM-5 para TPEz (American Psychiatric Association, 2013) especificam um padrão longitudinal de desapego e indiferença aos relacionamentos interpessoais, acompanhado por uma gama consideravelmente limitada de emoções expressadas em situações sociais como características diagnósticas principais. Como mencionado anteriormente, existe pouco interesse ou gratificação com as interações com outras pessoas. O indivíduo com TPEz geralmente não se angustia pela ausência de relacionamentos, mas pode se angustiar pela pressão de outras pessoas, tais como familiares, sobre sua falta de envolvimento. Temas semelhantes parecem ser o foco dos critérios da CID-10 para o diagnóstico de TPEz (World Health Organization, 1992), mas também existe menção de uma capacidade limitada de expressar sentimentos positivos e negativos pelos outros, uma preocupação excessiva com fantasia e introspecção e uma insensibilidade acentuada a normas e convenções sociais vigentes.

Pesquisas e dados empíricos

As pesquisas dedicadas a indivíduos com personalidades esquizoides é escassa, talvez devido à ocorrência relativamente rara desse transtorno na população em geral. De fato, estudos relatam uma prevalência de TPEz entre 0,7 (Samuels et al., 2002) e 4,5% (Ekselius, Tillfors, Furmark, & Fredrikson, 2001). Em geral, os estudos tendem a destacar uma consistência interna baixa problemática do construto da personalidade esquizoide. Por exemplo, a literatura revisada por Mittal, Kalus, Bernstein e Siever (2007) relatou coeficientes alfa de Cronbach entre 0,47 e 0,68. Outros estudos foram afetados por tamanho de amostra insuficiente para realizar análises estatísticas (Farmer & Chapman, 2002). Além disso, Fagin (2004) argumentou que pessoas com TPEz raramente chegam à atenção dos serviços de saúde mental, a menos que seu isolamento social, sua autonegligência e seu comportamento interpessoal bizarro causem sofrimento significativo a elas próprias ou a sua família. Nesses casos, um parente pode levar um indivíduo que é esquizoide a um terapeuta expressando preocupações a respeito de sua desvinculação da vida familiar. Assim, evitação considerável dos serviços de saúde mental poderia ser um dos obstáculos à utilização da pesquisa empírica entre aqueles com TPEz.

Diagnóstico diferencial

TPEz e transtorno delirante, esquizofrenia, personalidade paranoide e transtornos do humor com características psicóticas

Um indivíduo com TPEz descreve uma justificativa de desinteresse e vaga desconfiança por trás de sua evitação dos outros, em contraste com a clara série de crenças sobre a maldade alheia que pode ser vista nos transtornos psicóticos ou que são uma característica da personalidade paranoide.

Observa-se frequentemente um distanciamento dos outros antes do desenvolvimento de um transtorno psicótico. Quando esses diagnósticos estão presentes, para dar um diagnóstico adicional de TPEz, o transtorno da personalidade deve ter estado presente antes da chegada dos sintomas psicóticos e persistir quando estes estão em remissão (American Psychiatric Association, 2013). É importante observar que, se o TPEz não for reconhecido, pode-se considerar que um indivíduo está apresentando sintomas negativos de esquizofrenia, em vez de desvinculação devido ou a desinteresse ou a uma variedade de comportamentos de segurança destinados a evitar respostas negativas dos outros.

TPEz e transtorno da personalidade evitativa

Tanto o TPEz quanto o transtorno da personalidade evitativa apresentam ausência de relacionamentos interpessoais próximos e envolvimento em muitas atividades solitárias. Entretanto, a diferença pode ser evocada questionando o desejo do indivíduo em ter esses relacionamentos. Pessoas com personalidade evitativa evitam tais relacionamentos devido a seu medo de rejeição e crítica. Pessoas com TPEz também podem temer crítica ou rejeição, mas não desejam os relacionamentos, e, consequentemente, a solidão autoimposta parece menos problemática.

TPEz e TPEt

Níveis reduzidos de interações sociais estão presentes tanto no TPEz como no TPEt. Contudo, pessoas com personalidades esquizotípicas possuem crenças e experiências perceptuais estranhas, pensamento e comportamento mágico e aparência excepcionalmente individualista. Já aquelas com TPEz apresentam-se como apáticas, indiferentes e de aparência comum. Sintomas psicóticos subclínicos estão ausentes em indivíduos com TPEz.

TPEz e transtorno do espectro autista

Pode haver grande dificuldade para distinguir TPEz e transtorno do espectro autista de baixa intensidade, pois ambos apresentam interação social, comportamentos estereotipados e interesses gravemente comprometidos. É provável que uma história abrangente seja o que contribui com mais informações para o diagnóstico diferencial. O autismo em geral é visível no início da infância, mas traços esquizoides raramente aparecem antes da terceira infância. Além disso, enquanto a apresentação é semelhante, a literatura deixa claro que esses transtornos possuem etiologias totalmente diferentes, com uma implicação clara para fatores neurodesenvolvimentistas no transtorno do espectro autista e uma base psicológica explícita no TPEz.

Estratégia colaborativa

Como a terapia é, por natureza, um evento interpessoal, uma pessoa com TPEz provavelmente terá dificuldades para envolver-se em um relacionamento colaborativo. As crenças dos indivíduos sobre si mesmos e sobre suas interações com os outros apresentam o mesmo impacto no relacionamento terapêutico que têm em outras interações interpessoais. Aqueles com TPEz raramente buscam tratamento para suas dificuldades de mais longo prazo, mas, caso o façam, é apenas por um breve período de trabalho, geralmente para lidar com níveis elevados de sofrimento psicológico ocasionados por uma mudança em seu ambiente. Assim que essa dificuldade imediata parece resolvida, a terapia raramente se prolonga para uma revisão dos fatores cognitivos subjacentes.

Questionado na terapia, Derek pareceu ambivalente sobre participar do processo terapêutico. Além de ver a origem dos problemas no fato de que "não tinha personalidade ou caráter", ele permaneceu extremamente receoso de que a terapia o levaria a descobrir mais falhas em sua personalidade e salientar seu sentimento de inadequação. Também disse que encontrar o terapeuta semanalmente parecia algo "doloroso", um processo pelo qual estava convencido de que sentiria pavor. Portanto, o terapeuta precisou envolver Derek na discussão das vantagens e desvantagens de fazer terapia em comparação com as vantagens e desvantagens de não fazê-la. Somente quando prováveis vantagens pareceram superar possíveis desvantagens a curto prazo, Derek foi capaz de engajar-se no processo terapêutico. É importante observar que o terapeuta e Derek negociaram um contrato de sessões muito curto para cada etapa da terapia, o que deu ao cliente uma percepção de maior controle sobre o processo e um sentimento de que poderia facilmente se desvincular.

Lista colaborativa de problemas e metas

Também pode ser difícil negociar uma lista colaborativa de problemas e metas com um paciente esquizoide. Em relação aos problemas do indivíduo, é importante que o terapeuta seja capaz de ouvir o que os pacientes estão dizendo e pedir que especifiquem qual elemento de sua experiência é problemático, pois isso pode diferir muito do que o terapeuta identifica como área problemática. A natureza da profissão de psicoterapia é tal que ela dificilmente atrairá qualquer pessoa com tendências esquizoides, e, portanto, um terreno comum na percepção de metas parece improvável. Consequentemente, se os profissionais começarem a especular metas apropriadas para dificuldades do tipo esquizoide, colocam-se em risco de "errar feio o alvo". Assim, o terapeuta e um paciente esquizoide podem envolve-se em um processo inútil de perseguir intervenções cognitivas com traves conflitantes, o que pode futuramente levar o indivíduo a se desvincular da terapia. Além disso, o desenvolvimento de metas SMART pode não ser factível, pois toda tarefa concreta de orientação interpessoal pode desencadear um aumento da ansiedade e evitação, resultando, assim, em possível desvinculação.

A lista de problemas de Derek incluía não trabalhar, tédio, ser importunado pela família, não ter ninguém "do seu lado" e sentir-se tenso e deprimido. Ao tentar definir uma lista para cada problema, ficou patente nas sessões que isso era difícil para Derek, pois percebia a si mesmo como "Sempre fui assim". Ele achava o processo de estabelecimento de metas extremamente difícil, e o terapeuta teve que resistir à tentação de sugerir metas em muitas ocasiões. Posteriormente, e com muita orientação, Derek desenvolveu as seguintes metas: ajudar seu pai na empresa, ser mais capaz de preencher seu tempo, fazer seus irmãos respeitarem sua falta de amigos, encontrar uma pessoa para conversar pela internet sobre dificuldades, preocupar-se menos, sentir-se menos ansioso e sentir-se melhor ao próprio respeito.

Formulação de manutenção do problema e do desenvolvimento

Em indivíduos com TPEz, experiências precoces envolvendo rejeição dos pares e *bullying* costumam estar presentes. Além disso, o indivíduo muitas vezes se sentiu como diferente da unidade familiar mais próxima ou de alguma forma diminuído em comparação aos outros. Como resultado, passaram a ver a si mesmos como diferentes em um sentido negativo, os outros como maus e imprestáveis, e a interação social como difícil e perniciosa. Consequentemente, um conjunto de regras ou pressupostos desenvolveu-se para fornecer meios de "segurança" para esses indivíduos, levando-os a um estilo de vida de solidão e falta de envolvimento.

Derek era um de três filhos de um encanador e sua esposa. A família era sociável e ativa, e os dois irmãos haviam seguido os passos do pai, um trabalhando diretamente para ele e o outro no comércio de materiais para tubulação. Em contraste, Derek fora uma criança inibida e tímida, impiedosamente importunada na escola. Desde a infância, era um solitário, mais interessado em estudar do que em jogar futebol com seu pai e seus irmãos.

Na juventude, era chamado de "pino quadrado em um buraco redondo", e seu pai costumava dizer que "Ele deve ter sido trocado no hospital". Ao longo da vida, Derek tentara se envolver em esportes ou nos negócios da família, mas seus esforços costumavam ser alvo de comentários a respeito de sua inaptidão, e ele acabou desistindo. Saía regularmente apenas para ir à igreja, que ele frequentava apesar da ansiedade que isso lhe causava. Indagado a respeito, Derek respondeu que suas crenças sobre Deus, o céu e o inferno significavam que, sendo uma "meia pessoa" e tendo uma "personalidade feia", frequentar a igreja salva-o de ficar "para sempre no purgatório". Em meses recentes, devido à aposentadoria dos pais e ao casamento iminente de seu irmão mais novo (seu irmão mais velho era casado e tinha dois filhos), sua mãe havia tentado "reunir a família novamente". Isso parece ter exacerbado sua ansiedade e seu sofrimento emocional, bem como deprimido seu humor, com base em suas crenças a respeito de sua diferença, da inutilidade de seu esforço e do resultado negativo de maior interação com sua família.

Derek decidiu que gostaria de trabalhar em sua ansiedade como uma primeira meta da terapia. Explorando-se essa ansiedade, uma formulação de manutenção foi produzida (ver Fig. 12.8). Com base na compreensão conceitualizada de modo colaborativo da ansiedade de Derek, parecia que ela havia sido mantida por sua evitação predominante e desvinculação da interação interpessoal, a qual impedia a refutação de percepções negativas das situações sociais.

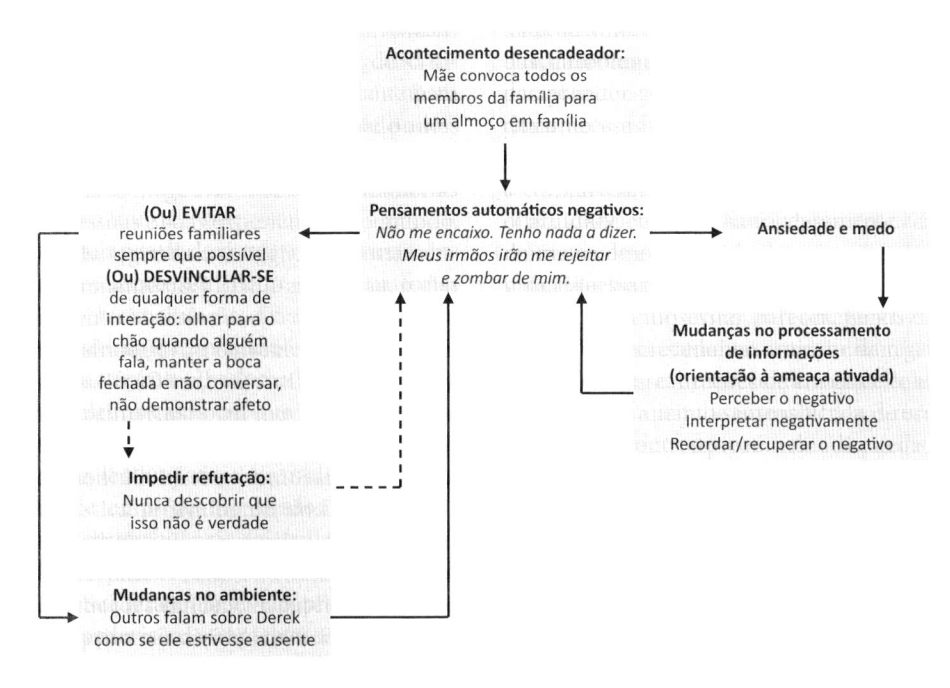

FIGURA 12.8 Diagrama de formulação de manutenção do problema de Derek.

Apesar da ambivalência sobre a terapia, Derek era muito aberto sobre sua história familiar, experiências passadas e o que pensava sobre si mesmo. Por conseguinte, foi fácil produzir de modo colaborativo uma formulação desenvolvimentista de suas dificuldades, representadas na Figura 12.9.

Derek sentiu que esse era um bom resumo de suas dificuldades. O terapeuta e ele discutiram quais pensamentos específicos precisaria mudar para permitir alguma redução em seus sintomas problemáticos. Derek sentiu que abordar sua crença de que os outros poderiam ridicularizá-lo como conse-

Experiências iniciais:
Chamado de "pino quadrado em buraco redondo" pelo pai
Percebido como diferente e inadequado pelo pai e pelos irmãos
Atormentado e intimidado na escola
Visto como "inepto" nas atividades da família

Crenças centrais:
Sobre si mesmo: *Sou diferente, um solitário, uma esquisitice, um desajustado, um nada/sem valor, tedioso e sem graça, uma meia pessoa, tenho uma personalidade feia, anormal.*
Sobre os outros: *As pessoas são cruéis, más, não gratificantes, não gostam de mim, pegam nas fraquezas.*
Sobre o mundo: *O mundo é hostil.*

Pressupostos condicionais:
Se eu tentar fazer amizade com as pessoas, elas perceberão que sou diferente e me ridicularizarão.
Se eu falar com os outros, eles perceberão como sou desinteressante e irão me rejeitar e me ridicularizar.
Quem não se encaixa não é bem-vindo e não pode ter amigos.
Se eu tentar conversar com os outros, haverá nada a dizer; não há sentido nessa comunicação.
As pessoas só devem falar se houver alguma coisa a dizer.
Se as pessoas virem que sou ansioso, elas irão considerar-me fraco e me azucrinar.

Gatilho:
Tentativa da mãe de incluir Derek nos eventos familiares

Pressupostos ativados

Pensamentos automáticos negativos:
Não me encaixo. Há nada a dizer.
Eles irão me rejeitar e me ridicularizar por isso.

Evitação, desvinculação, afeto deprimido

Ansiedade, sofrimento, desconforto

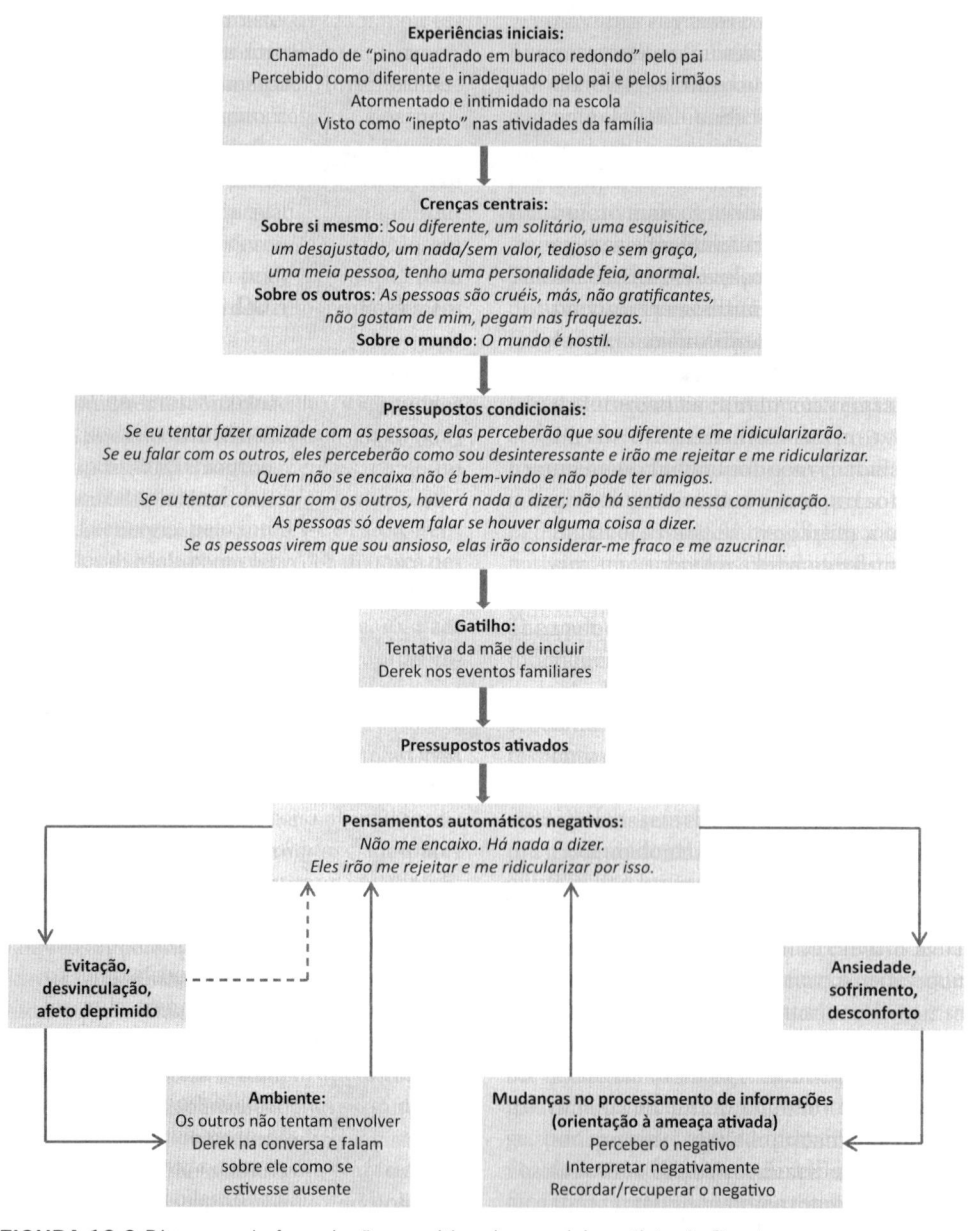

Ambiente:
Os outros não tentam envolver Derek na conversa e falam sobre ele como se estivesse ausente

Mudanças no processamento de informações (orientação à ameaça ativada)
Perceber o negativo
Interpretar negativamente
Recordar/recuperar o negativo

FIGURA 12.9 Diagrama de formulação cognitiva desenvolvimentista de Derek.

quência de sua "esquisitice" era provavelmente o caminho mais efetivo para reduzir sua ansiedade. Além disso, o terapeuta e ele sentiram que era preciso trabalhar em alguns de seus pressupostos, tais como "Se eu falar com os outros, não haverá nada a dizer e nem haverá sentido nessa comunicação", o qual parecia fundamental para a manutenção de sua dificuldade.

Aplicação clínica da intervenção

Derek e seu terapeuta planejaram uma série de experimentos comportamentais (após reatribuição verbal para desafiar essa premissa) para descobrir se outras pessoas reconheciam sua ansiedade e o ridicularizariam por suas dificuldades interpessoais. Outra série de experimentos comportamentais examinou o uso que ele fazia de afeto deprimido e desvinculação como comportamentos de defesa, seguindo a crença de que, se os outros notarem sua ansiedade ou se sua "esquisitice ficar muito evidente", o atacarão verbalmente. Derek e seu terapeuta criaram um experimento em que ele largaria seus comportamentos de segurança (evitar contato visual, olhar para baixo e esconder toda expressão facial) e ver se era ridicularizado e importunado. Isso foi feito após reatribuição verbal (considerar as evidências e produzir explicações alternativas), o que reduziu sua crença em ser ridicularizado de 90 para 25%, garantindo a possibilidade de Derek considerar outros desfechos possíveis e fazer o experimento.

Reestruturação das crenças centrais

Apesar da certeza inicial de que não queria examinar essas crenças sobre estranheza, Derek decidiu posteriormente que elas poderiam ser fundamentais para seu sofrimento e talvez precisassem ser abordadas. Propôs "Posso ser normal" como uma crença central alternativa que gostaria de ter. Ele foi apresentado à metáfora do preconceito como uma forma de explicar o mecanismo pelo qual mudanças no processamento de informações poderiam manter crenças negativas a seu respeito apesar das evidências em contrário.

O terapeuta pediu a Derek que coletasse dados (como tarefa de casa) que se encaixassem com "Posso ser normal", usando um registro de dados positivos. As perguntas da descoberta guiada incluíram as seguintes: "Fez alguma coisa hoje que parece sugerir que você é normal ou que alguma outra pessoa veria como sinal de que você é normal?" e "Fez alguma coisa hoje que, se outra pessoa fizesse, você veria como sinal de que é normal?". Os dados coletados foram usados para ajudar Derek a reclassificar sua crença em "Posso ser normal" semanalmente. As evidências que ele usou para sustentar sua nova crença incluíram conversar com outro cliente na fila do supermercado, ser capaz de fazer terapia cognitiva, preparar o jantar para sua mãe e cumprimentar um vizinho amigavelmente. Nessa etapa da terapia, Derek reduziu a frequência de suas sessões, completando grande parte do trabalho sozinho e vindo à terapia em busca de orientação.

Considerações sobre progresso, ciclo de vida e término

Como Derek muitas vezes era ambivalente em relação à terapia, um tempo considerável foi reservado para discutir essa questão. Durante cada sessão de revisão, ele e seu terapeuta examinaram a lista de metas e avaliaram o progresso em relação a cada objetivo. Decisões conjuntas eram então tomadas para determinar se a meta havia sido atingida. Se sim, haveria outra meta que seria útil para essa área? Se não, ela ainda era adequada e viável? Nesse caso, eles deveriam continuar trabalhando por ela. Em caso negativo, deveriam escolher uma nova meta mais adequada? O terapeuta e Derek conversaram sobre convidar sua mãe ou outros membros da família para uma sessão, a fim de ajudá-lo a planejar ou questionar suas preocupações. Entretanto, o paciente sentia que embora tivesse se tornado capaz de tolerar as sessões de terapia, isso pareceria esmagador e inútil no momento.

A ambivalência de Derek em relação à terapia era evidente durante toda a sua participação. Mesmo quando o tratamento estava progredindo e poderia ser considerado bem-sucedido, a negociação de novas metas sempre precisava ser precedida por uma análise das vantagens e desvantagens de continuar o processo terapêutico. Derek fez planos de encerrar a terapia depois de ter atingido seus objetivos principais de ficar menos preocupado e de sentir-se melhor em relação a si mesmo. Portanto, antes de sua alta, o trabalho concentrou-se em planejar o término da terapia e consolidar e reforçar a convicção de Derek na nova crença, mais positiva e proveitosa. Além disso, um esquema foi produzido para reforçar o trabalho útil que fora realizado e fornecer uma estrutura conceitual para o cliente continuar sua recuperação na direção acordada.

DESAFIOS COMUNS E AUTOCUIDADO DO CLÍNICO

Embora indivíduos com esses transtornos formem um grupo pouco propenso a procurar ajuda, os exemplos mostram que altos níveis de ansiedade e de problemas interpessoais, que ameaçam emprego, moradia e funcionamento familiar, podem levar à busca por auxílio. Entretanto, isso não significa que esses pacientes sejam capazes de se envolver. A limitada compreensão de seu conjunto de dificuldades psicológicas e sua evitação de proximidade interpessoal significam que o envolvimento na terapia se mantém o tempo todo um desafio. O trabalho pode ser interrompido repetidas vezes, enquanto os prós e contras da terapia são novamente revistos, uma vez que essa ambivalência em relação ao engajamento e à colaboração é, por si mesma, resistente à mudança. A ambivalência permanente desses pacientes pode ser frustrante e, portanto, supervisão e preservação firme da abordagem de descoberta guiada são necessárias para garantir que o indivíduo permaneça no "leme" de sua recuperação.

CONSIDERAÇÕES FINAIS

Embora existam várias diferenças entre transtorno paranoide, TPEt e TPEz, todos eles parecem envolver a visão de que são pessoas diferentes, impossíveis de se gostar e incapazes de se encaixar no mundo social, bem como a crença de que os relacionamentos devem ser evitados. Entretanto, os raciocínios lógicos por trás dessas decisões diferem de acordo com um conjunto de crenças específico em cada transtorno – ou seja, porque os outros querem feri-los (paranoide), porque os demais não se preocupam ou não apreciam sua singularidade (esquizotípica) ou porque os outros são cruéis e rejeitadores (esquizoide). Em virtude dessa avaliação das atividades interpessoais e das situações sociais que em nada ajuda, o desenvolvimento de um relacionamento colaborativo e de confiança é particularmente difícil com esses indivíduos. Assim, abordá-lo por meio de descoberta guiada deve ser o foco inicial do trabalho terapêutico, o que acabará por oferecer um lugar seguro para testar essas crenças e uma oportunidade de uma modelação *in vivo* para o desenvolvimento de futuras interações.

Capítulo 13

TRANSTORNO DA PERSONALIDADE PASSIVO-AGRESSIVA (TRANSTORNO DA PERSONALIDADE NEGATIVISTA)

Gina M. Fusco

A vida apenas me parece incrivelmente injusta.

– "Contrarians" (Rasmussen, 2005, p. 277)

Cristina é uma mulher solteira, branca, de 44 anos, que se apresentou para uma avaliação urgente após ter feito declarações suicidas veladas a uma colega. Tais declarações foram feitas depois de ela ter recebido uma avaliação profissional negativa de seu supervisor. O parecer negativo foi resultado das muitas dificuldades que ela teve na pequena agência imobiliária onde estava fazendo um curso inovador de orientação e treinamento de funcionários. As dificuldades incluíam queixas da equipe sobre sua irritabilidade, atrasos e discussões frequentes baseadas em problemas irreais, criando e causando "pseudoturbulências" (Harper, 2004, p. 293). Os colegas a descreveram como cínica, mal-humorada e carrancuda. Cristina repetidamente levantava dúvidas sobre as políticas da empresa e, depois, discutia sobre as respostas recebidas. Quando lhe perguntavam o que faria de diferente, ela respondia sarcasticamente: "Você, que é o supervisor, que me diga". Embora confirmasse presença, Cristina costumava não ir aos eventos abertos de vendas, alegando que havia ocorrido uma "falha de comunicação".

Qualquer área de ambiguidade tornava-se terreno fértil para se abster de responsabilidades. Quando questionada sobre seus atrasos frequentes, ela dizia "Você não entende" e fazia comentários capciosos para seu supervisor depois de chegar tarde em um dia chuvoso: "Não tenho um carrão como você". Seus colegas reclamavam dos comentários depreciativos e desdenhosos que ela fazia, como "Eles só tiveram sorte", e das insinuações de que teriam usado táticas inescrupulosas.

O supervisor de Cristina notou um desempenho inconsistente, o que incluía deixar de entregar seus testes de competência. Quando comparada com seus colegas de treinamento bem-sucedidos, respondia com irritação: "Eles já tinham as respostas". Ela recusou a ajuda do supervisor para se preparar para uma reavaliação, dizendo: "Obrigada, mas não me trate como uma criança". Em resposta a seus poucos contatos de clientes, ela retorquia a seu superior que já tinha um plano para aumentar a produtividade, declarando: "Deixo recados... eles irão me ligar quando estiverem prontos". Quando pressionada a respeito de seu comportamento, Cristina respondia com ataques verbais, declarando que, se seu supervisor tivesse respondido aos *e-mails* e às perguntas mais rápido, talvez eles não estivessem naquela situação. Ela sentia-se terrivelmente incompreendida e pouco valorizada e deleitava-se fantasiando o dia em que seu chefe finalmente reconheceria e admitiria seus talentos.

Historicamente, Cristina teve uma infância solitária repleta de mensagens confusas, rejeitadoras e ambíguas. Suas lembranças concentravam-se em sentir-se triste, zangada, ressentida e frustrada. Depois que seus pais se divorciaram, quando ela tinha 2 anos, Cristina passou pouco tempo com a mãe. Para piorar, ela recebia cartões postais dolorosos de lugares exóticos e distantes nos quais sua mãe exclamava zombeteiramente: "Saudades!". Esperando conquistar as boas graças da mãe, ela não reagia ou respondia, mas passou toda a infância sofrendo em silêncio triste e raivoso. Teve dificuldades no ensino médio e recordava-se com inveja de seus colegas conversando animadamente sobre a faculdade, mas nunca respondeu aos pedidos da escola para conversar sobre as próprias ambições. As situações sociais e os relacionamentos foram malsucedidos. Paralelamente aos problemas com professores, supervisores e regras em geral, ela tinha poucos amigos e poucos interesses externos. Incapaz de manter um emprego fixo, acreditava que ninguém a compreendia ou apreciava, lamentava sua grande desventura e a injustiça de sua vida e não fazia a menor ideia de por que as coisas eram do jeito que eram.

SINAIS E SINTOMAS CLÍNICOS

O paciente com transtorno da personalidade passivo-agressiva (TPPA) geralmente se apresenta para tratamento por queixas dos outros quando não consegue terminar tarefas, concluir serviços ou atender às expectativas (Freeman, 2002; Ottaviani, 1990). Uma figura de autoridade, mandado judicial ou supervisor em função vocacional pode fazer o encaminhamento em função de o indivíduo não cumprir prazos, não seguir instruções ou destruir o moral entre demais funcionários. Parceiros amorosos, cônjuges ou familiares também podem pressionar o paciente a contribuir no lar, com os filhos ou no relacionamento. As exigências podem ser arranjar um emprego, matricular-se em um curso, responsabilizar-se pelo cuidado de crianças ou fazer alguma coisa em casa (Stone, 1993a). Responsabilidades como pagar contas, responder a pedidos por informações adicionais e dificuldades com pessoas percebidas como em posições de autoridade (p. ex., médicos, terapeutas, credores, oficiais, professores) causam problemas permanentes. Contradições, ironias frustrantes e discussões carregadas de tensão são constantes. Expectativas cotidianas, que quando atendidas criam uma vida sensata e previsível, tornam-se uma sucessão de crises, confirmação da própria desventura ou um controvertido terreno de conflitos, alienando ainda mais quem oferece ajuda ou apoio. Outros podem procurar tratamento como resultado de sintomas relacionados a uma condição comórbida, tais como depressão ou ansiedade. Pensamentos automáticos perturbadores, tais como "Não é justo", "Coisas boas não duram" (American Psychiatric Association, 2000, p. 790) e "Não farei o que eles dizem", derivados de um poderoso esquema central subjacente, podem influenciar humores depressivos, negativos e irritáveis que têm impacto na autoestima, no funcionamento e nos relacionamentos interpessoais.

Os critérios diagnósticos para TPPA progrediram de um conglomerado de comportamentos de oposição dirigidos a figuras de autoridade para incorporar uma definição mais dimensional, passando do transtorno da personalidade negativista (TPNeg; American Psychiatric Association, 2000; Millon, 1969, 1981) para o subsequente rebaixamento à categoria de "outro transtorno da personalidade especificado" no DSM-5 (American Psychiatric Association, 2013). Skodol (2012) observou que a revisão do texto inicial do DSM-5 propunha que as patologias da personalidade no apêndice do *Manual diagnóstico e estatístico de transtornos mentais, quarta edição, texto revisado* (DSM-IV-TR) não fossem incluídas como transtornos específicos, mas que fossem definidas como um comprometimento significativo do funcionamento da personalidade com traços específicos descrevendo as características mais marcantes. Na versão final, o DSM-5 não lista o TPPA como um transtorno, mas o cita especificamente dentro da descrição das categorias "outros especificados" e "não especificados". Incluídas nessas categorias estão as personalidades que satisfazem os critérios de um transtorno da personalidade, mas não satisfazem um critério atual de transtorno da personalidade específico (American Psychiatric Association, 2013). Da mesma forma, na *Classificação estatística internacional de doenças e problemas relacionados à saúde* (CID-10), o TPPA é incluído na categoria "outros transtornos da personalidade específicos" (World Health Organization, 2010). Wetzler e Jose (2012) escrevem em sua abrangente análise do transtorno: "Como é que uma síndrome que era muito prevalente há 65 anos agora não é mais oficialmente reconhecida?" (p. 675). Críticas que incluíam os critérios situacionais e de foco estreito, alta comorbidade, baixas taxas de prevalência e pouca confiabilidade, além das poucas pesquisas, "não parecem inteiramente justificadas" (Wetzler & Morey, 1999, p. 53), e "as evidências sugerem que o TPPA na qualidade de transtorno não é menos válido do que a maioria dos outros [transtornos da personalidade] (Wetzler & Jose, 2012, p. 674). Da mesma forma, McCann (2009) observa em relação ao TPNeg [e ao transtorno da personalidade obsessivo-compulsiva] que "a longevidade desses construtos psicopatológicos aponta para sua utilidade" (p. 686), enquanto Gunderson (2010) conclui, ao considerar a exclusão de transtornos, que "pesquisas limitadas" não é o mesmo que "utilidade limitada". A questão de se o construto representa ou não um transtorno específico continua e, coerente com a exclusão do TPPA do DSM-5, muitos pesquisadores não apoiam sua ressurreição como um transtorno.

Ambos os diagnósticos de TPPA e TPNeg estão incluídos em estudos e revisões empíricos. Na prática, construtos compartilhados envolvem um padrão geral de resistência e dificuldades interpessoais que incluem sentimentos de incompreensão ou desvalia (Sprock & Hunsucker, 1998). Características específicas do TPPA formam um padrão difundido de negligência antagonista a exigências externas de desempenho social e ocupacional adequado. Evidências de tal resistência passiva e estilo de oposição incluem procrastinação deliberada persistente, resistência à autoridade, argumentatividade, protestos e obstrução. Prazos são quase impossíveis de cumprir, e a incapacidade de cumpri-los costuma ser externalizada como culpa do "esquecimento", das exigências sem sentido ou do fato de as "autoridades" terem expectativas irrealistas, ou, ainda, da falta de "justiça" no estabelecimento de prazos (Ottaviani, 1990). A natureza amplamente passiva desses comportamentos resistentes ou "incompetência calculada" produz grande frustração nos outros, criando tensão nos relacionamentos pessoais, sociais e profissionais (Wiggins, 1982, p. 213). Para piorar, o indivíduo com TPPA pode solicitar ajuda e orientação, ao mesmo tempo impedindo e sabotando as sugestões recebidas.

O comprometimento social significativo é evidente no estilo interpessoal inconsistente, raivoso, interesseiro e contrário dos pacientes com TPPA. Sua ambivalência fica evidente quando eles se aproximam das pessoas e, depois, recusam o envolvimento por meio de uma atitude ativa ou passiva, tal como não aparecer após ter confirmado presença. A ambivalência dentro do processo terapêutico fica evidente pelo obstrucionismo, desafio, procrastinação, alteração verbal e não aderência ao tratamento.

Os clínicos podem facilmente reconhecer as características centrais do TPPA como uma relutância crônica a satisfazer expectativas (Wetzler & Morey, 1999), além de simplesmente estar zangado a respeito de uma situação de vida (Ottaviani, 1990). Como o termo diagnóstico implica, o paciente com esse transtorno expressa hostilidade por intermédio de um meio-termo de argumentatividade, rabugice, recusa a adequar-se e irritabilidade. Indivíduos passivo-agressivos também se apresentam como carrancudos, mal-humorados e ambivalentes (Millon, 1969). Malinow (1981) afirma que "o próprio termo, passivo-agressivo, é ambivalente e sugere um paradoxo (p. 121). A descrição de Millon (1981; Millon & Davis, 1996) do ambivalente ativo define e incorpora a natureza vacilante do paciente com TPPA. Por um lado, o sujeito quer alguém que cuide dele e torne sua vida gratificante. Por outro, ele não quer perder a autonomia ou a liberdade e ressente-se do direcionamento e do poder daqueles que têm autoridade ou dos quais depende. Aprisionado em algum ponto entre essa intensa dependência e a exigência de autonomia, o paciente com TPPA experimenta uma sutil angústia por nunca se sentir contente ou saciado, criando uma "vida estagnada". É essa falta constante de contentamento que pode emular sintomas de um depressivo mal-humorado como definido por Schneider (1958). O ceticismo difundido desses indivíduos tem uma propensão narcisista, no sentido de que as desgraças e mudanças negativas da vida estão de alguma forma relacionadas e são dirigidas ao paciente, bem como as exigências externas são previsivelmente vistas como uma afronta pessoal, sendo, portanto, ofensivas a seu senso de merecimento. Millon e Grossman (2007) assinalam a "natureza esbanjadora da ambivalência" e a recusa em satisfazer expectativas necessárias para realizar metas bloqueia e impede a realização de progresso (p. 286). Stone (1993a) indica que o negativismo predominante do TPPA é autodestrutivo e, devido à própria natureza, torna-se autorrealizável. Benjamin e Cushing (2004) capturam essa dinâmica perpétua de autossabotagem: "para resistir à coação percebida e punir aqueles que a praticam, o [passivo-agressivo] desenvolve a estratégia de vencer ao perder" (p. 49).

PESQUISAS E DADOS EMPÍRICOS

Poucas pesquisas empíricas foram realizadas com TPPA como foco principal, apesar do encorajamento a mais estudos, conforme indicado no Apêndice B do DSM-IV-TR (Czajkowski et al., 2008). Entretanto, isso pode dever-se em grande parte aos critérios restritivos do diagnóstico de TPPA originais (McCann, 1988; Millon, 1993) e sua posterior inclusão na categoria de "transtorno da personalidade sem outra especificação" (TPSOE) do DSM-IV-TR. As taxas de prevalência podem realmente ser mais altas do que o indicado. Morey, Hopwood e Klein (2007) sugerem que o uso extensivo da categoria TPSOE na prática pode estar relacionado ao fato de os pacientes satisfazerem os critérios para transtornos da personalidade que não são mais incluídos. Como exemplo, Verheul, Bartak e Widiger (2007) constataram que, entre 1.760 encaminhamentos psicoterapêuticos, o diagnóstico de TPSOE era o segundo transtorno da personalidade mais frequente, e seria o mais frequente se a ocorrência concomitante com 10 transtornos da personalidade oficiais fosse levada em conta (compatível com a definição do DSM-IV-TR). McCann (2009) indica que, apesar da dificuldade em estabelecer uma taxa de prevalência concisa por haver uma enorme variação na literatura (0 a 52%), a manutenção do TPPA é justificada. Estudos recentes (Rotenstein et al., 2007) mostraram que o TPNeg era evidente em 3,02% dos 1.158 pacientes ambulatoriais, e os autores concluíram que seu trabalho fornece apoio "no máximo fraco" para a validade do diagnóstico (p. 40). Em outro estudo, mulheres pontuaram mais do que homens (com pequena diferença) nas medidas de TPPA em uma grande amostra comunitária de mais de 18.366 adultos (Furnham & Trickey, 2011). Sprock e Hunsucker (1998) constataram que, quando uma amostra de clínicos descreveu pacientes com TPPA e TPNeg, os homens satisfizeram os critérios para TPPA com mais frequência, enquanto as mulheres, para TPNeg. A fim de evitar viés de gênero, os autores sugerem o TPNeg como um conceito mais amplo.

No âmbito histórico, o primeiro estudo dirigido especificamente ao TPPA foi realizado por Whitman, Trosman e Koenig (1954). Os autores examinaram um total de 400 pacientes ambulatoriais nos quais esse diagnóstico era o transtorno da personalidade mais frequente. Aqueles com TPPA romperam o contato ou encerraram o tratamento após uma segunda consulta mais frequentemente do que qualquer outro tipo de personalidade. As características do TPPA foram avaliadas em um estudo longitudinal de pacientes psiquiátricos (Small, Small, Alig, & Moore, 1970). Dos cem casos-referência selecionados, os pacientes passivo-agressivos eram com mais frequência homens e representavam 3% do total (3.682 indivíduos). No acompanhamento após 7 e 15 anos, comparado a 50 controles com outros diagnósticos psiquiátricos, o grupo passivo-agressivo ainda estava "no processo de concluir sua educação e ainda não havia se qualificado para mais do que para um emprego ocasional" (p. 975). Small e colaboradores (1970) observaram vários atributos comuns entre pacientes com TPPA em ambos os intervalos, incluindo abuso de álcool, conflitos interpessoais, agressão verbal, tempestades emocionais, impulsividade e comportamento manipulador.

Mais recentemente, foram realizados estudos para validar o diagnóstico ou examinar suas características. Joiner e Rudd (2002) concluíram que características negativistas tinham validade incremental em relação a outros transtornos da personalidade ao medir as formas específicas de sofrimento e comprometimento evidentes nos transtornos clínicos em uma amostra de pacientes ambulatoriais suicidas. Vereycken, Vertommen e Corveleyn (2002) investigaram o estilo de personalidade de três grupos de jovens alistados no exército em Bruxelas. Os grupos consistiam de indivíduos sem questões de saúde mental identificadas e dois grupos identificados como tendo conflitos de autoridade agudos e crônicos. O conflito de autoridade crônico muitas vezes estava associado ao TPPA (28 de 41 pacientes) e não estava fortemente associado a outros transtornos da personalidade, fornecendo alguma evidência de que o TPPA é um diagnóstico distinto. Uma incidência relativamente alta foi descrita por Foassati e colaboradores (2000), a partir de uma amostra de 379 pacientes ambulatoriais e hospitalares, na qual 47 indivíduos (12,4%) receberam um diagnóstico de TPPA do DSM-IV. Daqueles com TPPA, 89,4% receberam um diagnóstico de transtorno da personalidade adicional, com uma correlação significativa com narcisismo. Os autores, por conseguinte, concluíram que o TPPA pode ser mais um subtipo de transtorno da personalidade narcisista do que uma patologia da personalidade distinta.

Bradley, Shedler e Westen (2006) examinaram as características definidoras e a singularidade dos transtornos da personalidade no apêndice do DSM-IV-TR. Uma amostra nacional de 530 psiquiatras e psicólogos foi solicitada a ilustrar um retrato psicológico de um paciente separando declarações descritivas em oito categorias e, depois, classificando o grau em que o paciente satisfazia os critérios para cada patologia. Os resultados indicaram que somente o diagnóstico de TPPA era distinto dos outros transtornos. Hopwood e colaboradores (2009) concluíram que o construto do TPPA se mostrou unidimensional, internamente consistente, razoavelmente estável e muito semelhante aos transtornos da personalidade do Grupo B. Semelhante a estudos anteriores (p. ex., Fossati et al., 2000), Hopwood e colaboradores também concluíram haver ligações com transtorno da personalidade narcisista e *borderline*.

DIAGNÓSTICO DIFERENCIAL

Nos dias atuais, se um indivíduo satisfaz os critérios para TPPA, o diagnóstico é formalmente incluído na categoria de "outro transtorno da personalidade especificado" (American Psychiatric Association, 2013). Embora muitos pacientes apresentem comportamentos considerados passivo-agressivos (p. ex., falta de pontualidade, não aderência ao tratamento e ressentimento), o indivíduo com TPPA encara a vida e todos os seus desafios nesse mesmo padrão. Esses sinais clínicos não são apenas comportamentos reativos e transitórios. Eles são traços de personalidade crônicos, inflexíveis e desadaptativos. Pode ser difícil concluir uma entrevista diagnóstica devido às respostas muitas vezes confusas e evasivas do paciente. Por exemplo, um paciente a quem se faz uma pergunta direta como "O céu é azul?" responde de uma maneira verdadeira, mas rabugenta: "Não de onde estou sentado". Perguntas inocentes tornam-se motivo para desconfiança. Por exemplo: "Você conseguiu chegar aqui sem problemas?", ao que o paciente pode replicar: "Por quê?". Isso pode levar a discussões tangenciais que definem determinadas palavras ou construtos que geram um quebra-cabeças frustrante de respostas incompletas crivadas de detalhes irrelevantes. As interações podem tornar-se rapidamente argumentativas quando o indivíduo propõe perguntas adicionais que demonstram ressentimento por ser solicitado a dar uma resposta (exigências externas), tais como "Por que isso é importante?". Lutando contra uma posição subordinada ou dependente, o paciente preserva a autonomia evitando respostas diretas e, assim, não se submete à figura de autoridade.

Diferentemente do estilo depressivo do indivíduo com TPPA, a pessoa com depressão tem mais pensamentos autodepreciativos e desesperançados, é mais propensa a se culpar por infortúnios e apresenta uma visão negativa do futuro. Como é possível haver depressão no paciente com TPPA, a avaliação para comportamentos de alto risco como ideação suicida, ideação homicida ou abusos de substâncias não deve ser ignorada. Estudos demonstram que aqueles com TPPA apresentam uma elevação nos níveis de impulso (Perry & Körner, 2011); uma associação significativa com álcool, maconha e uso de outras substâncias (Cohen, Chen, Crawford, Brook, & Gordon, 2007; Corbisiero & Reznikoff, 1991; Hopwood et al., 2009; Podolsky, 1970); enxaquecas (Manlick, Black, Stumpf, McCormick, & Allen, 2012); transtorno de déficit de atenção/hiperatividade (Cumyn, French, & Hechtman, 2009); experiências de infância negativas (Hopwood et al., 2009); educação parental aversiva (Johnson, Cohen, Chen, Kasen, & Brook, 2006); transtornos da personalidade *borderline*, narcisista e paranoide (Czajkowski et al., 2008; Hopwood et al., 2009); transtorno do humor, desesperança e ideação suicida (Alnaes & Torgersen, 1991; Joiner & Rudd, 2002); e abuso infantil nas mulheres (Davins-Pujols, Perez-Testor, Salamero-Baro, & Castillo-Garayoa, 2012). Além disso, transtornos de ansiedade podem estar presentes (Johnson, Cohen, Kasen, & Brook, 2006). Os sintomas de ansiedade tendem a se apresentar em épocas que desafiam diretamente o paciente a ser assertivo, responder a uma exigência externa ou quando são forçados a escolher um curso de ação específico. A hipervigilância associada à ansiedade serve para proteger-se e antecipar as exigências dos outros (Rasmussen, 2005).

Características narcisistas e *borderline* são bastante semelhantes e podem coincidir com o TPPA. O narcisismo manifesta-se no considerável foco do indivíduo em seu singular drama e desventura, atitudes de grandiosidade e merecimento, bem como grande incapacidade de identificar-se com os outros. Pode-se fazer uma diferenciação entre os dois transtornos considerando que aqueles com narcisismo em geral são mais ativos e diretamente agressivos, e se estiverem em desacordo com uma figura de autoridade ou exigência externa, não hesitarão em afirmar dominância. O indivíduo com TPPA vacila em sua resposta a figuras de autoridade entre desacato, expresso na forma de interações sarcásticas e beligerantes, e tentativas de "amolecer... pedindo perdão ou prometendo desempenhar melhor no futuro" (American Psychiatric Association, 2000, p. 790). Millon e Davis (1996) escrevem que, embora os pacientes com personalidade *borderline* também demonstrem ambivalência e hesitação, o transtorno da personalidade *borderline* é mais grave em termos de polaridades cognitivas, variações no afeto e impulsividade comportamental. Para auxiliar com o diagnóstico diferencial de TPPA, Kantor (2002) sugere considerar comportamentos que possam ser obscurecidos por outras psicopatologias, comportamentos que não são considerados sintomas de TPPA clássicos (p. ex., provocar), bem como a dinâmica subjacente relacionada ao comportamento e às informações obtidas de uma história completa.

CONCEITUALIZAÇÃO

Um esquema poderoso mantido de modo vigoroso determina que a afirmação direta é potencialmente catastrófica. Isso ocorre porque o indivíduo acredita que há risco de perda de autonomia por meio da discordância, da rejeição ou da recusa aos outros. Assim, para evitar ser controlado e sempre ressentido frente à autoridade, o paciente com TPPA responde às exigências externas de uma maneira passiva, provocativa e indireta. Pessimista e temeroso da asserção e confrontação, ele é envolvido em um padrão de autoderrota. Esse padrão inicia e paralisa seu caminho pela vida criando uma trajetória de "negócio inacabado" (Wetzler & Morey, 1999, p. 57). Stone (1993a) escreve: "Eles podem recusar-se a trabalhar, criar impasses, recusar-se teimosamente a progredir em qualquer direção, etc.", o que fundamentalmente derrota as próprias acalentadas esperanças e ambições" (p. 362). Cobiçando o sucesso e o progresso dos outros ao longo da vida, eles menosprezam e rejeitam as mesmas oportunidades. Estados de humor negativos intensos relacionados a polaridades de dependência e oposição ativadas criam um campo minado de respostas imprevisíveis. As reações podem ser cáusticas e oposicionistas ou, alternativamente, desamparadas e dependentes. Se diretamente confrontado sobre comportamentos passivos, respostas típicas são ressentimento incrédulo, ao mesmo tempo proclamando inocência e justificação. Alguma responsabilidade por seus dilemas pode ser evidente, mas o paciente constrói contra-argumentos para anular qualquer sugestão ou ideia positiva, de modo que nenhuma mudança benéfica duradoura ocorre (Stone, 1993a).

O perfil cognitivo do paciente com TPPA inclui crenças centrais, pressupostos condicionais e estratégias compensatórias que são compatíveis com negativismo, ambivalência, resistência, ressentimento, inveja, relutância em satisfazer expectativas e uma meta dominante de preservar a autonomia. Crenças centrais como "Ninguém deve me dizer o que fazer" podem gerar humores negativos e contribuir para eles, bem como levar, em resposta, a comportamentos desadaptativos associados. Pensamentos automáticos refletem ceticismo pessimista implacável matizado por uma "antecipação de desfechos desagradáveis" (Harper, 2004, p. 282). O ceticismo prevalente é semelhante àqueles com traços ou transtorno paranoides (McCann, 2009) e permeia seu modo de perceberem a si próprios, os outros e o mundo e seus desafios. Rasmussen (2005) escreve "Eles buscam o negativo em situações, e geralmente encontram" (p. 279). O desejo de ser aprovado por aqueles dos quais podem depender ou buscar reconhecimento está em contradição direta com sua crença de que, para se manterem autônomos, devem driblar ou resistir ao cumprimento de regras e expectativas. Para lidar com essa ambivalência, a independência é mantida por meio de comportamento passivo que não confronta ou desafia diretamente a autoridade. Eles preservam o controle e a autonomia evitando conflito e desaprovação potencial. A vacilação e ambivalência entre acomodação e oposição é incessante e cria respostas afetivas poderosas que incluem raiva, culpa e frustração (Harper, 2004). A vacilação pode muitas vezes evocar a empatia dos outros ou disparar uma resposta raivosa, levando à contrição e à autodepreciação. À medida que os outros apoiam e dão afeto, o padrão de ambivalência é reforçador, já que produz certos prêmios e evita alguns incômodos (Millon & Grossman, 2007).

Crenças centrais

As crenças centrais de Cristina e os pensamentos automáticos dicotômicos relacionados emanam temas de querer ser cuidada, porém resistindo ao controle externo (p. ex., "Ajude-me a saber o que fazer", "Ninguém deve me controlar" e "Adequar-me significa que não tenho controle"). Obediência é sinônimo de perda de controle, liberdade e autonomia. Essa dificuldade ou conflito com a aceitação da influência dos outros é um aspecto fundamental da ambivalência intensa que cria tal comprometimento social. Passividade ou aquiescência superficial é a maneira de manter a distância das exigências de uma pessoa ou situação. As pessoas com TPPA frequentemente veem-se como resignadas e não reconhecidas por suas contribuições singulares. O Quadro 13.1 traz uma lista das crenças centrais típicas.

Crenças condicionais

As crenças condicionais de indivíduos com TPPA apoiam aquiescência superficial e amplificam seus modos pessoais de lidar com situações como a maneira mais acertada, óbvia e mais especial. Assim, o manejo bem-sucedido de uma situação requer aquiescência superficial e dissimulada inserção da "melhor" abordagem do TPPA. O Quadro 13.1 traz uma lista das crenças condicionais típicas.

A crença condicional de Cristina de que, se fosse evasiva e indireta, seria vista mais favoravelmente foi demonstrada por seu comportamento passivo em resposta a sinais de clientes em potencial. Ela acreditava que os interessados em adquirir uma casa veriam sua indisponibilidade como um sinal de que ela era uma profissional muito requisitada e a procurariam quando estivessem realmente prontos para comprar. Ela não conseguia entender por que seu supervisor não compreendia seu raciocínio, refletindo a crença condicional de que "Se eu fizer o que acho que é certo, os outros ficarão convencidos de que é certo". Dizendo aos outros que ela compareceria a eventos de venda de imóveis (porém se ausentando), o confronto imediato seria evitado e a sabedoria de sua forma de agir seria admitida e reconhecida com o tempo. A avaliação negativa de seu supervisor foi uma completa surpresa, e ela continuou inconsciente das consequências de suas ações.

Crenças compensatórias

As crenças compensatórias dos pacientes com TPPA incluem em grande medida temas de garantir o apoio da figura de autoridade conformando-se superficialmente. Entretanto, se a conformidade superficial se torna problemática, eles recorrem à crença de que uma grande injustiça aconteceu. Estão convencidos de que não estão sendo reconhecidos ou valorizados por suas contribuições únicas e especiais, e também que os outros não são capazes de compreendê-los. Podem evocar respostas alheias hostis devido a suas queixas persistentes e sua visão de mundo derrotista (American Psychiatric Association, 2000). Existe uma qualidade narcisista em suas estratégias compensatórias que pode quase parecer um mecanismo protetor para evitar ou desviar rejeição. Entretanto, a raiva intensa que acompanha essas crenças contradiz em certa medida a ideia de que tais crenças têm função de proteção, sendo, isto sim, resulta-

QUADRO 13.1
Crenças centrais, condicionais e compensatórias

Crenças centrais
- "Ninguém deveria me dizer o que fazer!"
- "Não posso depender de alguém."
- "Adequar-me significa que não tenho controle."
- "Expressar raiva pode me trazer dificuldade."
- "Regras são limitantes."
- "As pessoas não me entendem."
- "Os outros não deveriam me questionar."
- "As pessoas vão se aproveitar de mim se tiverem chance."

Crenças condicionais
- "Resistindo às exigências, mantenho-me independente."
- "Se eu seguir as regras, perco minha liberdade."
- "Se alguém tiver informações sobre mim, ficarei vulnerável."
- "Se eu depender de alguém, não terei voz."
- "Se eu fizer o que acho que é certo, os outros estarão convencidos de que é o certo."
- "Ao não ser diretamente assertivo, asseguro o apoio dos outros."

Crenças compensatórias
- "Devo driblar as regras para me manter livre."
- "Não devo seguir o caminho dos outros."
- "Assentirei superficialmente com os outros para evitar conflito."
- "Devo afirmar-me indiretamente para não ser rejeitado."
- "Não tenho o reconhecimento que mereço, pois os outros não são capazes de me valorizar."
- "Tenho maneiras especiais de fazer as coisas que poucos entendem."

do de um dano narcisista. O Quadro 13.1 traz uma lista de crenças compensatórias típicas.

As crenças compensatórias de Cristina consistiam em ideias distorcidas relacionadas à sua rejeição percebida por parte de seu supervisor. A rejeição não era, em sua mente, causada por insubordinação ou baixa produtividade, mas fruto da incapacidade de seu superior de admitir e reconhecer suas ideias especiais. Ela expressava raiva intensa, decepção e frustração pela incapacidade de seu supervisor de ver sua maneira criativa de executar seu trabalho. Quanto maior a pressão do supervisor para adequar-se, mais ela entrincheirava-se em suas convicções. Ela ressentia-se profundamente e questionava seus colegas "sortudos" que recebiam reconhecimento. Quando os outros alcançavam metas, ficava ainda mais convencida de que estava sendo ignorada e negligenciada, o que acarretava interações subsequentes repletas de comentários amargos e queixas generalizadas.

PRINCIPAIS METAS DO TRATAMENTO

O objetivo fundamental da terapia cognitivo-comportamental (TCC) para o paciente com TPPA é compreender como o padrão de ambivalência impacta e afeta os relacionamentos atuais, o humor e a autoestima, com o tratamento progredindo para trabalhar nos comportamentos passivo-agressivos associados que isolam e causam alienação, descontentamento, frustração e sentimento de ser incompreendido (Rasmussen, 2005). O trabalho inclui criar uma avaliação mais equilibrada e realista das situações que geralmente produzem sentimentos e comportamentos negativos. O sucesso é indicado por melhora nas interações sociais e no funcionamento relacionado, tal como uma redução nos problemas ligados ao trabalho, assertividade apropriada e uma melhora no humor. Metas de tratamento significativas baseadas na formulação da TCC incluem:

1. Estabelecer uma seleção e a direção das metas de tratamento pelo paciente com uma lista de metas consensuais. Conferir frequentemente como o indivíduo combate a passividade e as crenças ativadas de ser controlado. É importante o terapeuta manter-se coerente e empático quando o cliente vacila entre envolvimento e rejeição do profissional.
2. Construir habilidades de interação social, manejo da raiva e assertividade. Pacientes com TPPA muitas vezes demonstram uma postura áspera, passiva e argumentativa que aliena os outros.
3. Aprender a monitorar e identificar estados emocionais. Criar uma lista com estados fisiológicos associados pode ajudar a esclarecer sentimentos.
4. Aprender a monitorar e identificar pensamentos automáticos e crenças desadaptativas que contribuem para estados de humor negativos e comportamentos passivo-agressivos.
5. Avaliar distorções cognitivas e crenças subjacentes relacionadas a temas de controle, ambivalência e autonomia que acarretam respostas emocionais dolorosas, tais como raiva e tristeza, e comportamentos passivo-agressivos que incluem argumentatividade e posturas oposicionistas.

Estabelecer metas de tratamento específicas, porém, pode ser bastante difícil, pois a postura defensiva do paciente costuma ser comunicada mediante respostas provocativas e insolentes que podem incluir tentar provar que o terapeuta é incompetente (Benjamin, 2003). Explorar empaticamente o ponto de vista e o sofrimento do indivíduo ajuda a definir metas e construir afinidade (Robinson, 2005). Como exemplo, as provocações e necessidade supérflua de esclarecimento por parte de Cristina criaram um "cabo de guerra" quando o clínico tentou sondar detalhes sobre seu encaminhamento enquanto eles trabalhavam no estabelecimento de metas:

TERAPEUTA: Obrigado por preencher os formulários. Entendi que sua colega está com você?
CRISTINA: Ela não é propriamente minha colega.
TERAPEUTA: Ah, pensei que você trabalhasse com ela.
CRISTINA: Bom, trabalhamos no mesmo escritório, mas ela não faz o que faço.
TERAPEUTA: Entendi que ela está preocupada com você.
CRISTINA: O que você quer dizer com preocupada?

Para construir afinidade e definir metas, o terapeuta enfatiza o interesse e o sofrimento de Cristina no trabalho como o foco do tratamento, estimulando-a a identificar problemas específicos que estão contribuindo para suas dificuldades atuais. Com educação sobre o modelo cognitivo, Cristina pode aprender como seus pensamentos e crenças estavam influenciando seu humor deprimido e irritável e sua baixa autoestima. Aprender a monitorar distorções cognitivas que incluem declaração polarizada, como "Não vão me dizer o que fazer", justaposta com "Eles deveriam me ajudar", cria oportunidades para análise e avaliação da validade desses pensamentos, o que leva a respostas emocionais e comportamentais mais equilibradas. O monitoramento consistente, especialmente em situações que envolvem atender uma expectativa ou uma obrigação, podem ajudar a esclarecer a natureza ambivalente e hesitante de crenças subjacentes que influenciam e geram raiva e tristeza, bem como elucidam as estratégias superdesenvolvidas de resistência de controle.

ESTRATÉGIA COLABORATIVA

Colaboração é um componente essencial do tratamento do paciente com TPPA, muito embora as crenças centrais apresentem dificuldades exclusivas em uma troca terapêutica colaborativa. Stone (1993b) escreve "Muitos abandonam o tratamento (um ato passivo-agressivo por si só) antes que alguma mudança positiva possa ocorrer" (p. 308). Como a estratégia básica é resistir aos ditames de uma figura de autoridade, o paciente pode acreditar que o terapeuta está tentando dizer o que mudar e como ele deve cuidar disso. Eles podem responder de uma maneira desanimada, mas raivosa, aludindo à incompetência do profissional, e opor-se com declarações do tipo: "Sim, mas ..." – o que é compatível com a descrição de Yalom do "reclamador que recusa ajuda". Portanto, é imperativo que o paciente esteja ativamente envolvido e seja de modo colaborativo responsável pela direção e pelo foco do processo terapêutico. Isso exige diligência permanente na verificação e solicitação de *feedback* para garantir que o cliente permaneça com o poder, combatendo, assim, crenças centrais ativadas de controle e oposição. Se o indivíduo presume que o terapeuta está controlando a sessão ou exigindo obediência, ele irá passivamente resistir ao processo, o que inclui fingir conformidade, "esquecer-se" da tarefa de casa, não comparecer ou cancelar a sessão.

Como uma maneira de estabelecer colaboração e um senso de "empoderamento" do cliente, o profissional enfatizou a perspectiva singular de Cristina na compreensão e no esclarecimento das metas de tratamento que incluíam as questões ligadas ao trabalho identificadas que seriam mais benéficas. Quando começou a participar na definição de metas para cada sessão, ela tornou-se receptiva à priorização dos itens e concordou em criar uma lista. Listas escritas foram assinadas pela paciente e pelo terapeuta como auxílio no planejamento colaborativo do tratamento. Assim, se a crença central de ser controlada fosse ativada, evidências em contrário eram produzidas. Por exemplo, as seguintes possíveis metas de tratamento foram listadas: melhorar as relações de trabalho; examinar a contribuição de Cristina para a situação; melhorar as habilidades sociais e desenvolver apoios; examinar as origens dos sintomas depressivos; manejo da raiva e do uso de álcool; e identificar as metas de longo prazo pós-tratamento. Ao incentivar o paciente a escolher no que deseja trabalhar, o clínico não somente desafia a própria passividade que causa os problemas, mas estimula uma abordagem assertiva à definição da agenda e metas relacionadas. Distorções relacionadas ao terapeuta tentar controlar o processo podem, então, ser identificadas e encorajadas a se tornarem uma resposta assertiva mais adaptativa, tais como solicitar mais esclarecimento das metas ou sentimentos relacionados do paciente.

Por meio de uma abordagem empática e de apoio por parte do terapeuta e com autoconsciência de seus pensamentos e emoções cada vez maior, Cristina começou a examinar sua ambivalência, seus padrões da família de origem (Benjamin & Cushing, 2004) e o que ela trouxe para os relacionamentos presentes ou as "feridas e dívidas de seu passado" (Thomas, 1994, p. 214). Explorando as crenças centrais por meio de descoberta guiada, os temas de controle mostraram-se predominantes. À medida que começou a entender as polaridades de querer e precisar de figuras de autoridade (mãe, supervisor) para cuidar dela (dependência) *versus* a postura protetora de não querer ser controlada (oposição), Cristina ganhou discernimento sobre a recriação de seu padrão de decepção antecipatória e ceticismo com base em sua crença de que suas necessidades jamais poderiam ser atendidas, e se fossem, não durariam muito. Ela viu que não havia um meio-termo em que pudesse, ao mesmo tempo, sentir-se cuidada e permanecer autônoma. Suas crenças polarizadas e ambivalentes a levaram a discutir ou a desconsiderar regras para proteger sua autonomia e impedir o controle dos outros. Entretanto, como um meio de preservar e continuar tendo a aprovação de figuras de autoridade, ela aquiescia superficialmente, quando, na realidade, continuava o próprio modo resistindo a pedidos e exigências. Todo o seu sistema de crença estava permeado de temas de vitimização e injustiça: aproveitarem-se dela e ser incompreendida, bemcomo o fato de que ninguém deveria dizer-lhe o que deveria fazer. Com uma postura empática e tolerante, o terapeuta responde fornecendo um apoio consistente para facilitar o trabalho por meio da ambivalência com a meta abrangente de criar equilíbrio e consistência.

APLICAÇÃO CLÍNICA DA INTERVENÇÃO

Existem diversas estratégias que podem facilitar o sucesso de outras intervenções técnicas ao longo do tratamento para TPPA, a saber:

- *Manejar o conflito e o confronto com entrevistas motivacionais.* As características e crenças centrais do paciente com TPPA são a ambivalência entre crenças de que "Ser controlado pelos outros é intolerável" contra "Preciso de autoridade para me apoiar e proteger" (Beck, Freeman, & Davis, 2004, p. 40). Como uma maneira de manter e proteger a autonomia, estratégias que incluem resistência, oposição, sabotagem e passividade são superdesenvolvidas. Todavia, para atender às necessidades de dependência lisonjeando ou obtendo aprovação de figuras de autoridade, estratégias de intimidade, assertividade, atividade e colaboração são subdesenvolvidas (Beck et al., 2004). Cristina retratou esse conflito fundamental de dependência *versus* oposição frustrando os outros – isto é, querendo estar próxima e, depois, respondendo com rejeição. De uma maneira dependente, ela buscou respostas do terapeuta, mas, quando foi redirecionada para encorajar o autodescobrimento e examinar as próprias necessidades e considerar objetivos mais concretos, suas respostas vacilaram entre contrição e impaciência. Em resposta, o clínico deve ser capaz de identificar a resistência, mas é importante manter a empatia e não sobrecarregar o paciente com confrontação intensa. Beck e colaboradores (2004; Beck, Freeman, & Associates, 1990) observam que o terapeuta deve evitar desafiar crenças, comportamentos e motivação disfuncionais a mudarem de maneira muito agressiva, de modo a não ativar esquemas constrangedores e a resistência automática relacionada para manter o controle e a autonomia. Para ajudar a manejar a confrontação e a resistência, uma abordagem de entrevista motivacional pode encorajar uma exploração mais profunda, que inicia com o profissional resistindo à tentativa de "consertar" o cliente, e continua com uma comunicação consistente de curiosidade para entender sua motivação. Uma escuta plena e o oferecimento de declarações reflexivas que demonstrem uma compreensão precisa a respeito da perspectiva do paciente criam uma atitude e atmosfera de aceitação. Especificamente, as técnicas de entrevista motivacional incluem a utilização de perguntas abertas, afirmações, escuta reflexiva e resumos. Em suma, em vez de empurrar e pressionar, aceitação e empatia realmente criam a rota para mudança (Rosengren, 2009).

Para ajudar a reduzir o conflito e lidar com o confronto, o terapeuta pode dar poder ao paciente revendo as metas e os compromissos que foram combinados. Ao longo da terapia, o indivíduo é ajudado a afirmar sua seleção de metas de tratamento e direção do processo (autonomia) por uma figura de autoridade empática e não rejeitadora (dependência). Essa abordagem equilibrada cria uma nova experiência para ele: uma experiência que encoraja uma afirmação adaptativa ante uma figura de autoridade sem ameaça de rejeição. Rosengren (2009) escreve o seguinte: "Devemos criar uma atmosfera em que eles possam explorar conflitos e enfrentar realidades difíceis com segurança... sendo empáticos e comunicando essa empatia" (p. 10). Essa atmosfera cria o terreno fértil para o terapeuta evocar e reforçar a conversa sobre mudança ou afirmativas que sejam indicativas de motivação para mudar. Sublinhar e enfatizar a conversa sobre mudar pode levar a exploração e ativação da mudança, bem como a aprendizagem subsequente e prática de respostas alternativas e adaptativas (Rosengren, 2009).

Às vezes, Cristina tinha consciência do efeito que seu estilo de interação amargo e antagonista tinha sobre os outros, mas discutir reais áreas a mudar era muitas vezes encarado com ambivalência. Construindo-se a aliança terapêutica por meio do uso de perguntas abertas, afirmações, escuta reflexiva e resumos, as estratégias de entrevista motivacional são especialmente apropriadas para abordar a ambivalência; além disso, visam capacitar os pacientes a verem-se como fonte de suas próprias soluções (Martino, Carroll, Kostas, Perkins, & Rounsasville, 2002) e entender sua motivação que "reside internamente, bem como ajudá-los a reconhecê-la" (Rosengren, 2009, p. 10). O profissional evoca, mantém-se sintonizado e enfatiza a conversa sobre mudar, promovendo a autorreflexão do cliente e a consideração das discrepâncias entre alcançar objetivos e comportamentos presentes. Na verdade, o terapeuta capacita o paciente a explorar suas motivações e, como o autor de sua história, assumir a responsabilidade por mudar ou não mudar. Enfatizando a motivação básica de Cristina a permanecer empregada e melhorar os relacionamentos, cria-se um equilíbrio entre dependência (fazer o terapeuta determinar o objetivo) e oposição (manter-se constantemente oposto à mudança). O clínico reforça e reflete declarações que reconhecem o impacto do estilo negativo de interação da cliente como autolimitante e derrotista, fundamentalmente impedindo um aperfeiçoamento nas interações interpessoais (Nett & Gross, 2011). Com maior receptividade para discutir mudança, o uso da técnica da seta descendente para revisar evidências de que a mudança é benéfica e uma análise de custo-benefício da modificação produzem maior esclarecimento de que, para satisfazer as metas primordiais de Cristina de manter o emprego e relacionar-se melhor com os outros, alguma mudança precisa ocorrer. Essa alteração é iniciada aprendendo a monitorar as próprias reações (especialmente material emocional) e as interações com os outros. Mantendo em mente as crenças ambivalentes e contraditórias de Cristina, o terapeuta enquadra a construção de habilidades sociais como um mecanismo que a capacitará a afirmar e comunicar suas necessidades de uma maneira respeitosa e adaptativa, a qual facilite as ligações com os outros. Exercícios de *role-play* para praticar assertividade adequada e trocas interpessoais ajudam a demonstrar modos mais adaptativos de se comportar e reagir. Empoderando Cristina ao longo de toda a terapia, esquemas centrais relacionados a controle são mediados; a mudança não equivale à aquiescência, mas, em vez disso, é o resultado de uma trajetória determinada pelo próprio indivíduo para alcançar metas por ele escolhidas.

- *Discutir a raiva.* Um problema emocional fundamental do paciente com TPPA são as reações desadaptativas de raiva, hostilidade, expressões voláteis e, em especial, ressentimento. No tratamento dessas emoções, os terapeutas precisam inicialmente ajudar os pacientes a estar conscientes e identificar seus estados cognitivos e emocionais, levando a exame e manejo de suas ideias de "vingança justificada" e modos planejados de vingar-se daquelas pessoas que são percebidas como gratificadas com reconhecimento e validação injustos. Temas associados como "Eles devem ser punidos" ou "Ninguém realmente compreende" devem ser identificados e avaliados (Ottaviani, 1990). Isso pode ser difícil, pois exige que os pacientes se concentrem mais nos próprios desempenho e comportamentos do que no mau tratamento que acreditam receber dos outros. Essa exploração provavelmente ativará crenças narcisistas de superioridade e merecimento que costuma ocorrer concomitantemente com o TPPA. Nesse caso, estratégias de tratamento empregadas no transtorno da personalidade narcisista podem mostrar-se úteis. Com foco constante na motivação geral e nas metas terapêuticas, uma análise custo-benefício que considere a ineficácia tanto de manejar a raiva passivamente como de reações hostis impulsivas pode levar a uma compreensão de respostas mais saudáveis e mais adaptativas. O benefício demonstrado de ter examinado o relacionamento entre crenças centrais e suas respostas emocionais será adicionalmente reforçado pela navegação bem-sucedida de interações interpessoais.

- *Evitar disputas de poder.* Expressões veladas de resistência à terapia ou ao terapeuta podem incluir ficar em silêncio; racionalizar fracassos para cumprir recomendações de tratamento; responder à confrontação cada vez mais com sentimentos de vergonha, humilhação, ressentimento e culpa; aumentar a resistência passiva à terapia e à mudança, o que inclui comportamentos oposicionistas e propositalmente fracassar ou tornar-se mais sintomático; aumentar a quantidade de queixas com rejeição de ajuda e raiva dirigida ao terapeuta e à aparente incapacidade do clínico de ajudar; e falar ou sugerir outros tratamentos ou consultas com outros profissionais (American Psychiatric Association, 1989). Os terapeutas podem sentir-se muito frustrados e perguntar a si mesmos se o paciente está testando sua competência. Para reduzir as disputas de poder, manter-se focado na motivação pode ajudar a promover o poder e a direção autodeterminada do cliente (Rosengren, 2009). Contudo, conflitos em torno dos limites da terapia são bastante previsíveis e abordados prudente e precocemente na terapia. Regras escritas com clareza para a programação, a cobrança e os períodos de tempo do tratamento devem ser revisadas, e um acordo colaborativo precisa ser estabelecido. Quando o paciente desafia esses limites, por exemplo, chegando atrasado, é extremamente importante avaliar a ocorrência de pensamentos automáticos como "Ninguém irá me dizer quando chegar ou o que fazer". Isso oferece ampla oportunidade *in vivo* de explorar essas crenças e suas implicações, bem como alternativas em potencial. Por exemplo, o clínico pode trabalhar com o indivíduo para expressar um meio mais direto de afirmar suas preferências (p. ex., solicitando um horário de sessão diferente; Ottaviani, 1990).

- *Manter a consistência e a empatia.* Ao longo do tratamento, o terapeuta deve manter-se consistente, objetivo e empático, e não se deixar envolver na batalha interna do paciente de percepções do tipo "Ajude-me" ou "Dane-se" (Beck et al., 2004, p. 357). As interações cáusticas do cliente podem mostrar-se fatigantes e até ofensivas às vezes, com a ambivalência persistente causando partidas e paradas. À medida que o paciente lentamente se torna mais confortável (dependente) com sugestões do profissional, a ambivalência subjacente pode causar uma mudança errática, levando a uma rejeição ou um revés no processo de tratamento (oposicionista). O terapeuta precisa ser sistematicamente empático, encorajando autodireção, empoderamento e escolha, ao mesmo tempo aceitando e trabalhando a ambivalência em um relacionamento que apoie e valide. Embora possa parecer que tais pacientes se deleitam com sua infelicidade, eles sentem grande desconforto, ansiedade e tristeza em seu drama. Em vez de personalizar o negativismo do cliente, o profissional pode lembrar-se de também conceitualizar essas ações como comportamentos desadaptativos adquiridos (Beck et al., 2004), bem como do fato de que o paciente vive uma vida de insatisfação crônica (Harper, 2004).

Técnicas específicas

Treinamento de assertividade

O treinamento de assertividade pode ajudar os pacientes com TPPA a tornar expressões veladas de raiva mais explícitas e funcionais (Hollandsworth & Cooley, 1978; Perry & Flannery, 1982). Quando o indivíduo com TPPA tem dificuldades no controle dos impulsos e reações queixosas, intervenções terapêuticas que incluem relaxamento, aumento da tolerância à frustração, diminuição da angústia e consideração do impacto da reatividade aos outros podem ser úteis na redução da perturbação emocional, de modo que outros meios mais efetivos ou adaptativos de comunicação possam ser praticados. Estados afetivos negativos (p. ex., irritabilidade ou disforia) e crenças e distorções cognitivas ("Se eu disser não à figura de autoridade, eles não vão se importar comigo") que estão superficialmente relacionadas ao cumprimento superficial podem indicar situações em que habilidades assertivas saudáveis seriam benéficas. Aprender assertividade apropriada com comunicação efetiva e respeitosa ajuda o paciente a preservar a autonomia com menos ameaça de rejeição da figura de autoridade e menos dano colateral subsequente de queixas, ressentimentos ou argumentatividade. No caso de Cristina, o treinamento de assertividade foi usado com êxito como uma forma de ela expressar discordância da seleção de um mentor por parte de seu supervisor e solicitar uma outra pessoa escolhida por ela. Durante a sessão, o clínico certificou-se de reservar tempo para um *feedback* sobre o rumo em que a terapia estava indo e indagar sobre as mudanças que Cristina sentia que eles precisavam fazer. Isso ofereceu ampla oportunidade para praticar a asserção *in vivo* dos eventuais desacordos com o processo terapêutico de uma maneira positiva e estruturada. Em resposta, o terapeuta proporcionou um equilíbrio entre limites consistentes (p. ex., duração das sessões) e receptividade aos pedidos de Cristina (p. ex., temas para a agenda).

Monitoramento de si próprio e dos outros

Aqueles com TPPA muitas vezes têm dificuldade para descrever suas experiências íntimas e, em lugar disso, favorecem um grande foco nos comportamentos dos outros. Metacognição fraca ou a capacidade de refletir, identificar e argumentar com estados mentais (Dimaggio et al., 2011) e alexitimia impedem o paciente de identificar não somente mudanças em seu humor, mas também qual é de fato seu estado de humor e sentimento (Nicolo et al., 2011). A incapacidade de esclarecer e identificar sentimentos dificulta o estabelecimento de ligações de causa e efeito entre pensamentos, sentimentos e comportamentos. Com uma tendência a generalizar as experiências interpessoais de uma maneira desadaptativa, o tratamento, por conseguinte, precisa "progressivamente promover a conscientização dos estados mentais" (Dimaggio, Attina, Popolo, & Salvatore, 2012, p. 157). O monitoramento precoce pode ser mais benéfico quando centrado na aprendizagem, identificação e categorização dos próprios estados emocionais (orientação a si próprio), em vez de passar rapidamente para narrativas e para o conteúdo das interações interpessoais (Nicolo et al., 2011). Para promover a consciência, Dimaggio e colaboradores sugerem ajudar os pacientes a reconhecer que quaisquer mudanças de excitação que sintam são, na verdade, estados emocionais, os quais estão associados a alterações fisiológicas específicas. O desenvolvimento de listas para ajudar a identificar e diferenciar esses estados é formalizada com termos relacionados, definições e esclarecimento. A identificação de como raiva, decepção e outros estados emocionais realmente são (p. ex., reações fisiológicas) fornece uma valiosa via de acesso a pensamentos automáticos associados e crenças centrais subjacentes. O uso da técnica de descrever detalhadamente episódios autobiográficos ou situações em pormenores fornece um auxílio para obter descrições dos pensamentos e sentimentos que ocorrem de modo específico naquela situação, em vez de declarações ou percepções generalizadas. Quando a experiência idiossincrática é enfatizada, estados subjetivos são esclarecidos (Dimaggio et al., 2011), o que ajuda os pacientes a se darem conta e "tomarem uma distância crítica" de suas crenças centrais (p. 73). À medida que a consciência aumenta, o monitoramento constante durante e entre sessões de pensamentos distorcidos sobre ser controlado ou privado – tais como "Nada funciona para mim", "Nunca recebo o que mereço" ou "Como eles ousam me dizer como levar minha vida?" (Millon & Grossman, 2007) – pode permitir ao cliente avaliar esses pensamentos como uma maneira de impedir mudanças de humor ou ficar emburrado (ou hostil).

A estimulação e o monitoramento específicos para mudanças de humor com material de alto risco, incluindo ideação suicida, são importantes ao longo de todo o tratamento. O monitoramento e a exploração colaborativa de avaliações e comparações com os outros que podem refletir uma visão distorcida de como eles "conseguem fácil", "são sortudos" ou que o paciente é "tratado de forma injusta" podem criar uma interpretação mais realista de situações, levando, por fim, a um estilo mais adaptativo e saudável de interação. Explorar experiências e características em comum com os outros a fim de contrabalançar crenças narcisistas da própria singularidade pode acarretar um impacto positivo nas interações sociais. Tarefas de casa com um fundamento lógico claramente compreendido devem incluir a documentação e a coleta de pensamentos automáticos, em especial depois de passar por uma emoção intensa. Para incentivar o cumprimento dessas tarefas, o registro de pensamentos deve ser apresentado como um exercício "sem perda" (Ottaviani, 1990). A tarefa de casa leva em conta uma conexão entre pensamentos e sentimentos, podendo também identificar áreas relacionadas a depressão e ansiedade. O monitoramento de reações interpessoais ofensivas e cáusticas associadas, incluindo postura, inflexões de voz (p. ex., gritar), linguagem corporal (p. ex., apontar), contato visual (intenso vs. evitativo) ou uso de palavras sarcásticas (Prout & Platt, 1983), pode melhorar as interações. O monitoramento dos outros em busca de sinais de ultraje ou desinteresse (perda de contato visual, revirar os olhos, mudança na postura corporal, sinais verbais, sair da sala, etc.) sinalizam se indivíduos com TPPA estão interagindo de uma maneira desrespeitosa. O monitoramento de si e dos outros é um aspecto importante da construção de habilidades sociais e comunicação, devendo ser mantido como uma prioridade ao longo do tratamento.

Treinamento de habilidades sociais e comunicação

Habilidades sociais e comunicativas comprometidas são alvos vitais de tratamento com o TPPA. As interações desses indivíduos são carregadas de negativismo, limites precários e diálogos espinhosos e sarcásticos. Um estilo controlador que tenta envolver o terapeuta em uma avaliação cínica do mundo alterna-se entre tagarelice e silêncio agitado. Em contrapartida, esses pacientes geralmente carecem de boas habilidades de escuta, reciprocidade ou sensibilidade ao *feedback* ou influência dos outros. Para Cristina, a falta de vinculação e a dificuldade com relacionamentos sociais devia-se em parte a sua percepção fraca de sinais interpessoais. O treinamento de habilidades sociais a ajudou a compreender melhor o conceito de limites interpessoais, sinais de aviso dos outros de que ela poderia estar violando seus limites e como se expressar de uma maneira respeitosa. Listas foram feitas de modo colaborativo, identificando o que habilidades de interação boas poderiam incluir e, depois, quais áreas Cristina gostaria de desenvolver, tais como comunicar uma discordância de uma maneira apropriada e não ofensiva. Habilidades de comunicação praticadas em sessão a ajudaram a fazer mais declarações com a palavra "eu", esperar por respostas, manter contato visual adequado e responder com menos frases longas e cheias de detalhes. As tarefas de casa incluíram envolver-se em conversas com colegas e praticar não levantar a voz, fazer uma pausa antes de responder e verificar se a resposta poderia ser interpretada como ofensiva, bem como esperar que os outros respondam. Respostas alternativas possíveis foram examinadas e, depois, encenadas em sessão.

CONSIDERAÇÕES SOBRE PROGRESSO, CICLO DE VIDA E TÉRMINO

Para o paciente com TPPA, o progresso pode ser lento. O cliente pode vacilar entre comportamentos agradáveis e reações hostis ao terapeuta. Crenças centrais sobre controle e resistência a planos, após as sugestões dos outros, ou sobre conformidade geral com estrutura podem ser facilmente reativadas. Situações que colocam o paciente sob a direção de uma autoridade podem ativar o esquema controle-resistência e rapidamente impedir qualquer processo terapêutico obtido. Ao longo do tratamento, o clínico precisa sistematicamente evocar a colaboração do cliente quando este "tentar passar a responsabilidade pelo progresso para o terapeuta" (Carlson, Melton, & Snow, 2004, p. 250). Não é incomum o paciente desconsiderar os ganhos do tratamento e até terminá-lo abruptamente apesar do progresso. Metas incrementais dirigidas a melhorar o funcionamento geral cotidiano, com impacto na qualidade de vida, podem fornecer reforço para o comprometimento continuado com a terapia e mudança duradoura. À medida que novas habilidades capazes de causar ansiedade são aprendidas, podem ser necessárias habilidades de redução de ansiedade. Com as crises e turbulência posteriormente minimizadas frequentes, o terapeuta é desafiado a se manter firme e consciente das próprias reações. Por meio da exploração empática, o paciente pode conhecer um relacionamento que não responde, rejeita ou afasta, obtendo a segurança e o espaço para experimentar, crescer e mudar.

O comportamento passivo-agressivo situa-se em um *continuum* e ao longo de todo o ciclo de vida. Millon e Davis (1996) sugerem que uma criação muito contraditória contribui para o desenvolvimento de TPPA. Carlson e colaboradores (2004) escrevem que o sistema familiar, repleto de hierarquia, cria oportunidades em que os comportamentos passivo-agressivos formam uma defesa prática dentro das lutas de poder. Crianças com transtorno desafiador de oposição têm muitas qualidades em comum com o adulto com TPPA (Carlson et al., 2004; Fusco & Freeman, 2007a; McCann, 2009), mas Rey, Morris-Yates, Singh, Andrews e Stewart (1995) concluíram que não havia um elo longitudinal entre os transtornos. Demonstrou-se que o TPPA em uma população de adolescentes estava associado a riscos de violência (Johnson, Cohen, et al., 2000) e era mais frequentemente diagnosticado com a idade (Johnson, Cohen, Kasen, Skodol, & Oldham, 2008), com sintomas tendendo a diminuir à medida que a pessoa envelhece (Gutierrez et al., 2012). Segal, Coolidge e Rosowsky (2006) observam que, para o indivíduo que envelhece, a mudança de papel sugere uma transferência de comportamentos passivo-agressivos de um contexto ocupacional para família, cuidadores ou profissionais da saúde, que podem tornar-se uma influência mais ativa. Os autores sugerem que, de todos os transtornos, com o aumento da dependência que ocorre com o envelhecimento, o TPPA torna-se o mais visível. Com a maior dependência de cuidadores, provedores ou instituições, as expectativas de obediência médica, como tomar o medicamento regularmente ou comparecer às consultas de acompanhamento, podem ativar crenças centrais disfuncionais relacionadas a controle (Segal et al., 2006).

Pode-se preventivamente ajudar os pacientes com TPPA a manejar situações de risco capazes de ativar de modo previsível esquemas antigos fazendo listas e *role-play* das maneiras de lidar com esses desafios. Visitas de acompanhamento para revisar comportamentos ou áreas problemáticas também são úteis para preservar maneiras produtivas de manejar situações difíceis. Outras modalidades, como a terapia de grupo (com cuidadosa consideração), têm possíveis benefícios de manter o progresso, apoiar a modificação de esquemas e consolidar novas habilidades se o paciente estiver disposto a se envolver.

DESAFIOS COMUNS E AUTOCUIDADO DO CLÍNICO

As características do TPPA de negativismo, ambivalência, resistência, relutância em satisfazer as expectativas dos outros e uma meta ampla de preservar a autonomia criam desafios significativos para uma aliança terapêutica produtiva. Os desafios comuns incluem o caráter altamente comórbido do transtorno, incluindo ideação suicida, abuso de substâncias e depressão. A avaliação regular dessas áreas é vital, incluindo uma revisão completa do tratamento ativo e atual de todos os provedores, o que engloba médicos e medicamentos (também os de venda livre). Regimes farmacológicos podem ativar ambivalência associada a crenças centrais sobre controle, o que pode levar à não aderência ou ao abuso do medicamento. Encaminhamentos a terapias de casal e de família podem dar suporte aos ganhos individuais, ao passo que terapia de grupo pode criar oportunidades para aumentar habilidades interpessoais. Limites e fronteiras firmes em torno de declarações suicidas e planos práticos para crises são necessários a fim de garantir o monitoramento permanente da segurança. Por exemplo, o paciente pode aludir à ideação suicida ou dar uma resposta indireta que deixa o terapeuta incerto a respeito da estabilidade do indivíduo. Como a ambivalência pode indicar risco, uma avaliação cuidadosa é necessária. A ativação poderosa de crenças centrais relacionadas a controle pode ser especialmente evidente em indivíduos indicados para tratamento (Yanes, Tiffany, & Roberts, 2010). Consequentemente, o tratamento indicado requer esforços diligentes para promover controle e escolha pelo paciente sempre que possível. O clínico precisa estar sempre consciente em relação às suas respostas, reações e estresse relacionados no contexto de comportamentos depreciativos, desdenhosos e passivo-agressivos. Robinson (2005) escreve que o terapeuta, na qualidade de figura de autoridade, será tratado com inveja e desprezo, e "a contratransferência pode ser bastante acentuada" (p. 416). Benjamin aconselha que o manejo da contratransferência seja um fator-chave no desenvolvimento da colaboração (1993), já que Millon, Grossman, Millon, Meagher e Ramnath (2004) indicam que "os negativistas são impressionantemente frustrantes" (p. 554). Grupos de defesa do paciente podem ser acionados para aumentar o apoio ao indivíduo e dar assistência a familiares e equipes de tratamento que possam ficar frustrados ou fatigados. Apoio profissional de pares, supervisão e consulta fazem parte da provisão de tratamento apropriado. Autocuidado permanente, incluindo monitoramento do estresse, da saúde e da ansiedade, é importante para o terapeuta, de modo a perceber os pequenos sinais de advertência, como queixas pessoais, sarcasmo e/ou antecipação negativa das sessões, e tomar medidas para manter a objetividade e o bem-estar necessários para trabalhar com esse transtorno.

CONSIDERAÇÕES FINAIS

Embora formalmente o diagnóstico de TPPA não exista mais como um transtorno específico na nomenclatura do DSM, os terapeutas podem indicar o padrão de transtorno da personalidade que inclui resistência geral, sentimentos de ser incompreendido ou desconsiderado (Sprock & Hunsucker, 1998) e hostilidade expressada de modo passivo, tal como em uma recusa a adequar-se, argumentatividade e irritabilidade dentro da categoria de "outro transtorno da personalidade especificado" no DSM-5 (American Psychiatric Association, 2013). Geralmente apresentando dificuldades interpessoais, o paciente com TPPA é envolvido em um padrão de comportamentos autodestrutivos e hesitantes que são gerados a partir de esquemas, bem como se opõem e dependem de figuras de autoridade alternadamente. Aprisionado entre desejos intensos de independência e autonomia, o indivíduo com TPPA costuma levar uma vida de insatisfação e tem dificuldades permanentes de atender as exigências da vida cotidiana. Esses pacientes têm alta comorbidade e frequentemente sofrem de depressão, ansiedade e dificuldades na modulação de sua raiva. Por causa de sua alta ambivalência, a avaliação para comportamentos de grande risco (tais como ideação suicida e homicida) e abuso de substâncias não deve ser ignorada. As metas da terapia cognitiva incluem criar uma avaliação mais realista das situações que geralmente produzem sentimentos e comportamentos negativos, bem como compreender como os relacionamentos, o humor e a autoestima são afetados pela ambivalência. Os terapeutas podem criar uma postura empática com o uso de abordagens da entrevista motivacional, ajudando o paciente a resolver sua ambivalência por meio de consistência, suporte e exploração. As crenças centrais relacionadas ao TPPA, que incluem resistência, relutância em satisfazer as expectativas dos outros, negativismo e uma necessidade potente de preservar a autonomia, são desafios significativos na construção de uma aliança terapêutica colaborativa produtiva. Os profissionais devem permanecer cientes a respeito de suas reações, pois o paciente com TPPA pode ser cáustico, rejeitador e rígido. Com o compromisso com o autocuidado, apoio profissional de pares, supervisão e consulta, o terapeuta pode manter a postura objetiva e tolerante necessária para ajudar esses clientes.

Capítulo 14

TRANSTORNO DA PERSONALIDADE NARCISISTA

Wendy T. Behary
Denise D. Davis

João, um analista bem-sucedido de uma grande instituição financeira, foi convencido a procurar terapia por um ultimato de sua esposa, Estela: "Procure ajuda profissional e veremos, caso contrário, acabou tudo". Na admissão, João estava amargurado por um sentimento de dano pessoal e tratamento injusto: "Como ela ousa intrometer-se na minha vida profissional" e "Invadir minha privacidade?". Estela havia descoberto diversos *sites* de pornografia adulta armazenados no histórico de navegação no computador de casa, com muitas horas de conexão – em horários nos quais João supostamente estava "trabalhando" em casa. Ela também descobriu que as horas extras no escritório eram, na verdade, passadas em *happy hours* com as jovens e adoráveis colegas de trabalho do marido, cerca de duas a três vezes por semana. Na terapia, João mostrou-se indignado sobre ter sido "ele" o "ameaçado" a procurar ajuda, principalmente porque "Estela é quem obviamente tinha perturbações mentais". Ele imediatamente afirmou seus motivos de que (1) só havia concordado em vir para acalmar a "mente histérica" da esposa e (2) exigir seu direito de dormir no próprio quarto e depois, talvez, (3) quando ela "caísse na real", demonstraria alguma apreciação pelo "lindo teto" que ele mantinha sobre sua cabeça.

Ao ser indagado se imaginava a dor que Estela poderia ter sentido quando descobriu as mentiras, sentindo-se excluída do mundo dele, preocupada com seu afastamento da família, João respondeu: "Ela não entende que todos os homens se comportam assim. Coisa sem importância. Ela só está insegura". Quando perguntado: "João, se realmente é uma 'coisa sem importância', então por que você não contou para ela essa parte de sua vida?", ele ficou incomodado, revirou os olhos e respondeu presunçosamente: "Essa pergunta é ridícula". Ele simplesmente não sabia que tinha de *pedir licença* para ter um pouco de *descanso* aos 49 anos, em especial considerando-se o quanto ele havia se esforçado para proporcionar uma vida "encantada" para sua esposa e seus dois filhos. Quando indagado sobre sua evidente irritação mediante a "pergunta", ele baixou os olhos, apertou os lábios, fechou-se e pôs-se a reforçar de modo vigoroso o vinco de suas calças perfeitamente passadas. Ao ser questionado sobre que papel ele achava que tinha em seu conflito conjugal, simplesmente disse: "Olha, ninguém é perfeito... mas sou um bom partido".

Essa apresentação notoriamente arrogante, mas frágil, ilustra características clássicas do transtorno da personalidade narcisista (TPN). É difícil aceitar a arrogância, é fácil sentir-se intimidado pelos desafios de poder e é uma luta evocar a colaboração, a menos que haja alguma forma de influenciar. Nesse exemplo, é grande o poder de influência porque João realmente não queria perder sua esposa e sua família.

SINAIS E SINTOMAS CLÍNICOS

Normalmente, pessoas com TPN procuram a terapia devido a ultimatos sociais, reveses materiais ou outras ameaças de humilhação, como perda de *status* profissional (percebida ou real) ou sanções disciplinares, talvez ligadas ao comportamento agressivo, explorador e irresponsável ou ao abuso de poder, perda de um relacionamento com um parceiro ou um filho ou, ainda, consequências adversas, como suspensão da carteira de motorista ou outras penalidades ocasionadas por violações da lei porque "As regras não se aplicam a mim". Com menos frequência, esses indivíduos podem usar a terapia como uma forma de pavonear-se, buscando atenção e admiração e, em geral, carecendo de qualquer plano substancial de mudança.

De acordo com o DSM-5 (*Manual diagnóstico e estatístico de transtornos mentais, quinta edição*; American Psychiatric Association, 2013), o TPN é um padrão difundido, inflexível e desadaptativo de experiência interior e comportamento concentrados em inflar e proteger a autoestima, com déficits em relacionamentos empáticos ou igualitários, bem como no desenvolvimento pessoal adaptativo. O TPN ocorre de 0 a 6,2% das amostras comunitárias, sendo do sexo masculino de 50 a 75% dos indivíduos diagnosticados (American Psychiatric Association, 2013). Outras psicopatologias concomitantes incluem transtornos do humor, em especial hipomania ou distimia, anorexia nervosa, transtornos por uso de substâncias, sobretudo relacionados à cocaína, além de outros transtornos da personalidade, notadamente histriônica, *borderline*, antissocial e paranoide. O TPN pode ser subestimado como transtorno comórbido, pois é difícil localizá-lo com precisão no contexto de outros sinais, sintomas ou expectativas de gênero.

Sinais clínicos de TPN incluem comportamentos e declarações que parecem autoenaltecedoras e competitivas e comunicam expectativas de tratamento especial, junto com mínimo discernimento. Esses indivíduos se queixam dos outros, minimizam os próprios comportamentos problemáticos e deixam de demonstrar um cuidado razoável pelos sentimentos alheios. Sua postura pode ser uma mistura de comedido e pomposo, apresentando-se como um caso "fascinante", mas raramente admitindo arrependimento, remorso ou seu papel nos problemas – quando reconhecem que realmente existem problemas. A pessoa narcisista solicita com toda a confiança que reparem em suas conquistas, seus bens materiais, seus atributos físicos e sua influência social. Entretanto, essa exibição de máxima confiança geralmente é um escudo compensatório bastante frágil contra crenças de inferioridade, ser indigno de amor, imperfeição e vergonha. Outros sinais clínicos importantes podem ser detectados em seus lapsos e distorções de reciprocidade social. A pessoa narcisista busca apreciação compulsivamente, porém deixa de apreciar os outros; além disso, tende a competir e buscar destaque, dominando qualquer um que ameace seu território. Um comportamento encantador pode ser arruinado por explosões arrogantes, observações cruéis ou atos insensíveis, tais como intrometer-se para assumir o controle ou agir de maneira exigente e presunçosa. Julgar os outros é um comportamento automático, e as percepções mordazes constituem uma forma de autoempoderamento e entretenimento social.

Quando confrontados com limites ou *feedback* negativo, indivíduos com TPN podem passar do modo encantador para o modo valentão asqueroso e ficar na defensiva, dando mais sinais clínicos do transtorno. Elas podem submeter certas pessoas a discursos inflamados diários de exagerada reprovação, lições de moral, zombaria ou microgestão aleatória. A fachada divertida, poderosa e aparentemente confiante das pessoas com

TPN pode facilmente atrair os outros, até estes perceberem que seu papel é alimentar continuamente a energia narcisista com aplauso e aprovação. Com o tempo, as pessoas significativas na vida desses indivíduos percebem um nítido contraste entre as impressões públicas bem cuidadas e a experiência pessoal de vazio emocional com o paciente.

Quando as pessoas definem expectativas sensatas ou tentam confrontar sobre seu comportamento difícil, o indivíduo com TPN demonstra pouca preocupação ou fica teimosamente insolente. Como os narcisistas gravitam em posições de poder e usam táticas verbalmente agressivas para afirmar sua supremacia, é difícil – se não impossível – para aqueles com influência limitada, sobretudo filhos e empregados, tentar negociar. Se alguém persistir em cobrar responsabilidade da pessoa com TPN, isso desencadeará uma agitação nos pensamentos críticos punitivos dirigidos a si e aos outros. Como é intolerável tanto parecer estar mal como sentir-se mal, o paciente pune defensivamente os outros com culpa, indiferença e embromação, em vez de atender as suas necessidades. Se o cônjuge ou parceiro ficar farto o bastante para sair do relacionamento, a pessoa com TPN tende a se aferrar ao papel de parte ferida, maltratada e abandonada.

Clínicos que utilizam o Questionário de Esquemas de Young (Young, 2006) podem encontrar não apenas altos escores em itens relacionados a merecimento e intolerância à frustração, mas também negativas aparentemente falsas a respeito do próprio valor e de sentimentos de aceitação de conexão. Isso contrasta nitidamente com as respostas positivas sobre as necessidades emocionais iniciais não atendidas de amor e aceitação incondicionais que podem ser detectadas durante as entrevistas de avaliação. Embora os escores individuais no instrumento mais comum de autoavaliação – o Inventário da Personalidade Narcisista (Raskin & Terry, 1988) – possam ser suficientemente altos para atender seus critérios de inclusão para narcisismo, continuam os debates sobre a estrutura fatorial confiável, com pesquisadores propondo de 2 a 7 fatores possíveis (Ackerman et al., 2011). Na conceituação de variantes do narcisismo clínico, há forte apoio a uma combinação de duas manifestações básicas: a de um narcisismo exclusivamente mimado e dependente (grandioso) (Miller, Campbell, & Widiger, 2010) fundido com o tipo frágil vulnerável (Behary, 2012, 2013; Young, 2006).

DIAGNÓSTICO DIFERENCIAL

É importante notar que os traços de narcisismo também podem caracterizar indivíduos muito bem-sucedidos (American Psychiatric Association, 2013, p. 672). Não obstante, não se deve supor que o grande sucesso exclui a possibilidade de TPN. De acordo com nossos modelos de terapia cognitiva e de esquemas, traços narcisistas podem evoluir da adaptação bem-sucedida para o transtorno da personalidade desadaptativa quando estão presentes crenças exageradas, modos hipertrofiados e estratégias inflexíveis excessivamente ativas que causam comprometimentos funcionais. As características de outros transtornos da personalidade que podem coincidir com o TPN incluem a desconsideração exploradora e insensível do transtorno da personalidade antissocial ou a busca de atenção do transtorno da personalidade histriônica. No entanto, pessoas com TPN tendem a ter maior fixação na busca de avaliação que as coloque acima dos outros, em vez de simplesmente atenção ou apoio emocional. Além disso, a grandiosidade é uma característica persistente do autoconceito da pessoa com TPN, e não uma função dos estados de humor mais transitórios, como no caso da mania ou hipomania.

PESQUISAS SOBRE NARCISISMO E AUTOESTIMA

Pessoas narcisistas caracteristicamente relatam autoestima moderada ou alta em diversas medidas de autoavaliação (Baumeister, 2001). Em geral, a autoestima baseia-se frequentemente, mas nem sempre, na competição bem-sucedida e na autoavaliação positiva (Neff, 2011). A competição bem-sucedida envolve excitação límbica, ativação do sistema dopaminérgico, emoções energizantes e comportamento de busca de recompensa (Gilbert, 2010; Gilbert et al., 2008). Explosões de autoestima oriundas de competição bem-sucedida são reforçadas por sentimentos de superioridade, bem-estar, aprovação cultural, avaliação de valor e *status* e, talvez, recompensas materiais. Contudo, também podem levar a uma obsessão pelas implicações de (possível) competição malsucedida em relação ao valor próprio (Kernis, 2005), bem como refletir hiper-reatividade dopaminérgica aos sinais de previsão de recompensa que criam um viés em direção à ativação de certos esquemas e modos (Treadway, Cap. 4, neste livro). A perda de estima e sua ligação com recompensas contingentes é uma ameaça que ativa a hipervigilância, o estreitamento da atenção e a preocupação ansiosa. Essa ruminação pode aumentar a vulnerabilidade à depressão e diminuir a clareza sobre o autoconceito (Kernis, 2005). Tal ciclo proporciona pouca ou nenhuma resiliência ao lidar com limites pessoais ou eventos adversos, pois não há outro mecanismo de enfrentamento adaptativo além de continuar a busca de vantagem competitiva (Neff, 2011). Uma alternativa desadaptativa é inflar cognitivamente a autoimagem e protegê-la com um viés confirmatório. Em uma ampla gama de contextos, indivíduos com uma autoimagem inflada tendem a criar e manter um viés positivo ilusório, no qual solicitam *feedback* positivo, evitam mudança de autoconceito, impõem exigências desconfortáveis aos outros, permanecem vigilantes e fortemente reativos a ameaças à autoavaliação, bem como lidam com dissonância por meio de hostilidade e agressão (Baumeister, Smart, & Boden, 1996).

Um viés positivo ilusório na autoimagem tem sido relacionado ao comportamento agressivo, a déficits interpessoais, a traços indesejáveis e à rejeição dos pares entre adultos (Colvin, Block, & Funder, 1995) e entre jovens hospitalizados (Perez, Pettit, David, Kistner, & Joiner, 2001). Demonstrou-se que valentões superestimam suas habilidades acadêmicas e interpessoais e endossam uma autoestima irrealisticamente alta (Gresham, MacMillan, Bocian, Ward, & Forness, 1998). Além disso, o narcisismo tem correlação positiva com dominância e hostilidade (Raskin, Novacek, & Hogan, 1991), assim como com grandiosidade, exibicionismo e desconsideração pelos outros (Wink, 1991). Em uma população encarcerada por crimes violentos, foram identificados altos graus de narcisismo e TPN como marcadores de risco para violência contra familiares, especialmente quando combinados com uma história de abuso na família de origem (Dutton & Hart, 1992). A disposição das pessoas narcisistas para comportamento agressivo com relação aos outros parece ser mediada por ameaças específicas ao ego, tais como críticas ou insulto percebido (Baumeister, Bushman, & Campbell, 2000; Bushman & Baumeister, 1998). O narcisismo também pode ser um fator de risco para ideação suicida, especialmente quando em comorbidade com transtorno bipolar e uso de substâncias (Links, 2013) e/ou quando manifestado em membros das forças armadas, sobretudo naqueles pertencentes a grupos de missões especializadas que deixam a função militar (Bourgeois & Hall, 1993) e em indivíduos mais velhos que se culpam por ficarem aquém das excessivas expectativas para si mesmos (Heisel, Links, Conn, van Reekum, & Flett, 2007). Em um levantamento epidemiológicos, os participantes que atenderam aos critérios para TPN apresentaram comorbidade elevada com transtorno bipolar do tipo I, transtornos por abuso de substâncias e transtornos de ansiedade, além de terem maior probabilidade de ser solteiros em todas as categorias (separados, divorciados, viúvos ou nunca casados; Stinson et al., 2008).

Embora exista uma correlação entre o surgimento da mídia social e o aumento progressivo nos escores de narcisismo entre universitários nas duas últimas décadas (Twenge, Konrath, Foster, Campbell, & Bushman, 2008), não há evidências de uma relação causal. Na verdade, teóricos do desenvolvimento observam que a personalidade já está bastante bem formada antes se chegar à idade apropriada para ter qualquer interação com as mídias sociais (Bergman, Fearrington, Davenport, & Bergman, 2011). Embora tais atrações sociais possam atuar como condições para exacerbar a personalidade de uma princesa ou um príncipe bem preparado, é mais provável que o desenvolvimento da personalidade narcisista tenha mais a ver com a rede original de aceitação e responsabilidade que é aprendida em interações com pais e cuidadores. Com o movimento do *"todo mundo recebe um troféu"* de tempos recentes – com educadores, orientadores e pais querendo instalar autoestima invencível em seus filhos –, as recompensas tornam-se símbolos necessários de valor próprio. A possível desvantagem dessas boas intenções é que as crianças são deixadas sentindo-se inseguras e vulneráveis, sem a persistência ou a humildade necessária para *tentar de novo e de novo* e para o *"toma-lá-dá-cá"* da vida real ou a capacidade de calibrar a autoestima em um contexto mais amplo de valor próprio não competitivo. Com a mídia social se expandindo como plataforma culturalmente normativa e até mesmo básica para a conexão e a influência (Prinstein, 2014), mais estudos são necessários para rastrear interações em potencial entre o uso de tais meios e o desenvolvimento de esquemas sociocognitivos para identidade e personalidade (Lloyd, 2002). Tais estudos podem ser capazes de investigar a possibilidade de geração e/ou perpetuação de esquemas desadaptativos precoces e vieses cognitivos condicionados correlacionados com o uso excessivo de plataformas de mídia social para conexão interpessoal.

CONCEITUALIZAÇÃO

A personalidade observável da pessoa com TPN caracteriza-se por crenças sobre sua superioridade em relação aos outros e por comportamentos de externalização, ambos oriundos de modos de esquemas de supercompensação. Embora difícil de ver, a crença disfuncional central é "Sou inferior, defeituoso, fraco e insignificante, indigno de amor e sozinho". Essa crença, aliada ao intenso sofrimento emocional e fisiológico que carrega, está embutida em uma rede de esquemas iniciais desadaptativos (Young, Klosko, & Weishaar, 2003), incluindo imperfeição/vergonha, privação emocional, fracasso e desconfiança (Young et al., 2003). Esses esquemas são formados por experiências que representam um desafio a inteligência, especialidade, controle ou segurança, inundando o indivíduo com sentimentos mal integrados de impotência, solidão, excitação ansiosa e frustração, bem como dando origem aos modos de esquema supercompensadores que formam sua personalidade observável. A gravidade do comprometimento da personalidade para com o narcisismo depende do grau em que atitudes compensatórias de superioridade ("Sou uma pessoa rara e especial", "Sou diferente e superior aos outros" e "Os outros precisam saber como sou especial, para que eu possa inspirá-los) tornaram-se superdesenvolvidas nos esquemas do *self* e do mundo.

Os esquemas desadaptativos de supercompensação da pessoa com TPN são *autocontrole insuficiente, merecimento, busca de aprovação* e *padrões rígidos*. Modos de esquemas desadaptativos são compreendidos como estados construídos – reações condicionadas a gatilhos do esquema – ou como *estados automáticos de ser*, que visam proteger a pessoa com TPN de experiência emocional temida associada aos esquemas iniciais desadaptativos e, assim, desempenham uma função básica de enfrentamento. O esquema de *autocontrole insuficiente* refere-se a comportamentos autocalmantes e autoestimulantes para evitar desconforto. O esquema de *merecimento* refere-se a padrões exploradores, autoengrandecedores, não empáticos e intimidadores. Já os esquemas de *busca de aprovação* e *padrões rígidos* referem-se ao esforço constante para obter atenção, superioridade e hiperautonomia (Behary, 2013; Young, 2006). O modo refere-se à ativação do complexo do esquema, com certos comportamentos, atitudes, emoções e tendenciosidades de resposta predominantes voltados à agressão, tais como intimidar, culpar, exibir-se, jorrar raiva ou consumir-se em esforço competitivo. A pessoa com TPN também pode resvalar em um modo (de enfrentamento) de autoestimulação indiferente, praticando uma ou mais das seguintes ações: usar substâncias, ter encontros sexuais (incluindo pornografia na internet), trabalhar excessivamente, envolver-se em jogos de aposta, realizar mídia social e navegação na internet de modo desenfreado ou gastar em demasia. Mesmo o simples fato de ficar sem atenção pode desencadear esquemas iniciais desadaptativos subjacentes e subsequentes modos desadaptativos de enfrentamento na pessoa com TPN. Modos de esquema são autodestrutivos quando perpetuam justamente aquilo que o paciente está tentando evitar, ou seja, exibir-se e agir presunçosamente para parecer especial e esconder sentimentos subjacentes de inadequação perpetua julgamentos negativos e rejeição dos outros, que, com o tempo, constatam que a pessoa narcisista é desagradável, egocêntrica e dominadora.

O desenvolvimento de um esquema inicial desadaptativo central de inferioridade e superioridade compensatória pode ser delineado de acordo com o seguinte trajeto: a partir da vulnerabilidade biológica de um temperamento sensível/tímido ou impulsivo/agressivo, a personalidade da criança sofre o impacto de cuidadores que a usam para autogratificação, seja supercompensando as inseguranças da criança ou depreciando-a, ou ambos. Em vez de aprender a aceitar e dominar sentimentos normais e transitórios de inferioridade, fraqueza, autoconsciência ou incerteza, a criança em desenvolvimento vê essas experiências, tanto naturais como aprendidas, como ameaças profundas a serem derrotadas e evitadas. Além disso, ela não recebe muita empatia, não vê essa característica sendo modelada, nem a tem ensinada por cuidadores fundamentais. Em vez disso, existe uma preocupação com o reflexo social e a proteção do orgulho a qualquer preço. Isso acarreta um foco egocêntrico em desempenhar de maneira que satisfaça as necessidades dos pais, bem como crie uma imagem pública reforçadora e de negação de "fraqueza" emocional. Por fim, as expectativas de vida são calibradas em níveis grandiosos, com alguma medida de habilitação que reforça na criança o conceito crescente de merecimento especial. A mensagem é que não importa o que você faz, como se sente ou quem é afetado, contanto que você mantenha as aparências.

Tanto a teoria cognitiva como a de esquemas propõem que a interação entre temperamento e ambiente (inclinações naturais combinadas com rupturas nocivas que ocorrem na infância e na adolescência) explicam o desenvolvimento do narcisismo ao longo de um espectro. Assim, a base que dá origem ao TPN é a de necessidades emocionais iniciais não atendidas, devido à falta de amor incondicional (a criança só é valorizada se atender às necessidades dos pais), excessiva ênfase no desempenho/na realização/no materialismo (fazer/ter vs. ser), ausência de limites, fraca modelação/instrução social (para empatia, tolerância ao desconforto, reciprocidade, bondade) e reações desdenhosas/desencorajadoras aos interesses inatos e expressão emocional da criança. A capacidade de regular emoções por meio de níveis normais de tolerância a afeto negativo, compaixão e respeito pelos direitos dos outros é significativamente subdesenvolvida.

Pessoas narcisistas costumam organizar suas vidas em torno de padrões implacáveis e busca de aprovação (esquemas iniciais desadaptativos), usando bens tangíveis ou posição social dominante como fonte de autoestima. Assim, esse paciente acredita que "Devo ser o melhor para provar meu valor aos outros, e eles precisam perceber". Tal prova encontra-se em alguma medida competitiva, como influência comunitária, nível de renda, atratividade física, ornamentos materiais (p. ex., o "melhor" carro ou o bairro "certo" – até mesmo o cônjuge "certo"), prêmios pessoais, cargo profissional ou localização do escritório, associações exclusivas ou, ainda, ter mais amigos do que qualquer outra pessoa. O consumismo pode desempenhar um papel importante nesse ciclo compensatório inexorável de adquirir o melhor, porque é algo que as pessoas podem notar e fornece compensação material. Tais padrões rígidos manifestam-se em todos os níveis socioeconômicos, não apenas no superior, e podem incluir muitas variações dos "narcisistas vizinhos", cada um esforçando-se constantemente por *status* competitivo dentro do próprio sistema de referência.

O esquema subjacente de *fracasso* frequentemente inclui o pressuposto condicional com base no medo de que "Se eu não for o melhor, então sou inferior". Parecer estar mal, sentir-se mal ou encarar o fracasso são percebidos como ameaças ao valor próprio e desencadeiam extrema ansiedade, constrangimento e vergonha. Pessoas com TPN são muito propensas a personalizar qualquer coisa que sinalize desvalorização e, de modo automático, passam para o modo de enfrentamento e agem de maneira defensiva. Esquema de fracasso junto ao de merecimento também podem manifestar-se na recusa a trabalhar, comprometer padrões ou mesmo tentar quando seria muito mais adaptativo fazê-lo, para impedir a ativação dos esquemas de *imperfeição*. Sem confirmação de um desfecho garantido, elas recusam-se a fazer um esforço. Isso pode ser particularmente evidente no tipo mais puramente mimado/dependente que, com pouca tolerância à frustração, mantém-se empacado no enfrentamento por evitação e não assume a devida diligência, necessária para a mudança, para consternação dos que estão à sua volta, incluindo terapeutas. Eles demonstram pouco senso de realidade em relação a compensações, acreditando que esforços ínfimos devem produzir grandes resultados, e podem insistir que "fiz tudo que podia para me ajudar; simplesmente não posso fazer mais".

João, o paciente apresentado no início deste capítulo, cresceu acreditando ser "um grande atleta", um "menino genial" e muito bonito, tornando-o superior a pessoas menos atléticas e de inteligência mediana e merecedor de privilégios especiais. Sua mãe idolatrava o "currículo" do filho, proporcionando treinadores e professores particulares de todos os tipos. Ela orgulhava-se muito de "seu talento especial" como mãe sempre que ele apresentava suas conquistas: troféus, prêmios e notas perfeitas. João não tinha recordação de afeição ou mesmo de momentos de alegria com a mãe ou o pai. Qualquer demonstração de vulnerabilidade ou carência emocional era francamente ignorada ou firmemente repreendida como "tola" ou como "um sinal de fraqueza", exceto por aqueles momentos em que a mãe se sentia solitária ou deprimida e "precisava" dos abraços dele. O pai de João basicamente se consumia pela excelência de desempenho de seu belo filho, declarando que ele "não estava trabalhando duro assim para terminar com um retorno medíocre de seu investimento". Quando os amigos e a família reuniam-se socialmente, João era sempre o centro das atenções, o brilhante objeto de exibição para os egos inflamados de seus pais. Esse vangloriar-se em terceira pessoa desta ou daquela conquista era seu meio limitado de sentir-se valorizado e conectado aos pais, muito embora ele sempre tivesse um sentimento duvidoso de que era mais para benefício deles do que seu.

Na pré-adolescência, o despreparado e socialmente desajeitado João foi alvo de provocações e intimidações, sobretudo por seus comportamentos "importunos" e "peculiares" com os pares. As amizades vieram na escola secundária e principalmente na área dos esportes, na qual ele era um competidor feroz e capaz. Academicamente, boas notas chegavam com relativa facilidade. Às vezes, quando ele tinha dificuldades ou não obtinha um desempenho tão bom quanto esperava, sua mãe não hesitava em culpar o professor ou o treinador e fazia quase tudo para garantir a seu filho um resultado excelente, mesmo que isso significasse executar o trabalho por ele. Na adolescência, João teve alguns problemas com bebidas, brigas e questionamento de autoridade, mas a mãe era rápida no socorro, livrando-o de enrascadas com poucas consequências.

A boa aparência de João, seu excelente currículo e comportamento encantador bem ensaiado (ainda que arrogante) tornou-se seu bilhete premiado. Não havia algo semelhante a "bom o suficiente" no mundo de João, e sua vida era caracterizada por sempre precisar ter mais, ser o melhor e não ficar quieto... por medo de ficar "entediado" – ou, nem pensar! – tornar-se "entediante".

Uma conceitualização do esquema, apresentada no Quadro 14.1, resume o relacionamento entre as experiências iniciais, as crenças desadaptativas e os modos de enfrentamento de João, e como esses padrões influenciam os problemas atuais.

Detectando os modos e pressupostos supercompensadores

Como assinalado, os esquemas centrais que incorporam inferioridade/insignificância/solidão geralmente não se expressam de modo explícito; em vez disso, o mundo vê "máscaras" externas de atitudes superiores presunçosas derivadas de supercompensação secundária, ou modos de esquema evitativo que comprometem a personalidade com o narcisismo. Alguns dos modos mais reconhecíveis são apresentados a seguir.

O modo onisciente: "deixe-me explicar como é"

Todos nós tendemos a acreditar em nossos pensamentos pessoais, mas o indivíduo com TPN mantém uma postura de absoluta autoridade e pode ser compelido a dar sermões aos outros sobre "a verdade". Ainda que sua sagacidade, seu conhecimento ou sua perspicácia possam ser deslumbrantes às vezes, o narcisista também é demasiado crítico, opiniático e domina as conversas, carecendo de respeito pelos pensamentos e opiniões dos outros. Se a pessoa narcisista busca uma opinião, esta deve ser de um grande especialista, ainda que muitas vezes a *expertise* pouco se baseie na percepção de *status*. Pessoas "superiores" têm capacidade de julgamento superior, mesmo que a questão de interesse esteja muito longe de suas competências (p. ex., uma celebridade da mídia pode dar conselhos financeiros – sem credencial profissional). Sem limites suficientes, a dominância interpessoal pode levar a violações de fronteiras de todos os tipos, pois pessoas narcisistas ditam ordens ("Sei o que é certo para eles"), ficam zangadas se os outros não capitulam e podem abusar de posições de poder.

João ficou bastante irritado porque sua esposa não o apoiou na disputa jurídica em torno de acusações de dirigir alcoolizado. "Sei quanto álcool posso beber e sou o melhor juiz de minha própria competência. Esses policiais de baixo escalão adoram pegar um cara dirigindo um carrão; isso faz eles se sentirem importantes" era sua interpretação da situação.

QUADRO 14.1
Conceitualização de caso de esquemas para João

Informações da infância
- Pais foram emocionalmente desatenciosos e pouco afetivos, ofereceram elogio condicional por realizações extraordinárias – a atenção era dada (sobretudo vanglórias em terceira pessoa) por seu desempenho acadêmico e nos esportes e em outros esforços competitivos.
- Aprendeu que era uma fraqueza precisar de atenção emocional, afeto e apoio.
- Possuía boa aparência, capacidade atlética e inteligência acima da média, e, assim, tinha direito a fazer o que quisesse sem consequências.

Temperamento hipotético
- Sensível/tímido

Esquemas centrais: crenças emocionais
- Imperfeição/vergonha: "Não sou digno de amor ou especial apenas por ser quem sou; preciso provar a mim mesmo que sou especial."
- Privação emocional: "Não posso contar com apoio ou afeição dos outros; devo tornar-me totalmente autônomo e precisar de ninguém."
- Desconfiança: "As pessoas só são bacanas com você porque querem alguma coisa; preciso ficar alerta para os motivos das outras pessoas o tempo todo."

Pressupostos: esquemas secundários (máscaras de necessidades emocionais centrais)
- Padrões rígidos: "Devo ser inteligente, bonito e bem-sucedido para ser especial e superior."
- Merecimento: "Mereço tratamento especial e não deveria ter que seguir as mesmas regras que os outros."
- Busca de aprovação: "Preciso que as pessoas me admirem para saber que sou importante."

Modos de enfrentamento:
Autoengrandecedor/autocalmante/pai exigente/criança solitária/adulto saudável
Modo autoengrandecedor evitativo: *modo automático robusto do narcisista*
 1. Age por merecimento e torna-se crítico quando não é do seu jeito.
 2. Busca atenção/adoração de outras mulheres e colegas de trabalho.
 3. Queixa-se ou culpa os outros quando desafiado ou frustrado.

Modo autocalmante evitativo: ativado quando sozinho, na ausência de atenção
 1. Desliga-se emocionalmente da parceira e da família.
 2. Nenhuma ligação íntima real.
 3. Pornografia/álcool.
 4. Viciado em trabalho.

Modo pai internalizado exigente: ativado quando os outros tentam aproximar-se emocionalmente ou quando a criança solitária aflora
 1. Proibido de ter necessidades emocionais – "Elas são as fraquezas das pessoas comuns". Isso o faz perder sua vantagem e tornar-se mediano e insignificante.

Modo criança solitária/envergonhada: muitas vezes alijado da consciência
 1. Sente-se só e inseguro.
 2. Precisa de afeto e amor incondicional.
 3. Sente vergonha quando não está à altura ou não se encaixa, especialmente em comparação a seus pares.

Modo adulto saudável: um pouco acessível (intelectualmente) no início do tratamento, mas é sobrepujado por outros modos
 1. Capaz de demonstrar afeição e amor incondicional pelos próprios filhos (às vezes).
 2. Pode ocasionalmente observar os próprios padrões autodestrutivos e o impacto em entes queridos, mas os desconsidera rapidamente e resvala para o modo agressivo, dando desculpas para evitar sentir a vergonha do modo criança insegura e inadequada.

Relacionamento terapêutico
O terapeuta aparece como uma pessoa real (que também é um especialista) para generalizar experiências interpessoais às interações da vida real do indivíduo que é um narcisista:
- Confrontando empaticamente modos autodestrutivos.
- Fixando limites com modos intimidadores agressivos.
- Fortalecendo emocionalmente o modo adulto saudável (por meio de comportamentos de modelação, construção de habilidades e sintonização de reparentalização) dentro dos limites do relacionamento terapêutico para satisfazer as necessidades frustradas não atendidas da criança solitária e insegura.

O modo "pessoa muito importante": "tenho regras especiais"

Um pressuposto-chave que mantém o merecimento e o autocontrole insuficiente é que existem dois conjuntos de regras: normais e especiais. A pessoa narcisista acredita que "Minhas regras são especiais". Regras especiais podem levar a uma extraordinária imprudência e desconsideração ou distorção ativa das evidências de risco, mesmo quando claríssimas, por causa da firme crença em ser uma "exceção". "Isso não pode estar acontecendo comigo" é o refrão quando a exceção falha, e a pessoa com TPN deve ser responsabilizada porque o crime é grave demais para varrê-lo para debaixo do tapete. Diante de limites, esses pacientes podem persistir em acreditar que não terão que se adaptar, como outras pessoas "menos importantes". Pode haver resistência ou ressentimento em relação a expectativas normais, com base na crença de que "Deveria ser fácil para mim, e eu não deveria ter que fazer esse esforço". O paciente mantém-se tenazmente preso a culpar as outras pessoas e as circunstâncias, optando pela autoestimulação indiferente, em vez de fazer ajustes realistas ou empáticos ou competir por trabalho que considera abaixo de sua posição.

Um pressuposto da "pessoa muito importante" (VIP) relacionado é que "Por ser especial, eu deveria obter o que desejo". A pessoa com TPN simplesmente pega o melhor assento, o maior bife ou o maior dormitório; domina conversas inteiras com interesses pessoais; e comanda porções excessivas de um orçamento familiar, sem considerar o impacto emocional ou a compreensão fundamental de um sistema social igualitário. Às vezes, o conceito de privilégio masculino é explorado para esse fim, pois o "chefe da família" possui uma longa história de ter o direito sobre tais merecimentos. Se outros questionam a base desse privilégio, eles podem ser submetidos à punição retaliativa.

João acreditava que, considerando seus "talentos" e estatura totalmente merecida, ele tinha direito a seus currículos especiais ("rapazes são assim mesmo") e a satisfação de seus desejos. "Não entendo... pago altos impostos nesta comunidade. Eu não deveria ter que pagar essas penas ultrajantes por beber umas doses de gim com tônica depois de um longo dia de trabalho na cidade. Sério... ninguém morreu". Ele não conseguia acreditar na "falta de consideração" de sua esposa e achava totalmente sensato puni-la, cancelando as férias da família e marcando uma viagem para o exterior sozinho.

O modo troféu: "imagem é tudo"

A imagem pública é a plataforma básica em que os padrões compensatórios rígidos da pessoa com TPN são negociados, com o pressuposto-chave de que "Imagem é tudo, e, sem ela, não sou nada". Na verdade, a imagem é um escudo que protege contra os medos de inferioridade ou vergonha. Verificar e manter a imagem é uma preocupação de máxima importância, pois as pessoas narcisistas estão sempre alertas para estar em exibição. Doses regulares de louvores são "necessárias" como um elixir mágico e vigilantemente inventadas *in vivo* ou na imaginação. Eles comparam-se com celebridades e fantasiam aprovação do mundo inteiro, mesmo de divindades. Um paciente narcisista afirmou com bastante confiança: "Deus me admira".

Pessoas narcisistas também projetam sua preocupação com a imagem em indivíduos significativos (cônjuge, filhos, amigos, empregados), com o imperativo "Elas precisam fazer eu passar uma boa imagem". Dilemas complicados podem surgir para pessoas significativas por causa disso. Caso não desempenhem como esperado, elas podem ser ridicularizadas ou punidas. Entretanto, caso sejam bem-sucedidas, isso pode disparar o modo competitivo da pessoa com TPN. Com frequência, espera-se que, quando ordenado, elas ostentem seus talentos e realizações em situações sociais para fazer a pessoa com TPN passar uma boa imagem aos demais, de um modo que causa constrangimento, desconforto e humilhação.

João e Estela chegaram atrasados para uma sessão conjugal, vindo no luxuoso carro esportivo de João, que ele estacionou em uma vaga para deficientes. A sessão concentrou-se nas reações sem arrependimento de João aos sentimentos de mágoa, traição e desconfiança de Estela; bem como com a admissão da esposa de ter que manter um padrão de vida "fingindo" que está tudo bem e sofrer em silêncio. Ela descreveu como, por muitos anos, subjugou-se às críticas e exigências de João de que fosse uma parceira perfeita, a "boneca Barbie" com quem ele se casara. De maneira rude e crítica, ele encorajou-a a fazer implantes nos seios e uma cirurgia cosmética no abdome depois de dar à luz seu segundo filho, o que ela fez, só para tornar-se o objeto de elogios orgulhosos e admiração cobiçosa de seu marido encharcado de gim e de seus colegas em eventos sociais ligados ao trabalho.

O modo de invencibilidade: "não tenho fraquezas"

Autoconfiança absoluta e autocontrole são o padrão-ouro percebido de poder e melhor personalidade possível entre pessoas que são narcisistas, representando uma mescla de padrões inflexíveis e merecimento. Pessoas fortes poderosas são tidas como livres de emoções patéticas. Tristeza, remorso, culpa, incerteza, pesar, frustração e assemelhados são encarados como fraquezas pessoais e, portanto, inúteis, ou pior, sinais de inferioridade a serem silenciados imediatamente. Em contrapartida, a expressão de raiva e admiração por si próprio são interpretadas como sinais de autoconfiança. Quando sente frustração, a pessoa com TPN tende a ter um ataque de raiva ou resvala em autotranquilização indiferente com comida, drogas, álcool ou outras distrações estimulantes. Pressupostos condicionais podem incluir a noção "Se preciso de alguma coisa, tem que ser agora". Pessoas com TPN podem ser extremamente relutantes em discutir emoções por temerem que alguém veja esse ponto fraco em sua armadura. Todavia, recapitulação do que não gostam, o que as enraiveceu e o que está errado no mundo é um passatempo comum, materializando seu senso de poder e controle.

O modo tirano: "é do meu jeito, se não rua"

Ameaçar e contra-atacar também são comportamentos sociais perniciosos comuns ao esquema de merecimento e limites enfraquecidos. Os gatilhos são idiossincráticos, mas convergem sobre temas de ameaça à autoimagem ou exigências de merecimento. Comentários avaliativos são ameaças previsíveis que, se não exatamente lisonjeiros, ativam o tirano defensivo. Discordância ou assertividade podem desencadear uma "explosão" narcisista defensiva. Mesmo em situações inofensivas, pessoas narcisistas tendem a se intrometer e tratar os outros como fantoches. Isso pode aumentar rapidamente se a outra parte resiste, com o paciente narcisista dizendo: "Você vai fazer direito (do meu jeito) e me dar o que preciso ou será substituído!".

Infelizmente, o narcisismo é um fator de risco para muitos desfechos destrutivos no âmbito psicológico e até fisicamente violentos, com risco elevado se houver características antissociais comórbidas. A pessoa com TPN gera situações psicologicamente destrutivas quando oferece fofoca e crítica, exclusão, humilhação pública dos outros ou questionamento da competência alheia. Fazer ameaças de violência implícita para assustar o desafiante ("Você vai lamentar. Não sabe com quem está lidando!") ou envolver-se em atos explícitos de violência física para punir são, infelizmente, uma possibilidade. Com frequência, essas maquinações são efetivas para intimidar os outros à submissão e assegurar a fama de chefe durão com quem ninguém se mete.

Detectando modos e pressupostos evitativos e autocalmantes indiferentes

O modo contos de fada: "posso ter ou ser o que quiser"

A busca de fama, amor romântico ideal, sucesso extraordinário, poder – tanto explícita como velada – e diversas formas de excitação ajuda as pessoas com TPN a fugir da realidade monótona. Algumas gravitam em direção a posses materiais e fundem-se emocionalmente com suas "coisas". Para outras, realização excepcional é o que abastece o narcisismo, e elas podem até parecer importar-se pouco com coisas materiais, mas valorizam de modo entusiasmado elogios a seu desempenho. Sonhos de mudanças profissionais de alto risco, destreza atlética, transformação estética, colecionar belos namorados (ou cônjuges), reconhecimento por caridade ou imersão na cultura das celebridades podem ser sedutoramente escapistas. A excitação é o chamariz, e mesmo oportunidades menores para os holofotes, encontros com a glória ou devaneios de admiração são suficientes. Tais iniciativas podem vir vestidas com trajes nobres ("Estou salvando o mundo! Estou fazendo isso por nós!"), porém permanecem estranhamente desligadas do *feedback* de entes queridos ("Você conferiu. Eu não posso aceitar"). A busca pode ser hipomaníaca (e destrutivamente cara), mas tende a ser mais prolongada, e até mais compulsiva, do que a mania.

Grandes sonhos, objetivos sublimes e distrações agradáveis não são o culpado em si, mas sim a evitação autocalmante e indiferente que distorce a personalidade, os relacionamentos e os aspectos importantes do desenvolvimento normal (i.e., viver em um inebriante nevoeiro). Mesmo em altas esferas, a pessoa com TPN é propensa a ficar presa a uma fantasia, no modo evitativo, expressando raiva e culpando o mundo, criando um círculo vicioso com esquema de fracasso subjacente. Segue-se um padrão pernicioso de desligado autoacalmar-se, enquanto a pessoa com TPN foge por meio de satisfações gratificantes e altamente estimulantes que são destrutivas no âmbito fundamental, incluindo jogos de azar, bebidas, uso de drogas, pornografia e outras atuações sexuais ou consumo ilimitado de prazeres comuns (comer, fazer compras, televisão, entretenimento, mídia social, etc.), apesar dos pedidos e desespero de pessoas significativas (quando descobrem a respeito).

PRINCIPAIS METAS DO TRATAMENTO

As principais metas do tratamento incluem ajudar a pessoa com TPN a (1) reconhecer modos desadaptativos de enfrentamento e enfraquecer seu predomínio; (2) construir habilidades de regulação de afeto, enfatizando tolerância a frustração transitória, imperfeição e emoções normais; (3) aumentar o respeito e a empatia pelos sentimentos, limites, autonomia e demora de gratificação social dos outros; (4) aumentar a sintonia com talentos e virtudes naturais, bem como a autoestima não contingente; e (5) aumentar o envolvimento e a reciprocidade apropriada no papel social. Todas essas metas servem ao propósito de construir um modo mais funcional ou adulto saudável de definir a si mesmo e relacionar-se com os outros de uma maneira menos competitiva e defensiva. O modo adulto saudável não pretende ser uma personalidade ideal homogeneizada (p. ex., "Preciso transformar João em uma pessoa humilde, arrependida, semelhante a um Buda"), e sim um modo que incorpora consciência sensata e estratégias adaptativas, pró-sociais e emocionalmente responsivas, com autoestima internalizada. Essa agenda ambiciosa representa uma combinação de possíveis metas de tratamento e só pode ser parcialmente realizada, dependendo tanto da capacidade do terapeuta de administrar uma postura genuína e robusta ante os modos engrandecedores, evitativos e ameaçadores da pessoa narcisista quanto da alavancagem necessária (consequências significativas para comportamentos narcisistas) para realçar a disposição para colaborar. O sucesso do tratamento pode ser determinado por evidência de autocuidado emocional adaptativo, padrões flexíveis, controle dos impulsos, reciprocidade social respeitosa e engajamento no papel social, conforme necessidades individuais.

João concordou em trabalhar nas seguintes duas metas da terapia: (1) estabilizar suas relações familiares para o longo prazo e (2) identificar suas necessidades emocionais mais profundas permanentes, bem como comparar maneiras diferentes de satisfazê-las.

ESTRATÉGIA COLABORATIVA

Espera-se que o desafio colaborativo seja uma função desse transtorno que requer uma abordagem mais estratégica e mais direta do que aquela que muitos terapeutas instintivamente desejam usar e, muito menos, sabem como executar. Pacientes narcisistas podem elogiar e/ou criticar a decoração do consultório, sua localização, as credenciais, a experiência, a idade, a aparência, os trajes ou a capacidade do terapeuta de compreender seu *status* especial, e manobrar para obter tratamento diferenciado desde o início. Esse comportamento pode parecer tanto sedutor como ameaçador, desencadeando excitação emocional que atrapalha o comportamento profissional do clínico. É importante identificar comportamentos que indiquem autoengrandecimento, idealização e depreciação ou comentários avaliativos atípicos como possíveis indicadores de narcisismo. Tais declarações são notáveis por desviarem dos tipos de comentários ou pedidos geralmente encontrados em uma variedade de pacientes. Por exemplo, os clientes podem frequentemente comentar sobre a vista agradável da janela do consultório do terapeuta. Já o paciente com TPN cobiça a vista e a avalia como uma medida do *status* do terapeuta. É crucial estar sintonizado com as próprias reações, já que os desafios narcisistas não devem ser interpretados como uma questão na linha de frente a ser resolvida para que a terapia possa prosseguir. Confrontar essas interações momento a momento repetidamente, conforme o paciente com TPN varia entre zangado, esnobe, invejoso, passivo, evitativo, exigente ou vulnerável, é o trabalho básico que constitui a terapia. A colaboração é moldada lentamente com pacientes com TPN, por meio de lembretes de alavancagem terapêutica e confronto empático.

Pacientes narcisistas costumam iniciar o tratamento em um estado de "anticontemplação", com uma postura contrária à mudança pessoal (Freeman & Dolan, 2001; Freeman, Felgoise, & Davis, 2008). Em essência, eles acreditam em "Estou bem do modo como estou; não preciso mudar a mim mesmo; só preciso alguém que faça eu me sentir melhor". Quando um terapeuta bem-intencionado tenta identificar alvos para mudança, da maneira típica com transtornos sintomáticos, o paciente com TPN pode usar qualquer desculpa para não participar, evitando, assim, a ativação do esquema de imperfeição/vergonha. A meta terapêutica básica nesse ponto é atenuar qualquer ruptura inicial e, ao mesmo tempo, mover delicadamente o indivíduo em direção à contemplação, e isso pode repetir-se também em momentos posteriores. Desde o princípio, o cliente com TPN provavelmente buscará admiração por qualidades especiais (e ficará decepcionado se o terapeuta não a oferecer de modo contínuo), mas resistirá à exploração de sentimentos de inadequação, constrangimento e solidão, ou problemas prementes com relacionamentos rompidos. Ele pode persistir na reelaboração de narrativas extensas que ressaltam suas virtudes e inventariar as falhas dos outros e do mundo.

Para efetivamente engajar a pessoa com TPN, é preciso fazer elogios e apoiar suas virtudes, coragem e vulnerabilidade, bem como notar (como um pai/mãe sadio) suas pequenas delicadezas e capacidade de reflexão à medida que forem surgindo ao longo do tempo. O terapeuta deve ouvir cuidadosamente, fazer um número limitado de perguntas que provoquem reflexão, oferecer calor humano por meio de observações apoiadoras e iniciar imediatamente *feedback* interpessoal de confronto para comportamentos desadaptativos quando eles ocorrem. A pessoa narcisista está acostumada a competir por elogio superlativo por desempenho "extraordinário", "sem igual" e "superior"; sendo essa sua expectativa aprendida – para ganhar valor e relevância –, ela deve conquistar o reconhecimento máximo. Uma abordagem da terapia do esquema enquadra explicitamente a postura do terapeuta como um agente de reparentalização limitada, um "bom pai/mãe", oferecendo elogio genuíno e apreciando o "comum" – trabalhando para satisfazer a necessidade inicial não atendida de aceitação e amor incondicional, bem como para construir o senso internalizado de autoestima. Essa estimulação pode ser a parte mais fácil para a maioria dos terapeutas; mais difícil é o confronto empático necessário para fixar limites nos comportamentos e reações indisciplinadas, desrespeitosas ou impulsivas, quando apropriado, e lembrar o paciente com TPN das perdas que estão em jogo se ele abandonar a terapia.

Para superar a cautelosa suspeita do indivíduo de sentir-se "usado" ou "manipulado", o terapeuta precisa ser um especialista confiável e também prover um retorno genuíno construtivo, sem jargão técnico. Isso é feito por meio de uma postura de autorrevelação apropriada de reações pessoais ao paciente narcisista – à medida que elas aparecerem nas experiências de cada momento no relacionamento terapêutico. A revelação deve ter relação com os comportamentos problemáticos do cliente, tais como críticas dirigidas a terceiros, busca egocêntrica de aprovação e outros comportamentos irritantes, tais como vangloriar-se, competir ou não ouvir, e metas como torcer para os outros ou tratá-los com respeito. Essa autorrevelação terapêutica empática é uma habilidade complexa, que exige treinamento adequado e prática (veja diálogo ilustrativo mais adiante neste capítulo). Estagiários de psicoterapia devem ser supervisionados de maneira liberal e apoiadora, pois tratar esse transtorno requer integração de diversas competências clínicas. Alguns clínicos podem querer usar consulta de caso para prática de *role-play* de confronto empático dos pacientes conforme necessário.

APLICAÇÃO CLÍNICA DA INTERVENÇÃO

Durante a avaliação e conceitualização inicial, é útil (1) abordar qualquer crise imediata ou comportamento destrutivo, (2) concentrar-se nos transtornos sintomáticos e (3) mapear de modo colaborativo metas mais amplas para modificar esquema desadaptativo por meio de descoberta guiada, experimentos comportamentais e interação relacional. Intervenções clínicas específicas mesclam métodos psicoeducacionais, cognitivos, experienciais e relacionais.

Psicoeducação

Psicoeducação breve sobre a interação de temperamento e experiência pode suavizar atitudes céticas sobre a agenda "trapaceira" da psicoterapia. A ideia principal a transmitir é que a experiência está embutida na memória e é recuperada de forma implícita, de modo que, em condições aparentemente familiares, impulsos reacionários, fundamentados em temperamento, são mobilizados de maneira automática para proteger contra qualquer percepção de ameaça à estabilidade emocional. Essa informação educacional breve sobre neurobiologia interpessoal e sobre como todas as pessoas reagem a partir de mecanismos de proteção internalizados ajuda a normalizar as reações defensivas dos indivíduos narcisistas e mitigar a vergonha subjacente vinculada à possível exposição de "debilidades emocionais comuns" ou crenças sobre ficar "preso" ou ser "usado" para vantagem do terapeuta.

Psicoeducação breve sobre o conceito de modos de esquema como padrões de pensamentos, crenças, sentimentos, reações e comportamentos também é essencial. Isso prepara o palco para colaborar nas intervenções cognitivas iniciais, tais como coletar informações sobre diversos modos de esquema, rotulando-os com a terminologia do próprio paciente, e dispor de um conceito cognitivo contrastante do modo adulto saudável, para atender à meta de enfraquecer o predomínio de modos desadaptativos.

Intervenção cognitiva

Diversas estratégias cognitivas podem, então, ser empregadas para modificar diferentes modos de esquema a serviço das metas de tratamento. Por exemplo, João usou uma programação de atividades para rastrear a ativação de seus modos de autoengrandecimento e indiferença, bem como observou pensamentos e reações fundamentais (seus e dos outros). Ele tornou-se mais consciente de suas crenças distorcidas sobre superioridade e valor ligadas ao sucesso (p. ex., "Preciso ser extraordinário ou sou medíocre, sem valor") e de sua dependência de comparações competitivas para autoestima. Isso ajudou a enquadrar sua necessidade de uma fonte interna de valor próprio e levou a um experimento para ver se persistência e flexibilidade em suas metas (diminuir um pouco o ritmo, reservar mais tempo para atividade saudável e para recreação com sua família) poderiam ser uma maneira alternativa, menos estressante, de demonstrar autoestima e construir valor próprio. Embora não tenha sido rápido ou fácil, com o tempo ficou claro que essa era uma existência mais compensadora e contribuía para o objetivo de estabilizar a vida familiar do paciente, e ele começou a vê-la como valiosa. Esse experimento também ajudou a mudar o investimento de João em perfeccionismo.

Outra estratégia cognitiva valiosa para uma pessoa com TPN é construir diálogos entre seus diferentes modos de esquema. Esse exercício cria uma experiência *in vivo* de combater crenças e pressupostos altamente distorcidos e, ao mesmo tempo, manter uma aliança colaborativa entre paciente e terapeuta. Também fornece alguma medida do crescimento relativo do lado adulto saudável contra os lados rígido exigente ou grandioso e provocativamente indiferente — ou, ainda, o lado infantil solitário indigno de amor —, à medida que o tratamento progredir. Em tal atividade, o terapeuta age como um guia gentil, montando o exercício, atentando para o afeto e incitando uma troca aprofundada. Técnicas de *role-play* e cadeira vazia geralmente são usadas para criar esse diálogo, para haver menos chance de cair em luta de poder ou discussão. O terapeuta pode participar tanto quanto necessário para engajar a atividade do paciente e, então, gradualmente se retirar conforme o indivíduo for gerando ambos os lados da conversa. Dependendo da resposta do cliente, a estruturação do exercício pode acontecer toda de uma vez ou ter que ser gradualmente moldada ao longo de esforços repetidos.

Uma tática cognitiva muito útil no diálogo de esquema é perguntar sobre *mensageiros* da experiência, tais como: "Onde você recebeu a mensagem de que merece tratamento especial sem nenhuma consequência por ultrapassar um limite?". Embora o terapeuta possa fazer essa pergunta diretamente, pode ser muito mais efetivo quando o paciente, em uma atividade de *role-play* do modo adulto saudável, pergunta isso a seu lado grandioso. Isso ajuda a ligar os pontos entre a experiência de vida e o presente comportamento desadaptativo, abrindo a porta sobre a consideração de perspectivas alternativas (p. ex., "minhas regras são as mesmas que as das outras pessoas").

Ao lidar com inveja ou raiva sobre merecimento frustrado, outra estratégia cognitiva útil é considerar a vantagem como dada e avaliar os custos e benefícios do enfrentamento realista. Por exemplo, João acreditava em "Existem algumas pessoas que podem beber uns gins com tônica depois de um dia duro de trabalho e serem perfeitamente competentes para dirigir com segurança, apesar de algum teor de álcool no sangue; essas pessoas devem ter leis separadas". O terapeuta concordou que, sim, seria bacana se existissem fórmulas químicas para detectar tais capacidades para segurança e leis especiais separadas para certas pessoas "merecedoras" (com um discreto sorrisinho). Entretanto, considerando que as chances de que isso vá acontecer são pequenas, ainda precisamos lidar com essa realidade frustrante. Os custos de ser preso são altos, sem falar em gastar muito dinheiro ganho com esforço para pagar multas, aumentos no seguro, taxas legais, e ficar com uma ficha suja, para não falar nas despesas para eliminá-la. Se a ligação terapêutica está suficientemente bem estabelecida, o clínico pode escolher explorar o raciocínio subjacente a crenças de merecimento ("Quando e como você recebeu a mensagem sobre regras especiais?"), explorando com delicadeza o significado associado a abrir mão do merecimento. O que realisticamente se perde? O que poderia ser ganho acomodando-se à regra? Seria tão difícil? João concordou em experimentar algumas mudanças de autocontenção, inclusive evitar álcool durante a semana. Alguns benefícios foram menos dores de cabeça e mudanças de humor, mais envolvimento nas atividades extraescolares dos filhos e mais afeição de sua esposa.

Métodos experienciais

Estratégias experienciais focadas na emoção, tais como práticas de *mindfulness* e imagens mentais guiadas, são extremamente úteis para enfraquecer o predomínio de modos desadaptativos e desenvolver a capacidade de regulação de afeto. As imagens mentais são especialmente úteis para mapear a evolução dos modos de esquema, identificando necessidades não atendidas frustradas na narrativa inicial e reescrevendo lembranças nocivas e depauperantes. A prática também pode atuar como uma maneira de reformular crenças emocionais distorcidas, embutidas em redes neurais que informam as reações atuais ao ambiente. Nesse trabalho de imagens mentais, as necessidades não atendidas da criança solitária e do adolescente sobrecarregado recebem uma resposta carinhosa do *self* adulto saudável do paciente, primeiro, por meio da imaginação e, depois, para ajudar o adulto saudável a criar relacionamentos mais gratificantes e emocionalmente genuínos em seu mundo atual. *Role-plays* comportamentais e invertidos focados nas emoções podem ser usados para fortalecer modos de esquema adaptativos para competências sociais. Isso pode incluir criar empatia pelos outros, discernir limites, tais como quando parar de competir, conversar sobre si mesmo, inculcar submissão nos outros ou encontrar palavras para expressar remorso ou gratidão. O papel do terapeuta nesses exercícios experienciais é o de guia facilitador para o *role-play* dos diferentes modos do paciente, mais do que de um roteirista diretivo. À medida que a criança solitária e sem amor começa a experimentar maior aceitação e amor incondicionais do terapeuta e do lado adulto saudável do paciente, bem como de outros que são genuinamente capazes de ainda se importar com a bondade que reside debaixo de "ondas carrancudas", as reações emocionais a situações que requerem reciprocidade, espera, aceitação de crítica ou tolerância a frustração atenuam-se, e a pessoa com TPN torna-se mais flexível.

Práticas de *mindfulness* e treinamento de autocompaixão são úteis para construir habilidades internas de regulação de afeto, abordar a intolerância à frustração e o perfeccionismo, além da consciência de si mesmo e dos outros. Exercícios de bondade amorosa podem ser especialmente úteis para conectar a pessoa com TPN a um senso de humanidade comum e valor próprio não contingente (Neff, 2011), oferecendo uma alternativa à dependência de comparações competitivas e padrões rígidos para autoestima.

Feedback relacional empático

Talvez a ferramenta clínica mais importante seja o uso intermitente de *feedback* relacional empático ou confronto de comportamentos interpessoais desadaptativos imediatamente, quando eles ocorrem na seção e o modo está ativo. Esse método de *feedback* relacional visa a aprofundar a consciência de ciclos desadaptativos perniciosos que podem, sem dúvida, ser mudados pela pessoa com TPN. Muitas vezes, isso inclui estabelecimento de limites e dirigir a atenção à necessidade de reciprocidade ou à tolerância à frustração (e o lado negativo de gratificação imediata ou falha de filtro). O *feedback* é *sempre* oferecido de uma maneira genuína, compreensiva e apoiadora. Uma variação desse método inclui *feedback* relacional de uma postura de escuta empaticamente ressonante. Por exemplo, o terapeuta de João debate o comportamento retaliativo agressivo quando ele se queixa da reação de Estela a seu lapso de responsabilidade dizendo o seguinte:

> "Sabe, João, se eu fosse a Estela, eu também ficaria muito chateado. E é uma pena, pois acho que havia mesmo uma coisa importante que você estava tentando dizer a ela. Você não queria dizer a ela que também sentia falta dela, e que se importa com os sentimentos dela? Mas, em vez disso, seu modo agressivo e zangado disparou e atacou-a por expressar decepção quando você chegou em casa com duas horas de atraso".

Isso foi seguido de imagens mentais com papéis invertidos para criar maior empatia pela experiência de Estela.

Para oferecer *feedback* empático de maneira competente, o terapeuta deve estar sintonizado consigo mesmo, ser capaz de compreender como outros poderiam responder à mesma interação, consciente do núcleo vulnerável do paciente e fundado em um modo de ajuda que é tão compassivo quanto perspicaz a respeito das metas de tratamento para aquele indivíduo específico. É importante administrar a própria empolgação e não interpretar erroneamente o confronto em termos agressivos.

Tarefa de casa

Mensagens escritas e gravadas podem estruturar a tarefa de casa, mantendo uma conexão transicional entre as sessões e o relacionamento terapêutico. O terapeuta escreve ou grava uma mensagem personalizada breve, fazendo elogio pelo trabalho emocional corajoso na sessão e pelo aumento do senso de responsabilidade ou da consciência empática, bem como oferece lembretes instrucionais para praticar exercícios de *mindfulness*, para refutar padrões de crenças distorcidas, para antecipar falhas que podem ocorrer durante a semana – condições ativadoras de esquema – ou para praticar e executar interações com parceiros e outras pessoas importantes que foram representadas no *role-play* na sessão.

Embora tenha iniciado a terapia a contragosto, João estava disposto a aplacar o ultimato de Estela para procurar ajuda. Na primeira sessão, o terapeuta estabeleceu uma presença confiável e convincente dando algum retorno honesto ao paciente. Quando João lançou comentários críticos ao profissional (quadro torto na parede, barulho horrível do ventilador de teto, endereço do edifício "impossível" de achar, funcionários incompetentes), o clínico pediu que ele imaginasse se outras pessoas poderiam se sentir feridas ou chateadas por esses comentários, caso não tivessem sido treinadas para compreender a constituição psicológica de alguém como ele. Evidentemente, o terapeuta respirou fundo e firmou-se antes de fazer essa pergunta de uma maneira calma. Calcado em sua consciência de seu lado vulnerável, o profissional mencionou empaticamente sua hipótese de que ele recebeu uma mensagem inicial de fazer e dizer o que quisesse sem consideração por "reações emocionais" tolas e fracas. Pediu que João imaginasse como esse estilo de autoexpressão poderia ser aversivo aos outros; como eles poderiam tolerar, mas se sentirem desconfortáveis com ele e tentar evitá-lo sempre que possível. Esse discurso honesto, aberto (e corajoso) cultivou um clima seguro suficiente para permitir (1) confronto empático (como recém-descrito); (2) estabelecimento de limites por seu estilo interruptivo e cinismo; e (3) lembretes de reforço do que ele tinha a perder se a terapia fosse interrompida. No segundo encontro, João concordou em 10 a 12 sessões iniciais, com opção de continuar. Em pouco tempo, ele passou a esperar ansiosamente pelas sessões — como uma oportunidade, não como uma ameaça de fraqueza, vergonha ou perda. As reações de Estela de apreciação e admiração pelo comprometimento e pelo compartilhamento emocional do marido reforçaram a participação dele.

O seguinte diálogo ilustra o uso de confronto empático das histórias de autoengrandecimento de João sobre triunfos no trabalho e seu mundo material do "melhor do melhor", e o conecta às necessidades emocionais mais profundas insatisfeitas.

Terapeuta: João, sei que no mundo de seus pais era de fundamental importância agradar sua mãe sendo esperto, extraordinário na escola e grato por sua beleza física, que você "herdou dela". Com seu pai, era muito parecido, mas também tinha a proeza atlética nessas grandes expectativas. Também sei que essas qualidades podem ser extremamente úteis nos negócios. Mas no mundo dos relacionamentos, esses traços, embora admiráveis, podem tornar-se fatigantes e rudes. Eles são como uma rua de mão única interminável, onde é só sobre você, e carecem de vulnerabilidade humana – pessoas naturalmente imperfeitas que também são dignas de amor, que dão e recebem, que se importam com as necessidades dos outros e comemoram os triunfos uma das outras, revezando-se nisso. Contudo, não é culpa sua. Você não foi preparado para o mundo de conexão interpessoal e intimidade. Mas a responsabilidade é sua, se estiver disposto a aceitá-la e se quiser ser verdadeiramente amado e cuidado por aqueles com quem você mais se importa.

João: Tudo bem, mas essa terapia não deveria ser sobre você, e sim sobre mim!

Terapeuta: Bingo! E embora você esteja correto de que este relacionamento é diferente dos outros, ele ainda é um relacionamento que respeita o direito a honestidade, segurança e respeito, mas tem limites distintos. Na verdade, ele se assemelha melhor a uma relação de parentalização, na qual posso oferecer meus cuidados ao pequeno João, e, juntos, eu e seu lado adulto saudável orientaremos seu crescimento emocional e sua compreensão dos relacionamentos humanos, ajudando-o a receber (e dar) o amor, a aceitação e o respeito que ele precisa.

Estou muito orgulhoso de você e suas realizações, e inclusive posso facilmente me enredar em suas narrativas notáveis, mas, uma vez que compreendo os "esconderijos" do "Joãozinho" e as trajetórias exclusivas à especialidade que ensinaram para ele, posso oferecer da melhor maneira um *feedback* quando vejo você passando para um desses modos no aqui e agora. Você sente a parte sua que pode estar tentando afastar-se das emoções desconfortáveis que concordamos examinar hoje com a imagens mentais?

João (*com a cabeça baixa e os dedos agitados de uma criança assustada*): Bem, eu acabei de pensar que você gostaria de saber como foi difícil para mim cumprir aquele trato e o quanto a grana vai significar para Estela. Não sei nenhuma outra maneira de ser importante para ela. Bem ridículo, não?

Terapeuta: Não é *ridículo* nada. Na verdade, é triste saber que você não sente o direito de "desligar", de apenas "ser", de absorver o amor de sua família sem ter que trazer para casa um "novo brinquedo". É só o que você sabe, João. E sim, é claro que quero ouvir sobre isso, especialmente sabendo o quanto é importante para você como uma forma de se sentir digno. Só que não quero abandonar os sentimentos importantes que habitam as profundezas dessa história – sabe, "Joãozinho".

João: Sei, eu sei. "Ele" de novo. Às vezes, não entendo como todas as coisas do passado realmente fazem diferença no presente. Quero dizer, parece bom de alguma maneira maluca, mas não se pode mudar o passado, e não foi tão mal assim, realmente.

Terapeuta: Nosso passado informa nosso presente. (*Sorrindo.*) Você não apareceu com essas ideias e comportamentos aos 49 anos de idade. Não podemos mudar o que realmente aconteceu com você, mas podemos mudar o modo como isso se organizou em sua mente e o modo automático como isso ainda aparece em sua vida. Não se trata de culpar seus pais. Trata-se de satisfazer necessidades que não foram adequadamente atendidas para que possa compartilhar aquele pequeno "você" com o mundo, sem ter de sempre o vestir com perfeição.

João: Isso seria bom para variar. (*Suspira profundamente, enquanto baixa a cabeça para olhar a foto de um pequeno João tímido – exposto como um troféu, em um terno passado com perfeição, sorriso simulado, prensado entre o pai e a mãe na reunião anual de levar a família ao trabalho.*)

Para ajudar João a ver o que estava "enfrentando", um exercício experiencial com cadeira foi usado para identificar diferentes modos defensivos e a força de cada um. Conforme passava de uma cadeira para outra, o paciente expressava os sentimentos, as crenças e, em alguns casos, as demandas do modo ocupado naquele momento. Por exemplo, no modo criança solitária e indigna de amor, João ansiava por aceitação e chance de ser estimado sem contingências, mas, no modo ameaçador/crítico, ele era lembrado de que esses anseios eram para perdedores e fracos sem ambição; no modo de invencibilidade (hiperautonomia e poder), ele negava ter problemas e instigava sua esposa a ser uma parceira mais forte e mais compreensiva e "superar essa porcaria" (controle comandante). No modo conto de fadas (pensamento desejoso), ele desaparecia em uma bolha, devaneando com esplendor e assumindo uma postura intelectualista incoerente, tornando-se invencível e declarando que realmente não tinha emoções e não precisava das pessoas para esse tipo de coisa. Em seu modo troféu (busca de aprovação), ele discorria indefinidamente sobre suas realizações profissionais, seu talento para palavras, seu modo carismático com as pessoas e sua idealização de sucesso. Por fim, em seu modo adulto saudável (e com auxílio do terapeuta), ele era capaz de olhar tal "atoleiro" e rapidamente entender que as distribuições estavam erradas. Ele estava diante de uma armadura feroz e construída que (de modo irônico) o mantinha desprotegido, oprimido e fundamentalmente derrotado – perpetuando aquilo que estava lutando para evitar: sentir-se não amado e indigno. Jamais algo seria suficientemente bom, e essa era a história de sua vida... até agora.

João completou 50 sessões de tratamento durante 20 meses, algumas das quais incluindo Estela. Durante as últimas sessões, o terapeuta e ele fizeram uma lista de coisas do tratamento a serem lembradas, as quais incluíram manter contato frequente com seu menino interno, correr riscos claros ao revelar emoções com honestidade e coragem e ser um porta-voz acurado do próprio lado vulnerável quando ferido ou frustrado. Ele usou lembretes para prestar atenção e ouvir, encontrar um terreno comum com as pessoas no trabalho, demonstrar empatia por Estela e interesse em sua vida, assim como na de outros – carinhosamente agora citados como "dividindo o palco"; e prestar mais atenção em sua saúde física. O término do tratamento foi flexível, no sentido de que o plano deveria prosseguir, conforme necessário, em busca de apoio à medida que novos desafios surgissem ao longo do caminho.

CONSIDERAÇÕES SOBRE PROGRESSO, CICLO DE VIDA E TÉRMINO

O desenvolvimento adolescente normal pode incluir um egocentrismo narcisista que não vai necessariamente se estabilizar em uma estrutura de personalidade inflexível e dominante, embora alguns continuem nessa trajetória. À medida que a vida avança, aqueles que desenvolvem psicopatologia narcisista podem encontrar mais do que a esperada dificuldade com as mudanças normais do envelhecimento (American Psychiatric Association, 2013). Alterações físicas na atratividade, no vigor ou na vantagem competitiva são profundamente ameaçadoras à pessoa com TPN e mostram-se propensas a desencadear problemas significativos, talvez até transtornos do humor. Esses indivíduos podem ser especialmente sensíveis à percebida perda de *status* ou potência em ambientes ocupacionais e adaptarem-se mal à mudança de funções que outros veriam como parte de um progresso para consolidação na carreira ou da aposentadoria. Tais considerações desenvolvimentistas são úteis para elaborar um plano de tratamento focado na melhora das habilidades internas de enfrentamento e na antecipação de gatilhos previsíveis para recaída.

O progresso pode ser medido de diversas maneiras além da noção-padrão de reduzir níveis tóxicos de comprometimento emocional e comportamental. Evidentemente, esperamos ajudar os pacientes que são narcisistas a superar a distimia, a raiva ou hostilidade crônica; esperamos também a diminuição da incidência de comportamento autoestimulante de alto custo — mas encerrar sem trabalho adicional estaria aquém do ideal. Além disso, esperamos maior flexibilidade na conceitualização de si mesmo e dos outros, maior aceitação emocional e expressões de afetividade e compaixão tanto por si mesmos como pelos outros, mais evidência de interações sociais recíprocas e outros comportamentos respeitosos, bem como manejo mais efetivo de esforços competitivos.

Pode ser útil manter contato com pacientes narcisistas em regime de consultas ao longo do tempo, mesmo que as sessões não ocorram com muita frequência. Esse acompanhamento pode apoiar esforços funcionais e crenças adaptativas e notar alguma regressão às estratégias de autoengrandecimento e autoestimulantes indiferentes. Possíveis dificuldades ou transições podem ser antecipadas mantendo em mente as tarefas desenvolvimentistas que provavelmente serão encontradas no futuro a médio e longo prazos. Resumir de modo colaborativo ferramentas úteis e ideias do tratamento também tem seu valor. Pacientes narcisistas são difíceis de engajar e manter na terapia, e, por conseguinte, a intervenção pode ocorrer em consultas intermitentes breves durante um período de tempo muito longo, em vez de em um único episódio prolongado de tratamento.

DESAFIOS COMUNS E AUTOCUIDADO DO CLÍNICO

As características defensivas e agressivas do paciente com TPN podem facilmente ativar os esquemas e respostas defensivas contraprodutentes do próprio terapeuta. Estagiários precisam de apoio extra, devido à complexidade das habilidades exigidas, tais como autoconsciência elevada, autorrevelação apropriada e genuína e negociação da motivação do cliente para mudar. De maneira geral, as expectativas de progresso precisam ser calibradas à dificuldade desse indivíduo e aos modos compensatórios arraigados. Além disso, a duração do tratamento pode ser bastante limitada se não houver alavancagem significativa ou adesão do paciente. O narcisismo interfere significativamente na colaboração devido à necessidade de impressionar, evitar emoções e mudar o foco da "culpa" para fontes externas, incluindo o terapeuta. Clientes com TPN sentem-se com direito a tratamento especial, esperam sentir-se melhor sem esforço e podem ressentir-se com responsabilização real ou implícita. Eles podem afundar em merecida dependência, rejeitar tarefas de casa e precisam ser empaticamente confrontados e guiados repetidas vezes por meio da contemplação de problemas e experiências emocionais antes de virem a aceitar qualquer influência do profissional. Reações emocionais a esses aspectos clínicos do narcisismo desafiam significativamente as habilidades de enfrentamento do terapeuta, por mais robustas que sejam. O profissional pode sentir-se encantado, seduzido, exasperado ou ameaçado. Qualquer dessas reações sugere alguma ameaça à integridade do tratamento e precisa ser efetuada com deliberação. É útil que o terapeuta pratique autoterapia e/ou busque consulta para reduzir o risco de erros de avaliação ou violações de limites, bem como identificar e resolver esquemas e modos pessoalmente vulneráveis; também é proveitoso que desenvolva táticas de redução do estresse dirigidas às questões específicas do cliente. Para uma sessão prévia de reforço a uma postura empática e de reparentalização, uma olhada rápida em fotografia de infância ou adolescência do paciente pode ser um bom lembrete de que existe uma "história" e uma criança vulnerável (frequentemente ferida) presa debaixo de uma fachada espinhosa exigente prestes a entrar na sala.

CONSIDERAÇÕES FINAIS

O TPN pode ser muito prejudicial aos relacionamentos interpessoais e a uma adaptação efetiva à vida. Pessoas narcisistas raramente abrem mão de todas as suas camadas protetoras, ainda que desadaptativas. Contudo, a abordagem integrativa da terapia do esquema-terapia cognitiva pode ajudar a fortalecer a consciência do impacto destrutivo das defesas desses pacientes e enfraquecer a intensidade das rupturas internas e defesas construídas, permitindo acesso a modos e crenças mais adaptativos.

Capítulo 15

TRANSTORNO DA PERSONALIDADE HISTRIÔNICA

Mehmet Z. Sungur
Anil Gündüz

Nosso paciente ilustrativo, a senhora A, é uma mulher de 32 anos casada e desempregada que sofria de desânimo e perda de prazer nas atividades diárias. Na primeira sessão, ela enfatizou algumas vezes que fora atendida por diversos psiquiatras, mas eles não haviam conseguido entendê-la e ajudá-la. Ela descreveu esses profissionais como superficiais e entediantes, que nada mais faziam além de prescrever antidepressivos, os quais não a auxiliavam. Suas expectativas de um bom psiquiatra eram de uma pessoa que dedicaria tempo quando ela pedisse ajuda e que estivesse disponível a qualquer momento em que ela se sentisse necessitada. Ela esperava que seu terapeuta visse como ela era única e especial e enfatizou que desgostava em especial dos comportamentos iniciais não genuínos de excessivo cuidado dos psiquiatras. Considerava-os falsos, e que as atitudes de cuidar não duravam muito, diminuindo ao fim de algumas sessões. Em muitas ocasiões, isso resultou em abandono prematuro do tratamento.

Embora a senhora A sofresse de desânimo e perda de prazer, ela enfatizou que seu humor era instável e que era capaz de ser alegre, divertida e encantadora em muitas ocasiões. Insistia que, na maior parte do tempo, seus amigos admiravam seu comportamento e encanto esplêndido. Entretanto, a única pessoa que dava carinho e amor incondicional para ela era seu marido. Apesar de uma vida sexual insatisfatória desde o início de seus 10 anos de casamento, ela descrevia o marido como atencioso e fiel.

A senhora A sofria de alguns sintomas físicos, como tontura, náusea, palpitações e medo de desmaiar, os quais de vez em quando equivaliam a ataques de pânico. Isso acontecia em especial depois de interações com pessoas que ela descrevia como indiferentes, excessivamente críticas e insensíveis. Ela também descrevia alguns ataques de raiva que envolviam comportamentos agressivos e intimidantes como uma resposta a experiências que ela julgava "humilhantes, desaprovadoras e insensíveis".

Indivíduos com transtorno da personalidade histriônica (TPH) apresentam comportamentos excessivamente dramáticos e demonstram exibicionismo emocional. Um anseio intenso por afeto e atenção dirigem os comportamentos egocêntricos, sedutores e manipuladores desses pacientes, sem consideração do impacto nos outros. O TPH é caracterizado por uma necessidade de ser o centro das atenções, dando aos outros a impressão de que o indivíduo está continuamente representando. Os sinais e sintomas de TPH geralmente são egossintônicos, ou seja, os pacientes diagnosticados com TPH muitas vezes não reconhecem que os outros podem perceber seu comportamento como raso, excessivo ou manipulador, tampouco veem a si próprios dessa forma. Isso costuma levar a conflitos interpessoais, relacionamentos perturbados e lutas emocionais com raiva e desânimo que eles atribuem a causas externas. O mesmo padrão é exibido ao clínico, o que apresenta desafios e armadilhas terapêuticas. Pacientes com TPH podem parecer dispostos a se engajar no tratamento, pois buscam relacionamentos, mas não é fácil envolvê-los na terapia, porque eles podem ser muito manipuladores, instáveis no âmbito emocional e facilmente frustrados e distraídos.

SINAIS E SINTOMAS CLÍNICOS

De acordo com o DSM-IV-TR (*Manual diagnóstico e estatístico de transtornos mentais, quarta edição, texto revisado*; American Psychiatric Association, 2000) e o DSM-5 (*Manual diagnóstico e estatístico de transtornos mentais, quinta edição*; American Psychiatric Association, 2013), o TPH é um padrão persistente de emotividade excessiva e busca de atenção que aparece no início da idade adulta e apresenta-se pela exibição de comportamentos sedutores ou provocantes, expressão rasa e rapidamente mutável de emoções, uso da aparência física para chamar atenção e fala com um estilo impressionista que carece de detalhes. O indivíduo com TPH sente-se desconfortável em situações nas quais não se torna o centro das atenções, é facilmente influenciado pelos outros e pelo ambiente, bem considera as relações mais íntimas do que de fato são. Sentir desconforto com falta de atenção e comportamentos sexualmente sedutores ou provocantes inadequados apresentam os maiores valores preditivos (Links, 1996).

Relata-se que alguns indivíduos com TPH acreditam que as outras pessoas só existem para servi-los e admirá-los (MacKenzie, 1997). Pacientes com TPH desenvolvem excessivamente as estratégias de exibicionismo, expressividade e impressionismo em detrimento da reflexividade, do controle e da sistematização (Beck, Freeman, & Davis, 2004).

Eles tendem a ser emocionalmente instáveis, frustram-se e entendiam-se com facilidade, buscam excitação e, muitas vezes, têm dificuldade de concentração (Millon, 1996). Também são descritos como carentes e dependentes com necessidade excessiva de aprovação e renovação da confiança (Westen & Shedler, 1999a, 1999b).

DIAGNÓSTICO DIFERENCIAL

Outros diagnósticos do Grupo B (especialmente transtorno da personalidade *borderline* e narcisista) e diagnóstico do Grupo C de transtorno da personalidade dependente têm características em comum com o de TPH (Pfohl, 1991; Widiger et al., 1991). Indivíduos com transtornos das personalidades histriônica, narcisista e dependente buscam todos atenção, admiração, aprovação e apoio dos outros (American Psychiatric Association, 2013).

Contudo, comportamentos inadequadamente sedutores e provocantes são sinais essenciais do TPH. As expressões emocionais são rasas e exageradas, e o paciente que é histriônico rapidamente presume uma profunda conexão e dependência. Não há detalhes em seu estilo de falar, as emoções expressadas não são estáveis e a autodramatização é usada com frequência. Seus sintomas de desconforto quando são coadjuvantes e de baixa tolerância à frustração resultam em exigências de gratificação imediata, mesmo se isso causar outros problemas ou reações alheias negativas.

Pacientes com TPH e aqueles com transtorno da personalidade *borderline* exibem comportamentos manipuladores e de busca de atenção, bem como emoções que mudam rapidamente, mas os indivíduos *borderline* podem ser distinguidos por comportamentos autodestrutivos graves e repetitivos, sentimentos de profundo vazio e ataques de raiva intensa e inadequada nas interações interpessoais (American Psychiatric Association, 2013).

Algumas características do transtorno da personalidade narcisista, tais como buscar atenção dos outros, se sobrepõem àquelas do TPH. Entretanto, pacientes com transtorno da personalidade narcisista anseiam por reconhecimento e elogios por sua superioridade e seu *status* de "pessoa muito importante" (VIP), mesmo entre amigos. Além disso, eles possuem características distintas, tais como merecimento por ser especial, grandiosidade da autorrelevância e forte ausência de empatia. Pacientes com TPH e aqueles com transtorno da personalidade narcisista têm necessidade de chamar atenção, mas os narcisistas desejam reconhecimento de sua superioridade, enquanto aqueles com TPH querem ser o centro das atenções, por vezes até mesmo que seja às custas de serem vistos de forma negativa pelos outros (American Psychiatric Association, 2013).

Indivíduos com transtorno da personalidade antissocial têm características em comum com pacientes portadores de TPH, uma vez que também são manipuladores, sedutores, impulsivos e apresentam comportamentos de busca de novidade e excitação. Contudo, pacientes com TPH são manipuladores para atrair atenção, sustento e aprovação, ao passo que indivíduos com transtorno da personalidade antissocial manipulam os outros para ganhar poder, controle e lucro (American Psychiatric Association, 2013).

Pacientes com transtorno da personalidade dependente também buscam cuidado, atenção e orientação, mas não exercem autodramatização, comportamentos sexualmente sedutores ou provocantes inadequados, tampouco buscam ser o centro das atenções (American Psychiatric Association, 2013).

Mudanças de personalidade devidas a outras condições médicas podem ser diferenciadas do TPH porque aparecem em resposta aos efeitos de tais condições (American Psychiatric Association, 2013).

A falta de perspicácia para comportamentos histriônicos dramáticos e manipuladores torna o diagnóstico problemático porque os pacientes não veem suas experiências internas como sintomáticas (Standage, Bilsbury, Jain, & Smith, 1984). Reações exageradas em resposta àqueles pequenos acontecimentos indesejáveis da vida não são avaliadas como excessivas por eles. Também podem se queixar de pressões para constantemente fazer coisas pelos outros e relatam sentirem-se fatigados ou desanimados sobre atender expectativas, apresentando-se como uma vítima de exigências externas. Pacientes com TPH frequentemente têm alguma condição somatoforme, incluindo comorbidade com transtornos de conversão e dor, fobia a doenças e transtorno dismórfico corporal (Skodol, 2005).

PESQUISA E DADOS EMPÍRICOS

Apesar das descrições relativamente consistentes do paciente histriônico na literatura psiquiátrica, entre todos os transtornos da personalidade no Grupo B, o TPH é aquele para o qual foi dedicada a menor quantidade de pesquisas. A falta de estudos randomizados, controlados e baseados em evidências da terapia focada no TPH faz os clínicos recorrerem à opinião de especialistas para critérios diagnósticos e à pesquisa epidemiológica. Nenhum estudo do resultado de terapia cognitivo-comportamental (TCC) para TPH foi encontrado (Crits-Christoph & Barber, 2002). Contudo, uma pesquisa minuciosa da literatura mostrou boa relação custo-benefício da terapia do esquema no tratamento do TPH em um estudo controlado randomizado (Bamelis, Evers, & Arntz, 2012).

CONCEITUALIZAÇÃO

Uma das crenças básicas dos indivíduos com TPH é que são inadequados sozinhos e, por isso, necessitam dos outros para sobreviver. Essa pode ser uma crença saudável, uma vez que construir relacionamentos faz parte do processo evolucionário humano para prevenir o isolamento. Adicionalmente, muitos outros podem ter pensamentos e crenças semelhantes sobre serem inadequados sozinhos. O que os distingue entre si é o modo como respondem a esses pensamentos e quão superdesenvolvidas tornam-se suas respostas ao longo do tempo. Pessoas depressivas ruminam principalmente sobre como chegaram a esse ponto e por que se sentem dessa forma. Aquelas com personalidade dependente procuram alguém em quem se apegar em busca de cuidado e tornam-se submissas a seus cuidadores. Entretanto, pessoas com TPH não deixam nada na incerteza e esforçam-se constantemente para manter os outros por perto, exibindo comportamentos dramáticos e colocando a si mesmas e suas emoções à mostra, a fim de garantir que suas necessidades de apego sejam atendidas. Acreditando que atenção constante e aprovação são essenciais para sua sobrevivência, elas buscam a aprovação dos outros em tudo que fazem. A necessidade de aprovação vem com o medo de rejeição. Como qualquer sinal que possa ser interpretado como rejeição é catastrofizado, emoções negativas fortes são sentidas mesmo quando as pessoas que estão rejeitando não são importantes para o paciente. Isso pode levar a um círculo vicioso no qual comportamentos mais dramáticos são apresentados por meio de discursos inflamados, exigências ou outras ações agressivas quando há demora na aprovação.

As pessoas tentam entender o ambiente a partir de estágios desenvolvimentistas iniciais para organizar suas experiências de maneira significativa e funcionar de modo mais adaptativo (Rosen, 1988). Suas interações com o mundo externo levam a certas crenças sobre si mesmas e os outros. A crença central do TPH de que a pessoa é inadequada sozinha leva a crenças intermediárias que se concentram na necessidade de atenção e aprovação, e o correspondente medo de desaprovação para compensar essa insuficiência. As crenças que enquadram a atenção como uma necessidade urgente incluem "Devo ser sempre capaz de ganhar a atenção das outras pessoas" e "Se eu for dramática ou encantadora o suficiente, posso receber a atenção que necessito". A atitude de que "Rejeição ou desaprovação demonstram que sou inútil, insuficiente e indigno de amor" promove a crença de que "Ser rejeitado é terrivelmente humilhante e insuportável". A sensibilidade com relação à possibilidade de rejeição é ativada pela suposição de que "Se não sou o centro das atenções, estou fadada a ser rejeitada ou abandonada". Como essas crenças básicas e intermediárias são fácil e frequentemente ativadas em toda interação social, o indivíduo com TPH encontra-se "representando" para os outros em muitas, se não em todas as ocasiões. De acordo com Young, Klosko e Weishaar (2003), as pessoas exibem três respostas de esquema-enfrentamento diferentes quando seus esquemas são ativados. Elas podem usar "evitação do esquema", o qual envolve evitar pessoas ou situações que desencadeiem um esquema, tais como construir relacionamentos superficiais para evitar risco de intimidade e rejeição. Elas podem escolher ceder ao esquema usando respostas de "rendição ao esquema", exigindo atenção ou desenvolvendo reações extremas à frustração, tais como sintomas dramáticos de base somática (p. ex., tontura, desmaios) que expressam sua crença de serem incapazes de funcionar sem apoio. A terceira forma de enfrentamento é simplesmente fazer o oposto do conteúdo do esquema, chamada de "compensação do esquema", talvez escolhendo parceiros propensos à dependência, a fim de evitar rejeição ou abandono. Isso dá a essas pessoas um senso de empoderamento e controle por acreditarem que os indivíduos dependentes proverão aceitação incondicional e provavelmente não as abandonarão (Bernstein, 2005). A senhora A – apresentada no início deste capítulo – enfatizou em muitas ocasiões que escolhera o senhor A como seu marido porque era a única pessoa em sua vida que fornecia aceitação e carinho incondicional.

Esquemas iniciais desadaptativos são oriundos de necessidades desenvolvimentistas não atendidas, tais como afeto, orientação e validação (Young et al., 2003). O tratamento muitas vezes exige concentrar-se nas experiências desenvolvimentistas precoces e reestruturação cognitiva das crenças básicas que surgiram com uma consequência de experiências passadas. Certas estratégias superdesenvolvidas e repetitivas são usadas para compensar uma visão distorcida de si e dos outros, a qual surgiu como uma resposta a experiências desenvolvimentistas negativas, incluindo traumas e rompimentos de apego. Pacientes com TPH veem a si próprios como impressionantes e fascinantes, e os outros como facilmente seduzidos e receptivos (Beck et al., 2004); além disso, desenvolvem estratégias manipuladoras para alcançar seus objetivos de impressionar os outros. Indivíduos com TPD acreditam que podem alcançar esses objetivos por meio de charme, comportamento dramático, ataques de raiva, choro e sexualização ou outros comportamentos manipuladores superdesenvolvidos (Beck et al., 2004).

Pacientes com TPH envolvem-se tanto em suas estratégias superdesenvolvidas que não reconhecem suas habilidades subdesenvolvidas de observação e julgamento. Essa dependência de estratégias superdesenvolvidas os leva muito além do que pode ser efetivo ou funcional e dá origem a distorções cognitivas. O raciocínio emocional obscurece seu julgamento à medida que os indivíduos confiam nas emoções e nos sentimentos internos (e pensamentos automáticos) como evidência da verdade, em vez de usarem evidências externas, como observação objetiva para julgar as reações dos outros a elas. Portanto, os pacientes com TPH continuam tentando impressionar os outros até se sentirem seguros e satisfeitos de que os impressionaram suficientemente para obter a aprovação e atenção de que acreditam precisar, e isso pode resultar no característico teatro. Isso também explica por que as pessoas histriônicas tendem a supor que, se elas se sentem inadequadas, devem ser inadequadas e, caso percebam que estão sendo rejeitadas, elas devem ser rejeitadas. O pensamento dicotômico intensifica seus comportamentos demonstrativos de busca de atenção até sentirem que impressionaram plenamente os outros. Interações sociais que são avaliadas como "rejeitadoras e humilhantes" tornam-se uma questão importante no tratamento.

Por exemplo, quando a senhora A chamou uma pessoa ao telefone e não teve acesso, pensou "Ele não está atendendo minha chamada de propósito". Em decorrência desse pensamento, sentiu-se frustrada e presumiu que havia sido humilhada ou não levada a sério. Isso a deixou mais zangada e a manteve chamando até conseguir falar com aquela pessoa. Ela iniciou a conversa ao telefone culpando-o por ser desatencioso e insensível, apesar de o indivíduo justificar que não podia atender por estar ocupado ou em uma reunião. Sendo vulnerável ao sentimento de rejeição, ela dificilmente se satisfazia com essas explicações. Além disso, a senhora A revelou que deu respostas semelhantes a seus terapeutas anteriores. Se o profissional se atrasasse apenas alguns minutos para recebê-la para a sessão, ela expressava sua decepção por esperar e o culpava por negligência e falta de interesse genuíno. Se o clínico parecia não estar respondendo a suas acusações, ela respondia exibindo comportamentos sedutores ou agressivos para impressioná-lo e ensiná-lo que ela não era um "objeto descartável". Quando indagada sobre as consequências de tão pouca atenção, a senhora A disse que precisava da atenção de outras pessoas e especialmente de seu terapeuta para se sentir segura e feliz. Sua crença mais forte era que, se fosse divertida o suficiente, os outros não perceberiam sua fraqueza e teriam interesse por ela.

À medida que o tratamento prosseguiu, a senhora A revelou que tivera alguns casos com pessoas que descreveu como "populares, atraentes e inteligentes", algumas das quais eram amigas de seu marido. Ela disse que escolheu esses indivíduos para certificar-se de que era capaz de atrair a atenção de homens muito qualificados. Acreditava que todos os homens são facilmente seduzidos e buscava atenção em especial daqueles (inclusive terapeutas) que ela descrevia como "difíceis de serem emocionalmente desafiados". Quando se sentia desconfortável com a quantidade de atenção que estava recebendo, ela mandava algumas mensagens e fotografias sexualmente sedutoras e provocadoras. Disse que a maioria desses homens ficava impressionada e expressava admiração por suas fotos, confirmando a crença da paciente de que eles podiam ser facilmente manipulados se ela usasse sua beleza e seu charme.

Uma das crenças centrais da senhora A sobre si mesma era que ela não tinha valor a menos que fosse percebida, cuidada e admirada pelos outros. Sentia-se oprimida por sentimentos de indignidade e vergonha quando se percebia negligenciada, bem como acreditava que não poderia suportar esses sentimentos negativos e que poderia enlouquecer se não fizesse algo para reduzir a tensão. Seu sofrimento emocional só aliviava quando ela conseguia captar a atenção e aprovação da pessoa que achava que a estava desaprovando. O esquema de privação emocional (Bricker, Young, & Flanagan, 1993; Young et al., 2003) fazia a senhora A crer que suas necessidades de apoio emocional e sustento provavelmente nunca seriam supridas de modo adequado pelos outros, o que tornava as experiências de frustração emocional ou decepção dolorosas de forma intolerável. Ela também via o mundo e os outros como os provedores do cuidado especial de que precisava. O esquema de egocentrismo (Young et al., 2003) a fazia se sentir no direito de tomar ou receber a atenção e aprovação de que necessitava, sem considerar o impacto nos outros. Ela também aprendeu de experiências anteriores que a maneira mais fácil e efetiva de obter atenção e sentir-se respeitável era seduzindo o sexo oposto. Se a provocação sexual não funcionasse, ela exibiria ataques de raiva dramáticas, choros e pequenos atos autodestrutivos (p. ex., tomar dose excessiva de antidepressivos) até obter acesso a algum alento. Esse alívio era de curta duração, mas poderosamente reforçador. A longo prazo, esses comportamentos levavam a consequências negativas, tais como a perda de amigos e o término prematuro das terapias. Ela reconhecia essas consequências negativas no longo prazo, mas afirmava que não era capaz de controlar seus comportamentos inflexíveis e inapropriados.

Uma avaliação das origens da crença central da senhora A revelou que seu senso de inutilidade se desenvolveu em tenra idade, depois de entender que seu pai só se importava com ela quando estava sentada no colo dele e permitia que ele a tocasse no rosto e no corpo. Ela nunca soube dizer se esse comportamento de tocar era abuso sexual, mas logo percebeu que se sentar no colo dele era uma estratégia de atalho efetiva para afeição. Essa era a única ocasião em que ela era o centro das atenções, pois sua mãe era distante e deprimida; e seu pai, muito ocupado com o trabalho. Ela testemunhou o pai desvalorizando e agredindo verbalmente sua mãe em muitas ocasiões. A mãe muitas vezes desmaiava depois de discussões sérias e comportamentos verbalmente agressivos, o que inspirava cuidados extras do marido. Sua mãe passava a maior parte do tempo de cama, deixando a jovem A e sua irmã quatro anos mais moça sem um bom modelo materno. Isso levou à inversão de papéis, na qual ela e a irmã tiveram de aprender a cuidar da mãe em idade precoce. A senhora A disse que ainda tem imagens de si mesma quando era pequena cozinhando, limpando e fazendo compras para a casa.

Indivíduos com TPH podem apresentar variações de fenomenologia e características clínicas do transtorno em culturas diferentes. Sociedades com legados culturais diferentes diferem sobre quais comportamentos são aceitos, tolerados ou rejeitados (Segall, Dasen, Berry, & Poortinga, 1990; Sungur, 2013), e, consequentemente, os problemas e estratégias para lidar com eles não são independentes da cultura (Bhugra & de Silva, 2007). Sintomas físicos como tontura, vertigens e desmaios são mais vistos como inspiradores de cuidado do que como sinais e sintomas emocionais em muitas sociedades. Em diversas culturas coletivistas, a exibição de sintomas corporais ou somatização geralmente produz mais atenção, alento e apoio do que a expressão verbal de queixas (Sungur, 2013). Comportamentos abnegados excessivos e esforços contínuos para agradar a família e outras pessoas, acompanhados pelo desenvolvimento de sintomas corporais, geralmente são observados na história passada de muitos pacientes diagnosticados com TPH na cultura turca. Muitos portadores de TPH provenientes de áreas rurais exibem um inicial "período de silencioso sofrimento e adaptação" às circunstâncias de vida negativas a seu redor, que, então, é seguido por uma exibição de sintomas corporais para justificar a atenção e o cuidado que necessitam dos outros.

Em sua infância, a senhora A esforçava-se muito para agradar a mãe e o pai assumindo responsabilidades domésticas para compensar a falta de energia de sua mãe por conta da depressão. Ela achava que seus esforços não eram apreciados nem percebidos e sentia-se desamparada, até se dar conta de que exibir sintomas corporais como sua mãe poderia ser uma maneira eficaz de obter a atenção e o apoio que desejava. Ela também descobriu, aos 11 anos, que ser sedutora e atraente poderia ser uma maneira efetiva de receber cuidado e intimidade, depois que viu seus pais fazendo sexo pela porta do quarto entreaberta. Ela reparou que seu pai tratava sua mãe com carinho e compaixão após o sexo. Revelou que depois de observar seus pais em atividades sexuais, ela ficou curiosa por sensações corporais e começou a tocar seus genitais, o que foi seguido por toques mútuos nos genitais com sua irmã mais jovem.

Para resumir a conceituação, a queixa apresentada pela senhora A era desânimo oscilante com sintomas físicos e alguns comportamentos agressivos e intimidantes após situações sociais que ela julgava como negligentes e/ou humilhantes. Seu perfil desenvolvimentista mostra que sua mãe era distante e indiferente a suas filhas devido à própria depressão e apresentava sintomas corporais para receber atenção do marido. Seu pai também a negligenciava, pois ficava ocupado com seu trabalho e só demonstrava plena atenção se a jovem A permitisse que ele a tocasse de uma forma que ela não conseguiu definir bem. Seus pais discutiam muito, e ela presenciou a interação sexual deles em tenra idade. Ela cresceu sentindo-se negligenciada, apesar de todos os esforços para agradar sua família. Desenvolveu crenças centrais sobre si mesma como uma pessoa sem valor e indigna de amor, bem como sobre o mundo externo como indiferente, negligente e rejeitador. Suas crenças (condicionais) intermediárias, que foram moldadas por suas crenças básicas, emergiram como "Ser rejeitada ou não ser capaz de obter aprovação mostra que sou inútil e indigna de amor", "Devo ser sempre capaz de ganhar a atenção das outras pessoas" e "Se eu puder exibir alguns comportamentos manipuladores e sedutores, serei notada e receberei atenção dos outros". Suas crenças básicas eram frequentemente ativadas em situações sociais que ela considerava insensíveis e rejeitadoras, e isso precipitava suas estratégias superdesenvolvidas compensatórias, tais como exibir comportamento de busca de atenção, que, às vezes, equivalia a ter ataques de raiva quando não se sentia plenamente notada e aprovada. O envolvimento excessivo com suas estratégias superdesenvolvidas para evitar sofrimento emocional a impediam de reconhecer suas habilidades subdesenvolvidas, tais como construir habilidades de afinidade, empatia, comunicação e intimidade apropriadas para estabelecer modos alternativos mais saudáveis e estáveis de obter aprovação. Temores de desaprovação e rejeição a tornavam vulnerável a qualquer sinal que pudesse ser interpretado como falta de atenção para com ela, o que ativava o monitoramento de ameaças em toda interação social.

PRINCIPAIS METAS DO TRATAMENTO

A definição colaborativa de metas é um requisito importante para uma intervenção bem-sucedida. É crucial que as metas sejam específicas, concretas, compreensíveis e aceitáveis para o paciente. O objetivo fundamental para pacientes com TPH é aumentar seu senso de segurança emocional e fortalecer o esquema adulto saudável. O sucesso do tratamento pode ser determinado pela habilidade e capacidade do paciente de tolerar, em alguma medida, situações com baixa aprovação ou atenção, bem como demonstrar habilidades comunicativas e sociais efetivas envolvendo moderação saudável, mais empatia pelos outros e maior autoconfiança no manejo de estresses interpessoais ou outras experiências avaliativas. Existem diversas metas que podem fazer parte da formulação de caso, dependendo das necessidades individuais do paciente. Elas incluem as seguintes:

1. Aumentar a consciência e as habilidades de regulação para melhorar a tolerância à frustração e permitir o aprendizado de novos comportamentos desconfortáveis, porém saudáveis. A segunda parte dessa meta é o paciente usar essas habilidades para reduzir a ocorrência de exibição dramática ou outro comportamento agressivo.
2. Testar temores sobre rejeição e descatastrofizar as ideias extremas sobre o significado de desaprovação ou perda de atenção. Sensibilidade a esses medos pode ser reduzida separando-se a ideia do "eu" do comportamento ao interpretar resultados, de modo que qualquer crítica seja vinculada a ações ou situações transitórias ou mutáveis, e não personalizadas como uma medida do valor pessoal. Também é importante construir confiança para enfrentar experiências realistas de crítica e rejeição por meio da defesa assertiva de si mesmo (Padesky, 1997).
3. Melhorar as habilidades comunicativas e sociais, incluindo construir empatia pelos outros e aprender modos alternativos de ligar-se aos demais de maneira mais direta sem dramatização ou atuação sexual. Um componente importante dessa meta é melhorar a capacidade do paciente para escutar e receber dados dos outros e integrar essas informações, em vez de basear-se exclusivamente em seu senso interno de satisfação mediante a atenção imediata e intensiva das outras pessoas. Isso inclui as habilidades específicas da escuta ativa e a tomada de uma perspectiva diferente, bem como ser um bom membro da plateia, em vez de assumir o centro do cenário.
4. Aumentar a autossuficiência, as habilidades de resolução de problemas e o senso de identidade com menos dependência da atenção dos outros.

ESTRATÉGIA COLABORATIVA

Dependendo das metas estabelecidas com o paciente, uma ampla variedade de técnicas, desde pensamentos questionadores até outras mais experienciais, tais como experimentos comportamentais, podem ser usadas no tratamento. Entretanto, com boa colaboração, essas técnicas provavelmente não serão concluídas com um desfecho bem-sucedido. Estabelecer um relacionamento colaborativo é essencial para motivar o indivíduo com TPH a avaliar as próprias estratégias e modificá-las conforme necessário. Também pode ser útil atender algumas das necessidades desenvolvimentistas básicas do cliente, porém mantendo limites apropriados. Isso pode ser feito mostrando-se genuinamente caloroso e empático com um paciente que não recebeu estímulo suficiente. Como o tratamento do TPH leva algum tempo e os abandonos são frequentes, o desafio principal é manter essas pessoas em tratamento. Isso pode ser feito assegurando esforços estáveis e uniformes para fazê-las sentirem-se compreendidas e aceitas, bem como simultaneamente mantê-las motivadas a adotar a abordagem terapêutica que exige mudança.

Frequentemente, pacientes com TPH veem o terapeuta como um salvador poderoso que tornará tudo melhor dando conselhos e resolvendo os problemas em seu nome (Beck et al., 2004; Sperry, 2006). Por conseguinte, eles esperam um papel ativo do profissional (Othmer & Othmer, 2002). Tais fantasias também podem motivar um clínico inexperiente a assumir o papel de salvador poderoso, no qual ele dá conselhos imediatos, cede a exigências inadequadas dos clientes e toma decisões em seu nome. Isso pode aumentar a fantasia de salvador do paciente, reduzir sentimentos de inadequação e manter seu padrão de relacionamento original. Isso também por fim e inevitavelmente acarreta sentimentos de ansiedade, raiva, autoculpa, desamparo e falta de motivação no terapeuta. Quando o paciente percebe redução da motivação e do entusiasmo inicial do clínico, seus esquemas de rejeição e inutilidade são reativados. Isso diminui a qualidade do relacionamento terapêutico e pode ser seguido por abandonos prematuros e hostilidade. Na verdade, a senhora A estava muito zangada com a redução do cuidado e da atenção inicial de seus terapeutas anteriores, o que ela atribuía à falta de interesse genuíno e incompetência. Ela os via como sonegadores e inconfiáveis, o que reativava seus esquemas de privação emocional e rejeição/abandono. O relacionamento terapêutico oferece uma oportunidade para observar esquemas no "aqui e agora" quando os esquemas e respostas de enfrentamento dos pacientes são ativados no relacionamento terapêutico (Bernstein, 2005). O confronto empático delicado pode ajudar o cliente a ver como suas respostas interferem no progresso do tratamento. A colaboração e a descoberta guiada podem motivar o indivíduo em direção a uma resolução de problemas independente sem que o terapeuta assuma o papel de salvador.

A transferência erótica é outra resposta comum que interfere no tratamento. Essa é uma mistura de sentimentos eróticos dirigidos ao terapeuta idealizado que pode, às vezes, ser acompanhada por sentimentos de constrangimento e/ou raiva quando o paciente reconhece que não há reciprocidade. O indivíduo pode lidar com isso aumentando os comportamentos sedutores e manipuladores, os quais podem ativar rejeição ou exploração se o profissional for incapaz de manejar essa transferência sexualizada. Tais transferências precisam ser manejadas com competência e analisadas em estreita colaboração com o paciente. O terapeuta deve manter limites claros e assinalar esses padrões com confronto delicado, traçando paralelos com as estratégias do cliente em situações da vida atuais. Esse tipo de confronto gentil empática pode evocar a compreensão das origens desses padrões comportamentais e ajudar os pacientes com TPH a dar sentido a experiências que pareceram constrangedoras ou sem sentido.

A senhora A afirmou que seus comportamentos sedutores resultaram da transposição de limites profissionais com um de seus terapeutas, levando a sentimentos de exploração e abuso. Uma nova conceitualização mútua das experiências passadas ajudou-a a ver suas necessidades e as estratégias disfuncionais que ela usava para atender essas necessidades. O terapeuta explicou que experiências de infância estabelecem crenças centrais sobre nós mesmos e o mundo externo, e que estratégias de enfrentamento disfuncionais emergem para nos proteger do perigo e das ameaças percebidas. Essa explicação ajudou-a a normalizar o processo de desenvolver demais algumas estratégias e desenvolver de menos algumas habilidades, levando à redução da atribuição interna de falha ou culpa da paciente.

APLICAÇÃO CLÍNICA DA INTERVENÇÃO

Validação e psicoeducação pelo terapeuta

O tratamento colaborativo requer aceitação, atitudes imparciais e validação. A validação de experiências dolorosas faz o paciente sentir-se compreendido e aceito. Validação inclui um fundamento lógico para a normalização, o que ajuda o indivíduo a dar um novo sentido a suas experiências anteriores quando consideradas de uma perspectiva diferente. Essa nova perspectiva pode ajudar o cliente a dar significado ao que parece sem sentido.

O terapeuta validou as crenças básicas de inutilidade da senhora A, explicando que as crenças básicas, tais como "Não tenho valor", são os resultados de atribuir significado às experiências de infância. Ele explicou para ela que o modo como uma criança pensa pode ser completamente diferente do modo adulto de pensar, no sentido de que uma criança tem a tendência de pensar "sou o que recebo". Portanto, na infância, a senhora A não teve outra forma de avaliar seu valor senão pelo quanto cuidado e apoio recebia. Seu terapeuta explicou que sentimentos de falta de valor poderiam ser oriundos da falta de interesse, atenção e apreciação durante a infância dela. Ela ficou confusa e impressionada por ouvir que essa equação de autoestima/valor é determinada por reações a pessoas importantes na infância e muda à medida que o indivíduo envelhece e torna-se mais maduro.

Foi dito à senhora A que, quando era criança, ela teve pouca escolha senão acreditar que os adultos em sua vida eram os modelos sociais certos. Portanto, era compreensível ela ter dado sentido aos sintomas corporais de sua mãe e tomar isso como uma maneira de atrair atenção para se sentir respeitável. Em outras palavras, como o valor próprio de uma criança é determinado por cuidado, amor e compaixão recebido de pessoas importantes, não era surpreendente que ela se sentisse sem valor, uma vez que sua mãe estava ocupada com os próprios problemas e seu pai estava ocupado com seu trabalho. Também foi esclarecido que quando o mundo externo (representado por seus pais) é avaliado como indiferente, a busca para encontrar novos modos de ser cuidado torna-se um passo sensato e racional a ser dado, e foi isso que ela fez. Infelizmente, essa busca terminou pela descoberta de estratégias disfuncionais para obter o cuidado e a atenção de que precisava. Essas estratégias incluíram exibir sintomas corporais, comportamentos paqueradores e sexualmente sedutores, comportamentos impressionistas dramáticos e expressão exagerada de emoções equivalentes a ataques de choro/raiva para se sentir cuidada e amada.

A senhora A também recebeu ajuda para compreender que essas estratégias foram as únicas usadas para evitar as consequências negativas de esquemas "indigno de amor-abandonada-sem valor" que eram fácil e frequentemente ativados. Eles tornaram-se mais disfuncionais por terem sido usados mais intensamente devido à ausência de outras habilidades e estratégias de enfrentamento. Essa explicação também ajudou a paciente a compreender que precisava desenvolver novas habilidades.

O terapeuta também validou as estratégias usadas na infância baseadas nas crenças intermediárias da senhora A ("É terrível não ter valor e ser indigna de amor" [atitude], "Devo sempre ser capaz de conseguir a atenção das outras pessoas para ser cuidada e desejável" [regra] e "Se eu não for o centro das atenções, estou sendo rejeitada ou abandonada"), pois esses pressupostos foram constituídos para protegê-la das consequências negativas das crenças básicas que ela tinha. Em suma, foi dito à senhora A que ela usava essas estratégias a fim de evitar sofrimento emocional. Isso a fez sentir alívio, e ela contou que, pela primeira vez em sua vida, entendeu suas necessidades persistentes de aprovação e busca de atenção.

O terapeuta também ajudou a senhora A a perceber, por descoberta guiada, que a crença central que apareceu como resultado das experiências de infância era justificada naquele período da vida, mas que, agora, é menos adaptativa e menos funcional devido a sua natureza inflexível. A cliente entendeu, por meio de técnicas experienciais descritas posteriormente neste capítulo, que a natureza persistente e rígida das estratégias de enfrentamento superdesenvolvidas usadas até o momento a impediu de desenvolver estratégias alternativas mais adaptativas e flexíveis. Foram utilizadas as técnicas de diálogo socrático e flecha descendente, tais como perguntar "O que você acha que teria acontecido se não tivesse esse comportamento?". Isso ajudou a paciente a descobrir que o uso frequente de estratégias superdesenvolvidas para evitar sofrimento emocional talvez a estivesse impedindo de ver o que poderia ter acontecido se elas não fossem usadas.

Intervenções cognitivas

No relacionamento terapêutico de trabalho, o terapeuta gradualmente levou a senhora A a considerar outras explicações possíveis para ações e reações enfrentadas em situações sociais ou questionou sua crença presente, mas se mantendo sintonizado com o ponto de vista dela. Nesse sentido, o profissional funcionou como uma fonte facilmente acessível para que a cliente gerasse outras perspectivas possíveis sobre si mesma, o mundo externo e suas interações (relacionamentos) com os outros. Isso facilitou outras mudanças, pois, a menos que seja gentilmente desafiado, o indivíduo com um transtorno da personalidade não tem escolha a não ser ver o mundo apenas a partir de sua perspectiva particular. A senhora A compreendeu que crenças centrais e intermediárias influenciavam sua perspectiva dos acontecimentos da vida, o que determinava como ela pensa, sente e se comporta. Depois de educar a paciente sobre crenças centrais e monitorar como estas operam utilizando registros de pensamentos diários, ela pôde ver a ligação entre pensamentos automáticos, sentimentos e comportamentos.

A etapa seguinte foi ajudar a paciente a entender que uma crença não é necessariamente uma verdade e que toda crença pode ser testada. Em vez de ser seletiva na escolha dos dados que apoiam a crença original e desconsiderar as evidências em contrário, sugeriu-se colher evidências a favor e contra a crença. Durante tal processo de monitoramento, o terapeuta apresentou a planilha de crenças centrais. A senhora A e o clínico trabalharam na velha crença de que ela era indigna de amor e sem valor a menos que se tornasse o foco de atenção. Pediu-se que a cliente reunisse evidências a favor e contra a antiga crença, e ela constatou que podia ser desejável e digna mesmo que não apresentasse seus comportamentos automáticos de busca de atenção. Outra área na qual eles trabalharam juntos foi aumentar a consciência e o discernimento do fato de que, mesmo se a pior das hipóteses acontecesse e ela não fosse desejada ou apreciada pelos outros, isso não significaria que ela é indigna de amor ou indesejável. O terapeuta e a paciente trabalharam de modo colaborativo visando encontrar explicações alternativas para interpretar os comportamentos dos outros sem fazer referência a si mesma. Apesar dos esforços, houve ocasiões em que a senhora A sentiu-se incapaz de mudar à medida que a terapia progredia. Terapeuta e paciente discutiram a definição de mudança e questionaram a crença distorcida de que somente uma mudança completa é digna de nota. Eles chegaram à mútua conclusão de que mudar não é um fenômeno de tudo ou nada, e que mesmo uma pequena mudança pode ter um impacto significativo nos relacionamentos com as outras pessoas.

A paciente foi capaz de reconhecer sua sensibilidade a negligência e rejeição, mas, apesar desse reconhecimento, medo intenso e ansiedade surgiram quando se pediu que ela se expusesse a situações sociais sem recorrer a suas estratégias superdesenvolvidas. Compreendendo que suas experiências de infância a deixaram muito vulnerável, ela descreveu-se como uma vítima. Nessa etapa, o terapeuta validou suas experiências dolorosas e expressou o quanto lamentava o fato de ela ter que lidar com tamanha adversidade em idade tão precoce. Então, discutiu com a paciente se ela era uma vítima ou uma sobrevivente, e afirmou que, mesmo que tivesse sido uma vítima no passado, podia mudar o papel de vítima agora e ser uma sobrevivente, recuperando sua vida. Isso a ajudou a entender que podia viver uma vida mais significativa, apesar de uma infância difícil.

Os terapeutas também podem usar técnicas como "estabelecer programações" para adiar as ruminações dos pacientes sobre não ter valor e ser inadequado. Eles podem ser ajudados a aprender a adiar ruminações sobre seu passado, assim como preocupações sobre seu futuro. Ruminar e preocupar-se são estratégias frequentemente usadas para evitar emoções que poderiam surgir em resposta a pensamentos negativos (Leahy, 2006). O estabelecimento de programações pode ser usado para adiar sentimentos de raiva e ódio que podem surgir em resposta a pensamentos negativos. Pode-se pedir aos pacientes que adiem sentimentos e preocupações negativas até uma certa hora do dia a fim de estabelecer controle sobre o que parece incontrolável. Pediu-se para a senhora A que adiasse a expressão de seus sentimentos intensos em vez de ser oprimida e deixar-se levar por eles. Embora inicialmente tenha sido difícil adiar sentimentos e preocupações negativas, ela interpretou a experiência como muito útil ao reconhecer que podia circunscrever suas emoções dolorosas a períodos de tempo. Isso levou a um efeito paradoxal no qual ela não sentia necessidade de se engajar em ruminações e preocupações durante a hora do dia programada para expressá-las. Ela percebeu que, se conseguisse adiar as ruminações e preocupações até a hora programada, talvez não fosse necessário expressá-las quando pudesse fazê-lo. Esse efeito paradoxal reduziu a necessidade de programar essa hora de ruminações e preocupações regularmente em longo prazo.

Intervenções experienciais

Técnicas experienciais, tais como imagens mentais guiadas, processamento emocional, elaboração de imagens mentais (Young et al., 2003), *role-play* e inversão de papéis, foram frequentemente usadas para reduzir o impacto emocional dos esquemas iniciais desadaptativos. Elas também ajudaram a reestruturar memórias antigas, vivenciando-as novamente não apenas em nível intelectual, mas também emocional. A técnica conhecida como imagens mentais guiada mostrou-se muito eficaz para desafiar os esquemas no nível emocional com a senhora A. Quando se pediu que fechasse os olhos e revivesse uma experiência passada vividamente, ela conseguiu recordar alguns acontecimentos desenvolvimentistas centrais que ativaram suas crenças centrais de não poder ser amada e não ter valor. Pediu-se a ela que fechasse novamente os olhos para recordar um acontecimento recente que a estava importunando. Essa cena também ativou as mesmas crenças centrais, levando-a a perceber que experiências irritantes semelhantes fazem ela se sentir da mesma forma.

Os principais esquemas e comportamentos de enfrentamento tornaram-se bastante evidentes tanto para o terapeuta como para a paciente ao reviver aquelas memórias nas sessões de processamento emocional. Isso fez a senhora A entender a ligação entre o passado e o presente. Adicionalmente, a ativação de crenças centrais deu ao terapeuta a oportunidade de guiar a paciente por meio de imagens e gerar novas perspectivas para atribuir novo conceito à experiência passada. Isso a ajudou a estabelecer novas explicações, mais adaptativas, que não estiveram acessíveis no passado. A elaboração de imagens mentais (Young et al., 2003) foi usada para curar o sofrimento emocional que seus esquemas desadaptativos representavam. Durante a reinterpretação de imagens mentais, pediu-se que a senhora A fechasse os olhos e recordasse uma experiência dolorosa envolvendo seus pais. O objetivo era ativar a imagem vívida de negligência e falta de aprovação, bem como reviver a experiência de seu pai tocando seu corpo, com as sensações físicas, emoções e cognições associadas. Imediatamente depois de trazer à tona essa imagem, o terapeuta descreveu de modo rápido como alterar algumas das cenas imagéticas e mudar a negligência de sua mãe e o vago comportamento de toque – difícil de interpretar – de seu pai para um desfecho mais aceitável. Pediu-se que ela visualizasse seu eu adulto hoje entrando na cena do toque ou da negligência para confrontar a mãe e o pai diretamente e experimentar uma sensação de empoderamento. A imagem de domínio de habilidade era "resgatar" a criança da cena do toque, levando-a a um lugar seguro, e dizer à mãe assertivamente que a jovem A tem direito de ser acalmada, protegida e aprovada por sua cuidadora. O terapeuta teve a cautela de não dizer à paciente o que fazer nem sugerir o que deveria estar acontecendo, para aumentar o nível de domínio de habilidade por parte dela. A última etapa da elaboração de imagens mentais iniciou-se após um confronto assertivo e bem-sucedido com sua mãe e seu pai. Ela envolveu o eu adulto interagindo diretamente com a criança traumatizada de uma maneira calma, tranquilizadora e alentadora. O objetivo era fazê-la sentir-se segura, aprovada, estimulada e aceita, e o adulto ser mais capaz de sentir empatia pelo sofrimento da criança para que esta e o *self* adulto pudessem sentir-se mais conectados. Quando pareceu que a criança havia recebido alento suficiente do adulto, o terapeuta perguntou se havia mais alguma coisa que o eu adulto tinha a dizer para a criança antes de concluir a cena. O eu adulto respondeu: "Você não é inadequada e é capaz de gerenciar sua vida sozinha. Não precisa representar para receber a aprovação dos outros. Você é digna de amor mesmo quando não tenta encantar e seduzir os outros".

Foram realizados revisão e processamento após o exercício de imagens mentais; perguntou-se à senhora A quais foram suas reações às sessões, como ela se sentiu e o que a experiência significou para ela. Ela ficou confusa com a experiência, mas se surpreendeu ao ver como esse trabalho de imagens a fez sentir-se mais suficiente e digna de amor do que nunca. Tempo adequado foi dado para que a paciente recobrasse o controle sobre suas emoções antes de sair da sessão. Os exercícios de imagens mentais revelaram-se catárticos, ajudando a paciente a liberar emoções dolorosas. A reelaboração ajudou a modificar o significado de algumas memórias da infância e ganhar domínio sobre suas experiências passivas. Isso tornou as memórias menos dolorosas e ajudou a paciente a atender algumas de suas necessidades desenvolvimentistas. A senhora A sentiu-se muito aliviada depois de ser acolhida por seu eu adulto. Ela também expressou que a própria aprovação era mais importante do que a aprovação dos outros para se sentir desejável e digna de amor, e que a falta de aprovação dos outros não significa necessariamente que ela é indigna de amor.

Técnicas como *role-play*, inversão de papéis e recriação de um acontecimento ajudaram adicionalmente a paciente a processar as experiências passadas nos níveis cognitivo e emocional. Isso auxiliou a senhora A a compreender que é possível dar explicações alternativas para os comportamentos passados de seus pais. *Role-play* e inversão de papéis foram úteis para melhorar sua empatia pelos outros ao atribuir novo conceito a seus comportamentos quando considerados de uma perspectiva diferente.

Depois de considerar os acontecimentos de vida importantes que tiveram grande impacto emocional em sua vida, a paciente começou a ver como suas crenças centrais afetaram o modo como se sentiu e se comportou durante toda a vida. O uso de um *continuum* cognitivo ajudou-a a ser menos rígida e mudar o pensamento polarizado (tudo ou nada) quando se deparava com informações contrárias a suas percepções de si mesma e dos outros. A senhora A acreditava que, se não recebesse a atenção ou a aprovação dos outros, ela seria um fracasso e seria rejeitada. Experimentos comportamentais da vida real foram conduzidos, nos quais a consequência de ficar em silêncio e demonstrar um interesse não verbal, mas atencioso e carinhoso, foi comparada às consequências de apresentar discurso, gestos e comportamentos dramáticos (em que ela se tornava o centro das atenções). Esses experimentos tiveram um impacto significativo na mudança de seus pensamentos e comportamentos. Naquele ponto, ela relatou que, pela primeira vez na vida, ela sentia que estava recebendo "carinho e atenção genuínos" sem apresentar comportamento manipulador.

Outra técnica, chamada de ponto e contraponto (J. Beck, 2011; Young, 1990), também foi empregada de modo simultâneo aos experimentos comportamentais quando a senhora A disse que era capaz de ver intelectualmente que suas crenças não eram funcionais, mas, no âmbito emocional, elas ainda "pareciam" verdadeiras. O terapeuta pediu que a paciente interpretasse o papel "emocional" de sua mente, o qual endossava fortemente as crenças emocionais desadaptativas, enquanto ele desempenhava o papel racional. Posteriormente, eles inverteram os papéis, e, durante esse *role-play*, tanto paciente como terapeuta usaram a língua do "eu", na qual toda frase era reformulada no formato de "eu" (p. ex., dizer "Eu fui ferido", em vez de "Você me feriu"). A inversão de papéis deu a paciente a oportunidade de expressar e compreender os argumentos racionais produzidos pelo terapeuta. O profissional usou o mesmo raciocínio emocional e as mesmas palavras que a paciente empregou durante o *role-play*. Isso ajudou a senhora A a responder com mais precisão e acurácia às próprias preocupações específicas. Uma descrição detalhada dessa técnica é ilustrada em outro lugar (J. Beck, 2011). Embora a paciente inicialmente se sentisse desconfortável com essa técnica, pois achava que o terapeuta a estava criticando enquanto ela fazia gestos não verbais, por fim compreendeu posteriormente o significado do exercício e desenvolveu uma visão mais útil das facetas racional e emocional de sua mente.

CONSIDERAÇÕES SOBRE PROGRESSO, CICLO DE VIDA E TÉRMINO

Os pacientes com TPH têm uma longa história de padrões de comportamento vivaz e energético. Portanto, eles geralmente temem ser percebidos como monótonos ou entediantes caso abandonem seus comportamentos manipuladores e de busca de atenção. É importante esclarecer ao cliente que a meta não é abandonar todos esses comportamentos, mas usá-los de um modo mais construtivo, bem como estabelecer maneiras novas e mais eficientes de ser valorizado, reconhecido e aprovado pelos outros. É importante enfatizar que a busca de aprovação pode ser um atributo muito positivo, pois isso mostra que o indivíduo se importa com a percepção dos outros e seus sentimentos. Entretanto, estabelecer uma "autoestima" dependente da aprovação e apreciação dos outros pode impedir a diferenciação individual e acarretar uma fusão da identidade própria com as opiniões alheias. Na verdade, quando a senhora A foi questionada sobre o que havia entendido das técnicas experienciais usadas no tratamento, ela disse: "Podemos fazer o máximo para agradar os outros, mas não está sob nosso controle fazê-los aprovar ou apreciar todos os nossos comportamentos, e precisamos aprender a viver com isso". Contudo, também foi dito a ela que a necessidade de reconhecimento pode, em certa medida, ser obtida participando de situações competitivas e outras atividades emocionantes. É importante mostrar que a necessidade de ser valorizado pode ser materializada ao esforçar-se para participar de interações sociais, mas assumindo uma perspectiva diferente, na qual a pessoa escuta ativamente e identifica-se com os outros, em vez de agir como diretor social, assumindo o papel de uma "diva".

Pediu-se para a senhora A que demonstrasse genuíno interesse e atenção aos problemas dos outros, sem tentar ser o centro das atenções, e comparasse o grau de aprovação e apreciação que recebeu dessa maneira com o de suas estratégias rotineiras para ganhar atenção. Ao fim de duas semanas, ela relatou que, apesar de ter sentido dificuldade para ouvir sem se exibir, a compensação foi que pôde ver-se sendo valorizada sem esforço extra.

Outra questão que precisa ser manejada para obter progresso é a constante necessidade dos pacientes de invocar seus traumas emocionais do passado como razão para sua falta de progresso e colaboração. Para começar, pode ser útil usar técnicas como "elaboração de imagens mentais" a fim de obter empoderamento em situações nas quais os clientes se sentem indefesos. De fato, a senhora A achou essa técnica benéfica para se reconhecer como uma sobrevivente e não apenas como uma vítima. Ela também percebeu que não é mais a menina indefesa que não pode rejeitar comportamentos que lhe são inaceitáveis. Além disso, reconheceu que o uso de manipulação ou sedução não é necessário para ganhar a atenção de outras pessoas importantes.

Pouco se escreveu sobre outras intervenções além de terapia individual no tratamento de pacientes com TPH. O tratamento da senhora A iniciou com terapia individual, mas foi acrescido de terapia de casal ao longo do andamento. Foi necessário incluir o marido no tratamento, porque ele aceitava incondicionalmente os comportamentos dramáticos da senhora A. Uma avaliação demonstrou que ele tinha traços de personalidade dependente e assumia maior responsabilidade pelo relacionamento, ao passo que a senhora A apresentava um papel mais irresponsável. Às vezes, ele ficava muito preocupado quando sua esposa o ameaçava com separação ou divórcio devido a sua submissão, da qual ela tanto gostava como desgostava. Ela sofria de falta de sensações emocionais e culpava o marido pela ausência de romantismo, bem como pelo casamento rotineiro e entediante. Uma abordagem de sistemas comportamentais de terapia de casal ajudou o casal a superar as questões de domínio e submissão no relacionamento e equilibrar o investimento e comprometimento com o matrimônio.

A senhora A foi atendida em um total de 61 sessões durante um período de dois anos e meio. Ela apresentou uma melhora rápida nos sintomas de depressão e crises de pânico nas primeiras etapas do tratamento, mas mudança considerável no TPH só foi obtida ao fim de 30 sessões. Oscilações foram observadas com frequência no decorrer do tratamento, mas a paciente disse sentir-se estável em termos de emoções e comportamentos somente ao fim de 50 sessões. Também contou que ela e seu marido estabeleceram um relacionamento mais satisfatório, mais significativo e sólido, incluindo atividades sexuais.

Depois da 50ª sessão, o terapeuta iniciou um processo de desvanecimento aumentando os intervalos entre as sessões. Isso fez a senhora A flagrar-se que o relacionamento que ela achava muito estimulante e promotor do crescimento iria terminar. Uma repetição dos padrões histriônicos disfuncionais emergiu durante algumas sessões. As fantasias da senhora A do papel de salvador e nutridor atribuído ao terapeuta foram reconsideradas. Fantasias de continuar o relacionamento com o clínico após o término do tratamento foram discutidas de uma maneira empática. Ela percebeu que esses anseios não eram mais tão incontroláveis e insuportáveis quanto antes. O profissional e a cliente conversaram sobre os relacionamentos genuínos que ela firmara recentemente com outras pessoas para compensar essa separação. Sua ansiedade atingiu o auge na sessão 58, quando ela foi confrontada com o fato de que a separação era real e um relacionamento fora do contexto do tratamento não seria possível. Mais uma vez, o terapeuta assinalou que manter o contato não ajudaria a aumentar o senso de autoeficácia e o crescimento pessoal que a paciente conseguiu realizar durante o longo período de tratamento.

A prevenção de recaída tornou-se a principal questão da agenda das duas últimas sessões. O terapeuta e a paciente discutiram detalhadamente as situações específicas, os lugares, os estados internos e outras vulnerabilidades que poderiam aumentar a probabilidade do aparecimento de antigos padrões. Trabalharam de modo colaborativo para encontrar respostas para perguntas "e se" que provocavam ansiedade e preocupação, tais como "E se eu começar a querer impressionar os outros novamente?", "E se eu começar a me sacrificar novamente para agradar e receber aprovação dos outros?" e "E se eu começar a acreditar mais em minhas crenças antigas em vez de em minha nova perspectiva?" *Role-plays* usuais e invertidos foram utilizados para melhorar a autoconfiança. Cartões com mensagens de enfrentamento foram escritos para uso quando ela se sentisse sobrecarregada. Gatilhos significativos, tais como relacionamentos interpessoais, que iniciam o padrão comportamental histriônico foram minuciosamente analisados até a senhora A se sentir competente e confiante de que poderia lidar com desafios futuros.

DESAFIOS COMUNS E AUTOCUIDADO DO CLÍNICO

O terapeuta enfrenta muitos desafios durante o tratamento do TPH. Uma boa formulação e especial conceitualização de caso feita e compartilhada com o paciente são essenciais para estabelecer um plano de tratamento efetivo.

À medida que novas informações são reunidas, elas precisam ser adequadamente incorporadas à formulação de maneira competente. Portanto, o clínico deve ser flexível o suficiente para modificar e refinar a formulação inicial quando necessário. Novos dados poderiam confirmar algumas hipóteses feitas anteriormente e refutar outras, ao passo que hipóteses diferentes podem ser estabelecidas dependendo do conteúdo da nova informação. Compartilhar essa conceitualização pode, inicialmente, irritar alguns pacientes com TPH, mas também ajudar o processo permanente de coleta de dados provendo fundamento lógico e compreensão das experiências que, a princípio, parecem irracionais ou sem sentido. Desenhar diagramas pode ajudar o cliente a ver como encaixar experiências subsequentes nessa formulação geral.

Engajar os pacientes com TPH no tratamento é outro desafio, pois muitos apresentam dificuldade de adesão, e abandonos são comuns durante o curso terapêutico. Alguns abandonam porque acreditam que podem se machucar caso se exponham. Outros pensam que a mudança pode ser difícil e ameaçadora ou que não precisam mudar. Um confronto direto com esses modos distorcidos ou tendenciosos de pensar e a exposição confrontadora a contradições podem resultar em hostilidade e perda de afinidade. Contudo, aceitar e validar experiências passadas, demonstrando empatia, e esforço para dar sentido ao que parece sem sentido são ações que podem aumentar a motivação do paciente e facilitar o progresso. Nas etapas iniciais do tratamento, os indivíduos com TPH podem ser mais propensos a pensar que "Não posso mudar" e "É tarde demais para mim". Na maioria das vezes, isso pode ser resolvido discutindo a definição de mudança e desafiando a crença distorcida de que somente uma mudança completa é digna de atenção. Redefinir mudança dentro de um espectro e discutir o impacto de pequenas mudanças na qualidade de vida pode motivar os pacientes a ver que o pequeno pode ser bonito e notável.

Criar e manter um bom relacionamento terapêutico é um desafio importante quando o paciente com TPH teve experiências negativas com um ou mais terapeutas. A senhora A havia sido atendida por diversos clínicos que ela julgou superficiais e incompetentes. Suas expectativas de um bom profissional incluíam um salvador que tornaria tudo melhor para ela. Questões de transferência, tais como a fantasia do salva-vidas e erotização e idealização do terapeuta, e questões de contratransferência, tais como papel de salvador, ansiedade, frustração, raiva e riscos de exploração do paciente, devem ser manejadas cuidadosamente. Essas questões podem acarretar fadiga, tédio, apatia, arrependimento e autoculpa por parte do clínico se não forem tratadas com competência (Sperry, 2006). Supervisão pode ser essencial para oferecer *feedback* e diretrizes, mesmo para o profissional experiente.

Técnicas diretas de TCC que são utilizadas com sucesso em transtornos sintomáticos provavelmente não serão suficientes no tratamento de transtornos da personalidade como o TPH. Um período mais prolongado de tratamento que inclua técnicas experienciais adicionais, tais como experimentos comportamentais, elaboração de imagens mentais, facilitação de autoeficácia, empoderamento e construção de novas habilidades, costuma ser necessário. Às vezes, pacientes não são motivados a desenvolver novas habilidades, porque acreditam que mesmo que adquiram essas habilidades e as usem na resolução de problemas, eles podem expor-se ao fato de que não há solução.

Outro desafio é a não adesão às instruções da tarefa de casa entre as sessões. O terapeuta deve trabalhar com os clientes para compreender o que os bloqueia de fazerem as lições. Estabelecer colaboração na definição da tarefa de casa pode ser difícil, porque os pacientes podem ter medo de sentir emoções negativas enquanto a fazem. O clínico deve assegurar que o indivíduo compreenda por que a tarefa foi dada e o que vai ser obtido como resultado. Isso pode aumentar a motivação dos clientes para fazer as tarefas. A tarefa de casa deve ser específica, aceitável e factível no tempo disponível. Às vezes, a não adesão pode ser uma indicação de hostilidade ao terapeuta ou à terapia, bem como uma maneira de manipular o profissional e ganhar sua atenção.

Questões de parâmetros de término podem ser peculiarmente difíceis, pois o progresso do tratamento pode desencadear ansiedade de separação, atingindo o auge perto do fim. Às vezes, pacientes com TPH têm receio de perder a atenção de seu terapeuta e, assim, apresentam o antigo padrão de busca de atenção. Tanto cliente como profissional podem ser desafiados pelas expectativas de término, pelo potencial de limites indistintos e pela necessidade de fixar e manter limites realistas e funcionais no relacionamento terapêutico.

CONSIDERAÇÕES FINAIS

Em suma, acreditamos que a terapia cognitiva para TPH exija empatia, flexibilidade, aceitação, criatividade e paciência por parte do terapeuta. São necessários outros estudos empíricos para testar a conceitualização apresentada neste capítulo e esclarecer os componentes de um tratamento bem-sucedido para TPH.

Capítulo 16

TRANSTORNO DA PERSONALIDADE ANTISSOCIAL

Damon Mitchell
Raymond Chip Tafrate
Arthur Freeman

O exemplo de caso a seguir apresenta um perfil de personalidade antissocial tipicamente observado em um ambiente de tratamento ambulatorial por mandado judicial. Valter é um homem de 35 anos em liberdade condicional. Ele nasceu e foi criado em uma cidade socioeconomicamente desfavorecida. Na infância, teve contato apenas breve com seu pai, a quem descreveu como alcoólatra. Ele e seus dois irmãos foram criados por sua mãe, que trabalhava como auxiliar de enfermagem. Segundo seu relato, os irmãos levavam vidas estáveis e pró-sociais. Valter foi detido duas vezes enquanto estava na escola e abandonou os estudos no segundo ano do ensino médio, após uma sequência de suspensões por comportamentos como xingar os professores, cabular aulas e brigar. Atualmente desempregado, seu histórico de trabalho é instável, marcado por subempregos em restaurantes, construção civil e jardinagem. Ele é divorciado e apresenta um padrão de envolvimento em relacionamentos inconstantes de curta duração. Tem um filho de 17 anos com quem mantém contato mínimo. Valter revelou um histórico de uso regular de maconha desde os 15 anos de idade, assim como de ter experimentado cocaína e fenilciclidina (PCP). Relata uso ocasional de álcool, mas reconhece que, quando bebe, fica muito embriagado. Não recebeu tratamento de saúde mental formal além de uma vaga lembrança de aconselhamento quando era criança devido a problemas de comportamento na escola. Foi preso pela primeira vez aos 16 anos e, desde então, entra e sai do sistema de justiça criminal. Seus antecedentes incluem detenções por arrombamento, furto, roubo, assalto, venda de drogas e violência doméstica. Cumpriu oito anos de detenção por agressão com agravante depois de esfaquear um homem durante uma venda de drogas. Seu delito mais recente envolveu ameaças a vários membros da família de sua ex-namorada depois de uma discussão. Quando foi detido sob acusação de ameaça, portava uma arma de fogo sem registro. Ficou preso dois anos por este delito e está em liberdade condicional há seis meses. Valter está em risco de violação da liberdade condicional por conta de um resultado positivo em um teste de urina para maconha e baixa frequência em um programa obrigatório de controle da raiva.

SINAIS E SINTOMAS CLÍNICOS: O CONSTRUTO ANTISSOCIAL

Atualmente, existem três conceituações reconhecidas do construto antissocial: transtorno da personalidade antissocial (TPAS), como descrito no DSM-5 (*Manual diagnóstico e es-*

tatístico de transtornos mentais, quinta edição; American Psychiatric Association, 2013); o transtorno da personalidade dissocial, como na CID-10 (*Classificação estatística internacional de doenças e problemas relacionados à saúde*; World Health Organization, 1992); e psicopatia, como formalizada por Hare na escala PCL-R (*Psychopathy Checklist—Revised*; Hare, 2003). Um enigma para os terapeutas é que essas conceituações se sobrepõem, mas não são idênticas, enfatizando diferentes agrupamentos de sintomas.

O DSM-5 ressalta a conduta explícita do paciente por meio de um conjunto de critérios que incluem comportamento criminoso, mentir, comportamento imprudente e impulsivo, agressão e irresponsabilidade nas áreas de trabalho e finanças. Em contraste, o conjunto de critérios para transtorno da personalidade dissocial é menos voltado para a conduta e inclui um misto de sinais cognitivos (p. ex., a tendência em culpar os outros, uma atitude de irresponsabilidade), sinais afetivos (p. ex., insensibilidade, incapacidade de sentir culpa, baixa tolerância à frustração) e sinais interpessoais (p. ex., tendência a formar relacionamentos, mas não mantê-los). Os sinais e sintomas de psicopatia mostram-se mais complexos e são uma mescla quase idêntica de aspectos interpessoais/afetivos e de conduta do funcionamento. Os dois fatores de ordem superior do PCL-R refletem essa mistura. O Fator 1, *Interpessoal/Afetivo*, inclui sinais como charme superficial, mentira patológica, manipulação, grandiosidade, ausência de remorso e empatia e afeto superficial. O Fator 2, *Estilo de Vida/Antissocial*, inclui busca de emoções, impulsividade, irresponsabilidade, atividade criminosa variada e comportamento desinibido (Hare & Neumann, 2008). A psicopatia pode ser considerada a forma mais grave das três condições. Os pacientes com essa condição também devem satisfazer os critérios para TPAS ou transtorno da personalidade dissocial, mas nem todos os diagnosticados com TPAS ou transtorno da personalidade dissocial têm psicopatia (Hare, 1996; Ogloff, 2006).

Como observado por Ogloff (2006), as distinções entre as três conceituações antissociais são tantas que os resultados fundamentados em um grupo diagnóstico não são necessariamente aplicáveis aos outros e produzem taxas de prevalência diferentes nas populações que envolvem mandados judiciais. Adicionando mais uma camada de complexidade, os terapeutas podem encontrar pacientes que possuem uma mescla de características de todos os três sistemas diagnósticos, em vez de uma apresentação prototípica de um dos transtornos. Por essas razões, usamos os termos "antissocial", "antissociabilidade" e "pacientes antissociais" ao longo deste capítulo em vez de determinado rótulo diagnóstico. Embora mandados judiciais ou ambientes correcionais possam ser os mais comuns para o tratamento de pacientes antissociais, tais indivíduos também costumam ser encontrados em centros de reabilitação por abuso de substâncias e, às vezes, aparecem em psicoterapia ambulatorial geral ou aconselhamento para apoio com questões colaterais (p. ex., dificuldades de relacionamento e vocacionais).

DIAGNÓSTICOS DIFERENCIAIS E CONCOMITANTES

Uma única detenção, mesmo por um delito violento, não deve ser interpretada como sinônimo de presença de padrões antissociais. Clinicamente, é importante distinguir incidentes de comportamento criminoso a partir da constelação de sinais que caracterizam uma pessoa antissocial. Além disso, é essencial distinguir entre o comportamento criminoso que ocorre como consequência de outras psicopatologias, como os transtornos por abuso de substâncias, bipolar ou psicótico, e o comportamento criminoso que ocorre *somado aos* sintomas associados a essas condições. Por exemplo, um paciente viciado em heroína que não tem padrões antissociais significativos pode cometer furtos para sustentar seu vício, um padrão que cessa quando ele está em abstinência. Em contraste, um indivíduo antissocial viciado em heroína deve envolver-se em diversos comportamentos criminosos relacionados e não relacionados a seu vício. Obviamente, um transtorno por abuso de substâncias, bipolar ou psicótico pode coincidir com um diagnóstico antissocial. Tais casos estão associados a maior gravidade dos sintomas e pior funcionamento do que em pacientes sem um diagnóstico antissocial concomitante (Mueser et al., 2012).

O terapeuta preocupado com a veracidade ou confiabilidade do autorrelato de um paciente antissocial deve tentar obter documentos relevantes, tais como tratamento anterior e/ou registros legais. Informações colaterais são particularmente úteis para determinar se e quanto das perspectivas do paciente sobre suas atividades criminosas ou outras atividades antissociais podem ser distorcidas. Por exemplo, quando perguntado sobre sua experiência de encarceramento, Valter disse que geralmente se relacionava bem com os carcereiros e teve apenas alguns problemas com outros detentos, levando à impressão clínica de que ele havia se adaptado bem à custódia. Entretanto, uma revisão de sua ficha criminal indicou que ele tinha recebido 50 notificações disciplinares e passou tempo significativo em cela solitária.

CONCEITUALIZAÇÃO

Pacientes antissociais são um pouco desconcertantes em termos de crenças e cognições. Sua vida cognitiva poderia ser equiparada a uma imagem espelhada de pessoas com problemas de depressão e ansiedade. Por exemplo, é improvável que indivíduos antissociais culpem-se ou julguem-se cruéis diante de críticas, como é comum naquelas pessoas que estão deprimidas. Na verdade, pacientes que são antissociais muitas vezes expressam pouco interesse pelas opiniões dos outros ou por como suas ações afetam os outros. Tampouco são propensos a superestimar e exagerar possíveis perigos, como é comum em pessoas que sofrem de ansiedade. Pacientes antissociais têm a tendência de subestimar o perigo, indo em busca de situações arriscadas justamente por causa da excitação que elas proporcionam.

Pensamento criminoso

Um auxílio valioso para conceitualizar a vida cognitiva de pacientes antissociais pode ser encontrada na literatura empírica que se desenvolveu em torno da avaliação dos padrões de pensamento criminoso (padrões de pensamento que facilitam o comportamento criminoso e autodestrutivo). Ao menos sete instrumentos de avaliação do pensamento criminoso apareceram na literatura desde meados da década de 1990, sendo eles: o *Psychological Inventory of Criminal Thinking Styles* (PICTS; Walters, 1995), a Escala de Sentimentos Criminais - Modificada (CSS-M; Simourd, 1997), a *Measure of Criminal Attitudes and Associates* (MCAA; Mills, Kroner, & Forth, 2002), as *Texas Christian University Criminal Thinking Scales* (TCU CTS; Knight, Garner, Simpson, Morey, & Flynn, 2006), a *Measure of Offender Thinking Styles* (MOTS; Mandracchia, Morgan, Garos, & Garland, 2007), o *Criminogenic Thinking Profile* (CTP; Mitchell & Tafrate, 2012) e a *Criminal Cognitions Scale* (Tangney et al., 2012). Cada instrumento mede vários padrões de pensamento (variando de 3 a 8), derivados de diversas conceituações teóricas encontradas na criminologia e na psicologia (p. ex., terapia cognitivo-comportamental [TCC], teoria da neutralização, psicopatia e teoria da associação diferencial). Como recomendam Kroner e Morgan (2014), a administração de mais de um instrumento de pensamento criminoso pode oferecer aos terapeutas uma boa variedade de pensamentos potencialmente relevantes para serem alvo de intervenção.

Considerando todas essas ferramentas, o número de padrões de pensamento totaliza incômodos 37. No entanto, existe um grau de conteúdo sobreposto na natureza dos padrões de pensamento medidos, e levar essa sobreposição em conta reduz o número de padrões distintos para 13, uma quantidade clinicamente mais manejável (Seeler, Freeman, DiGuiseppe, & Mitchell, 2014). Tais padrões podem ser amplamente categorizados naqueles que dizem respeito a crenças sobre si mesmo e os outros e naqueles pertinentes à interação com o ambiente.

- Si mesmo e os outros
    1. *Identificar-se e buscar aprovação de associados criminosos* (p. ex., "Não tenho nada em comum com pessoas que vivem uma vida certinha").
    2. *Desconsiderar os outros, falta de empatia, ausência de remorso e insensibilidade* (p. ex., "Não há motivo para se preocupar com as pessoas que você machuca").
    3. *Evitar intimidade e vulnerabilidade* (p. ex., "Se eu me abrir para alguém, vão se aproveitar de mim").
    4. *Apresentar hostilidade e desconfiança em relação aos agentes de justiça criminal* (p. ex., "Os policiais são os verdadeiros criminosos").
    5. *Evidenciar grandiosidade e merecimento* (p. ex., "Todas as mulheres me desejam").
    6. *Buscar dominância e controle sobre os outros* (p. ex., "Ninguém pode me dizer o que fazer").
- Interação com o ambiente
    7. *Demanda por excitação e busca de emoções* (p. ex., "Não há melhor sensação do que o barato que sinto quando roubo").
    8. *Explorar e manipular situações/relacionamentos para ganho pessoal* (p. ex., "Não faz sentido trabalhar em tempo integral se você pode entrar em um programa assistencial").
    9. *Apresentar hostilidade a regras, regulamentos e leis* (p. ex., "Leis existem para prejudicar, não para ajudar".)
    10. *Justificar, minimizar e das desculpas para comportamentos perniciosos* (p. ex., "Se eu não vender drogas em meu bairro, outra pessoa venderá").
    11. *Mostrar atitude deliberadamente preguiçosa, caminho de menor resistência* (p. ex., "Tudo se resolverá sozinho").
    12. *Desistir diante de adversidades* (p. ex., "Quando não compreendo as coisas, desisto").
    13. *Subestimar consequências negativas* (p. ex., "Jamais serei preso por vender drogas, pois conheço todos os meus fregueses").

Em geral, os padrões de pensamento criminoso parecem operar no nível de crenças intermediárias e não são tão fixos e globais quanto os esquemas, nem tão específicos a situações quanto os pensamentos automáticos. Há literatura emergente sobre terapia focada nos esquemas para pacientes com padrões de personalidade antissocial e agressiva que pode ser útil aos leitores interessados (p. ex., Bernstein, Arntz, & de Vos, 2007; Keulen-de Vos, Bernstein, & Arntz, 2014; Sun, 2014). Nosso foco no nível de crença intermediária na conceitualização não pretende negar a importância dos esquemas na patologia da personalidade. Focamos as crenças intermediárias como um ponto de partida útil para conceitualização e tratamento, pois elas podem ser avaliadas de modo confiável, e instrumentos de pensamento criminoso estão prontamente disponíveis e são gratuitos e fáceis de administrar e pontuar.

Interação do pensamento criminoso entre as áreas da vida

A conceitualização de Valter fornece um exemplo de como os padrões de pensamento criminoso podem refletir-se na criminalidade e em diversos comportamentos problemáticos não criminosos. Embora submetido a exames de urina frequentes durante a liberdade condicional, Valter continuou fazendo uso recreativo de maconha e teve um teste com resultado positivo, arriscando retornar à prisão. Ele acreditava que podia escolher o momento certo para fumar maconha em relação às entrevistas para não ter um teste positivo e que o oficial da liberdade condicional não o puniria por um resultado positivo (item 13 na lista há pouco apresentada). Ele não cumpria seu programa de controle da raiva porque não considerava necessário comparecer, uma vez que já havia concluído um na prisão anos antes por uma acusação anterior; pensava "Você não pode me punir por não comparecer a um programa que basicamente já fiz" (itens 9 e 13). Discussões sobre seus assaltos anteriores nas ruas revelaram a crença de que ele era um criminoso de excepcional habilidade e esperto demais para ser pego (itens 5 e 13). Ao discutir o impacto de seus crimes nos outros, Valter expressou uma desconsideração clara: "Não me importava. O que eu precisava, eles tinham, e eu tinha que pegar. Eu queria certas coisas, as melhores roupas, as melhores joias. Eu me arrependeria, talvez, se fosse pego, mas em relação à vítima, não sentia remorso" (item 2).

O pensamento criminoso de Valter manifestou-se de diversas maneiras que o colocaram em risco de recaídas. Primeiro, ele tinha pouco interesse em romper laços com seus amigos que usavam e vendiam drogas e praticavam outras atividades criminosas: "Fomos íntimos por muito tempo" (item 1). Segundo, as oportunidades de relacionar-se com membros da família pró-sociais estavam paralisadas, porque ele tinha cortado o contato depois que os parentes tinham se recusado a dar-lhe moradia após sua mais recente saída da prisão. Isso foi precedido por anos pegando dinheiro emprestado sem pagar, além de depender da família para casa e comida sem agradecer. De seu ponto de vista, contudo, seu comportamento não tinha sido um problema porque: "Eles são família, têm o dever de me ajudar e não falta a eles para me dar" (item 8). Terceiro, Valter não havia aproveitado as oportunidades educacionais na prisão: "A educação que tive nas ruas vale tanto ou até mais do que a educação que as outras pessoas recebem na escola", e procurar emprego era complicado pelo fato de que achava que os trabalhos disponíveis para ele (não qualificado) estavam aquém de suas capacidades e seus talentos (item 5). Relutava em se engajar em um emprego com baixo salário e trabalhar para subir, esperando reconhecimento e promoção imediata (item 5).

PRINCIPAIS METAS DO TRATAMENTO

Os pacientes com personalidade antissocial também diferem de indivíduos com sintomas psiquiátricos tradicionais em relação à percepção da necessidade de mudança e das consequências de *não mudar*. As pessoas que experimentam sintomas depressivos e ansiosos muitas vezes percebem-se como em sofrimento e buscam alívio dos sintomas. As consequências de não resolver os sintomas desses indivíduos são mais prejudiciais a eles próprios do que a qualquer outra pessoa. Em contraste, pacientes que são antissociais podem achar que seus padrões criminosos e perniciosos são compensadores e egossintônicos. Seu interesse em alterar tais padrões pode ser mínimo, ou mesmo algo a se evitar, dada a ausência de sofrimento subjetivo que geralmente motiva a mudança pessoal. Mesmo quando surgem consequências negativas, os pacientes antissociais tipicamente veem o núcleo de suas dificuldades como externo e independente do próprio comportamento. Eles frequentemente se consideram como vítimas de tratamento injusto, preconceituoso ou hostil nas mãos de indivíduos ou instituições. Da perspectiva deles, o problema e a necessidade de mudança residem em outras pessoas e instituições, e não no próprio comportamento. As consequências de não resolver seu transtorno (futura criminalidade e vitimização) são mais prejudiciais aos outros do que a si mesmos. Consequentemente, embora existam muitos sinais observáveis de personalidade antissocial, o transtorno é assintomático uma vez que existe pouco sofrimento interno ou baixa motivação para mudar.

Essas diferenças na percepção da necessidade de mudança e das consequências de manter o *status quo* têm implicações significativas para o tratamento. Primeiro, os terapeutas podem ter que dedicar energia considerável para envolver o paciente na identificação de metas de tratamento, muito mais do que normalmente é necessário para indivíduos com sintomas psiquiátricos tradicionais. Segundo, o dano aos outros e à sociedade causados pela criminalidade e vitimização significa que uma meta terapêutica abrangente deve ser a redução de comportamento criminoso e manipulador, ainda que tal atividade possa ser percebida como compensadora, legítima ou justificada pelo paciente.

O modelo risco-necessidade--responsividade

A identificação e a redução dos fatores de risco especificamente ligadas ao comportamento criminoso persistente foram o tema de muitos trabalhos teóricos e empíricos ligados ao modelo risco-necessidade-responsividade (RNR) de avaliação e reabilitação de delinquentes, desenvolvido por Andrews, Bonta e Hoge (1990). Embora possa ser desconhecido pelos terapeutas que trabalham em ambientes de saúde tradicionais, o modelo RNR tem sido cada vez mais influente na avaliação e no tratamento correcional. Cada componente do modelo é descrito sucintamente a seguir, e os leitores interessados são incentivados a consultar Andrews, Bonta e Hoge (1990) e Andrews e Bonta (2010) para leitura adicional.

O componente *risco* aborda a dosagem da intervenção e sustenta que a intensidade da abordagem deve ser ajustada de acordo com o risco de recaída do indivíduo. Pacientes em maior risco devem receber mais serviços do que casos de menor risco. O componente "*necessidade*" aborda os alvos de intervenção e sustenta que a intervenção deve concentrar-se nos fatores específicos ligados ao risco de um cliente recidivar. O componente "*responsividade*" aborda a interação entre o paciente e a intervenção. Intervenções devem ser, tanto quanto possível, compatíveis com o estilo de aprendizado, capacidade e motivação do indivíduo para alcançar maior êxito.

Os fatores de risco mais ligados à recaída têm sido chamados de "*Central Eight*", ou, em português, os "Oito Centrais" (Andrews, Bonta, & Wormith, 2006), e são apresentados na Tabela 16.1. O modelo RNR estabelece uma distinção entre fatores de risco estáticos (aqueles que não podem ser mudados, tais como comportamento criminoso prévio) e fatores de risco dinâmicos (aqueles que podem ser alterados, tais como uso de drogas). Entre os fatores de risco dinâmicos, faz-se uma distinção adicional entre necessidades criminogênicas (mais fortemente relacionadas a reincidências, tais como pensamento criminoso e companhias criminosas, etc.) e menos criminogênicas (aquelas apenas fracamente relacionadas à reincidência, tais como autoestima, saúde física, etc.). A avaliação dos Oito Centrais pode ser feita por meio de entrevista clínica ou pelo uso de um instrumento padronizado, como o Inventário de Nível de Serviço – Revisado (LSI-R; Andrews & Bonta, 1995), *Correctional Offender Managenent Profiling for Alternative Sanctions* (COMPAS; Northpointe Instituted for Public Management, 1996) ou o *Ohio Risk Assessment System* (ORAS; Latessa, Smith, Lemke, Makarios, & Lowenkamp, 2009).

Dos oito fatores de risco centrais, somente um é estático (história de comportamento antissocial). Os sete restantes são considerados necessidades criminogênicas, pois estão sujeitos a mudanças que podem aumentar ou diminuir o perfil de risco para infrações futuras. Das sete necessidades crimino-

TABELA 16.1
As oito variáveis centrais de risco criminoso

Fatores de risco	Principais aspectos
1. História de comportamento antissocial	Um padrão de comportamento antissocial que inicia na infância e continua na idade adulta
2. Personalidade antissocial	Sinais e sintomas de TPAS, transtorno da personalidade dissocial e psicopatia
3. Cognição antissocial (pensamento criminoso)	Atitudes, valores e crenças que facilitam o comportamento antissocial e autodestrutivo (pensamento criminoso)
4. Associados antissociais	Associação estreita ou busca de aprovação de amigos antissociais; isolamento relativo de influências pró-sociais
5. Família/cônjuge	Vínculos familiares e conjugais que carecem de sustentação e ignoram, reforçam ou modelam o comportamento antissocial
6. Escola/trabalho	Baixos níveis de desempenho e satisfação na escola ou no trabalho; atitudes negativas com relação à escola/ao trabalho
7. Lazer/recreação	Baixos níveis de prazer e satisfação em buscas pró-sociais; envolve-se em atividades arriscadas; prazer em atividades antissociais
8. Abuso de substâncias	Abuso de álcool ou drogas; atitude positiva em relação ao uso

gênicas, duas são personalidade antissocial e pensamento criminoso. As cinco restantes representam uma série de problemas não centrais (p. ex., uso de substâncias, uso improdutivo do tempo livre) que facilitam o comportamento criminoso e autodestrutivo. Abordar esses fatores não centrais com o pensamento criminoso são principais metas de tratamento ao trabalhar com pacientes antissociais (Andrews & Bonta, 2010; Andrews & Dowden, 2005; Latessa, 2004). A primeira metanálise de tratamento correcional constatou que programas que aderem aos princípios do RNR tiveram maiores reduções na reincidência, ao passo que programas genéricos apresentaram impacto limitado na reincidência, e o encarceramento sem tratamento ou as tentativas de reabilitação estavam associados a aumentos na reincidência (Andrews, Zinger, et al., 1990). As modalidades de TCC destacaram-se particularmente como eficazes, uma constatação que foi replicada em metanálises subsequentes (Landenberger & Lipsey, 2005; Lipsey, Chapman, & Landenberger, 2001).

Retornando ao caso de Valter, consideramos sua posição nas necessidades criminogênicas e constatamos que ele está em risco de futuro comportamento criminoso:

• *Personalidade antissocial/pensamento criminogênico.* Os padrões de pensamento de Valter associados a comportamento criminoso e outro comportamento antissocial são alvos a abordar durante todo o processo de tratamento (padrões de pensamento 1, 2, 5, 8, 9 e 13). Esses padrões provavelmente também estão relacionados a seus problemas nas outras áreas de necessidades criminogênicas descritas a seguir.
• *Amigos e associados criminosos.* Valter reluta em cortar laços com seus amigos antissociais anteriores. Ele ainda tem que desenvolver uma rede de amigos pró-sociais que possam prover apoio e modelação. Por conseguinte, uma meta para seu tratamento pode ser o envolvimento em atividades para conhecer e desenvolver novas relações pró-sociais.
• *Família.* Seu relacionamento com família é pobre, o que é motivo de preocupação especial, pois, no caso dele, os membros da família poderiam oferecer oportunidades de contato e apoio pró-social. Reparar seu relacionamento com os parentes é uma possível

meta de tratamento. Caso Valter estivesse muito enredado em uma família envolvida em atividades criminosas ou antissociais de outro tipo, uma meta de tratamento poderia ter sido a evitação de parentes e o estímulo a novos relacionamentos extrafamiliares.
- *Emprego.* Valter está desempregado, e sua atitude em relação à procura de trabalho não é produtiva. Uma meta de tratamento imediata focalizaria seu pensamento sobre trabalhar com uma meta de mais longo prazo de envolvimento em um programa vocacional para obter um emprego que exija qualificação.
- *Lazer.* Valter não tem envolvimento em atividades pró-sociais estruturadas, tais como esportes, *hobbies*, serviço comunitário ou atividades espirituais. Uma vez que ele tem muito tempo ocioso em sua vida cotidiana, outra meta de tratamento é o desenvolvimento de atividades de lazer produtivas.
- *Uso de substâncias.* O uso regular de maconha está colocando o paciente em risco de violação da liberdade condicional e retorno ao encarceramento. Uma meta de tratamento imediata seria abstinência de maconha. No lado positivo, Valter está abstinente de álcool desde sua libertação da prisão e encara a manutenção dessa abstinência como uma meta importante.

RNR e os tradicionais sintomas de saúde mental

Notavelmente ausente dos Oito Centrais estão depressão, ansiedade, baixa autoestima e outros sintomas psiquiátricos comuns. Esses sintomas estão relacionados à reincidência, mas não com tanta força quanto os Oito Centrais, sendo, portanto, caracterizados como menos criminogênicos no modelo RNR. Focar esses sintomas provavelmente não terá impacto na criminalidade futura do paciente antissocial. De fato, um estudo recente constatou que, para indivíduos sem sintomas psiquiátricos significativos e riscos/necessidades criminogênicas, concentrar-se exclusivamente nos componentes de saúde mental produziu efeitos limitados na reincidência (Guzzo, Cadeau, Hogg, & Brown, 2012). Mesmo pacientes antissociais com sintomas psiquiátricos graves necessitam de intervenções que abordam diretamente suas necessidades criminogênicas para que haja impacto em sua reincidência. Nos casos em que os sintomas psiquiátricos são em especial graves, aliviar o sofrimento psicológico é importante para que pessoas antissociais possam posteriormente trabalhar em necessidades criminogênicas. Entretanto, aliviar o sofrimento não substitui a importância da intervenção em torno dos fatores mais associados à criminalidade futura.

ESTRATÉGIA COLABORATIVA

Apesar das imagens dos *reality shows* da televisão, a atitude de "endurecer" ou "cair na real" com pacientes antissociais não é defendida. A confrontação leva rapidamente à desvinculação e perda do impulso para seguir em frente. Devido aos desafios motivacionais apresentados por indivíduos antissociais, terapeutas com qualidades como ser caloroso, colaborativo, diretivo, gratificante e capaz de compreender rapidamente o ponto de vista de um paciente são até mais cruciais com essa população. Além disso, antes de utilizar intervenções de TCC mais estruturadas e diretivas, profissionais competentes devem estabelecer um bom relacionamento de trabalho, evocando do cliente suas motivações para fazer mudanças, explorando o impacto de padrões antissociais na vida do indivíduo, investigando qualidades potenciais e aprofundando-se no que o paciente mais valoriza. Um arsenal sofisticado de habilidades de engajamento é um pré-requisito para trabalhar com essa população.

Entrevista motivacional

A entrevista motivacional – ou adaptações dela – é um conjunto de habilidades essenciais na prática forense. Na TCC, essa entrevista tem a vantagem prática imediata de levar os pacientes a maior envolvimento e colaboração, bem como distanciar os terapeutas da confrontação, do aconselhamento e de intervenções para as quais o indivíduo ainda não está pronto. A entrevista motivacional é um estilo terapêutico complexo composto por quatro processos gerais e dinâmicos: engajamento no tratamento, foco, evocação de motivação intrínseca e planejamento de mudança (Miller & Rollnick, 2013). As conversas são caracterizadas como respeitosas, inquisitivas, apoiadoras, colaborativas, sem críticas e sem confrontos, enfatizando a autonomia e a autodireção do paciente. A prática de entrevista motivacional também usa duas vezes mais reflexões do que perguntas, forte ênfase em perguntas abertas (em vez de fechadas) e reforço habilidoso das razões pessoais do indivíduo para mudar.

O processo de evocar a motivação do paciente e os meios para mudar de comportamento está no centro estratégico da entrevista motivacional. Duas expressões estão ligadas ao processo evocativo: *fala de manutenção* e *fala de mudança*. A fala de manutenção envolve as verbalizações do paciente contrárias à mudança que favorecem manter o *status quo* ou não mudar (Miller & Rollnick, 2013). No caso de Valter, um exemplo de fala de manutenção seria: "Fumar maconha não é muito importante, meu oficial da condicional raramente me testa". A fala de mudança é qualquer discurso do paciente que favorece o movimento em direção à mudança e o comprometimento com esta: "Se eu quisesse, poderia parar de fumar maconha". O predomínio da fala de mudança prevê uma modificação real de comportamento, ao passo que uma maior proporção de fala de manutenção – ou níveis iguais de ambos os tipos de fala – são preditivos de não mudança (Moyers, Martin, Houck, Christopher, & Tonigan, 2009).

A quantidade de fala de mudança em relação à de fala de manutenção por parte do paciente pode ser influenciada (Glynn & Moyers, 2010), e entrevista motivacional habilidosa produz aumentos na quantidade de fala de mudança ao longo do tempo. Assim, os profissionais de entrevista motivacional conectam-se com a linguagem do cliente relacionada à mudança e facilitam sua expressão. Para muitos terapeutas treinados em TCC, a aprendizagem de entrevista motivacional envolve acrescentar uma lente através da qual se possa visualizar a linguagem do paciente. Uma discussão mais completa da incorporação da entrevista motivacional à prática forense pode ser encontrada em Tafrate e Luther (2014).

Revisão de sinais e sintomas

Outra estratégia de engajamento é revisar as listas de sintomas com os pacientes (p. ex., TPAS, transtorno da personalidade dissocial, psicopatia). A antissociabilidade pode ser enquadrada como um "transtorno do estilo de vida" que se desenvolve ao longo do tempo. Os indivíduos geralmente não têm consciência de seus sinais e, se não tratado, o "transtorno do estilo de vida" resultará em consequências negativas de longo prazo (p. ex., relacionamentos prejudicados, inadaptação vocacional, instabilidade financeira e encarceramento). O paciente pode ser lembrado de que esse é um transtorno grave que afeta a capacidade de julgamento e o comportamento. A terapia é uma oportunidade para avaliar possíveis mudanças antes que o dano fique pior. Então, pede-se aos clientes que revisem os sinais e observem aqueles que se encaixam e não se encaixam na própria história e em seus padrões. Pode-se perguntar a eles "Quais desses padrões você observou em sua vida?". Uma vez identificado um padrão, pode-se explorá-lo mais (p. ex., "Quando o padrão apareceu?", "Como esse padrão afetou negativamente sua vida?", "O que está em jogo se você não o modificar?" e "Que passos você pode dar para mudar esse padrão?").

A revisão de sinais de antissociabilidade aumenta a consciência do paciente sobre grupos comportamentais importantes que anteriormente podem não ter sido vistos como parte de um problema substancial. Um benefício para os clientes é que comportamentos aparentemente díspares se conectam e passam a ser vistos como parte de um tema abrangente, ajudando a dar sentido a problemas em diversas áreas da vida do indivíduo. Por exemplo, um paciente pode reconhecer que mentir cronicamente, permanecer irritável e incapaz de se manter em um emprego compatível foram experiências destrutivas em sua vida, mas nunca ter considerado essas questões como parte da mesma constelação de problemas. É importante manter em mente que o propósito de revisar sinais não é rotular o indivíduo. Na verdade, recomendamos que, nessas conversas com os clientes, evite-se o uso de rótulos como "antissocial", "sociopata" ou "psicopata", não apenas porque podem desencadear reactância e argumentatividade, mas também porque denotam "ruindade" e evocam emoções aflitivas que solapam o envolvimento no tratamento. A meta é aumentar a consciência dos pacientes das consequências negativas associadas a seus padrões de comportamento de longa data e dominantes.

Foco em qualidades e valores

Reconhecer as qualidades de um paciente ajuda-o a embarcar em nossos esforços de mudança. Talvez a abordagem baseada em qualidades mais conhecida para indivíduos antissociais seja o modelo de boas vidas (GLM; Ward & Brown, 2004). Nele, o trabalho com pessoas antissociais para que abandonem comportamentos de alto risco (metas de evitação) é conceitualizado apenas como uma parte do processo de mudança; ajudá-los a desenvolver caminhos comportamentais para uma vida digna de viver (metas de aproximação) é um componente igualmente importante. A estratégia é descobrir competências, realçá-las e utilizá-las para reduzir comportamentos de risco. Valter, por exemplo, expressou o desejo de usar suas experiências com a justiça criminal para ajudar adolescentes em risco de seu bairro a se manterem fora desse sistema. O desenvolvimento dessa meta de aproximação para Valter levou-o naturalmente a prestar serviços voluntários em várias organizações, o que era um uso mais produtivo de seu tempo livre, reduziu sua exposição a conhecidos criminosos e promoveu relacionamentos com novas pessoas sem tendências criminosas.

Uma importante contribuição das abordagens de TCC baseadas em aceitação é o foco na exploração e na elucidação dos valores do paciente (Amrod & Hayes, 2014). Na terapia de aceitação e compromisso (TAC), faz-se uma distinção entre metas e valores. Valores fornecem pontos de ancoragem para guiar futuras escolhas comportamentais, ajudando a reduzir escolhas que interfiram em valores centrais e aumentando planos de ativação comportamental conducentes a uma vida mais significativa. Por exemplo, um paciente antissocial pode ter o objetivo de concluir a liberdade condicional e, portanto, frequentar um programa de violência doméstica obrigatório. Tal meta pode terminar uma vez concluída a supervisão da liberdade condicional, enquanto o valor subjacente de "ter relacionamentos positivos com a família" pode ser perseguido de diversas maneiras muito tempo após o término da supervisão. Uma vez identificados os valores centrais, pode-se perguntar regularmente aos pacientes "O que você poderia fazer essa semana que estaria de acordo com esse valor?".

Em nosso trabalho de consultoria, observamos um grau de preocupação dos terapeutas de que as discussões sobre valores centrais são contraproducentes, pois os clientes antissociais podem ter valores e metas que estão em desacordo com mudança pró-social e saudável (p. ex., ser o traficante mais respeitado em sua cidade). Na prática real, entretanto, os antissociais são semelhantes aos pacientes tradicionais: eles desejam oportunidades para sustentar a família, conectar-se com os outros, ter um trabalho significativo, e assim por diante. Na maioria dos casos, padrões antissociais são tipicamente incompatíveis com os valores do paciente e representam um reflexo de tentativas inábeis de respeitar seus valores e lidar (ainda que improdutivamente) com os desafios da vida. Isso não significa dizer que os terapeutas jamais encontrarão clientes que possuem valores antissociais, apenas não é tão comum quanto as pessoas imaginam. Evidentemente, mesmo com o maior nível de habilidade, os profissionais não obtêm êxito com todos os pacientes que são antissociais. O ponto importante é que presumir de modo prematuro que a maioria dos indivíduos antissociais possui valores intrinsecamente antissociais fecha a porta para discussões muito eficazes sobre o que é mais importante. Embora Valter não tivesse sido um pai muito bom para seu filho, isso era motivo de arrependimento e remorso mais do que de orgulho ou indiferença. Essa questão exacerbou-se quando ele recentemente descobriu que seu filho tinha sido preso. Um dos valores que Valter verbalizou foi reconectar-se com o filho e ajudá-lo.

APLICAÇÃO CLÍNICA DA INTERVENÇÃO

Padrões de pensamento criminoso são crenças que afetam escolhas e comportamentos que, se inalteradas, acabam por influenciar a trajetória de vida. A meta da TCC com pacientes antissociais é alterar os padrões de pensamento por trás das tomadas de decisão que resultam em subsequente dano a si mesmo ou aos outros, aumentando as decisões que levam a comportamentos produtivos, desfechos pró-sociais e, por fim, a uma vida não destrutiva. Nesta seção, apresentamos três estratégias para impactar padrões e tomadas de decisão antissociais.

Sequências de TCC Focadas em riscos/necessidades criminogênicos

Conversas ou sequências de TCC podem esclarecer como os padrões de pensamento criminoso afetam a tomada de decisões em áreas da vida ligadas aos Oito Centrais fatores de risco. Por exemplo, um fator de risco para Valter era seu envolvimento persistente com pares que eram antissociais. A seguir, é apresentada uma amostra de uma sequência de TCC que pode ser apropriada para pacientes cujas decisões são negativamente influenciadas por companheiros. Na condução de sequências de TCC, os terapeutas devem lembrar-se de refletir de volta as verbalizações do cliente sobre pensamento, assim como qualquer fala de mudança que apareça.

Sequência A-P-D: Amigos-pensamentos-decisões

1. Pense sobre o AMIGO de alto risco e o papel que ele desempenha no comportamento de alto risco.

    "Relembrando o ano que passou, fale-me de um parente, amigo ou conhecido seu que costuma se envolver em problemas com a lei ou que você acredita ser provavelmente uma má influência em alguns aspectos. O que essa pessoa tem que a torna uma má influência ou que parece acarretar problemas? Por que é difícil evitar passar tempo com ela?"

2. Explore as DECISÕES arriscadas ligadas a essa pessoa.

"Dê-me um exemplo de alguma encrenca em que você se meteu com essa pessoa."

Ou

"Dê-me um exemplo de algo que fez que você acha que provavelmente foi ruim ou o prejudicou."

3. Explore os PENSAMENTOS que precedem as decisões arriscadas relacionadas a essa pessoa.

"O que você estava dizendo a si mesmo quando concordou em [inserir incidente]?"

Ou

"O que estava se passando pela sua cabeça quando você concordou com [inserir pessoa]?"

4. Explore uma DECISÃO melhor relacionada a evitar a influência dessa pessoa.

"Dê-me um exemplo de uma ocasião em que você foi capaz de evitar a influência dessa pessoa e não se envolver em uma situação possivelmente ruim com ela."

5. Explore os PENSAMENTOS que antecedem uma decisão melhor.

"O que estava se passando pela sua cabeça quando você concordou com [inserir pessoa]?"

Ou

"Em que aspecto seu pensamento era diferente quando você [inserir acontecimento positivo]?"

6. Resuma o contraste no PENSAMENTO que leva às duas decisões diferentes.

"Assim, resumindo a conexão entre [inserir pessoa] e desfechos ruins, parece que você estava pensando _____; enquanto nas ocasiões em que tomou decisões melhores, você estava pensando mais _____."*

Automonitoramento e reestruturação de crenças intermediárias

Outra estratégia é identificar um padrão de pensamento criminoso, um dos 13 da lista apresentada anteriormente, que influencia a tomada de decisões do paciente e tornar tal padrão o foco de constante automonitoramento e reestruturação cognitiva. Um dos padrões mais difíceis no caso de Valter é a desconsideração pelos outros (2). É melhor que os terapeutas apresentem o padrão em uma linguagem isenta de crítica, como uma possível área de exploração. Esse padrão seria apresentado a Valter dizendo o seguinte: "A partir de nossas discussões e do modo como preencheu os questionários, parece que você tem uma tendência a cuidar de seus interesses e não pensar sobre como suas ações afetam os outros. Eu estava pensando se poderíamos dar uma olhada nesse padrão e explorar o impacto dele em sua vida cotidiana."

Caso o paciente pareça receptivo a essa exploração, a ficha de pensamento (Fig. 16.1) pode ser apresentada e tornar-se o foco das sessões subsequentes. Na primeira parte, Valter e seu terapeuta discutiriam de modo colaborativo como a falta de consideração pelos outros acarretou várias vezes más decisões, prejudicou relacionamentos e possivelmente contribuiu para um comportamento criminoso. Na segunda parte, o cliente apresenta a recordação de uma ocasião específica em que a crença influenciou uma decisão. Na terceira coluna, ele sintetiza seu pensamento naquela ocasião, tentando captar da maneira mais acurada possível sua perspectiva (pensamen-

---

* Para mais exemplos de sequências de TCC sobre riscos/necessidades criminogênicas, os leitores podem contatar Damon Mitchell. Gostaríamos de agradecer a Tom Hogan por suas contribuições no desenvolvimento das sequências de TCC.

Parte I: A ser preenchida pelo profissional	
Padrão de pensamento:	

Parte II: A ser preenchida pelo paciente		
Identificar uma situação em que o padrão de pensamento emergiu: Especifique o que aconteceu, onde e quem estava envolvido.	**Marque com um círculo uma ou mais áreas problemáticas relacionadas à situação.**	**Pensamento imediato:** Escreva uma frase ou duas que captem o que estava se passando pela sua cabeça durante a situação.	**Pensamento melhor:** Escreva alguma outra maneira de pensar que o levou a uma decisão melhor ou que o teria levado em uma direção melhor nesta situação.
	Amigos e associados Família Uso de substâncias Emprego ou educação Lazer ou tempo ocioso Outro: _____	**Pensamento:**	**Pensamento:**
		Decisão real: Escreva o que você acabou fazendo.	

FIGURA 16.1 Ficha de pensamento.

to imediato) no momento. A quarta coluna oferece uma oportunidade para Valter formular uma perspectiva alternativa (pensamento melhor), que poderia ter produzido um desfecho diferente. Na seção de decisão real, ele revisa a escolha original (que reflete a influência da crença intermediária) e depois a contrasta com a escolha que poderia ter sido feita se a crença alternativa fosse adotada. Entre sessões, Valter deveria monitorar seu padrão de pensamento específico em torno das tomadas de decisão.

Revisão de decisões

Os terapeutas também podem usar um formato estruturado para revisar diferentes áreas problemáticas e avaliar a "relação custo-benefício" de diversas escolhas do paciente. A ficha para ajudar na decisão (Fig. 16.2) pode ser adaptada para ser usada como tarefa de casa ou modificada para atender às necessidades específicas dos clientes. Esse formato permite diversos cenários a serem identificados pelo paciente como problemáticos, ajudando-o a considerar as possíveis ações e classificar as vantagens e desvantagens de cada curso de ação. Na parte de cima, o indivíduo descreve a área problemática, incluindo os fatos relativos à situação. Alguns exemplos, no caso de Valter, poderiam incluir relacionamentos problemáticos com a família, dificuldades para conseguir emprego ou o risco de uso regular de maconha.

Na parte de baixo, a coluna de possíveis decisões serve para listar o máximo de opções possíveis. Essa coluna tipicamente incluiria uma mistura de comportamentos desadaptativos atuais, assim como alternativas mais adaptativas e aceitáveis do ponto de vista social. As opções na coluna de possíveis decisões incorporam as reações "automáticas" imediatas do indivíduo, bem como as escolhas pró-sociais oriundas das discussões entre paciente e terapeuta. A coluna de possíveis decisões de Valter poderia consistir em "evitar amigos que fumam maconha" e "tentar encontrar outras atividades que não seja fumar maconha quando sentir tédio". As duas colunas adjacentes abarcam as vantagens e desvantagens de cada decisão listada. Nesta seção, o profissional ajuda a gerar prováveis desfechos que o cliente poderia deixar de considerar. Após listar as vantagens e desvantagens de cada decisão, o paciente classifica a eficácia de cada escolha possível em sua vida, usando uma escala de 0 a 10 (sendo zero a mais ineficaz; e 10, a mais eficaz). Sessões terapêuticas subsequentes deveriam incluir revisões permanentes das escolhas comportamentais listadas e uma avaliação de sua eficácia. Escolhas ineficazes repetidas indicam a necessidade de rever e/ou revisar as vantagens e desvantagens anteriormente identificadas ou identificar déficits de habilidade específicos que precisam ser resolvidos. Alternativamente, o paciente pode precisar processar suas escolhas ineficazes persistentes, pois elas podem resultar de crenças intermediárias não reconhecidas.

CONSIDERAÇÕES SOBRE PROGRESSO, CICLO DE VIDA E TÉRMINO

Tanto os ganhos comportamentais como os cognitivos têm maior probabilidade de serem mantidos se o paciente antissocial for capaz de identificar razões emocionalmente convincentes para implementar as estratégias aprendidas no tratamento. Assim, pode ser útil revisar regularmente com cada cliente seus pequenos sucessos ao longo da meta de aumentar a consciência e reforçar a mudança positiva. Além disso, oportunidades para realçar os relacionamentos e redes pró-sociais devem ser introduzidas e encorajadas sempre que possível.

Um aspecto exclusivo do trabalho com pacientes sob supervisão judicial ou correcional é a potencial falta de informação e planejamento em relação ao término do tratamento. Por exemplo, tanto o prisioneiro quanto o profissional da saúde mental correcional

Descreva uma situação atual que exige uma decisão.	

Possíveis decisões: Liste três ou quatro opções de possíveis decisões.	**Prós:** Descreva a provável vantagem da decisão.	**Contras:** Descreva a provável desvantagem da decisão.	**Eficácia:** Classifique a provável eficácia da decisão de 0 a 10 (0 = muito ineficaz; 10 = muito eficaz).
1.			
2.			
3.			
4.			

FIGURA 16.2 Ficha para ajudar na decisão.

podem não ser avisados sobre a transferência do indivíduo de uma instituição para outra, acarretando um término abrupto e prematuro da terapia. Da mesma forma, tanto o prisioneiro em liberdade condicional quanto o terapeuta ambulatorial podem não ser avisados sobre uma revogação, resultando no término não planejado do tratamento. Esses términos podem exacerbar pensamento disfuncional e padrões de comportamento. Para minimizar os danos ao paciente e a possível perda dos ganhos do tratamento, os terapeutas devem discutir a possibilidade de término indesejado no início da terapia e desenvolver um plano, se possível, para combater reações negativas e retomar a abordagem terapêutica.

DESAFIOS COMUNS E AUTOCUIDADO DO CLÍNICO

Seja um prisioneiro ou paciente ambulatorial, a motivação de indivíduos antissociais que iniciam um tratamento muitas vezes resulta de uma fonte externa que exige "mudança". A justiça, o sistema correcional, os familiares ou empregadores podem dar ao indivíduo um ultimato para tratar-se ou então ser preso, negar liberdade condicional, perder o emprego, ser expulso da escola ou alienado da família, e assim por diante. Logo, a motivação para mudança, a participação no tratamento e a efetivação de mudanças no comportamento dos pacientes antissociais podem ser lentas ou antagônicas. Infelizmente, uma metanálise recente constatou que o tratamento obrigatório para criminosos em geral foi ineficaz na redução de reincidência, ao passo que o tratamento voluntário esteve associado a reduções na reincidência (Parhar, Wormith, Derkzen, & Beauregard, 2008). Isso sugere que os indivíduos que são obrigados a fazer um tratamento podem ter mais êxito quando desenvolvem o interesse em mudar semelhante ao de suas contrapartes voluntárias. Os terapeutas devem esforçar-se para que os pacientes que dizem "Sou obrigado a estar aqui" passem a dizer que "De qualquer forma, querem fazer mudanças" (Tafrate, Mitchell, & Novaco, 2014).

Assim como deve estar consciente e responder de modo tranquilo e apropriado aos comportamentos transferenciais do paciente, o terapeuta deve também monitorar as próprias respostas emocionais automáticas e frequentemente negativas. Por exemplo, o profissional pode sentir-se manipulado por um cliente que repetidamente falta às sessões com desculpas duvidosas ou até ridículas. Apresentando ainda mais do que um desafio contratransferencial, os pacientes antissociais podem também exagerar ou simular sintomas, esperando obter uma receita para uma substância controlada, mudança de cela, resposta compassiva da justiça, etc. Neste último caso, é muito importante separar os problemas psicológicos identificáveis e o tratamento apropriado da tentativa de manipulação, procurando manter um relacionamento colaborativo ao mesmo tempo. Os terapeutas devem ter em mente que a colaboração pode ser de 80 para 20, ou 90 para 10, com o clínico inicialmente carregando a maior carga, a qual traz consigo um alto nível de estresse e esgotamento (Freeman, Pretzer, Fleming, & Simon, 1990).

CONSIDERAÇÕES FINAIS

Encorajamos os profissionais de TCC a não evitar trabalhar com indivíduos que são antissociais, pois trata-se de uma oportunidade para prestar um serviço que contribui para a segurança da comunidade, reduz o sofrimento humano causado pela vitimização criminosa e proporciona a esses pacientes uma chance de ter um futuro mais positivo. Embora os clientes antissociais possam demonstrar pouco interesse inicial no tratamento, a integração de técnicas de entrevista motivacional, revisão das perdas devido a padrões antissociais e discussão sobre valores centrais podem aumentar sua consciência em relação à necessidade de mudança e coloca-los na direção de comportamentos pró-sociais consistentes com seus valores. Estabelecido o engajamento, recomendamos um foco terapêutico no pensamento e nas tomadas de decisão sobre riscos/necessidades criminogênicos do paciente, pois estas são as áreas que mais o colocam em risco de conduta antissocial persistente. O processo terapêutico subsequente consiste em alterar os padrões de pensamento que facilitaram os comportamentos antissociais, ao mesmo tempo encorajando decisões que levem à aspiração de valores centrais e a uma vida mais gratificante.

Capítulo 17

TRANSTORNO DA PERSONALIDADE *BORDERLINE*

Arnoud Arntz

O transtorno da personalidade *borderline* (TPB) pode ser caracterizado pela notável instabilidade que permeia muitos, se não todos, os aspectos do funcionamento da personalidade, incluindo relacionamentos, autoimagem, afeto e comportamento. Natália, por exemplo, é uma mulher de 29 anos casada há vários anos; ela buscou ajuda depois de sentir-se por mais de um ano "cansada demais" para trabalhar, ficando deitada na cama a maior parte do dia. Seus problemas parecem ter começado com um conflito de relacionamento no trabalho que afetaram seu desempenho. Ela passou a ter um caso amoroso com seu chefe, apesar do envolvimento dele com outra mulher. Natália terminou o relacionamento quando ele prosseguiu com o casamento planejado antes do caso. Ela ficou muito decepcionada e começou um caso com outra pessoa. Segundo Natália, seu chefe ressentiu-se disso, passou a lhe passar tarefas abaixo de seu nível e a criticava tanto na frente dos outros funcionários que ela teve um "esgotamento". A impressão diagnóstica após a primeira entrevista foi a de transtorno de adaptação com características emocionais e problemas relacionais. Depois da segunda entrevista, o quadro se complicou muito. Ela descreveu seu casamento como marcado por muitas brigas e ameaças agressivas, expressou ressentimento com a família e admitiu uso pesado de maconha e álcool. Disse repetidas vezes que achava a vida inútil e expressou falta de confiança nas outras pessoas. Quando indagada sobre o que deveria ser feito no tratamento, suas respostas eram um pouco vagas, tais como "Preciso sentir-me confortável comigo mesma". Embora o terapeuta achasse que ela provavelmente sofria de altos níveis de ansiedade, tristeza e solidão, ela apresentava uma aparência dura, sendo fácil imaginar como isso podia provocar raiva nos outros.

Notando evidências de psicopatologia adicional, o terapeuta prosseguiu com entrevistas clínicas semiestruturadas. Além de uma série de transtornos sintomáticos, ficou claro que as dificuldades de Natália satisfaziam os critérios para TPB, incluindo muitos problemas emocionais não resolvidos associados à sua juventude e ao relacionamento com os pais. O clínico levantou a possibilidade de o TPB ser seu principal problema, e eles discutiram os prós e contras de tratar seus problemas de personalidade de longa data. Natália decidiu iniciar com uma terapia cognitiva (TC) de longo prazo focada em problemas da personalidade. Ela ponderou que alguma coisa fundamental deveria ser feita em relação à maneira como se sentia em relação a si mesma e aos outros e queria superar as experiências emocionais dolorosas que teve com seus pais.

O TPB é relativamente comum (1,1 a 2,5% da população adulta geral, sendo cerca de 70% mulheres; American Psychiatric Association, 2013; Lieb, Zanarini, Schmahl,

Linehan, & Bohus, 2004), com custos exorbitantes para a sociedade, comparáveis à esquizofrenia (Linehan & Heard, 1999; van Asselt, Dirksen, Arntz, & Severens, 2007). Apresenta alto risco de suicídio – em torno de 8 a 10% morrem por suicídio dentro de 10 a 15 anos (Lieb et al., 2004; Paris, 1993) –, um percentual mais de 50 vezes maior do que na população em geral (Pompili, Girardi, Ruberto, & Tatarelli, 2005), e comprometimento considerável da vida do indivíduo. A proporção de pacientes com TPB geralmente aumenta dependendo da intensidade do ambiente de assistência médica, desde menos de 10% em serviços ambulatoriais até mais de 50% em unidades hospitalares especializadas (American Psychiatric Association, 2013). Pacientes com TPB são um fardo para parentes, amigos e colegas, e existe um alto risco de indução de psicopatologia nos filhos (Stepp, Whalen, Pilkonis, Hipwell, & Levine, 2011; Weiss et al., 1996). Muitos indivíduos com TPB são inteligentes e talentosos, mas o transtorno os impede de se desenvolverem, e, com frequência, esses pacientes têm problemas para concluir os estudos, não trabalham ou desempenham funções abaixo de sua capacidade. Ainda que os sintomas de TPB costumem diminuir com o tratamento, o funcionamento social, a participação na sociedade e a qualidade de vida mantêm-se como problemas persistentes e devem ser mais enfocados na terapia (Gunderson et al., 2011; Zanarini, Jacoby, Frankenburg, Reich, & Fitzmaurice, 2009). Crises relacionais são comuns, incluindo fortes altos e baixos nos relacionamentos com amigos e colegas. A maioria dos pacientes com TPB automutila-se (60 a 70%), embora isso não seja exclusivo desse transtorno, e é comum abusar de substâncias, normalmente como uma forma de automedicação. Embora a maioria dos pacientes com TPB atendidos nos centros de tratamento de saúde mental seja do sexo feminino, homens com a condição do são prevalentes em ambientes como instituições forenses e clínicas para dependentes químicos. Pacientes com TPB também são usuários assíduos de instituições de atendimento à saúde física (van Asselt et al., 2007). Muitos buscam ajuda devido a uma crise ou transtorno de estresse pós-traumático, depressão ou vício. É preciso ajudá-los a ver suas dificuldades do ponto de vista de seus problemas de personalidade, simultaneamente instilando esperança de que tais problemas podem ser tratados.

Notórios por seus ataques de raiva e crises, os pacientes com TPB têm má fama no sistema de saúde, e muitos terapeutas têm medo deles. A crença de que essas pessoas não podem ser ajudadas é muito comum. Estudos recentes provam que essa visão é incorreta. Formas especializadas de TC estão entre as opções de tratamento disponíveis mais promissoras. Ainda que a TC para TPB não seja nada simples, muitos terapeutas descobriram que, com essa estrutura, o tratamento de indivíduos com TPB é uma experiência bem-sucedida e gratificante.

SINAIS E SINTOMAS CLÍNICOS

Apesar de sua alta prevalência, o TPB é frequentemente ignorado. Quando um transtorno sintomático claro, estável e autônomo é a razão para procurar ajuda, o tratamento pode não ser muito problemático, embora o TPB possa constituir um risco de abandono da terapia (Arntz, 2014; Mulder, 2002). Em muitos casos, porém, o principal problema é o TPB, sendo o subdiagnóstico um grande problema que resulta em tratamento insuficiente.

O DSM-IV-TR (*Manual diagnóstico e estatístico de transtornos mentais, quarta edição, texto revisado*) e o DSM-5 (*Manual diagnóstico e estatístico de transtornos mentais, quinta edição*) descrevem o TPB como caracterizado por instabilidade e impulsividade. A instabilidade pode ser evidente nos relacionamentos, que tendem a ser intensos, mas costumam terminar abruptamente; na identidade, com instabilidade na visão de si mesmo, nos ideais, nos planos para o futuro e nos valores morais; e no afeto, com reações emocionais intensas que levam a oscilações entre diferentes emoções fortes e repentinas. A impulsividade se manifesta em atividades potencialmente autodestrutivas que são gratificantes a curto prazo, mas praticadas de maneira impulsiva, como gastar, abusar de substâncias, comer e fazer sexo; em explosões emocionais com dificuldades de controle da raiva; e em comportamento suicida e autodestrutivo. Outros critérios envolvem medo de abandono, com tentativas de impedir ser abandonado; sentimentos crônicos de vazio; e experiências paranoides temporárias relacionadas ao estresse. Cinco ou mais critérios precisam ser atendidos para justificar um diagnóstico de TPB. Embora, teoricamente, isso leve a muitas combinações possíveis de critérios para o transtorno, sugerindo que esses pacientes diferem de modo considerável, a consistência interna do conjunto de critérios, quando tratado como uma dimensão, é muito alta e sugere que a maioria dessas características do TPB relaciona-se com uma dimensão subjacente (Arntz et al., 2009; Giesen-Bloo et al, 2010). A CID-10 (*Classificação estatística internacional de doenças e problemas relacionados à saúde*; World Health Organization, 2013) define o TPB como uma subcategoria do "transtorno da personalidade emocionalmente instável" (F60.3). Esse transtorno da personalidade mais amplo é definido como:

> Um transtorno da personalidade em que há uma tendência marcante de agir impulsivamente sem considerar as consequências, com instabilidade afetiva. A capacidade de planejar antecipadamente pode ser mínima, e os ataques de raiva intensa muitas vezes levam à violência ou a "explosões comportamentais" que são facilmente precipitadas quando atos impulsivos são criticados ou frustrados pelos outros. São especificadas duas variantes desse transtorno da personalidade, e ambas compartilham desse tema geral de impulsividade e falta de autocontrole.

A subcategoria tipo *borderline* (F60.31) é definida da seguinte maneira:

> Várias das características de instabilidade emocional estão presentes; além disso, a autoimagem, os objetivos e as preferências internas (incluindo sexuais) costumam ser confusas ou perturbadas. Geralmente, existem sentimentos crônicos de vazio. A probabilidade de se envolver em relacionamentos intensos e instáveis pode causar crises emocionais repetidas e estar associada a esforços excessivos para evitar abandono e uma série de ameaças de suicídio ou atos de automutilação (embora estes possam ocorrer sem precipitadores óbvios). (World Health Organization, 2013)

O abrangente transtorno da personalidade emocionalmente instável impressiona por ser relativamente mais impulsivo e agressivo do que o TPB definido pelos critérios do DSM-5 e mais semelhante ao transtorno da personalidade antissocial. O tipo *borderline* carece, comparado aos critérios do DSM-5, de episódios dissociativos e psicóticos relacionados ao estresse (critério 9 do DSM-5). A concordância entre os dois sistemas diagnósticos revelou-se limitada (NICE, 2009).

DIAGNÓSTICO DIFERENCIAL

A comorbidade geralmente alta associada ao TPB pode complicar o diagnóstico, sobretudo ao determinar o diagnóstico básico e o plano de tratamento inicial. Esse transtorno pode apresentar comorbidade com quase todos os outros, notadamente os transtornos do humor, de abuso/dependência de substâncias, de ansiedade (especialmente fobia social e transtorno de estresse pós-traumático), transtornos psicóticos e outras patologias da personalidade. Por ser visto como um dos mais graves transtornos da personalidade, o TPB é recomendado como o diagnóstico principal da personalidade, e sugere-se que o tratamento seja adaptado para tratar psicopatologias concomitantes. Os transtornos da personalidade antissocial e narcisista podem ser uma exceção, especialmente quando estão presentes características criminosas.

No tratamento, alguns transtornos precisam ser priorizados quando comórbidos com TPB. Os que mais se destacam são transtorno bipolar, depressão grave, transtornos psicóticos (outros que não seja psicose transitória relacionada a estresse, a qual se sobrepõe ao critério 9 do TPB), abuso de substância que exige desintoxicação (clínica), transtorno de déficit de atenção/hiperatividade e anorexia nervosa. Esses transtornos devem ser tratados primeiro. Estes também são problemáticos, pois se sobrepõem parcialmente aos critérios de TPB e podem tornar o diagnóstico deste muito problemático. O transtorno bipolar, por exemplo, pode ser confundido com TPB, e vice-versa. Por fim, algumas condições podem levar a mudanças de personalidade perceptíveis que são semelhantes ao TPB, tais como transtorno de estresse pós-traumático e abuso crônico de substâncias (p. ex., cocaína).

Uma avaliação estruturada tanto dos transtornos sindrômicos como da personalidade talvez seja a melhor medida protetora contra erros diagnósticos. Considerando os altos custos incorridos e o sofrimento dos pacientes com TPB, além do longo e difícil tratamento, o esforço de fazer entrevistas clínicas semiestruturadas é mínimo.

CONCEITUALIZAÇÃO

Existem, *grosso modo*, três conceitualizações cognitivo-comportamentais do TPB: a visão comportamental dialética de Linehan, as formulações beckianas e o modelo de modos de esquemas de Young.

A visão comportamental dialética de Linehan

Segundo o modelo de Linehan (1993), pacientes com TPB caracterizam-se por uma disfunção na regulação da emoção que provavelmente é temperamental. Essa disfunção causa uma reação tanto forte como prolongada a eventos estressantes até que as emoções retornem ao nível basal. Um segundo pressuposto é que o ambiente do paciente com TPB foi – e muitas vezes continua sendo – invalidador. Negação, punição ou respostas incorretas às reações emocionais da criança hipoteticamente contribuem para os problemas na regulação, compreensão e tolerância às reações emocionais. Mais tarde, os pacientes com TPB invalidam as próprias reações emocionais e adotam uma visão excessivamente simplista e irrealista das emoções. Os principais alvos de tratamento são as reações emocionais inadequadas, especialmente a expressão pouco controlada de impulsos e comportamento autodestrutivo, incluindo comportamento suicida ou parassuicida. Os terapeutas usam uma postura dialética, por um lado aceitando o sofrimento emocional (em vez de tentar alterá-lo) e, por outro, mudando os precedentes do estresse e a maneira como o paciente tenta lidar com as emoções. É crucial para a terapia comportamental dialética (TCD) de Linehan adquirir habilidades de tolerância e regulação de emoções, bem como validar as reações emocionais. A TCD foi originalmente desenvolvida para tratar pacientes suicidas ou parassuicidas, antes de ficar claro que esses indivíduos seriam, em sua maioria, diagnosticados com TPB. Dos tratamentos de TPB especializados, a TCD foi estudada com maior frequência, embora não necessariamente nos melhores estudos metodológicos (Stoffers et al., 2012). Os efeitos são, em média, moderados (Kliem, Kröger, & Kosfelder, 2010).

Formulações beckianas

As primeiras formulações beckianas do TPB enfatizavam o papel dos pressupostos no transtorno. Beck, Freeman e colaboradores (1990) levantaram a hipótese de que muitos pressupostos em comum com outros transtornos da personalidade estão ativos no TPB. Pretzer (1990) também trabalhou com a hipótese de que três pressupostos são fundamentais no transtorno: "O mundo é perigoso e maligno", "Sou impotente e vulnerável" e "Sou inerentemente inaceitável". O primeiro pressuposto, aliado ao segundo, hipoteticamente gera altos níveis de vigilância e desconfiança interpessoal. Além da hipervigilância, presume-se que duas outras características cognitivas são cruciais no TPB: pensamento dicotômico e uma noção fraca de identidade (i. e., um esquema pessoal mal articulado). Presume-se que os principais pressupostos e as três características cognitivas desempenhem um papel central na manutenção do transtorno e, consequentemente, são alvos importantes da terapia. Considera-se, por exemplo, que a combinação um tanto paradoxal de pressupostos de dependência (a crença do paciente de ser fraco e incapaz, enquanto os outros são fortes e capazes) com pressupostos paranoides (a crença de que não se pode confiar nas pessoas e que elas são mal-intencionadas) alimenta o comportamento interpessoal instável e extremo do paciente com TPB, alternando entre apegar-se excessivamente aos outros e afastar as pessoas por desconfiança. O pensamento dicotômico contribui para a turbulência emocional e as decisões radicais, pois a incapacidade de avaliar as coisas em tons de cinza contribui para as oscilações abruptas e extremas desses indivíduos, devendo ser avaliada logo no início do tratamento, assim que o relacionamento terapêutico for estabelecido.

Layden, Newman, Freeman e Morse (1993) desenvolveram mais o modelo cognitivo, sugerindo muitos outros vieses e processos, relacionando-nos ao desenvolvimento infantil inicial e presumindo a estagnação do desenvolvimento dos pacientes com TPB. Da mesma forma, Layden e colaboradores (1993) enfatizam o papel dos elementos não verbais nos esquemas centrais desses indivíduos, os quais eles também relacionam com o desenvolvimento pré-verbal inicial. Por conseguinte, Layden e colaboradores destacam o uso de técnicas experienciais no tratamento, notadamente o trabalho com imagens mentais. Arntz (1994) relacionou as observações de Pretzer (1990) a achados de alta prevalência de abuso infantil no TPB, sugerindo que a maneira como o abuso foi processado pela criança levou à formação dos principais pressupostos e características cognitivas do paciente com o transtorno. Ele propôs uma integração da TC beckiana do tipo "aqui e agora" com o trabalho histórico para superar o abuso na infância e corrigir conclusões patogênicas do evento. De acordo com Layden e colaboradores, a importância dos métodos experienciais no tratamento das primeiras memórias da infância é enfatizada (veja também Arntz, 2011; Arntz & Weertman, 1999). Poucos estudos testaram a TC de Beck para TPB. Brown, Newman, Charlesworth, Crits-Cristoph e Beck (2004) testaram a TC em um estudo aberto e encontraram efeitos moderados. Cottraux e colaboradores (2009) a compararam à psicoterapia de apoio rogeriana e constataram melhor retenção no tratamento e alguns efeitos melhores na TC, mas ambos os braços do estudo mostraram altas taxas de abandono. Davidson e colaboradores (2006) testaram se um número limitado de sessões de TC somadas ao tratamento habitual teria efeito positivo. No desfecho primário, nenhuma evidência disso foi encontrada, mas evidências limitadas surgiram nos desfechos secundários (4 de 11 desfechos), notadamente em atos suicidas, e no Questionário de Esquemas de Young (Young, 2006). Um estudo da relação custo-efetividade não revelou diferenças consideráveis entre as duas condições em termos de diferenças nos custos *versus* diferença em anos de vida ajustados para a qualidade (Palmer et al., 2006).

Modelo de modos de esquemas de Young

A conceituação da patologia central do TPB como oriunda de uma criança vítima de abuso e extremamente assustada que é deixada sozinha em um mundo maligno, ansiando por segurança e ajuda, mas desconfiada devido ao medo de mais abuso e abandono, está fortemente relacionada ao modelo de esquemas desenvolvido por Young (McGinn & Young, 1996). Para compreender as oscilações abruptas no comportamento dos pacientes com TPB, Young desenvolveu uma ideia, introduzida por Aaron Beck em *workshops* clínicos, na década de 1980, de que alguns estados patológicos desses indivíduos são uma espécie de regressão aos estados emocionais intensos vivenciados na infância. Young conceituou tais estados como modos de esquemas e, somando-se aos estados regressivos infantis, também estipulou modos de esquemas menos regressivos. Um modo de esquema é um padrão organizado de pensamentos, sentimentos e comportamentos baseado em um conjunto de esquemas relativamente independente de outros modos de esquemas. Presume-se que indivíduos com TPB, às vezes, passam repentinamente de um modo para outro. Como observou Beck, alguns desses estados parecem muito infantis e podem confundir tanto o paciente como as outras pessoas. Young levantou a hipótese de que quatro modos de esquemas são cruciais no TPB: criança abandonada/abusada, criança zangada/impulsiva, pai punitivo e protetor desligado. Além disso, há um modo adulto saudável, denotando o aspecto saudável do cliente.

O modo criança abusada e abandonada denota o estado desesperado em que o paciente pode estar relacionado a (ameaça de) abandono e abuso vivenciado na infância. Crenças centrais típicas são que as pessoas são malevolentes, não são dignas de confiança e irão abandonar ou punir o indivíduo, especialmente quando ele se tornar íntimo delas. Outras crenças centrais são "Meu sofrimento emocional jamais terminará", "Sempre estarei sozinho" e "Ninguém nunca se importará comigo". O paciente pode se comportar como uma criança aborrecida e desesperada, que anseia por consolo, cuidado e atenção, mas também os temendo. Normalmente, o indivíduo teme esse modo, não apenas pela dor emocional intensa e reativação de memórias e sentimentos relacionados ao trauma, mas também porque sua ativação pode ser sucedida pela ativação do modo pai punitivo. Isso indica um estado autopunitivo severo, durante o qual o paciente parece condenar-se por ser mau, merecendo punição. As expressões de emoções, opiniões e desejos negativos costumavam ser punidas pelos cuidadores, atribuindo-os ao caráter, seja explícita ("Você é um menino mau") ou implicitamente (p. ex., ignorando a criança durante dias). As ameaças de abandono (p. ex., "Vou te mandar para um orfanato"), a agressão verbal ou física e as (ameaças de) punições severas por cuidadores são supostamente internalizadas nesse modo. As crenças centrais típicas são: "Você é ruim (mau) e merece castigo", "Seus desejos/opiniões/emoções são infundados", "Você não tem direito de expressar seus desejos/opiniões/emoções" e "Você só está manipulando". Com frequência, o paciente não somente vivencia esses pensamentos punitivos, mas agrega a eles atos punitivos, tais como automutilar-se, estragar as coisas boas em sua vida e não comparecer às sessões de tratamento. A culpa é o sentimento proeminente. O indivíduo pode evocar nos outros, inclusive no terapeuta, reações punitivas.

Um dos outros modos que o paciente (e o terapeuta!) costuma temer é o modo criança zangada/impulsiva. Isso denota uma etapa da raiva infantil ou impulsividade autogratificante que, no longo prazo, é prejudicial para os relacionamentos do indivíduo. Enquanto Young, Klosko e Weishaar (2003) afirmam que as pessoas com TPB tipicamente evitam a experiência e a expressão de raiva, a tensão da raiva suprimida pode acumular-se e ser expressa subitamente de uma maneira relativamente descontrolada. Tais estados semelhantes às birras infantis são, de acordo com o modelo, tipicamente seguidos pela ativação do modo pai punitivo. Comportamentos impulsivos, imediatos, de gratificação de necessidades também são atribuídos a esse modo. Crenças subjacentes são "Meus direitos básicos foram-me negados", "As outras pessoas são más e mesquinhas" e "Preciso lutar ou simplesmente pegar o que preciso para sobreviver". No modelo, esse modo não é visto como expressão de cobiça, mas como rebeldia contra maus-tratos (percebido) e, portanto, como um estado basicamente bom e compreensível (em vista dos maus-tratos sofridos pelos pacientes com TPB na infância), embora levem a ações disfuncionais.

Embora os pacientes com TPB sejam notórios por suas crises e sua raiva, terapeutas que trabalham por períodos mais longos com esses indivíduos observaram que eles tendem a ser distantes a maior parte do tempo. Não parecem realmente fazer contato com os outros ou com os próprios sentimentos e opiniões. Segundo Young e colaboradores (2003), eles estão no modo protetor desligado, uma espécie de estilo protetor que a criança desenvolve para sobreviver em um mundo perigoso. É levantada a hipótese de que esse modo serve para proteger-se contra riscos de apego (porque apegos serão seguidos de sofrimento, abandono, punição ou abuso), experiência emocional, autoafirmação e desenvolvimento, pois cada um destes sinaliza dor em potencial e ativação do modo punitivo. As crenças centrais são de que não faz sentido sentir emoções e ligar-se aos outros — é até perigoso fazê-lo —, e ser indiferente é a única maneira de sobreviver e controlar a própria vida. Muitas vezes, o paciente usa várias estratégias para manter esse modo, incluindo evitação cognitiva de sentir e pensar, não conversar, evitar outras pessoas e atividades, dormir, desenvolver e queixar-se de desconfortos somáticos, usar drogas e álcool e até mesmo cometer suicídio ou parassuicídio. Superficialmente, o indivíduo pode parecer racional e saudável, mas isso não é realmente salutar, pois ele suprime aspectos importantes do funcionamento humano.

A terapia baseada no modelo de Young (terapia do esquema; Young et al., 2003) visa reduzir o uso do modo protetor desligado, abandonar o modo criança zangada/abusada pelo oferecimento de formas saudáveis de assertividade, expulsar o modo pai punitivo do sistema do paciente e aumentar a força do modo adulto saudável. Estudos de tratamentos encontraram fortes efeitos desse modelo nos formatos individual, em grupo e combinado, sendo as taxas de abandono muito baixas — o que é importante, dada a taxa normalmente alta de abandono de tratamento por pacientes com TPB (McMurran, Huband, & Overton, 2010).

PRINCIPAIS METAS DO TRATAMENTO

As principais metas terapêuticas dependem da possível duração do tratamento. Com tratamentos mais curtos, a meta geralmente restringe-se a reduzir as manifestações mais graves do TPB, tais como tentativas de suicídio e automutilação, outras formas de impulsividade autodestrutivas, abuso de substâncias e assim por diante. Tipicamente, muitos problemas persistem (mesmo quando o paciente não satisfaz formalmente o diagnóstico de TPB) e, portanto, o cliente deve ser encaminhado para tratamento mais extensivo se os meios disponíveis para isso estiverem disponíveis.

Para um tratamento mais extensivo, as principais metas de tratamento geralmente incluem:

1. Reduzir todos os sintomas de TPB (incluindo conflitos nos relacionamentos,

medo de abandono, problemas de identidade, instabilidade emocional e vazio).
2. Sentir-se seguro com a experiência e expressão de emoções e necessidades, bem como com o vínculo pessoal com os outros.
3. Desenvolver uma vida gratificante nos níveis pessoal e social.

Em um tratamento com tempo e objetivos limitados, o estabelecimento de metas com o paciente pode ser muito mais fácil do que na abordagem mais prolongada. Nesta última, as metas são necessariamente globais e colocadas em termos de redução da influência dos esquemas centrais e estratégias disfuncionais, bem como criação e aumento de esquemas e estratégias saudáveis. Formular estas últimas pode ser complicado, pois muitos pacientes com TPB não fazem ideia do que são opiniões e estratégias saudáveis.

Antes de iniciar o tratamento propriamente dito, o terapeuta deve decidir qual intervenção ele quer oferecer. Por um lado, um tratamento relativamente curto direcionado à redução dos problemas mais graves e perigosos do TPB pode ser oferecido. Seus objetivos são a redução da impulsividade e da automutilação, e talvez do abuso de substâncias, bem como a aquisição de controle sobre emoções e discernimento sobre os problemas, para que o paciente tenha condições para ulterior psicoterapia. Os estudos de Linehan, Armstrong, Suarez, Allmon e Heard (1991) e de Brown e colaboradores (2004) demonstraram que esses objetivos podem ser alcançados em um tratamento de um ano. Para uma recuperação real de todos os problemas relacionados ao TPB, uma terapia mais prolongada é necessária, durante a qual geralmente se desenvolve um relacionamento pessoal intensivo entre terapeuta e paciente (ou entre membros do grupo no caso de terapia em grupo). Indivíduos com TPB têm uma desconfiança tão fundamental das outras pessoas, especialmente quando se tornam íntimas delas, e seu estilo de apego é tão patológico que é preciso um tempo mais longo para superar essas barreiras interpessoais (Gunderson, 1996). Assim, para um tratamento real do TPB, é necessário tempo para desenvolver um novo apego seguro como uma correção fundamental do que deu errado durante a infância. Relacionada a isso está a atenção que deve ser dada ao tratamento das memórias traumáticas da infância, o que também leva tempo.

ESTRATÉGIA COLABORATIVA

O tipo de relacionamento que o terapeuta tenta desenvolver com o paciente depende da duração e das metas. Com a primeira opção, o terapeuta deve manter um pouco mais de distância do indivíduo, pois o tratamento logo termina, e pode ser especialmente problemático, e mesmo prejudicial, interrompê-lo quando o apego seguro acaba de se desenvolver. Apoios em crises devem sempre ser oferecidos, mas, com a primeira opção de tratamento, o terapeuta não precisa estar profundamente envolvido na intervenção da crise. A frequência das sessões pode ser uma ou duas vezes por semana.

Com a segunda opção, na qual se concentra o restante deste capítulo, o terapeuta tenta desenvolver um relacionamento mais pessoal e afetuoso com o paciente. O profissional rompe ativamente a indiferença do cliente, envolve-se de modo ativo nas crises, acalma o indivíduo quando ele está triste e coloca-se enquanto pessoa. A frequência das sessões é inicialmente duas vezes por semana – isso promoverá um apego seguro e revigorará novos *insights* obtidos nas sessões antes que se percam na memória. Em comparação à maioria dos tratamentos sindrômicos, o terapeuta é mais diretivo com conteúdo e processo, pois o paciente carece de visões saudáveis para usar em diálogos socráticos. Assim, o clínico utiliza psicoeducação para informar o cliente sobre visões saudáveis das emoções, necessidades e relacionamentos e do desenvolvimento infantil e criação saudáveis, bem como faz referência aos direitos universais de crianças e adultos (p. ex., faz referência à declaração dos direitos humanos da Organização das Nações Unidas, http://www.dudh.org.br/wp-content/uploads/2014/12/dudh.pdf). O terapeuta também é mais pessoal e direto, demonstrando mais cuidado e interesse, pois pacientes com TPB precisam disso. Ele usa autorrevelação como um modo poderoso de educar o cliente e tornar o relacionamento um pouco mais pessoal – quando isso ajuda o indivíduo (e não quando é demasiado opressivo ou assustador para ele). Além disso, diferente da abordagem sindrômica padrão, o terapeuta tenta atender às necessidades do paciente dentro de limites profissionais, para corrigir esquemas disfuncionais no relacionamento terapêutico. Young e colaboradores (2003) denominam essa abordagem "reparentalização limitada", com o que se referia ao objetivo de reparar parcialmente o que deu errado durante a infância do paciente.

Essa abordagem é muito apreciada pela maioria dos clientes – estudos constataram uma qualidade de relacionamento mais alta relatada por pacientes e menos abandono em tratamentos que usam essa abordagem. Contudo, ela também pode causar desconforto no indivíduo, ativando esquemas centrais, o que é bom, pois eles podem ser subsequentemente abordados na terapia. Assim, a abordagem de "reparentalização" é um componente essencial do tratamento. Para promover apego seguro, estimula-se fazer contato por *e-mail* entre as sessões e telefonar para o terapeuta em caso de crise. A conexão pessoal entre sessões refuta as crenças do paciente de que ninguém realmente se importa e a expressão de sentimentos negativos será seguida por punição ou abandono e reforça um apego seguro. Conversar e, principalmente, escutar os pacientes de uma maneira tolerante durante uma crise são ações mais eficazes para ensiná-los a tolerar e aceitar sentimentos negativos. Isso demonstra aos clientes que, quando encarados dessa forma, os sentimentos negativos geralmente arrefecem. Dar um meio de contatar o terapeuta entre sessões não significa que o profissional deva estar sempre disponível ou é onipotente. Além da opção de contatar o clínico, algum serviço de atendimento para crise deve ser disponibilizado, caso o terapeuta esteja inacessível ou o paciente não consiga acalmar-se ao falar com ele.

Tal abordagem exige que os terapeutas sejam capazes de definir limites quando o paciente ultrapassa seus espaços interpessoais. Frustrar o cliente estabelecendo limites pessoais é essencial em uma abordagem de reparentalização, da mesma forma como o é na criação real pelos pais, e pode ser curativo, especialmente quando o indivíduo pode testar crenças sobre consequências, tais como "Fixar um limite significa total desaprovação de mim como pessoa" e "A expressão de raiva em relação ao limite será seguida por punição ou abandono pelo terapeuta". Existem duas advertências importantes na comunicação de limites pessoais ao paciente com TPB. Uma é que o profissional deve abordar somente o comportamento do cliente, e não fazer atribuições de caráter, como os cuidadores muitas vezes fizeram. Além disso, ele deve dar uma motivação pessoal para o limite, e não racionalizar somente com base em regras institucionais ou profissionais. Por exemplo, o terapeuta deve limitar os telefonemas a certas horas do dia devido a outros compromissos pessoais. A seguir, é apresentado um exemplo de um diálogo sobre a comunicação de limites pessoais.

NATÁLIA: Nesta semana, vou fazer uma festa de aniversário pelos meus 30 anos e gostaria de convidá-lo para estar lá e conhecer meu marido e meus amigos.
TERAPEUTA: É muita gentileza sua convidar-me para sua festa de aniversário, mas receio que não poderei comparecer.
NATÁLIA: Por quê? Eu queria muito que você fosse.
TERAPEUTA: Gosto muito de você, mas quero passar meu tempo livre com minha família e meus amigos.

NATÁLIA (*ficando zangada*): Então você não está me considerando uma amiga? E você disse que eu poderia considerar a terapia um lugar muito especial, que evocaria sentimentos profundos, e que você desempenharia um papel especial e cuidaria de mim? Como um pai com uma filha? E agora estou pedindo uma coisa pessoal, algo que é muito importante para mim, e você simplesmente diz não. Você mentiu para mim! Devo ter sido uma boba por acreditar em você!

TERAPEUTA: Você tem razão, não penso em você como uma amiga, embora goste muito de você. Preciso de meu tempo com minha família e meus amigos para me recuperar. Então, essa é minha decisão pessoal, gosto de vê-la e trabalhar com você aqui, mas não quero ir a sua festa.

NATÁLIA: Nossa, você não precisa repetir isso, não precisa colocar sal na ferida. Ouvi o que você disse. (*Ficando com medo agora.*) Ai meu Deus, eu não devia ter pedido. Eu sabia. Já sabia que você recusaria e ficaria ofendido por eu pedir uma coisa impertinente. Quero ir embora. Não posso ficar aqui. (*Levanta-se e começa a sair da sala.*)

TERAPEUTA: Não vá, por favor, fique. Entendo que minha recusa esteja machucando muito você. Também entendo que agora você está com muito medo que eu a machuque ainda mais, pois você ousou me convidar. Estou certo? Vamos conversar sobre isso. Não vou me sentir bem se você sair agora. Podemos tentar isso?

NATÁLIA (*senta-se novamente e começa a chorar*): Tudo bem, mas me sinto tão envergonhada...

Essa abordagem exige que o terapeuta tolere altos graus de emoções negativas, especialmente raiva dirigida a ele, assim como tristeza e desespero. As emoções positivas dirigidas ao clínico também podem ser desafiadoras, principalmente aquelas de amor doentio e outras expectativas irrealistas em relação a ele. A consulta a colegas que trabalham com pacientes semelhantes é inestimável.

Os objetivos do relacionamento terapêutico são claros, mas sua aplicação também tem inconvenientes. Embora pacientes com TPB anseiem por um relacionamento carinhoso, eles temem de modo substancial esse tipo de interação e têm sérias dificuldades para tolerar os medos e a desconfiança que são evocados por relacionamentos pessoais duradouros e emocionalmente abertos. Assim, o terapeuta deve tentar equilibrar distância e intimidade e adaptar isso à fase de tratamento, mas, ao mesmo tempo, abordar ativamente os medos e desconfianças que são evocados pela abordagem terapêutica. Como afirmou Pretzer (1990), "A confiança é estabelecida mais efetivamente reconhecendo-se e aceitando a dificuldade do paciente em confiar no terapeuta (quando isso torna-se evidente) e, depois, tomando cuidado para comportar-se de uma maneira confiável consistente" (p. 191). Relacionar o problema a esquemas centrais subjacentes (ou modos, se o terapeuta utiliza um modelo de modo) pode também ser útil para colocar esses problemas em uma nova perspectiva e incutir a esperança de que os conflitos serão superados pelo tratamento.

O grande problema do risco de abandono deve ser tomado como alvo desde cedo. O terapeuta deve ser ativo na manutenção dos pacientes na terapia, telefonando para aqueles que não compareçam às sessões, perguntando (e ativamente sugerindo, a fim de romper a indiferença) sobre as razões para evitar a terapia e adaptando seu comportamento ao que o paciente necessita. Razões comuns para manter distância do tratamento estão relacionadas a estratégias de desvinculação (não se ligar às pessoas, evitando ou afastando sentimentos e pensamentos sobre dificuldades como maneiras de sobreviver), medo de sofrer abuso ou ser abandonado pelo terapeuta e atitudes autopunitivas (p. ex., "Não mereço terapia" e "Devo destruir coisas positivas para me punir"). Tais crenças subjacentes devem ser esclarecidas, e o paciente precisa ser confrontado empaticamente com a realidade de que não fazer a terapia significa a continuação da patologia e a perda da chance de corrigir as crenças subjacentes.

O terapeuta cognitivo acostumado a trabalhar com problemas sintomáticos deve resistir ao hábito de imediatamente procurar por interpretações tendenciosas que levaram às emoções disfuncionais. Ele pode, em vez disso, instilar esquemas mais saudáveis de regulação das emoções ao aceitar e validar a experiência emocional, mas desencorajando os atos emocionais impulsivos. Por meio da modelação e instrução direta, ajuda-se o paciente a corrigir crenças caracteristicamente negativas sobre vivenciar os sentimentos: pensar que seus sentimentos são infundados, que ele é "mau" por ter tais sentimentos, que perderá o controle dos impulsos de agir com base nesses sentimentos e que as outras pessoas (inclusive o terapeuta) irão puni-los ou rejeitá-los por esses sentimentos e ações.

Uma última técnica de relacionamento importante é a confrontação empática, uma mensagem de confrontação composta por três elementos: (1) expressão empática de que o clínico compreende o motivo pelo qual uma estratégia disfuncional é escolhida; (2) confrontação com os efeitos negativos da estratégia e a continuação do transtorno se ela é realmente seguida; e (3) formulação explícita de uma nova estratégia alternativa funcional e solicitação ao paciente que a siga. O seguinte exemplo ilustra como a confrontação empática pode ser usada para sugerir ao cliente que comportamento funcional, em vez de disfuncional, pode ser usado para lidar com uma situação interpessoal estressante.

Eu entendo que você esteja muito aborrecida pelo que Marcos disse e que você se sente profundamente ferida, e entendo que sinta uma forte inclinação para machucar a si mesma fisicamente para mostrar a ele o canalha que ele é, mas peço que não faça isso, pois isso vai complicar ainda mais seu relacionamento. Ele vai sentir mais raiva, e você vai ficar ainda mais assustada, e essa escalada vai reforçar sua ideia de que as outras pessoas são más e que jamais haverá alguém em quem possa confiar. Em outras palavras, seguindo sua velha estratégia, você continuará com seus problemas. Em vez disso, eu peço enfaticamente que tente uma nova estratégia, isto é, diga ao Marcos que o que ele fez foi doloroso, explique por que doeu e peça que ele pare com isso. Assim, você não se machuca e continua no controle de seu comportamento. Essa é uma maneira de lidar com o problema. E se ele não parar, vamos conversar sobre como você pode reagir a isso. Sei que é difícil e até assustador para você, mas insisto porque isso irá ajudá-la a aprender maneiras mais saudáveis de lidar com esses problemas.

APLICAÇÃO CLÍNICA DA INTERVENÇÃO

Abordagem hierárquica

Ao escolher qual problema abordar, é sensato usar uma abordagem hierárquica. O Quadro 17.1 oferece um apanhado geral. Questões de vida e morte devem sempre ter prioridade. Impulsos suicidas e outros comportamentos perigosos estão entre elas, incluindo comportamentos que ameaçam ou põem a vida dos outros em perigo, especialmente crianças dependentes. A seguir, na hierarquia, vêm as questões que ameaçam o relacionamento terapêutico. Elas incluem o desejo prematuro do paciente de encerrar o tratamento, mudar-se para outra cidade, não ir às sessões e

QUADRO 17.1
Hierarquia de questões a serem abordadas

1. Questões potencialmente fatais.
2. Relacionamento terapêutico.
3. Questões de automutilação.
4. Outros problemas, trabalho em esquema e superação de traumas.

iniciar outra terapia após a atual; sentimentos negativos do cliente em relação ao profissional e vice-versa; chegar atrasado às sessões; usar o telefone celular durante as sessões; e assim por diante. As questões que ameaçam o relacionamento terapêutico estão em um ponto tão alto na hierarquia porque um bom relacionamento terapêutico é um pré-requisito para outras questões. Terceiro, embora não ameacem imediatamente a vida, muitos comportamentos autodestrutivos são tão destrutivos que não há espaço para abordar esquemas subjacentes. Ferimentos autoinfligidos, abuso de substâncias e medicamentos, não comparecimento ao trabalho, atos e decisões impulsivas, não ter comida e moradia adequada e explosões emocionais mal controladas estão entre os comportamentos destrutivos. Embora seja útil abordar repetidamente esses comportamentos, pedir ao paciente que pare com eles e trabalhar em alternativas e soluções, o terapeuta não deve esperar por e certamente não insistir em mudança no início do tratamento. A patologia do cliente pode ser tão grave que o profissional tem de suportá-la por bastante tempo, o que não significa que ela não deva ser colocada repetidamente na agenda. Por fim, e igualmente importante, outras questões, incluindo trabalho no esquema e superação de traumas, devem ser abordadas.

A hierarquia não é apenas um auxílio para decidir sobre questões da agenda dentro da sessão, mas também para planejar o processo da terapia como um todo. Os terapeutas devem ser advertidos de que pode ser necessário reformular as questões 1 a 3 supracitadas quando elas estão em uma fase da terapia em que trabalho do esquema é feito. Tratar de traumas de infância pode, por exemplo, ocasionar comportamento potencialmente fatal, o qual deve ser passado para posição de prioridade, depois do qual o foco pode novamente ser colocado na superação de traumas.

Lidando com crises

Embora sempre deva haver um serviço de atendimento para crises, o terapeuta é a pessoa mais importante no tratamento de uma crise. Como dito, a maioria das crises é alimentada pelas crenças negativas do paciente sobre vivenciar emoções intensas. A estratégia básica para combater essas crenças é assumir uma postura calma, tolerante e tranquilizante. É importante escutar empaticamente o cliente, perguntar sobre sentimentos e interpretações e validar os sentimentos. Muitas vezes, ideias e ações autopunitivas (no modelo de Young e colaboradores [2003]: o modo pai punitivo) desempenham um papel disfuncional, e é importante indagar ativamente sobre esses pensamentos e opor-se a eles (p. ex., "Isso não é verdade, você é uma pessoa tão boa", "É perfeitamente normal você se sentir triste e zangada quando seu marido a deixa" e "Fico contente por você me contar sobre seus sentimentos").

A disponibilidade durante uma crise pode ser útil porque uma intervenção precoce costuma prevenir a piora, a automutilação, o abuso de drogas ou outras ações desadaptativas, reduzindo a necessidade de hospitalização. No início ou mais tarde no tratamento, é possível chegar a um acordo com o paciente sobre não ter comportamento disfuncional (como ferir a si próprio) antes de falar com o terapeuta. Aprendemos que, em muitos casos, escutar empaticamente e conversar com o cliente pelo telefone atenua a crise dentro de 15 a 20 minutos. Durante o tratamento, o indivíduo gradualmente internaliza essa nova atitude em relação a sentimentos difíceis e pode aplicá-la a si mesmo, de modo que o auxílio imediato dos outros é menos necessário. O clínico pode ajudar nessa transição gravando em áudio palavras tranquilizadoras e fazendo cartões de enfrentamento que o paciente pode usar para recordar-se de pensamentos tranquilizadores.

Começar a oferecer cedo demais sugestões práticas sobre como lidar com o problema e a crise é uma armadilha comum. Isso geralmente alimenta crenças punitivas (p. ex., "Então fiz errado") e contrapõe-se à criação de uma atitude saudável em relação a viver as emoções. Problemas práticos devem ser abordados quando as emoções tiverem arrefecido, e com frequência o paciente é capaz de lidar com isso sozinho. Contudo, existem circunstâncias em que não é produtivo seguir essas diretrizes. Um exemplo é quando o cliente está tão intoxicado (álcool, benzodiazepínicos, etc.) que conversar com ele faz pouco sentido, pois não é capaz de controlar impulsos agressivos. Indica-se, assim, auxílio de orientação médica. Outro exemplo é quando o indivíduo pratica atos de automutilação enquanto conversa com o terapeuta. O profissional deve estabelecer limites claros (p. ex., "Quero que você pare de se cortar agora, para daí conversarmos sobre seus sentimentos; então, guarde essa navalha").

Estabelecendo limites

Alguns comportamentos são tão inaceitáveis que devem ser limitados pelo terapeuta. Isso inclui comportamentos que invadem o espaço pessoal do profissional (p. ex., perseguir, ameaçar ou insultar o terapeuta). Comportamentos inaceitáveis também incluem ações perigosas que ameaçam a vida do paciente ou a continuação da terapia. O estabelecimento formal de limites como descrito aqui só deve ser feito quando o clínico se sente capaz de executar o último passo: encerrar a terapia. Se não estiver pronto para esse passo, deve tolerar o comportamento enquanto continua confrontando-o com o cliente e empenhando-se por uma mudança. Ao aplicar essa técnica, os terapeutas devem ter firmeza quanto aos limites, usar seus motivos pessoais para explicá-los e conversar sobre o comportamento do indivíduo sem criticar seu caráter. Nunca presuma que o paciente deveria saber que o comportamento era inaceitável para o terapeuta. O exemplo a seguir ilustra como a estabelecimento de limites pode ser usada para lidar com chamadas inapropriadas ao clínico.

> Ontem você me ligou quando estava em terrível sofrimento emocional, como eu pedi para você fazer. Mas eu soube que você estava bêbada e tinha tomado vários calmantes. Como estava intoxicada, achei que não podíamos conversar de uma maneira sensata. Não fazia sentido. Então, peço que você não me telefone quando estiver intoxicada. Você é bem-vinda para me telefonar antes de pensar em beber tanto e de tomar calmantes, para que eu possa me conectar com você. Por favor, telefone-me antes, não depois, de fazer isso.

O comportamento do paciente pode persistir, e, nesse caso, o terapeuta repete com firmeza seus limites.

> Duas semanas atrás, mudei as condições sob as quais você podia me telefonar. Eu pedi para não me ligar quando estivesse bêbada e tivesse usado calmantes. Mas, na última quarta-feira, você me ligou depois de tomar calmantes e beber uma garrafa de vinho. Tenho que dizer que fiquei um pouco irritado quando descobri que você estava intoxicada. Não gosto

de falar com pessoas que estão embriagadas e não quero começar a não gostar de você, pois você me telefona quando está intoxicada. Então, telefone quando precisar de mim porque está em uma crise, mas somente quando estiver sóbria. Não me telefone quando estiver intoxicada. Telefone antes de começar a beber ou tomar calmantes.

O Quadro 17.2 resume os passos que devem ser dados no estabelecimento de limites. Como fica claro a partir do quadro, consequências só são aplicadas depois que um aviso foi dado, para que o paciente tenha uma chance de mudar seu comportamento. Além disso, as consequências devem inicialmente ser leves e, se possível, relacionadas de modo intrínseco ao comportamento indesejado (p. ex., um cliente que toma muito tempo do terapeuta recebe uma sessão mais curta na vez seguinte). A estabelecimento de limites pode provocar raiva intensa, a qual pode ser tratada de acordo com as estratégias de colaboração descritas anteriormente.

Técnicas cognitivas

Desfazendo os nós dos esquemas e modos subjacentes

Como os pacientes com TPB inicialmente têm uma compreensão fraca a respeito dos próprios pensamentos, comportamentos e emoções, uma parte importante do tratamento é dedicada a ajudar o indivíduo a compreendê-los. Adquirir clareza sobre quais esquemas (ou modos) subjacentes desempenham um papel ajuda os clientes a reduzir a confusão e adquirir algum controle sobre seu comportamento. Um diário registrando emoções, pensamentos e comportamentos é útil para auxiliar o indivíduo a detectar esquemas e modos subjacentes. É especialmente válido ligar esquemas (ou modos) subjacentes deslindados à história do paciente, de modo que ele possa ver como o esquema se desenvolveu e que função ele desempenhava anteriormente.

Como exemplo, Natália (discutida no início deste capítulo) aprendeu que adaptou uma atitude de desafio ligeiramente arrogante, como se ninguém pudesse feri-la, quando se sentia insegura e temia dano. Isso disparava com frequência mais comportamento ofensivo dos outros, o que era a última coisa que ela queria. Natália e seu terapeuta descobriram que ela tinha desenvolvido essa atitude na infância para enfrentar as ameaças e o abuso físico de sua mãe. Mostrar à mãe como se sentia ferida ou ficar zangada inevitavelmente acarretavam mais punição, e adaptar essa atitude a ajudou, de certa forma, a manter a autoestima e punir a cuidadora. Essa ligação histórica deixou clara a função protetora de seu esquema e mostrou que ele foi adaptativo quando ela era criança. Uma vez

QUADRO 17. 2
Passos a serem dados no estabelecimento de limites

- Explique a regra; use motivação pessoal.
- Repita a regra; mostre um pouco seus sentimentos, repita a motivação pessoal.
- Como no tópico anterior; acrescente advertência e anuncie consequência.
- Como no tópico anterior; execute consequência.
- Como no tópico anterior; anuncie consequência ainda mais forte.
- Como no tópico anterior; execute consequência ainda mais forte.
- Anuncie uma interrupção temporária da terapia para que o paciente possa refletir sobre o assunto.
- Execute uma interrupção temporária da terapia para que o paciente possa decidir se ele quer a presente terapia com esse limite.
- Anuncie o fim do tratamento.
- Encerre o tratamento e encaminhe o paciente.

Nota. Baseado em Young, Klosko e Weishaar (2003, pp. 356-358).

que o esquema era automaticamente disparado quando Natália tornou-se adulta e ela quase não tinha consciência disso antes da terapia, demorou bastante tempo para compreender como o próprio comportamento acarretava mais, em vez de menos, dor nas situações presentes. Depois que isso ficou claro, Natália interessou-se em aprender maneiras alternativas de lidar com situações que eram ameaçadoras.

Derrubando o pensamento dicotômico

Os pacientes com TPB frequentemente pensam em termos dicotômicos, alimentando emoções extremas, polarizando conflitos e provocando decisões repentinas, radicais e impulsivas. É importante ajudá-los a se tornar conscientes desse estilo de pensamento e suas implicações nocivas, bem como ensiná-los a avaliar situações de maneiras mais matizadas. Exercícios estruturados podem ser usados para desenvolver um estilo de pensamento mais adaptativo. Um método útil é utilizar um quadro branco para ilustrar a diferença entre pensamento do tipo preto e branco e pensamento matizado. No quadro branco, o terapeuta compara colocar uma ação ou uma pessoa em um de dois compartimentos (preto ou branco) com criar uma escala visual análoga (EVA) de uma linha horizontal entre dois extremos. Assim, diferentes pessoas, ações ou traços de caráter podem ser colocados no sistema dicotômico ou ao longo de um *continuum* da EVA. Quando avaliações multidimensionais precisam ser feitas, é sensato desenhar uma EVA separada para cada dimensão.

Cartões de enfrentamento

Muitas vezes, é difícil para o paciente com TPB lembrar o que foi conquistado em uma sessão quando precisam. Se um esquema tiver sido realmente ativado, todos os pensamentos e sentimentos do indivíduo parecem ser determinados pelo esquema, e enxergar outras perspectivas é muito difícil. Cartões de enfrentamento podem ser especialmente úteis como um lembrete e para combater esquemas patogênicos no ato. Normalmente, o pensamento patogênico e o esquema (modo) ativado são descritos de um lado do cartão, para que o cliente possa entender que suas emoções são causadas pela ativação daquele esquema. Do outro lado, é oferecida uma visão saudável, junto com uma maneira funcional de lidar com os problemas. Alguns pacientes sempre carregam os cartões de enfrentamento consigo, como uma espécie de medida de segurança, não apenas por seu conteúdo, mas também porque isso os faz sentir-se conectados com a terapia e com o terapeuta.

Técnicas experienciais

Reelaboração de imagens mentais e role-play *histórico*

Uma técnica poderosa para efetivar mudança em memórias de infância dolorosas no nível de esquema é a reelaboração de imagens mentais. Procedimentos detalhados são descritos em outro lugar (Arntz, 2011; Arntz & Weertman, 1999). Na maioria dos casos, um sentimento negativo atual é tomado como uma ponte para uma lembrança da infância, que o paciente imagina com os olhos fechados (se possível). Quando ele imaginar claramente a lembrança de infância e o afeto for ativado, o terapeuta (ou outra pessoa segura e forte) deverá entrar na cena e intervir. Pacientes com TPB, pelo menos no início do tratamento, normalmente não são saudáveis e poderosos o suficiente para que eles próprios intervenham, e, portanto, outra pessoa deve fazer esse papel. O interventor interrompe os maus-tratos, cria segurança para a criança e lhe pergunta do que ela precisa. Atenção especial deve ser dada à correção de interpretações negativas e à tranquilização da criança, durante as quais deve-se oferecer a imagem de contato físico, já que esta é a maneira mais poderosa de transmitir conforto e amor a uma criança. Se não aceitar contato físico, o paciente não deve ser forçado de forma alguma.

No exemplo a seguir, Natália imagina uma lembrança ameaçadora com sua mãe da infância:

Natália: Não consigo fazer nada. Estou com muito medo.
Terapeuta: Vou me unir a você. Consegue imaginar-me sentado ao seu lado?
Natália: Sim, eu o vejo ao meu lado.
Terapeuta: Ótimo. Estou falando com a pequena Natália agora... Do que é que você precisa? Posso fazer alguma coisa?
Natália: (*Não diz nada, parece muito assustada.*)
Terapeuta: Muito bem, então ouça o que digo a sua mãe...
Madame, você é a mãe de Natália, não é? Devo dizer que você está fazendo coisas terríveis a sua filha. Roubaram a bicicleta dela, não havia nada que ela pudesse fazer sobre isso, e ela está abalada. Isso é normal, tudo mundo fica abalado quando perde alguma coisa importante. Mas você a está humilhando na frente de toda a família porque ela está abalada. E o que é ainda pior, você a está acusando de ter provocado o roubo. Está dizendo que ela sempre foi uma má garota, sempre causando problemas, e que ela é a causa de seu tormento. Mas isso não é verdade, Natália é uma boa menina. Você deveria compreendê-la e consolá-la, pois é a mãe dela, e ela está sofrendo. E se você não é capaz de dar o que ela precisa, e o que toda criança precisa, isso já é um problema suficiente. Mas, de qualquer forma, não deveria acusá-la, pois você tem um problema em lidar com emoções e ser mãe. Assim, pare de acusá-la e desculpe-se por ter feito isso!
Natália, olhe para sua mãe agora, o que ela está fazendo? O que ela está dizendo?
Natália: Ela parece um pouco surpresa... ela não está acostumada que conversem com ela dessa forma... não sabe o que dizer... bem, ela diz que eu deveria aprender uma lição, pois eu deveria saber que daria errado o que fiz com a bicicleta.
Terapeuta: Ouça-me, senhora. Isso é absurdo, Natália não sabia disso e se sente triste por ter perdido sua bicicleta, e se você não é capaz de confortá-la, pare de falar assim ou saia daqui.
O que ela está fazendo agora, Natália?
Natália: Ela para de falar e apenas fica sentada em sua poltrona.
Terapeuta: Como a pequena Natália está se sentindo agora?
Natália: Estou com medo de que ela me castigue quando você for embora.
Terapeuta: Existe alguma coisa que eu possa fazer para ajudar você? Peça!
Natália: Quero que você fique e cuide de mim.
Terapeuta: Não tem problema, Natália, eu vou ficar e cuidar de você... O que você precisa agora?
Natália: Que você cuide não só de mim, mas também de minha irmã.
Terapeuta: Devo mandar sua mãe embora ou levar você e sua irmã comigo?
Natália: Leve-nos com você.

TERAPEUTA: Tudo bem, levarei vocês duas comigo. Imagine você pegando seus bichinhos de brinquedo e tudo mais que quiser e que estamos saindo de casa com sua irmã. Vamos de carro até minha casa. Lá, entramos em casa e você se senta. Você quer beber alguma coisa?
NATÁLIA: Estou me sentindo triste agora. (*Começa a chorar.*)
TERAPEUTA: Não tem problema, quer que eu conforte você? Deixe-me tomá-la nos braços... você está sentindo isso?
NATÁLIA: (*Chora ainda mais forte.*)

Observe que o terapeuta assume vários papéis, intervindo e protegendo a criança, corrigindo ideias disfuncionais sobre culpa e maldade, bem como dando conforto para que a experiência possa ser emocionalmente superada. O profissional age, em outras palavras, como um bom pai. O propósito de reelaborar não é distorcer ou substituir a realidade da infância do paciente (que foi de maneira geral ruim), mas corrigir crenças disfuncionais, proporcionar experiências corretivas e evocar sentimentos que foram evitados ou suprimidos. Geralmente, a reelaboração de imagens mentais é muito confrontadora, pois o indivíduo começa a compreender o que perdeu e como foi maltratado. Isso pode levar a um período de luto. O terapeuta deve ajudar o paciente durante esse período, equilibrando o foco entre o aqui e agora e o processamento de memórias de infância. *Role-plays* de situações da infância podem ser usados no lugar de imagens mentais (Arntz & van Genderen, 2009; Arntz & Weertman, 1999). Entretanto, alguns comportamentos são inadequados ou antiéticos para praticar em um *role-play* (i.e., terapeuta pegando criança no colo), e a técnica de imagens mentais pode prover uma estratégia mais fácil e mais segura.

Técnica da cadeira vazia

Cuidadores punitivos, pessoas ameaçadoras no presente ou um modo de esquema punitivo podem ser simbolicamente colocados em uma cadeira vazia, e o terapeuta e/ou paciente podem expressar com segurança sentimentos e opiniões em relação a eles. Muitas vezes, é sensato que o profissional primeiro modele essa técnica, pois os clientes podem ter medo demais de se expressarem. Como Natália costumava sofrer em virtude de seu modo de esquema punitivo, ecoando a agressividade verbal de sua mãe, o clínico coloca esse modo (i.e., sua mãe agressiva) em uma cadeira vazia repetidas vezes, contradizendo-a com firmeza, dizendo-lhe para parar e mandando-a embora. É útil gravar o exercício em áudio para que o paciente possa usar em casa. Mais tarde no tratamento, o terapeuta ajudou Natália a fazer isso sozinha e ela também começou a fazer isso em casa, com sucesso, cada vez que se sentia oprimida pela ativação desse modo.

Vivendo as emoções

Pacientes com TPB devem aprender a tolerar a experiência de sentir emoções negativas fortes, sem agir com comportamentos que servem para evitar ou fugir da experiência. As conhecidas técnicas de exposição da terapia comportamental podem ser úteis, assim como os exercícios narrativos de escrita, tais como redigir uma carta para um abusador do passado (mas sem enviá-la), em que o paciente expressa todos os sentimentos. Indivíduos com TPB têm especialmente medo de sentir raiva, pois temem perder o controle e ficarem agressivos. Como um estágio intermediário, o terapeuta pode modelar verbalmente a expressão da raiva enquanto bate em uma almofada, pedindo ao paciente que participe. Isso diminui o medo desse sentimento. Posteriormente, pode-se pedir ao indivíduo que tente vivenciar a raiva sem praticar qualquer ação comportamental. Então, o cliente descobre que é capaz de suportar altos níveis de emoções sem ter que expressá-las de modo comportamental e sem perder o controle.

Técnicas comportamentais

Role-plays

Essas técnicas são úteis para ensinar habilidades interpessoais aos pacientes, tais como assertividade apropriada e expressão de sentimentos em relação a outra pessoa. O terapeuta geralmente modela primeiro a expressão assertiva, pois muitos clientes com TPB ficam de fato confusos sobre como executar uma expressão efetiva de sentimentos. Mesmo quando se recusam a praticar durante a sessão, constatamos que a modelação é útil para fazê-los começar a expressar apropriadamente sentimentos e opiniões fora da terapia.

Testando um novo comportamento

Uma maneira poderosa de reforçar novos esquemas e estratégias é pedir que o paciente se comporte de acordo com eles. Mesmo quando o indivíduo relata que essa nova maneira de se comportar parece estranha (i.e., ainda não está internalizada), ela é fundamentalmente útil, e, portanto, o terapeuta deve continuar encorajando o cliente a testá-la. Essa é uma parte importante das fases posteriores do tratamento. Mais tarde na terapia, Natália começou a expor mais incerteza e sofrimento emocional, em vez de simular sua atitude durona quando estava insegura ou ferida por dentro, e descobriu que isso era mais funcional, pois levava a maioria das pessoas a aceitá-la. Depois de divorciar-se do marido agressivo, ela também experimentou novos modos de comportar-se durante o namoro. Descobriu que outros tipos de homens, mais carinhosos e menos ameaçadores do que seus parceiros anteriores, estavam interessados nela.

Intervenções farmacológicas

Os pacientes com TPB podem experimentar altos níveis de emoções negativas, enquanto têm pouca tolerância ao afeto. Consequentemente, é comum receberem prescrição de medicamentos. Infelizmente, muitas vezes, quando um fármaco não ajuda, um novo é acrescido, levando à polifarmácia excêntrica, desnecessária e possivelmente prejudicial (Gunderson, 2011; Lieb et al., 2004). Os clínicos também devem entender que não existe medicamento com eficácia comprovada para TPB ou para a severidade dos sintomas do transtorno em geral (Feurino & Silk, 2011; Lieb, Völlm, Rücker, Timmer, & Stoffers, 2010; NICE, 2009; Stoffers et al., 2010). Embora algumas revisões tenham concluído que determinados medicamentos podem ser usados para reduzir sintomas específicos (Stoffers et al., 2010), outras são mais relutantes (NICE, 2009). Poucas são as evidências de que os inibidores seletivos da recaptação de serotonina (ISRS) têm qualquer mérito específico, nem mesmo para a depressão em pacientes com TPB (Feurino & Silk, 2011; Lieb et al., 2010). Atualmente, acredita-se que os estabilizadores do humor e os antipsicóticos atípicos são os mais eficazes para sintomas específicos nesses indivíduos, embora exista uma carência de robustez dos achados e sejam necessários mais estudos (Feurino & Silk, 2011; Lieb et al., 2010). De modo geral, a farmacoterapia é considerada um possível adjuvante à psicoterapia, e não um tratamento para o TPB em si. Além disso, existem riscos específicos na prescrição de medicamentos para essa população, entre os quais estão efeitos paradoxais, abuso, dependência e uso para tentativas de suicídio. Isso vale especialmente para os benzodiazepínicos, que podem ser prescritos quando os pacientes estão em um estado de medo agudo ou sofrem com problemas para dormir. Muitas vezes, o medo é alimentado por impulsos agressivos que o indivíduo não se sente capaz de controlar. O uso de benzodiazepínicos pode levar à minimização do medo da expressão de impulsos e a um limiar reduzido para expressão, semelhante ao álcool (veja Cowdry & Gardner, 1988; Gardner & Cowdry, 1985, para evidências empíricas). Temos observado com frequência a intensificação de uma crise emocional após o uso de benzodiazepínicos, levando à automutilação e a tentativas de suicídio, especialmente quando empregados em combinação com álcool. Esse efeito "paradoxal" deve ser explicado ao paciente, e deve-se pedir que ele pare de usar esses medicamentos e álcool. O uso breve de antipsicóticos ou anti-histamínicos costuma ser uma alternativa segura quando os níveis de ansiedade parecem intoleráveis. O contato pessoal geralmente é a melhor alternativa. O uso prolongado de antipsicóticos atenua muitos sintomas do TPB, mas pode tornar impossível abordar sentimentos importantes, sendo, portanto, desencorajado.

CONSIDERAÇÕES SOBRE PROGRESSO, CICLO DE VIDA E TÉRMINO

Como o término do tratamento pode ser muito assustador para o paciente, ele deve ser bem preparado e discutido como parte do processo de terapia. Sentimentos e crenças negativas sobre o término devem ser esclarecidos. Além disso, deve-se fazer uma lista de problemas remanescentes e escolher estratégias terapêuticas apropriadas. Recomenda-se reduzir gradualmente a frequência das sessões, para que o cliente possa descobrir como é a vida sem a ajuda regular do terapeuta. Sessões de reforço podem ser especialmente úteis para ajudar o indivíduo a manter estratégias funcionais e prevenir recaída em antigos esquemas. Alguns terapeutas recomendam um término aberto, ou seja, o paciente sempre pode retornar para algumas sessões quando necessário. Paradoxalmente, essa possibilidade pode acarretar menos recaídas e menos uso de serviços de saúde, pois oferece uma base segura com a qual o cliente pode contar. Como os indivíduos com TPB geralmente não são muito saudáveis em sua escolha de parceiros e o tratamento em geral ocasiona grandes mudanças, problemas relacionais subsequentes podem ocorrer. Um encaminhamento para terapia conjugal pode ser indicado, de modo que o casal possa adaptar-se à nova situação. Entretanto, muitos parceiros são tão perniciosos que o paciente decide abandonar o relacionamento. O terapeuta pode ajudá-lo a aprender a escolher parceiros mais saudáveis e, assim, prevenir uma recaída em padrões anteriores. Alguns acreditam que ex-pacientes com TPB estão, em longo prazo, mais protegidos de recaídas quando têm um bom relacionamento com um parceiro atencioso.

Da mesma forma, o cliente deve ser encorajado a descobrir e desenvolver seus verdadeiros interesses e capacidades. Isso pode ter implicações em escolhas acadêmicas e profissionais, assim como de *hobbies* e amigos. Criar um contexto bom e saudável no sentido mais amplo deve ter alta prioridade na agenda na fase final da terapia. Existe um risco de que o paciente queira encerrar o tratamento cedo demais, alegando que não existem mais problemas, enquanto o terapeuta sabe que questões importantes ainda não foram abordadas. Quando a confrontação empática com essa estratégia de desvinculação não funcionar, provavelmente a melhor ação que o profissional pode realizar é dizer ao cliente que ele pode retornar para continuar o tratamento se precisar.

TPB em jovens

Não há consenso quanto a se o TPB pode ser diagnosticado na juventude, dado o rápido desenvolvimento e a prevalência bastante comum de algumas características do transtorno. Não obstante, clínicos atendem jovens com problemas que podem ser classificados como TPB e que precisam ser abordados no tratamento. A abordagem descrita neste capítulo pode ser usada para tratar esses indivíduos, mas é preciso assegurar que os maus-tratos e outras formas de influências negativas na família (ou em outros sistemas do qual o paciente depende) cessem. Do contrário, pode ser impossível corrigir em, digamos, duas horas por semana o que é reforçado em tantas horas semanais. Além disso, o paciente pode ficar com medo de ser desleal aos pais, e isso cria o risco de punição ou abandono grave. Portanto, os pais devem ser corrigidos (às vezes, eles mesmos precisam ser tratados) ou os pacientes devem viver em um contexto mais saudável para que não precisem depender daqueles que os restituem a padrões disfuncionais.

DESAFIOS COMUNS E AUTOCUIDADO DO CLÍNICO

O tratamento de indivíduos com TPB é, para a maioria dos terapeutas, desafiador. Os maiores riscos incluem esgotamento, transgressão dos limites profissionais e desenvolvimento de sentimentos negativos em relação ao cliente (contratransferência). É, portanto, importante ter um grupo seguro de supervisão de colegas terapeutas que trabalhem com o mesmo modelo e que possam ajudar-se mutuamente. Os integrantes do grupo de supervisão devem validar sentimentos difíceis provocados pelos pacientes com TPB, apoiarem-se mutuamente e confrontarem-se de modo empático com atitudes e ações disfuncionais dos profissionais. Terapeutas emocionalmente indiferentes que têm dificuldades para abrirem-se e envolverem-se no âmbito pessoal em geral não são uma boa combinação para clientes com TPB, pois esses pacientes precisam de maior vínculo pessoal do que de costume.

Terapeutas com altos níveis de necessidades pessoais insatisfeitas podem estar em risco de transgredir limites pessoais, pois podem ser seduzidos a usar o cliente para satisfazer suas necessidades. Estudos-piloto recentes com a combinação de terapia do esquema em grupo e individual indicaram que os terapeutas apreciam esse formato, pois ele oferece tanto responsabilidade compartilhada entre terapeutas de grupo e individuais como possibilidades de aplicar terapia individual intensiva enquanto o paciente lucra com as experiências no grupo.

CONSIDERAÇÕES FINAIS

A abordagem apresentada neste capítulo baseia-se em uma integração de técnicas cognitivas, experienciais e de relacionamento terapêutico na estrutura de um modelo cognitivo. Essa abordagem ajuda o terapeuta a adaptar o tratamento às necessidades do paciente e, ao mesmo tempo, manter o foco. Testes empíricos produziram evidências de que essa abordagem é muito eficaz e tem um alto grau de aceitabilidade entre os clientes. Para o futuro, é esperado o desenvolvimento de variantes que levem a resultados mais rapidamente. Estudos de componentes, testes experimentais dos ingredientes e, possivelmente, a combinação dos formatos em grupo e individual contribuirão para isso.

AGRADECIMENTOS

Gostaria de agradecer a Tim Beck, Christine Padesky, Jeffrey Young, Joan Farrell e Ida Shaw pelos ensinamentos durante seus *workshops* e nas discussões que tivemos. Agradeço também aos colegas, notadamente Hannie van Genderen e Gitta Jacob, bem como aos pacientes, que ajudaram a desenvolver e validar as ideias e os métodos descritos neste capítulo.

PARTE III
COMORBIDADE E MANEJO CLÍNICO

Capítulo 18

COMORBIDADE SINTOMÁTICA

Robert A. DiTomasso
Bradley Rosenfield

O alto grau de comorbidade entre transtornos da personalidade e transtornos sintomáticos (anteriormente condições do Eixo I; American Psychiatric Association, 2000) está bem documentado (Goodwin, Brook, & Cohen, 2005; Johnson, Cohen, Kasen, & Brook, 2005; Loranger, 1990). Lenzenweger, Lane, Loranger e Kessler (2007) propõem que os transtornos da personalidade afetam a precipitação, duração e severidade dos transtornos sintomáticos comórbidos. Eles também impactam de modo negativo no desfecho do tratamento para diversos transtornos sintomáticos (Reich & Green, 1991), mais provavelmente por influenciarem de maneira adversa a aliança terapêutica, agravando a patologia e limitando o potencial para autorreflexão (Crits-Christoph & Barber, 2002). A patologia da personalidade também pode exercer influência sobre transtornos sintomáticos quando os pacientes deixam de considerar o impacto de suas ações e emoções nos outros, assim como de que forma seu estilo de personalidade disfuncional contribui para seu sofrimento (Crits-Christoph & Barber, 2002). Crits-Christoph e Barber (2002) concluíram que o efeito dos transtornos da personalidade no desfecho do tratamento para transtornos sintomáticos é invariavelmente negativo, enfatizando a necessidade de avaliação cuidadosa dos problemas interpessoais, embora esses resultados sejam inconsistentes (p. ex., Mathew, Chamberlain, Szafranski, Smith, & Norton, 2013).

Os transtornos da personalidade podem predispor as pessoas a outras condições e complicar o tratamento (veja Millon, 2011). Dos 11 transtornos da personalidade (American Psychiatric Association, 2013), o maior risco para transtornos do humor e de ansiedade parece estar associado aos transtornos da personalidade *borderline*, evitativa, antissocial, dependente, obsessivo-compulsiva e esquizotípica (p. ex., Alloy & Abramson, 1999; Boyce & Mason, 1996; Grilo et al., 2010; Skodol et al., 1999; Smith, Grandin, Alloy, & Abramson, 2006). A seguir, são apresentadas 10 considerações relacionadas à ocorrência concomitante de transtornos da personalidade e outras condições específicas.

Primeiro, problemas de personalidade podem ameaçar a avaliação precisa e a formulação de caso. Por exemplo, pacientes com transtorno da personalidade evitativa geralmente não estão dispostos a sequer pensar sobre questões relevantes, o que pode bloquear o acesso a dados importantes que deveriam informar o tratamento para transtornos comórbidos. Também é importante evitar o diagnóstico excessivo ao avaliar transtornos da personalidade durante episódios sintomáticos, a fim de evitar inflar de forma enganosa a prevalência das condições (Hirschfeld et al., 1983). Em contrapartida, o subdiagnóstico pode ocorrer ao deixar de identificar uma patologia da personalidade durante o tratamento de um transtorno sintomático agudo.

Segundo, transtornos da personalidade específicos podem se manifestar de maneira muito diferente em indivíduos com determinadas patologias da personalidade. É frequente a interação recíproca entre as condições, uma exacerbando a outra. Transtornos sintomáticos podem amplificar déficits associados aos transtornos da personalidade específicos ao aumentar a confiança excessiva nas estratégias de enfrentamento desadaptativas, ao passo que as doenças da personalidade predispõem os indivíduos ao desenvolvimento de patologias sintomáticas.

Terceiro, os transtornos da personalidade podem interagir com os sintomáticos de maneiras que afetam o tratamento. Ainda assim, a maioria dos tratamentos manualizados para transtornos sintomáticos de modo geral não leva em consideração os transtornos da personalidade. Adicionalmente, as características disfuncionais da personalidade são egossintônicas, muitas vezes impedindo o discernimento e interferindo na motivação para mudar (Beck, Freeman, & Davis, 2004). A aplicação de protocolos empiricamente fundamentados muitas vezes precisa ser modificada para pacientes com patologia da personalidade comórbida.

Quarto, enquanto o relacionamento terapêutico por si só pode não ser suficiente para ajudar os pacientes a alterar um transtorno sintomático, é necessário sem dúvida ajudar os pacientes a se envolver no processo terapêutico e aceitar as recomendações do tratamento. Flexibilidade informada e inovação clínica são críticas para a criação de uma aliança terapêutica e o tratamento de condições comórbidas que incluem transtornos da personalidade.

Quinto, uma questão importante é informar ou não aos pacientes o diagnóstico de transtorno da personalidade. Fusco e Freeman (2004) postulam que os pacientes têm direito de saber seus diagnósticos e serem educados sobre cronicidade e necessidade de comprometimento ativo para aumentar a probabilidade de alívio dos sintomas, a menos que fazer tal rotulação seja contraterapêutico. De acordo com Cory F. Newman (comunicação pessoal, 17 de junho, 2013), pode ser terapêutico discutir virtudes da personalidade e sintomas problemáticos em vez de rotular o paciente com um "transtorno" da personalidade. Com empatia genuína, pode ser aconselhável discutir sintomas específicos e educar o cliente de que tais problemas são compatíveis com as características de uma "personalidade" específica. Contudo, se pressionado por um diagnóstico, Newman recomenda perguntar aos pacientes se eles endossariam sintomas relevantes. Se for terapeuticamente apropriado, o clínico pode informar o indivíduo do diagnóstico. Depois, é útil explorar as cognições do cliente sobre o diagnóstico e corrigir conceitos errôneos. Considerar transtornos da personalidade de maneira dicotômica já é, em si, uma distorção, pois nenhuma pessoa é exclusivamente um transtorno da personalidade. Todas as pessoas possuem características dos vários tipos de personalidade, em diferentes combinações e graus, mas um diagnóstico indesejado pode criar dissonância cognitiva e a motivação tão necessária para ocorrer mudança. A decisão de revelar um diagnóstico de transtorno da personalidade a um paciente sintomático deve ser tomada à luz de uma boa conceitualização de caso e potencial benefício terapêutico para o indivíduo.

Sexto, a questão de por onde começar. Deve-se abordar primeiro o problema sintomático ou o transtorno da personalidade? Freeman e Rock (2008) propõem que condições sintomáticas devem ser o alvo principal, com algumas exceções. Como as condições sintomáticas geralmente são a razão fundamental pela qual os pacientes buscam ajuda, a esperança por sua resolução pode ser um forte motivador para envolvimento no tratamento e uma ponte para estabelecer a aliança de trabalho. Além disso, transtornos sintomáticos tendem a ceder mais rapidamente à terapia cognitiva do que os da personalidade, bem como podem gerar esperança no paciente e credibilidade no terapeuta, ao mesmo tempo que o cliente constrói habilidades que podem ser generalizadas para tratar patologias da personalidade. Quando o funcionamento da personalidade estiver seriamente interrompido, como no transtorno da personalidade *borderline*, pode ser melhor concentrar-se primeiro nessas dificuldades (Leichsenring, Leibing, Kruse, New, & Leweke, 2011), ou pelo menos esclarecer se o transtorno da personalidade *borderline* deve ser incluído no plano de tratamento sintomático (veja Arntz, Cap. 17, neste livro). Newman propõe que os pacientes com transtornos sobrepostos muitas vezes requerem tratamento paralelo para cada condição específica.

Sétimo, ao conceitualizar e planejar o tratamento para transtornos sobrepostos, o terapeuta deve estar consciente de que está tratando indivíduos com apresentações complexas com grande sobreposição entre transtornos.

Oitavo, as intervenções mais eficientes e duradouras tendem a ser aquelas cujo alvo é o esquema subjacente (e déficits de habilidades) que forma o denominador comum entre os problemas comórbidos do indivíduo (K. Kuehlwein, comunicação pessoal, 5 de maio de 2013).

Nono, a organização de uma estratégia de tratamento eficaz deve partir da identificação da motivação do cliente, seguida, então, por modificação dos comportamentos e cognições desadaptativas que são menos rígidas e mais suscetíveis à mudança (M. A. Layden, comunicação pessoal, 5 de agosto, 2013).

Décimo, distinguir transtornos sobrepostos pode ser difícil. Tudo que foi exposto anteriormente está fundamentado em um diagnóstico diferencial conduzido de forma minuciosa.

Resumindo, a comorbidade tem implicações importantes para a avaliação e o tratamento no que se refere a relacionamento terapêutico, compartilhamento de diagnósticos, evocação de motivação e planejamento do manejo. Para abordar o impacto da patologia da personalidade no tratamento sintomático, o terapeuta deve primeiramente diagnosticar de modo preciso a dificuldade do paciente. A seguir, é necessário conjecturar como características únicas do transtorno da personalidade provavelmente afetam facetas importantes do processo da terapia cognitivo-comportamental (TCC). Isso permite ao profissional planejar estratégias que podem reduzir problemas previsíveis de resistência ou desinteresse. Desse modo, é possível modificar planos terapêuticos típicos para abordar aspectos singulares da patologia do transtorno da personalidade que podem solapar o tratamento. Nas seções a seguir, consideramos as implicações do tratamento para a comorbidade de transtorno da personalidade com transtornos de ansiedade, do humor, do espectro autista e do espectro da saúde.

TRANSTORNOS DA PERSONALIDADE E TRANSTORNOS DE ANSIEDADE

Os transtornos de ansiedade são comuns, dispendiosos e debilitantes (DiTomasso & Gosch, 2007), embora muito responsivos à TCC (Tolin, 2010). Medo e evitação parecem um caminho em comum que leva ao desenvolvimento de transtornos de ansiedade e transtornos da personalidade do Grupo C (Mathew et al., 2013). Mathew e colaboradores (2013) propuseram um modelo bidirecional no qual as patologias da personalidade têm um impacto no desenvolvimento futuro de transtornos de ansiedade e no qual os transtornos de ansiedade de início precoce aumentam o risco de desenvolvimento de transtornos da personalidade. No entanto, o impacto das doenças da personalidade sobre a ansiedade que ocorre concomitantemente parece inconsistente (Mathew et al., 2013). Portanto, o efeito da personalidade no tratamento dos transtornos de ansiedade parece ser idiossincrático.

A ansiedade parece se manifestar mais comumente em pacientes com personalidades evitativa e dependente (Millon, Millon, Meagher, Grossman, & Ramnath, 2004). Em indivíduos diagnosticados com um transtorno de ansiedade, a comorbidade para um diagnóstico de patologia da personalidade é a seguinte: fobia social (22,9%), transtorno de ansiedade generalizada (21,4%), transtorno obsessivo-compulsivo (15,6%), transtorno de estresse pós-traumático (29,6%) e transtorno de pânico (26,1%; McGlashan et al., 2000). A comorbidade entre transtorno de ansiedade e da personalidade *borderline* também é comum (Lenzenweger et al., 2007). Esses achados revelam que os clínicos precisam considerar que aproximadamente um quarto de seus pacientes ansiosos pode precisar mais do que apenas o protocolo típico de base empírica para um transtorno sintomático.

Por exemplo, no início do tratamento, um indivíduo *borderline* muito funcional com características de dependência, preocupação intensa e depressão estava sempre telefonando para sua terapeuta em busca de tranquilização. A profissional tomou a decisão de estar disponível para esses chamados de emergência, gradualmente estabelecendo limites sensatos a conversas de cinco minutos e, depois, diminuindo sua frequência e duração ainda mais, fazendo o paciente concordar em produzir uma (e depois duas ou três) soluções possíveis antes de telefonar. Essas manobras terapêuticas, baseadas em conceitualização de caso válida, permitem que o clínico cognitivo prepare o cliente e aumente a receptividade para a aplicação de um protocolo de base empírica.

Os transtornos da personalidade afetam a duração do tratamento e as taxas de recaída (Ansell et al., 2011). Entre pacientes com patologias da personalidade, os transtornos específicos estão associados a taxas de recaída mais elevadas (transtornos da personalidade evitativa e esquizotípica em fobia social; transtornos da personalidade *borderline*, obsessivo-compulsiva e esquizotípica em transtorno de ansiedade geral; transtornos da personalidade *borderline* e evitativa em transtorno obsessivo-compulsivo; transtorno da personalidade esquizotípica em transtorno de estresse pós-traumático [transtorno da personalidade obsessivo-compulsiva é protetor]; transtornos da personalidade *borderline* e evitativa em transtorno de pânico com agorafobia; e transtorno da personalidade obsessivo-compulsiva em agorafobia sem pânico), assim como maior duração de tratamento (transtorno da personalidade evitativa em fobia social). As patologias da personalidade também podem ter impacto negativo nos desfechos. Por exemplo, a exposição e a prevenção de rituais para o transtorno obsessivo-compulsivo parecem menos eficazes quando em comorbidade com o transtorno da personalidade obsessivo-compulsiva (Pinto, Liebowitz, Foa, & Simpson, 2011) e, quanto maior a severidade deste último, pior é o desfecho prognosticado. Mas somente o perfeccionismo prognosticou pior desfecho. Leichsenring e colaboradores (2011) propuseram que, para pacientes com ansiedade em comorbidade com transtorno da personalidade *borderline*, é mais eficaz ter como alvo principal do tratamento o transtorno da personalidade (Leichsenring et al., 2011); outros argumentam que não é tão fácil separar esses estados patológicos (Newman, Leahy, Beck, Reilly-Harrington, & Gyulai, 2002).

Com base nas comparações de pacientes com transtornos de ansiedade específicos, *com e sem transtornos da personalidade complicadores*, Ansell e colaboradores (2011) observaram que, quando transtornos de ansiedade específicos são complicados por determinados transtornos da personalidade, o resultado são níveis mais altos de severidade e um impacto adverso no funcionamento e prognóstico psicossocial, manifestados por remissão reduzida, maior probabilidade de desenvolver um novo episódio, maior duração do episódio e maior tempo despendido em tratamento. As patologias da personalidade mais problemáticas foram a esquizotípica, a obsessivo-compulsiva e a evitativa. Chambless, Renneberg, Goldstein e Gracely (1992) e Chambless, Renneberg, Gracely, Goldstein e Fydrich (2000) constataram que o transtorno da personalidade evitativa estava associado a pior desfecho clínico ao tratar agorafobia com terapia de exposição bem como com terapia de exposição acrescida de outras abordagens terapêuticas. Minichiello, Baer e Jenike (1987) relataram pior desfecho para o tratamento comportamental de transtorno da personalidade obsessivo-compulsiva em pacientes com doença da personalidade esquizotípica. A presença de transtorno da personalidade também foi associada a pior desfecho para TCC de fobia social (Turner, 1987), assim como de transtorno de pânico (Mennin & Heimberg, 2000), apoiando a necessidade de tratamentos adicionais. Entretanto, Kampman, Keijsers, Hoogduin e Hendriks (2008) e Steketee e Shapiro (1995) não encontraram evidências para determinados preditivos de desfecho para transtorno de pânico.

Avaliação e formulação de caso minuciosas são necessárias para guiar intervenções bem-sucedidas. Alguns transtornos da personalidade são mais propensos a criar interferência no tratamento de transtornos de ansiedade específicos, como no cenário a seguir.

João tinha transtorno de ansiedade social e da personalidade evitativa. O relacionamento terapêutico provou ser uma fonte significativa de ameaça para ele. O paciente oferecia informação limitada a seu terapeuta e interpretava erroneamente as perguntas como críticas. O medo de exposição a situações sociais impedia oportunidades para exposição *in vivo*. Sua preocupação sobre ser criticado também o impedia de dar um *feedback* preciso sobre o processo de tratamento e de se envolver plenamente nos exercícios de exposição. Concentrando-se nas metas e enquadrando a terapia como um ambiente seguro, isento de crítica e apoiador, João gradualmente pôde adquirir a capacidade de manejar níveis crescentes de ameaças percebidas enquanto trabalhava por meio de uma hierarquia de exposição a estímulos temidos. Na seção a seguir, examinaremos a comorbidade de transtornos da personalidade com transtornos do humor.

TRANSTORNOS DA PERSONALIDADE E TRANSTORNOS DO HUMOR

Embora o *Manual diagnóstico e estatístico de transtornos mentais, quinta edição* (DSM-5; American Psychiatric Association, 2013) documente os sintomas essenciais do transtorno depressivo maior como humor deprimido ou anedonia, são os sintomas de base mais cognitiva que parecem coincidir com muitas características dos transtornos da personalidade, tais como indecisão (nos transtornos da personalidade *borderline*, dependente, obsessivo-compulsiva, evitativa e histriônica), falta de valor (nos transtornos da personalidade *borderline*, antissocial, evitativa, dependente, narcisista, obsessivo-compulsiva e histriônica), sentimento de culpa (nos transtornos da personalidade *borderline*, evitativa, dependente e obsessivo-compulsiva) e ideação suicida (transtornos da personalidade *borderline*, histriônica, antissocial, narcisista e outros). Entre indivíduos com depressão, as taxas de prevalência de transtornos da personalidade comórbidos variam entre 28 e 81% (Alnaes & Torgersen, 1988; Hirschfeld, 1999; Ilardi & Craighead, 1995).

Grilo e colaboradores (2010) constataram que a comorbidade dos transtornos da personalidade com depressão no nível basal predizia taxas mais elevadas de transtorno depressivo maior e remissões mais curtas. Pacientes com transtorno depressivo maior com transtornos da personalidade *borderline*, esquizotípica e obsessivo-compulsiva sobrepostos estavam particularmente em risco. Os transtornos da personalidade *borderline*, evitativa e dependente também foram associados a risco elevado de depressão (Boyce & Mason, 1996; Skodol et al., 1999). Skodol e colaboradores (2011) determinaram que todos os transtornos da personalidade estavam associados a transtorno depressivo maior refratário, embora o da personalidade *borderline* tenha sido o maior preditivo de persistência de transtorno depressivo maior.

Smith e colaboradores (2006) indicaram que dois padrões desadaptativos de cognição, muitas vezes presentes nos transtornos da personalidade, previam depressão: risco cognitivo (atitudes disfuncionais e estilos de atribuição negativos) e ruminação. O risco cognitivo correlacionou-se com sintomas dos transtornos da personalidade paranoide, histriônica, narcisista, evitativa, dependente, obsessivo-compulsiva e esquizotípica. A ruminação mostrou-se mais muito relacionada a sintomas de transtorno da personalidade *borderline* e obsessivo-compulsiva. Inúmeros estudos prospectivos apontaram que a interação de estressores de vida e vulnerabilidade cognitiva previram depressão futura (p. ex., Hankin, Abramson, Miller, & Haeffel, 2004; Hankin, Abramson, & Siler, 2001; Lewinsohn, Joiner, & Rohde, 2001). Newman (2011) postulou que raiva crônica e evitação grave, presentes em muitos transtornos da personalidade, também apresentam obstáculos singulares ao tratamento.

Estudos de desfechos identificam claramente os obstáculos que impedem o tratamento de pacientes com transtorno da personalidade depressiva, incluindo ausência de alívio inicial dos sintomas, expectativas negativas em relação ao tratamento, baixa adesão à terapia, aliança de trabalho fraca, descumprimento da tarefa de casa, baixo apoio social, raiva, evitação, ruminação e término prematuro (Hollon & Beck, 2004; Newman, 2011; Persons, Burns, & Perloff, 1988; Schindler, Hiller, & Witthöft, 2013; Smith et al. 2006). Assim, superar tais obstáculos deve estar entre as principais metas de tratamento.

Em relação às comorbidades específicas, a prevalência de transtorno da personalidade *borderline* entre amostras deprimidas varia de 2 (Shea, Glass, Pilkonis, Watkins, & Docherty, 1987) a 24% (Pepper et al., 1995).

Em uma amostra de transtorno da personalidade *borderline*, McGlashan e colaboradores (2000) verificaram que quase 71% dos pacientes também atendiam aos critérios para transtorno depressivo maior. Portanto, pode ser justo dizer que o transtorno da personalidade *borderline* é um pouco mais comum entre pacientes que estão deprimidos, enquanto a depressão é muito prevalente entre indivíduos com transtorno da personalidade *borderline*. A melhora ou a exacerbação no transtorno depressivo maior ou no transtorno da personalidade *borderline* prevê mudanças semelhantes no outro (Gunderson et al., 2004; Shea et al., 2004).

Quando em comorbidade com depressão, os sintomas do transtorno da personalidade *borderline*, especialmente impulsividade e agressão, estão associados a um aumento na severidade e no número de tentativas de suicídio (Soloff, Lynch, Kelly, Malone, & Mann, 2000). Impressionantes 92% dos pacientes internados com ambos os transtornos tentaram suicídio ao menos uma vez na vida, muito mais do que aqueles com apenas um dos transtornos (Friedman, Aronoff, Clarkin, Corn, & Hurt, 1983). Mais alarmante é que entre 5 e 7% daqueles com transtorno da personalidade *borderline* consumam o suicídio (Duberstein & Conwell, 1997). Yen e colaboradores (2003) constataram que exacerbação do humor deprimido, uso de álcool e/ou uso de substâncias previam uma tentativa de suicídio dentro de um mês. Por conseguinte, ao tratar transtorno da personalidade *borderline* e transtornos do humor comórbidos, um monitoramento constante de ideação suicida é necessário, especialmente quando acompanhada de raiva crônica, piora do humor e uso de substâncias.

Em um estudo transnacional em 18 países (Perugi et al., 2012), 14,5% dos pacientes com transtorno da personalidade *borderline* também satisfaziam os critérios para doença bipolar. Além disso, o grupo comórbido apresentava maior patologia do que o transtorno bipolar sozinho conforme medido por idade de início mais precoce, instabilidade do humor, irritabilidade, comorbidade mais elevada com transtornos de ansiedade, alimentares e de déficit de atenção/hiperatividade, bem como episódios mistos, sintomas afetivos sazonais, uso de substâncias, psicose e tentativas de suicídio. Notadamente, o grupo com transtorno da personalidade *borderline*/transtorno bipolar tinha problemas com o medicamento antidepressivo, incluindo resposta terapêutica inferior e irritabilidade e labilidade induzidas por antidepressivos.

Segundo o DSM-5, o diagnóstico diferencial para transtorno da personalidade *borderline* e transtornos do humor pode ser difícil, pois as oscilações de humor na doença *borderline* grave podem assemelhar-se aos episódios tanto depressivos como maníacos (American Psychiatric Association, 2013). As evidências de recuperação entre os episódios diferentes apoiam um diagnóstico de humor, ao passo que o curso persistente e o início precoce são, em geral, mais indicativos de transtorno da personalidade *borderline*. O quadro diagnóstico pode tornar-se cada vez mais sombrio conforme os episódios bipolares aumentam de frequência (American Psychiatric Association, 2013; Kramlinger & Post, 1996).

Uma vez diagnosticado um transtorno do humor, o clínico pode fornecer psicoeducação inicial para ambos os transtornos (do humor e *borderline*), explicando o modelo estresse-diátese, com a "química cerebral" interagindo com o estresse, o que é influenciado pela percepção subjetiva (Newman et al., 2002, p. 26), com predisposição genética tanto para o transtorno da personalidade *borderline* (Calati, Gressier, Balestri, & Serretti, 2013) como para o bipolar (Belmaker, 2004). História inicial de abuso na infância é comum a ambas as condições (Trull, 2001; Weaver & Clum, 1993). Os pacientes aprendem que comportamentos desadaptativos de alto risco em ambos os transtornos funcionam como estratégias compensatórias em resposta a crenças desadaptativas de que (1) "Não posso suportar sentimentos negativos", (2) "Minhas emoções estão fora de controle e isso continuará para sempre" e (3) "Engajar-se em comportamento arriscado e autodestrutivo oferece alívio temporário e, se houver consequências negativas, de qualquer forma eu mereço (ou posso lidar com isso)". A ativação dessas crenças, presente tanto no transtorno da personalidade *borderline* quanto nos transtornos do humor, produz amplas oscilações no afeto. O comportamento instável resultante sabota os esforços do paciente e cria confusão nos relacionamentos. O estresse resultante pode desencadear episódios de humor (Bockian, 2006; Millon, 1999).

As metas mais fundamentais do tratamento para transtorno bipolar incluem ativação comportamental para depressão e redução da atividade durante a mania (Lam, Jones, & Hayward, 2010). A comorbidade entre transtorno da personalidade *borderline* e doença bipolar pode ser especialmente perniciosa, pois os comportamentos compensatórios de alto risco, déficits cognitivos e estressores psicossociais endêmicos ao transtorno da personalidade *borderline* podem desencadear episódios tanto de depressão como de mania. Atividade muito estimulante, conquistas sexuais e mesmo realizações adaptativas (p. ex., aumento de salário) que melhorariam a depressão, podem, na verdade, ativar grandiosidade e episódios maníacos (Johnson et al., 2005). Evidentemente, mania e depressão amplificam traços de personalidade do transtorno da personalidade *borderline*.

Durante os períodos prodrômicos e os episódios hipomaníacos ou maníacos, as intervenções comportamentais concentram-se em manter rotinas comportamentais, restringir atividade desnecessária, reduzir a estimulação e melhorar o sono e a dieta (Lam et al., 2010; Linehan, 1993). O tratamento é especialmente difícil para o paciente com transtorno da personalidade *borderline* com transtorno do humor, que tem pouca tolerância ao "tédio" (Linehan, 1993). As habilidades de tolerância ao afeto são úteis para reduzir a tendência de buscar modos externos de regulação do afeto, tais como drogas, sexo desprotegido, direção perigosa e automutilação (Layden, Newman, Freeman, & Morse, 1993; Linehan, 1993). Já Lam e colaboradores (2010) recomendam controle de estímulo de modo a evitar pessoas, lugares e coisas associadas ao comportamento desadaptativo em prol de encontrar "emoções seguras" alternativas mais adaptativas (Lam et al., 2010, p. 210), tais como exercícios físicos moderados, jogos eletrônicos e simulação em computador de comportamento mais arriscado (p. ex., artes marciais, corridas, alpinismo). "Atividades agradáveis sem tarefas" (Lam et al., 2010, p. 197) também são recomendadas, incluindo relaxamento, momentos de sossego com a família ou os amigos, hobbies, leitura, atividades religiosas, exercícios de *mindfulness* e exercícios amenos, como, por exemplo, fazer caminhadas.

Privação de sono é um sinal de alerta para o estabelecimento de episódios de humor (p. ex., Plante & Winkelman, 2008; Wirz-Justice & Van den Hoofdakker, 1999). Batterham, Glozier e Christensen (2012) verificaram que perturbação do sono previa episódios de transtorno depressivo maior em um seguimento de quatro anos. Entretanto, depois de controlar para estilo ruminativo e neuroticismo (frequente no transtorno da personalidade *borderline*), o impacto da perturbação do sono foi reduzido à insignificância estatística. Isso ilustra a primazia da ruminação e do neuroticismo como alvos de tratamento para melhora da insônia e dos transtornos do humor. Baer e Sauer (2011) citam tratamentos especificamente dirigidos à ruminação, incluindo TCC focada na ruminação (Watkins et al., 2007) e ativação comportamental (Segal, Williams, & Teasdale, 2002). Essas intervenções são eficazes para tratar ansiedade e depressão, e a experiência clínica constitui uma promessa para tratar indivíduos com transtorno da personalidade *borderline* e doença bipolar. Para insônia, Perlis, Jungquist, Smith e Posner (2005) oferecem um manual de TCC sessão a sessão.

Por fim, não existem bases para intervenções apenas psicossociais para mania aguda (Lam et al., 2010). As diretrizes da American Psychiatric Association e outras diretrizes recomendam psicoterapia e farmacoterapia combinadas (estabilizadores do humor, antipsicóticos, anticonvulsivantes e, mais raramente, antidepressivos) para o tratamento de transtornos do humor e transtorno da personalidade *borderline* concomitantes (American Psychiatric Association, 2000, 2002; Kool, Dekker, Duijsens, de Jonghe, & Puite, 2003; Paris, 2005). O encaminhamento para consulta psiquiátrica é essencial quando a comorbidade incluir transtorno bipolar tipo I (veja Rosenbluth, MacQueen, McIntyre, Beaulieu, & Schaffer, 2012, para uma revisão recente).

Resumindo, a comorbidade de transtorno do humor com transtorno da personalidade *borderline* pode ser tratada com TCC para resolver cognições disfuncionais, desregulação emocional e aderência ao medicamento, manter rotinas regulares de sono, exercício e atividades ocupacionais e sociais, realizar rápida detecção prodrômica e tratar assuntos conjugais ou familiares.

O transtorno da personalidade evitativa tem um forte relacionamento comórbido com transtornos depressivos. As taxas de prevalência de transtorno da personalidade evitativa comórbida entre indivíduos com depressão varia de 30,4 (Pilkonis & Frank, 1988) a 6,9% (Zimmerman & Coryell, 1989). Entre aqueles com transtorno distímico, o transtorno da personalidade evitativa foi encontrado em 32% (Markowitz, Moran, Kocsis, & Frances, 1992) e 16% (Pepper et al., 1995). Já em amostras de participantes com transtorno da personalidade evitativa, a taxa de prevalência de transtorno depressivo maior foi de 81,5% (McGlashan et al., 2000).

A comorbidade e a similaridade altas entre transtorno da personalidade evitativa e transtorno depressivo maior são compreensíveis. Os critérios diagnósticos do DSM-5 para o primeiro parecem quase uma recapitulação dos sintomas e características associadas ao segundo (American Psychiatric Association, 2013). Pacientes que estão deprimidos com transtorno da personalidade evitativa anseiam por relacionamentos próximos idealizados; entretanto, todos os esforços nessa direção são abortados pelo medo de rejeição, oriundo das crenças centrais depressogênicas crônicas dominantes de ser "indigno de amor", "repugnante", "sem valor", "inadequado" ou "burro". Como acreditam que não podem tolerar pensamentos e emoções negativas, eles retraem-se socialmente e sentem intensa solidão, ansiedade e depressão (Millon & Davis, 2000), percebendo seu isolamento e sua depressão como evidência de imperfeição pessoal. Uma infindável corrente de autocrítica mantém o esquema desadaptativo e a depressão (Beck et al., 2004). Esse esquema de infância desadaptativo inicial (subjugação, abandono e inibição emocional) medeia de modo amplo o relacionamento entre experiências de infância retrospectivamente relatadas (sociabilidade familiar e pais superprotetores) e sintomas de transtorno da personalidade evitativa adulta (Carr & Francis, 2010). Adicionalmente, depressão e ansiedade amplificam os traços de temor e evitação.

Logo na primeira sessão de tratamento, é crucial educar o paciente deprimido com transtorno da personalidade evitativa à cultura da revelação como parte normal da terapia cognitiva. O tratamento pode ser enquadrado como uma exploração para encontrar e desmontar evitação que interfere em objetivos (Martell, Addis, & Jacobson, 2001). Evitação cognitiva e emocional muitas vezes origina-se de crenças de que "Se eu não pensar sobre problemas, não preciso fazer nada sobre eles", "Não sei lidar com emoções" e "Elas aumentarão e ficarão fora de controle". Porém, a evitação é como enfrentar um pequeno incêndio escondendo-se em um canto. É melhor lidar com ele imediatamente! Um sopro de ar pode apagar um fósforo e impedir maior dano. Além disso, com o lema "Evitação é o perigo", pode ser útil *ficar com raiva da evitação*. A raiva é uma resposta incompatível com medo e depressão e pode incitar a ação (Butler, 1975).

A ativação comportamental é uma excelente intervenção inicial. Coffman, Martell, Dimidjian, Gallop e Hollon (2007) verificaram que o treinamento de habilidades e a ativação comportamental focados na evitação comportamental e na inatividade em casos extremos de ausência de resposta foram superiores às técnicas mais cognitivas. Também é útil conectar o comportamento social às melhoras no humor por meio de um diário de humor, para demonstrar o efeito positivo da ativação comportamental e aumentar a autoeficácia (Beck, Rush, Shaw, & Emery, 1979).

Em sessão, as estratégias de evitação compensatórias dos pacientes podem incluir silêncio, mudar de assunto, fazer piadas e desatenção. Para resolver a evitação *durante a sessão* em momentos de silêncio e desconforto, pode ser útil dizer: "Parece que você quer me falar alguma coisa", em vez de "parece que você não quer me falar nada". Também pode ser válido perguntar: "Você fica com medo do que eu possa pensar?" (A. T. Beck, comunicação pessoal, 18 de junho de 1996). A solicitação direta de *feedback* tanto positivo como negativo na sessão pode abrir a porta para a comunicação assertiva. Mesmo ouvindo que está tudo bem, os terapeutas podem perguntar: "Se houvesse alguma coisa em que eu pudesse melhorar, como você poderia me dizer?". O humor pode ajudar nesse aspecto.

Hipersonia e abuso de substâncias são estratégias de evitação que podem exacerbar a depressão. Intervenções eficazes incluem entrevista motivacional, incluindo definição de metas, análise custo-benefício de situação atual e mudança, resolução de problemas e ativação comportamental (Beck et al., 1979; Miller & Rollnick, 2013). Com a motivação estabelecida, a TCC para abuso de substância pode ser pertinente (Beck, Wright, Newman, & Liese, 1993).

Em suma, a TCC para transtorno da personalidade evitativa com depressão deve incluir técnicas para enfraquecer crenças centrais de ser indigno de amor, de desamparo e de falta de valor que mantêm a depressão, a inibição e a evitação, enquanto ativa-se o comportamento e aumenta-se a autoeficácia, a assertividade e a tolerância à avaliação negativa. A seguir, consideramos o transtorno da personalidade antissocial com depressão.

O transtorno da personalidade antissocial sozinho é um preditivo negativo do desfecho do tratamento. Muitos dos pacientes com esse diagnóstico carecem de motivação e fazem o tratamento porque são obrigados. Esses indivíduos costumam ficar deprimidos, pois percebem que "foram de alguma forma cerceados" (Bockian, 2006, p. 112) por autoridade ou regras da sociedade. Embora contraintuitivo, pode ser um erro tentar aliviar a depressão precipitadamente (p. ex., Woody, McLellan, Luborsky, & O'Brien, 1985). Em vez disso, uma estratégia inicial de tratamento é explorar os problemas, pensamentos, comportamentos e humor negativo que se apresentam. A disforia pode aumentar a dissonância cognitiva entre o comportamento presente e as metas desejáveis – um forte motivador para mudança (Miller & Rollnick, 2013). O passo seguinte é relacionar a disforia e os estressores de vida a padrões antissociais. Posteriormente, metas estabelecidas de modo colaborativo devem ser desejáveis, comportamentais e mensuráveis (J. Beck, 1995; Miller & Rollnick, 2013). O foco nas metas reduz a "resistência" e a tendência a ruminar sobre o passado, enquanto aumenta a esperança e melhora o humor. A maioria dos pacientes endossa a metáfora de que é difícil dirigir olhando pelo espelho retrovisor. Em vez disso, você se concentrar no caminho para onde quer ir e, então, age para chegar lá.

Depois de desenvolver de modo colaborativo a predisposição para mudar, o foco deve ser o aumento da autoeficácia, da prontidão para mudança e ativação comportamental, com as metas declaradas pelo paciente como um imã para a ação. Em vez de tentar inculcar uma estrutura moral nessa etapa, a terapia concentra-se no alcance de metas. Pacientes com transtorno da personalidade antissocial geralmente percebem as coisas em termos de seu próprio interesse e não em prol do bem dos outros ou da sociedade (Beck et al., 2004). Quando inevitavelmente ocorrerem barreiras ao progresso, a identificação dos obstáculos à mudança pode ser uma das experiências mais valiosas na terapia. Com frequência, essas barreiras têm caráter cognitivo ou prático. O comportamento antissocial também é enquadrado como um obstáculo à realização de objetivos que garante um círculo vicioso depressogênico.

Por fim, o comportamento raivoso e agressivo pode causar mal aos outros e envolver pacientes com transtorno da personalidade antissocial em sérias encrencas, cujas consequências aumentam o risco de depressão. Profissional e cliente podem criar de modo colaborativo um contrato por escrito especificando limites claros e consequências a esse respeito. Os terapeutas podem ensinar aos pacientes a diferença entre agressão e assertividade e comunicação eficaz (Alberti & Emmons, 2008; Burns, 1999) como um meio de alcançar objetivos imediatos (p. ex., silenciar vizinhos barulhentos, etc.) e metas de longo prazo (p. ex., manter-se fora da prisão). Treinamento de controle dos impulsos também é aconselhável, especialmente no caso de agressão reativa (Cornell et al., 1996). O tratamento para depressão e transtorno da personalidade antissocial requer colaboração e respeito mútuo dentro de limites específicos.

TRANSTORNOS DA PERSONALIDADE E TRANSTORNOS DO ESPECTRO AUTISTA

Os transtornos do espectro autista receberam comparativamente pouca atenção na literatura clínica adulta. O DSM-5 incluiu o transtorno de Asperger e o autismo (American Psychiatric Association, 2000) no diagnóstico, agora oficial, de transtorno do espectro autista (American Psychiatric Association, 2013), conceitualizando-o em três níveis, em vez de três categorias. O transtorno do espectro autista agora é incluído sob a classificação de "transtornos do neurodesenvolvimento".

Existem semelhanças na apresentação entre espectro autista (Nível 1) e transtornos da personalidade esquizoide, obsessivo-compulsiva, esquizotípica e evitativa. Déficits de comunicação podem aparecer mais cedo no transtorno do espectro autista do que nos da personalidade esquizoide e esquizotípica, ainda que o requisito anterior do DSM-IV *(Manual diagnóstico e estatístico de transtornos mentais, quarta edição)* de déficits antes dos 3 anos de idade agora esteja ausente. Além disso, pacientes com transtorno do espectro autista podem ser consideravelmente evitativos.

A relação entre transtorno do espectro autista e transtornos da personalidade continua incerta. Lugnegard, Hallerbäck e Gillberg (2011) constataram que, em um grupo de 54 jovens adultos com transtorno de Asperger, 26% também satisfaziam critérios para transtorno da personalidade esquizoide; 19% para transtorno da personalidade obsessivo-compulsiva; 13% para transtorno da personalidade evitativa; e 2% para transtorno da personalidade esquizotípica. Não houve diferenças de gênero significativas, com 65% de homens comparados com apenas 32% de mulheres com transtornos da personalidade comórbidos. Segundo Lugnegard e colaboradores, a comorbidade entre transtorno da personalidade esquizoide e transtorno do espectro autista pode ser explicada pela sobreposição de critérios sintomáticos. Os critérios para transtorno da personalidade obsessivo-compulsiva também apresentam sobreposição significativa, tais como rigidez, interesse reduzido pelos amigos e outros interesses, bem como comportamentos restritos. Sintomas evitativos podem ser estratégias compensatórias para evitar a "sensibilidade elevada a ambientes estressantes devido a dificuldades perceptuais visuais e auditivas" (Lugnegard et al., 2011, p. 6). Além disso, a evitação pode ser oriunda de ansiedade relacionada a expectativas de zombaria e assédio social.

A literatura sobre TCC para transtorno do espectro autista é uma ciência jovem, porém florescente (Kincade & McBride, 2009). Os resultados parecem confirmar a eficácia da TCC na redução da ansiedade, na melhora da cognição social e no aumento das habilidades sociais para pacientes de alto funcionamento com transtorno do espectro autista. A experiência clínica milita a favor de cuidadoso diagnóstico de traços da personalidade que podem atrasar o tratamento, mas também oferece uma via para usar a patologia do transtorno da personalidade a serviço da melhora da função.

Por exemplo, Franco é um paciente ansioso com transtorno do espectro autista de Nível 1 altamente funcional que estava indo muito mal na faculdade. Apesar de seu intelecto ávido, ele não estava comparecendo às aulas, recusava-se a participar em projetos de equipe e temia encontrar-se com seus professores. Esse padrão resultava de suas crenças implacáveis de que ele era percebido como "estranho e diferente". Embora tivesse uma fantasia de que um dia iria tornar-se um magnata dos computadores, seu desempenho acadêmico estava seriamente solapando suas perspectivas. O tratamento foi reformulado como uma forma de ajudá-lo a alcançar seus objetivos. Atrelar esses objetivos a comportamentos específicos (p. ex., comparecer às aulas) ajudou-o a superar a ansiedade, mudar seu comportamento e tornar-se academicamente bem-sucedido. Para superar seus esquecimentos, os compromissos diários foram salvos como uma proteção de tela em seu *smartphone*, com alarmes para estimular a ação. Para superar sua ansiedade social, o clínico requisitou um mentor do Departamento de Alunos com Deficiências para prover apoio social e modelar comportamento social adaptativo. Franco também se beneficiou com a leitura do Guia de Sobrevivência para Portadores de Síndrome de Asperger, escrito por um jovem com transtorno de Asperger como guia de orientação no mundo social.

TRANSTORNOS DA PERSONALIDADE E PROBLEMAS DE SAÚDE

O tratamento de problemas médicos muitas vezes se complica por traços de transtorno da personalidade. Os terapeutas de TCC com frequência acompanham médicos de atenção primária e outros especialistas no tratamento de pacientes com comorbidades (DiTomasso, Golden, & Morris, 2010). A literatura revela uma maior incidência de uso de álcool, cigarros e drogas entre indivíduos com transtornos da personalidade. Um diagnóstico de transtorno da personalidade *borderline*, antissocial e esquizotípica previu problemas persistentes com substâncias (Hasin et al., 2011). A disfunção da personalidade também está associada a maior risco para doença física (Lahey, 2007). O transtorno da personalidade *borderline* está associado a maior risco para obesidade e diabetes (Frankenburg & Zanarini, 2006). Pacientes diagnosticados com os transtornos da personalidade esquizoide, evitativa e obsessivo-compulsiva (Pietrzak, Wagner, & Petry, 2007) apresentam maior risco para doenças cardíacas. Byrne, Cherniack e Petry (2013) relataram que indivíduos com transtorno da personalidade antissocial têm um aumento de cinco vezes no recebimento de benefícios por deficiências relacionadas ao abuso de substâncias.

Pacientes com transtorno da personalidade também fazem maior uso de serviços médicos. Aqueles com transtorno da personalidade *borderline* aviam mais receitas, visitam seus médicos com mais frequência e realizam mais telefonemas entre consultas do que aqueles que não possuem o transtorno (Ansell, Sanislow, McGlashan, & Grilo, 2007). O transtorno da personalidade *borderline* está associado a hipertensão, artrite e doença sexualmente transmissível (DST); indivíduos com transtorno da personalidade *borderline* com história de tentativas de suicídio tiveram taxas ainda maiores de doenças cardiovasculares e DST (El-Gabalawy, Katz, & Sareen, 2010). Além disso, pessoas com esse transtorno apresentam uma maior frequência de mudança de médico de atenção primária, interrompendo a continuidade e a abrangência do atendimento, bem como impedindo a formulação de um diagnóstico válido e de um plano de tratamento (Sansone, Farukhi, & Wiederman, 2011). Feenstra e colaboradores (2012) constataram que adolescentes com patologia da personalidade demonstravam qualidade de vida inferior, assim como custos elevados com cuidados de saúde.

Os transtornos da personalidade impactam a saúde de outras formas, incluindo não cumprimento das recomendações médicas e exposição à agressão interpessoal ou abuso físico (Vickerman & Margolin, 2008; Whisman & Schonbrun, 2009). Entretanto, Pfohl, Barrash, True e Alexander (1989) relataram que transtorno da personalidade não previu não aderência em uma amostra de pacientes hipertensos do sexo masculino.

Os indivíduos com transtornos da personalidade também costumam apresentar fraco enfrentamento dos estressores e transições de vida (Millon, Million, et al., 2004; Monroe, 2008) e, em geral, relatam vivenciar mais eventos de vida estressantes do que uma pessoa mediana, manifestando pior funcionamento após tais acontecimentos. Por fim, o surgimento de novos problemas de saúde pode ser especialmente estressante para pessoas com transtornos da personalidade (Oltmanns & Balsis, 2011). No total, as características especiais desses pacientes podem apresentar desafios marcantes para a equipe de cuidados da saúde que trabalham com eles para manter boa saúde e reduzir os riscos.

Angstman e Rasmussen (2011) descreveram desafios que os indivíduos com transtornos da personalidade apresentam aos profissionais da saúde. Pacientes no Grupo A podem apresentar problemas significativos para estabelecer relacionamentos com médicos e profissionais de enfermagem por causa de sua desconfiança e evitação. Pacientes do Grupo B, tais como aqueles com transtorno da personalidade *borderline*, podem apresentar problemas com a raiva, enquanto os narcisistas podem manifestar um senso de merecimento e de serem especiais, criando estresse nas consultas em andamento. Pacientes do Grupo C propensos à ansiedade podem ter uma tendência de sobrecarregar seus provedores de cuidados de saúde com informações irrelevantes e exigir muito do tempo do terapeuta. Aqueles com transtorno da personalidade obsessivo-compulsiva exibem perfeccionismo e excesso significativo de atenção a detalhes. Indivíduos que são dependentes podem apegar-se excessivamente aos médicos e buscar tranquilização constante. Clientes com transtorno da personalidade *borderline* têm duas vezes mais probabilidade de exibir comportamentos disruptivos (p. ex., xingar e fazer ameaças) que solapam a relação médico-paciente (Sansone & Sansone, 2013), o que os torna os pacientes mais difíceis, desafiadores e exigentes encontrados pelos médicos de atenção primária (Gross et al., 2002). Esses desafios incluem ideação suicida, sintomas psicóticos, comorbidade psiquiátrica e níveis reduzidos de saúde emocional e física. Por fim, Gross e colaboradores (2002) relatam que transtornos da personalidade que não são reconhecidos pelos médicos de atenção primária provavelmente contribuem para relações inconsistentes entre médico e paciente.

Em suma, o impacto dos transtornos da personalidade no tratamento de ansiedade, depressão, transtornos do espectro autista e da saúde é bastante convincente. Terapeutas cognitivos se beneficiariam de um modelo padronizado para abordar os problemas de transtorno da personalidade que complicam o tratamento sintomático.

Avaliação e diagnóstico correto são essenciais tanto para transtornos da personalidade como para condições sintomáticas. Ao avaliar e tratar pacientes que são sintomáticos com transtornos da personalidade coexistentes, a experiência clínica e os estudos empíricos oferecem as seguintes "pérolas": evite o risco de diagnóstico excessivo e subdiagnóstico; registre onde e como espera-se haver interferência dos transtornos da personalidade no tratamento e ajuste os protocolos disponíveis de acordo; use sintomas de sofrimento para motivar o envolvimento no tratamento; considere o emprego de farmacoterapia; foque o alívio precoce de sintomas e as expectativas de tratamento positivas; eduque pacientes sobre os benefícios da tarefa de casa na redução de abandono da terapia, na promoção de desfecho positivo e na melhora do humor; aborde os obstáculos de raiva crônica, ruminação e humor negativo; ensine estratégias de resolução de problemas para aliviar o estresse e reduzir o término e a recaída; e tenha como alvo esquemas subjacentes que são encadeamentos comuns entre transtornos.

CONSIDERAÇÕES FINAIS

A comorbidade de transtornos sintomáticos e da personalidade pode complicar o tratamento, resultar em maiores taxas de recaída, exacerbar o transtorno sintomático, aumentar a duração do tratamento e produzir desfechos piores. Os clínicos precisam prudentemente adaptar os tratamentos manualizados com base em uma conceitualização de caso minuciosa, reconhecendo que os transtornos da personalidade podem aumentar a probabilidade de que o manejo seja prolongado.

Como os estudos de desfechos em geral deixam de incorporar formulações de caso que realmente guiam o tratamento na prática clínica, a modificação dos protocolos de tratamento devido à presença de um transtorno da personalidade muitas vezes é necessária. É melhor examinar as características específicas dos pacientes e compreender como suas cognições idiossincráticas se relacionam ao encetamento, manutenção e recaída, além de como abordar esses fatores no tratamento. Finalmente, é importante lembrar que não tratamos transtornos e, sim, indivíduos, com seus padrões singulares de cognição, emoção e comportamento. Fiel ao modelo cognitivo, a via mais eficiente ao tratamento eficaz parece ser a identificação e a modificação de esquema desadaptativo e déficits de habilidades que estão subjacentes aos transtornos concomitantes.

Capítulo 19

MANEJO CLÍNICO

Trabalhando com pessoas diagnosticadas com transtornos da personalidade

Gina M. Fusco

> Cuidar deles pode ser difícil e frustrante.
> – Ward (2004, p. 1505)

A equipe de tratamento estava sentada em silêncio. A frustração aumentava enquanto todos discutiam o plano de alta proposto para Jonas, um homem branco de 37 anos internado na unidade psiquiátrica aproximadamente 10 dias antes. Jonas foi encaminhado pelo pronto-atendimento local depois de ficar muito agressivo em consequência de uma tentativa de suicídio, revelada por ele mesmo, por *overdose* de álcool e medicamento. Ele se debateu e insultou as equipes policial e médica, bradando que eram apenas "funcionários burros" que não entendiam. Depois que uma avaliação médica determinou que ele não necessitava de desintoxicação ou hospitalização, o pronto-atendimento recomendou serviços de saúde mental com internação. Jonas inicialmente recusou essa recomendação, mas continuou expressando ideação suicida. Com a "ameaça" de internação involuntária pairando, concordou em ser internado. Efetivada a transferência, a equipe hospitalar multidisciplinar trabalhou muito com ele. Sua história psicossocial revelou que abuso de álcool, argumentatividade e "dramas" tinham "queimado pontes" com sua família, e, por isso, seus parentes se recusavam a se envolver em seu tratamento. Jonas não identificou outros apoios e não tinha mais cobertura de um plano de saúde, pois havia perdido seu emprego e sido despejado de seu apartamento recentemente. Durante toda a sua permanência, o paciente mostrou-se argumentativo e parecia "sequestrar" todos os grupos com declarações desdenhosas e insultuosas, seguidas por retirada abrupta para o seu quarto. Ele gravitava em torno da equipe feminina, às vezes fazendo declarações provocativas. Oscilava entre declarações à equipe de que ela estava fazendo um trabalho incrível para ajudar a melhorar seus sintomas e declarações hostis raivosas de que ela havia fracassado. Jonas se opunha ao pessoal de atendimento direto, mas tratava a equipe clínica com uma atitude mais respeitosa. Essa natureza respeitosa rapidamente mudava para queixas sobre o psiquiatra feitas à assistente social e declarações negativas feitas à equipe de enfermagem sobre a assistente social. Tensão, confusão e uma crença crescente de que seus esforços estavam sendo inúteis existiam dentro da equipe. Com a pressão cada vez maior para identificar um plano de alta, já que o paciente não satisfazia mais os critérios rigorosos de internação, a equipe pôs-se a organizar sua liberação.

Um membro da equipe particularmente incomodado declarou: "Quando poderemos tirá-lo daqui? Ele está causando estragos ao ambiente", enquanto outro disse: "Estou preocupado com sua propensão ao suicídio e com o que ele fez", ao que vários responderam que Jonas havia tentado o suicídio para obter compaixão, estava "querendo chamar atenção" e era "manipulador". A assistente social responsável por criar planos de alta lamentou que nenhum provedor de atendimento ambulatorial aceitaria seu encaminhamento por falta de cobertura do plano de saúde e que, em relação a seu rol de recursos, havia listas de espera de dois meses para centros de saúde mental, casas de recuperação e lares assistenciais comunitários. Ela indicou que não tinha plano concreto naquele momento. Reconhecendo que estavam apressando a alta na tentativa de encaixar as peças, os membros da equipe requisitaram uma consulta e análise de caso para assegurar que estavam fazendo recomendações clínicas fundamentadas.

DESAFIOS CLÍNICOS E CONTEXTO COMUNITÁRIO

A equipe de tratamento apresentada está se esforçando para trabalhar como um grupo coeso e identificar um plano de alta apropriado e eficaz. Protelar a alta de Jonas foi uma decisão prudente e clinicamente boa, considerando-se a alta taxa de tentativas de suicídio repetidas e suicídio consumado entre pacientes recém-liberados dentro de uma semana após atendimento hospitalar (Deisenhammer, Huber, Kemmler, Weiss, & Hinterhuber, 2007; Qin & Nordentoft, 2005), o maior risco de suicídio durante a transição de atendimento em regime de internação para ambulatorial (Kleespies, Marshall, Pokrajac, & Amodio, 1994) e pesquisas concluindo que altas de ambientes de internação concedidas sem planejamento aumentam o risco de suicídio consumado (Burgess, Pirkis, Morton, & Croke, 2000).

A equipe vivenciou problemas comuns relacionados ao trabalho com uma coorte de pacientes que apresentam sintomas de alto risco e patologias da personalidade. Jonas apresentou dificuldade para estabelecer e manter relacionamentos interpessoais, isolamento, habilidades sociais limitadas, comportamento inapropriado, agressão e outros comportamentos desafiadores. Contratransferência, falta de comunicação e uma postura pejorativa pressionaram a equipe a produzir um plano de alta e impediram uma melhor avaliação dos riscos. As intervenções (ou sua falta) não estavam sendo conduzidas por meio de uma avaliação clínica objetiva, bem como não incorporavam uma abordagem baseada em virtudes, e os recursos pós-alta não foram identificados. As reações da equipe clínica exemplificam a necessidade de considerar os resultados de Burgess e colaboradores (2000) de que relações clínico-paciente subótimas e avaliação de risco inadequada podem ser fatores que contribuem para aumentar o risco de suicídio após alta de ambientes de internação. Com treinamento limitado da equipe de atendimento direto, aliado a visões negativas e diferentes, a equipe, frustrada e estilhaçada, tornou-se ineficaz na manutenção de intervenções terapêuticas consistentes e na criação de um plano de tratamento de alta para um paciente vulnerável que exigia apenas isso – um plano de alta viável.

Com as rápidas transformações no cenário dos sistemas de saúde, os profissionais se deparam com o desafio de trabalhar com indivíduos que apresentam problemas clínicos complexos junto com recursos e prazos restritos. Eles têm a tarefa de não somente entender e conceitualizar de uma maneira mais minuciosa e robusta, mas fazê-lo rapidamente e com maior eficiência, sem deixar de se importar com o paciente e respeitá-lo como pessoa. Para complicar ainda mais o tratamento para essa população muito vulnerável, apoios sociais e terapêuticos geralmente são escassos ou não estão disponíveis. Como exemplo, Roggenbaum, Christy e LeBlanc (2012) fizeram uma pesquisa com profissionais da saúde mental de quatro instituições que recebem encaminhamentos de emergência de todo o estado da Flórida, nos Estados Unidos. Quase a metade dos respondentes indicou que a disponibilidade de tratamento de saúde mental oferecido à comunidade era "menos que adequada" (p. 741). Com recursos limitados, muitos clínicos precisam assumir a defesa dos indivíduos para que tenham acesso e recebam serviços de tratamento tradicional contínuo e ajudar no atendimento das necessidades gerais de bem-estar humano, tais como moradia, alimentação e assistência médica.

Argumentando do ponto de vista da saúde pública, Duberstein e Witte (2009) sugerem que iniciativas no nível populacional, tais como as campanhas de saúde pública, podem ajudar a prevenir a morbidade e aumentar o bem-estar ao criar um sistema interligado de apoios, proporcionando uma alternativa para concentrar-se exclusivamente no pequeno grupo que costuma usar serviços para crises e emergências. Os autores afirmam que "os psicólogos devem trabalhar para construir ativamente um sistema de atendimento à saúde que acomode esses indivíduos em risco em outro lugar" (p. 277) e que "novos tratamentos em novos espaços são necessários" (p. 263). Como indivíduos com transtorno da personalidade tendem a fazer mais uso de serviços de emergência entre aqueles que se apresentam para internação (Hayward & Moran, 2007), um sistema de prestação de cuidados de saúde não tradicional poderia fornecer iniciativas de prevenção relevantes, promover intervenção precoce e criar uma rede de apoio permanente para os que recebem alta de serviços de emergência ou que precisam de apoio além da terapia tradicional. Grupos de defesa de pacientes e da sociedade civil voltados para a recuperação, tais como a *National Alliance on Mental Illness* (NAMI), fornecem uma rede diversa de recursos com outros apoios além das abordagens tradicionais, que incluem colegas especialistas certificados, voluntários, grupos de educação e apoio e um senso comunitário de manter a recuperação (2013). Situado em todo o país em filiais estaduais e locais, a NAMI e grupos semelhantes são facilmente acessíveis aos pacientes (www.nami.org). Como as pessoas com transtornos da personalidade têm dificuldade para formar e manter relacionamentos duradouros, acessar uma rede interconectada é algo valioso para a manutenção da estabilidade e do equilíbrio.

Programas especiais e criativos para auxiliar os pacientes dentro da comunidade estão se mostrando promissores para manter os ganhos terapêuticos. Esses programas incluem contato com o indivíduo após a alta, o que ajuda a estabelecer ligação e apoio permanentes. Os benefícios do acompanhamento ou contato pós-alta são confirmados pelos resultados do estudo de Motto e Bostrom (2001), o qual demonstrou que "cartas atenciosas" enviadas aos que tiveram alta após uma tentativa de suicídio reduziram significativamente a taxa de tentativas subsequentes. Programas de acompanhamento incluíram cartões-postais, cartas, telefonemas e uso de tecnologias modernas, tais como mensagens de texto e *e-mail*. Luxton, June e Comtois (2013) conduziram uma revisão da literatura relacionada ao acompanhamento pós-alta e concluíram que os contatos pareceram reduzir o suicídio e o comportamento suicida. Na prática, os clínicos precisam, idealmente, ter uma lista ativa e atualizada dos recursos à disposição e, com permissão do paciente, fornecer algum apoio de acompanhamento quando possível, tal como dar informações sobre grupos como a NAMI.

COMORBIDADE E DETECÇÃO PRECOCE

Embora seja importante para adequar o tratamento, a detecção precoce costuma ser um desafio considerável no caso de transtornos da personalidade. Devido à alta comorbidade, esses pacientes geralmente se apresentam para atendimento clínico por causa de sintomas de humor, ansiedade, uso de substâncias ou trauma. Comportamentos de alto risco, tais como ferimentos autoinfligidos ou outros, sugerem a presença de um transtorno da personalidade, mas podem ser difíceis de distinguir no contexto de sintomas graves. Widiger e Samuel (2009) recomendam uma abordagem e uma estratégia geral integradas na avaliação dessas psicopatologias, o que inclui a administração de um autorrelato para alertar quanto à presença de traços de personalidade desadaptativos, seguida por uma entrevista semiestruturada para avaliar e verificar sintomas diagnósticos compatíveis com itens de autorrelato identificados. Uma história abrangente além das informações fornecidas por familiares ou apoios pode corroborar adicionalmente a informação (Widiger & Samuel, 2009). Krysinska, Heller e De Leo (2006) observam que os transtornos da personalidade, especialmente os do Grupo B comórbidos com condições clínicas, estão associados a comportamentos suicidas, tentativas de suicídio e suicídios consumados. Lambert (2003) indicou que a comorbidade de transtornos da personalidade com abuso de substâncias e transtornos do humor comumente concomitantes aumenta o risco de suicídio consumado, além de uma história de abuso sexual na infância e traços antissociais. Em termos de trauma de infância, Johnson, Smailes, Cohen, Brown e Bernstein (2000) concluíram que a saúde mental na idade adulta e os transtornos da personalidade estão associados a abuso sexual na infância, abuso mais complexo e trauma durante o desenvolvimento inicial. Como o abuso na infância está com frequência ligado a transtornos da personalidade do Grupo B (Allen, 2004), uma visão informada por trauma é muito útil na avaliação do impacto de trauma de infância e esquema desenvolvido. Em suma, Cheng, Mann e Chan (1997) demonstraram que o maior risco de suicídio está associado à comorbidade de condições clínicas e transtornos da personalidade. Portanto, para garantir as melhores práticas na provisão de tratamento completo, recomenda-se uma avaliação abrangente que inclua análise de riscos à segurança, condições comórbidas e trajetórias ao respectivo tratamento, além de um plano de alta e/ou segurança que seja realista e empoderador.

O risco de suicídio é elevado quando há evidências de tentativas anteriores de suicídio potencialmente fatais (que podem ser o preditivo mais forte de suicídio consumado; Moscicki, 1997); alta letalidade (p. ex., armas de fogo); doença física; alta recente de ambiente de internação (Deisenhammer et al., 2007; Qin & Nordentoft, 2005); e alucinações de comandos de automutilação (em pacientes forenses internados; Rogers, Watt, Gray, MacCulloch, & Gournay, 2002). Uma revisão da literatura de Sullivan e Bongar (2009) identifica condições psiquiátricas como esquizofrenia e transtornos alimentares, do humor, por uso de substâncias, obsessivo-compulsivo e de pânico; perdas recentes, estresse e eventos de vida; demografia masculina branca (aumenta com a idade); adolescência; isolamento social; e um familiar que cometeu suicídio como fatores adicionais de risco de suicídio.

TRATAMENTO, VARIÁVEIS DO TERAPEUTA E QUALIDADE DO ATENDIMENTO

Os desfechos terapêuticos para pacientes diagnosticados com transtornos da personalidade foram explorados em uma abrangente revisão da literatura conduzida pela Divisão 12 da American Psychological Association. As características de pacientes e terapeutas, a relação terapêutica e as técnicas com sugestão de ligações ao desfecho para tratamentos de transtornos da personalidade foram resumidas como exclusivas dessas doenças; compartilhadas com outros transtornos; e generalizadas de outros transtornos para as patologias da personalidade. Variáveis do paciente específicas a transtornos da personalidade incluíram a "disposição e capacidade de envolver-

-se no tratamento" (Critchfield & Benjamin, 2006, p. 664); e compartilhadas com outras perturbações mentais, história de apego positivo e estilo de enfrentamento. Variáveis relacionadas ao terapeuta peculiares a essa população foram conforto com relacionamentos de longo prazo, tolerância a sentimentos e ao processo, paciência, abertura a novas ideias e treinamento especializado relacionado àquelas questões que podem ocorrer com populações de transtornos da personalidade específicos, tais como comportamentos de alto risco e transtorno da personalidade *borderline*. A sugestão de uma ligação com os desfechos foi associada à postura de um nível de atividade relativamente alto do terapeuta, à disponibilidade e flexibilidade durante as crises e à manutenção do relacionamento com honestidade em relação a limites, foco equilibrado em relação à mudança e supervisão/consulta constante (Critchfield & Benjamin, 2006).

A natureza complexa das necessidades dessa população exige que o clínico seja flexível, além de estar bem preparado e treinado para fazer uma avaliação de suicídio e violência. Muitas vezes, os profissionais da saúde mental se deparam ou intervêm em pacientes com características suicidas ou que estão em crise, mas muitos carecem do treinamento necessário para serem totalmente eficazes. Uma pesquisa conduzida por Kleespies, Penk e Forsyth (1993) junto a psicólogos em treinamento de 1985 a 1990 indicou que 97% dos respondentes haviam se deparado com um paciente com características suicidas durante seus anos de formação. Os que já atuavam como assistentes sociais relataram uma taxa de contato elevada (87%) com indivíduos suicidas (Feldman & Freedenthal, 2006) e 28,8% dos psicólogos em atividade relataram pelo menos um paciente suicida e identificaram como o medo mais comum que sentiram na prática clínica era de que "um paciente cometesse suicídio" (Pope & Tabachink, 1993, p. 149). Apesar desses números elevados, Schmitz e colaboradores (2012) afirmam que "a falta de treinamento disponível nas instituições que preparam profissionais da saúde mental tem sido documentada há décadas" (p. 294). Em todos os ambientes, portanto, os clínicos podem se beneficiar com o treinamento em suicídio, avaliação de risco e manejo de comportamentos de alto risco, que começam com a orientação a novos funcionários e incluem manutenção contínua da competência através da revisão, treinamento interno ou educação continuada.

Apoio a equipes de tratamento que trabalham nos níveis mais altos de assistência

Trabalhar com pacientes diagnosticados com transtornos da personalidade exige treinamento especializado e a consulta e o apoio permanentes de colegas ou supervisores. As equipes clínicas são confrontadas com exigências clínicas e administrativas crescentes e, ao mesmo tempo, continuam a fornecer tratamento de uma maneira colaborativa, consistente e segura. O treinamento que proporciona ao grupo de trabalho habilidades para aumentar a eficácia ao lidar com pacientes, assim como estar ciente e controlar suas respostas, apresenta impacto no fornecimento do tratamento e auxilia na manutenção de uma abordagem coordenada e consistente. Especificamente, Duff (2003, p. 28) sugere que o grupo de trabalho receba habilidades de "chão de fábrica" especializadas como parte de um programa de treinamento abrangente que inclua (1) uma indução especializada que revise informações sobre o ambiente real em que eles estão trabalhando, as populações de pacientes das quais cuidam e os problemas associados a elas, tais como automutilação; (2) aconselhamento de mentores; (3) planos de desenvolvimento pessoal; (4) equipes de apoio e supervisão; e (5) revisão. Além disso, autoconsciência, informação sobre transtornos da personalidade e compreensão dos sistemas associados às dificuldades relacionais que essa população frequentemente apresenta são de grande valia. Questões de sistema relacionadas ao funcionamento interpessoal exigem que a equipe tenha uma postura consistente, empática e apoiadora, bem como que aprenda a gerenciar as informações discrepantes entre seus membros que possam causar conflito, desafios de limites, reações emocionais e comportamentos difíceis, além de volatilidade (Duff, 2003). Pacotes de treinamento formal que incluem programas de contenção verbais e não verbais baseados em evidências fornecem abordagens padronizadas de manejo de situações de alto risco de uma maneira sistematizada, culturalmente sensível e informada por trauma. Kleespies e Dettmer (2000) sugerem a criação de programas de aconselhamento para ajudar as equipes a se prepararem no âmbito cognitivo e afetivo para trabalharem como uma população de alto risco que apresenta comportamento potencialmente fatal.

Diversos estudos demonstraram que os clínicos podem desenvolver atitudes negativas e estigmas relacionados ao trabalho com pessoas diagnosticadas com transtornos da personalidade (Newton-Howes, Weaver, & Tyrer, 2008; Treloar & Lewis, 2008). Portanto, é importante avaliar a percepção negativa que a equipe tem do rótulo diagnóstico e da terminologia pejorativa utilizada para descrever comportamentos; é fundamental remediar isso com treinamento e educação. Com palavras depreciativas como "manipulador" e "busca de atenção" usadas para descrever o comportamento, a empatia mingua (Potter, 2006), e pode haver frustração. A equipe pode ser encorajada a reformular percepções negativas de comportamentos desafiadores dos pacientes como um padrão desadaptativo de tentar satisfazer necessidades ou resolver problemas. As políticas institucionais também precisam refletir competências e desfechos relacionados para orientar a equipe no aperfeiçoamento da qualidade de atendimento. A Comissão Conjunta de Credenciamento de Organização Hospitalar menciona uma ferramenta de qualidade preparada para o Departamento de Saúde e Serviços Humanos dos Estados Unidos (Lewin Group, 2013), descrevendo uma organização de alta confiabilidade como aquela criadora de uma cultura sistêmica que estabelece a segurança como prioridade e promove a franqueza, o aprendizado, a transparência e a ênfase em iniciativas de qualidade.

Política, estratégias de avaliação, sistemas de ativação de emergência (p. ex., botões de emergência), maneiras padronizadas de lidar com situações de crise e revisão permanente da qualidade da eficácia dos protocolos contribuem para criar um alto padrão para a prática estabelecida. Um processo para acessar atendimento à noite ou de emergência pode ser comunicado ao paciente como parte do consentimento informado. Se o indivíduo está em crise, o clínico pode ajustar uma sessão-padrão, responder a uma situação de emergência ou tornar-se um defensor dele a fim de garantir atendimento permanente. Com relação a realizar intervenção em crise e/ou de emergência, Robertson (1988) define a obrigação geral do clínico ou "dever de atender" como o dever legal e ético de prestar atendimento normal e sensato (como citado em Kleespies, Deleppo, Gallagher, & Niles, 1999).

Colaboração entre prestadores de serviços psicológicos e médicos

Idealmente, a colaboração e a coordenação das necessidades de atendimento são consistentes, proativas e inclusivas. Por meio do processo de consentimento informado, os pacientes podem fornecer autorização para liberação de informações de saúde confidenciais. Com portadores de transtornos da personalidade, é especialmente útil criar expectativas claras de comunicação entre provedores de tratamento e profissionais da saúde com o objetivo de ajudar a saúde e o funcionamento geral do paciente. É útil que o clínico tenha pleno conhecimento de qualquer tratamento concomitante (p. ex., da família, de dependência química). A resistência ao compartilhamento dessa informação pode ser explorada dentro de uma abordagem de entrevista motivacional colaborativa que apoie a autonomia, enquanto o compromisso com a mudança é evocado dentro do processo de tratamento. A comunicação documentada e consistente entre os profissionais da saúde do paciente, incluindo médicos de atenção primária e psiquiatras, é essencial quando existirem informações discrepantes, principalmente aquelas relativas a adesão a medicamento, interações medicamentosas prejudiciais, como aquelas resultantes de abuso de substâncias, e condições médicas.

MANEJANDO DESAFIOS CLÍNICOS

Crise apresentada

Pacientes com transtornos da personalidade podem ter uma longa história de estratégias de enfrentamento desadaptativas que levam a danos a si mesmo ou aos outros, automedicação, relacionamentos perniciosos, dificuldade nas áreas social e vocacional e frequente sofrimento intrapessoal opressivo. Quando estressados, os pacientes tipicamente exibem desconforto, disfunção, descontrole, desorganização e incapacidade de resolver a dificuldade por meio de recursos internos e externos. O comprometimento da capacidade de resolver problemas cria vulnerabilidade a sentir-se bombardeado ou incapaz de enfrentar (Fusco & Freeman, 2007b). Para alguns, "estar em crise é um estilo de vida" (Freeman & Fusco, 2000, p. 28), podendo viver como se sua existência fosse uma sucessão de crises, uma a cada dia. Estados emocionais intensos e crises relacionadas podem criar a expectativa de que a vida é imprevisível e certamente fora de seu controle.

Dentro do modelo cognitivo-comportamental, as emoções têm um papel poderoso e determinante no esquema global da organização da personalidade (veja A. Beck, Cap. 2, neste livro). Durante uma crise, emoções intensas e poderosas ativam esquemas irresistíveis que, por meio de um filtro perceptual distorcido, criam comportamentos desadaptativos e estratégias de enfrentamento. Destacando a emotividade e seu papel em comportamentos de alto risco, Yen e colaboradores (2009) demonstraram que, em uma amostra com predomínio de transtorno da personalidade, o traço de personalidade de afetividade negativa (temperamento negativo/emotividade) era o preditivo mais substancial de tentativas de suicídio do que traços de desinibição ou impulsividade. A influência profunda das emoções na resolução de problemas e no processamento cognitivo, em que a prioridade emocional que sobrepuja o sistema cognitivo está provavelmente relacionada a busca de prazer ou evitação da dor, precisa ser considerada ao tentar uma intervenção. Compatível com essa visão, Kleespies e Richmond (2009) enfatizam o papel das emoções na crise e sugerem que a importante tarefa de conduzir uma entrevista de emergência visa (1) conter o tumulto emocional do paciente, (2) definir o(s) problema(s), (3) estimar o risco para si ou para os outros e (4) fornecer tratamento que seja apropriado ao problema apresentado ou identificado. Ao longo da avaliação, o clínico pode usar limites verbais, escuta ativa e formulação de perguntas que ajudem a conter a perturbação emocional. Se o paciente se apresentar desorganizado ou com perda de controle emocional, perguntas fechadas curtas nas quais o indivíduo possa concentrar-se o ajudam a se distrair e se acalmar. Por exemplo: "Vou lhe fazer algumas perguntas... quero que você se concentre apenas nas perguntas que eu estiver fazendo, está bem? Vamos começar com 'como você chegou aqui'?". Kleespies e Richmond (2009) sugerem que diversas entrevistas curtas com intervalos também podem ajudar a desarmar e acalmar o paciente.

Crise *versus* emergência

A intervenção durante uma crise, dependendo da natureza da situação, pode ser uma avaliação para determinar o nível de atendimento necessário, como os realizados em uma sala de emergência psiquiátrica ou um pronto-atendimento, conduzindo uma avaliação de um paciente já envolvido que se apresenta em crise, ou uma série de sessões terapêuticas breves destinadas a ajudar o indivíduo a retornar a um nível prévio de funcionamento. Averiguar a segurança do cliente, tanto para si próprio como para os outros, é imperativo em qualquer intervenção de crise. Esse aspecto da intervenção envolve uma avaliação aprofundada e requer rápido desenvolvimento do relacionamento terapêutico.

Na literatura sobre intervenção de crise, os serviços de atendimento de crises e as intervenções emergenciais costumam ser demarcados. De modo específico, Kleespies e colaboradores (1999) definem crise como "uma séria ruptura no nível basal de funcionamento de uma pessoa, de modo que seus mecanismos usuais de enfrentamento são inadequados para restituir o equilíbrio" (p. 454); ela é também emocionalmente significativa e pode resultar em um desfecho positivo ou negativo. Callahan (2009) afirma que a intervenção de crise inclui o fornecimento de uma resposta em 24 a 48 horas, terapia para desenvolver ou restabelecer o equilíbrio e resolução em 4 a 6 semanas. Em comparação, Kleespies e colaboradores definem que há uma emergência "quando um indivíduo atinge um estado de espírito em que existe um risco iminente de que fará (ou deixará de fazer) alguma coisa que resultará em sérios danos a si mesmo ou outros ou morte a menos que ocorra alguma intervenção imediata" (p. 454). Callahan afirma que, em uma situação de emergência, o clínico deve dar uma resposta imediata ao risco iminente, manejar a intervenção para prevenir dano e resolver a ameaça de risco imediato em um único encontro. Assim, as habilidades clínicas para manejo de crise e emergência incluem averiguar o risco iminente, ter conhecimento sobre como acessar os serviços de emergência, trabalhar com pessoal médico, garantir a própria segurança e a de outros durante o processo e encaminhar ou fornecer estabilização da crise dentro de um prazo apropriado.

Ao considerar o processo de intervenção em crise, Roberts (2000, 2005) sugeriu sete etapas para conduzir uma intervenção, são elas: (1) avaliar letalidade e necessidades de segurança, (2) fazer contato psicológico e estabelecer entendimento rapidamente, (3) examinar a dimensão do problema a fim de defini-lo, (4) encorajar sentimentos, (5) explorar tentativas anteriores de enfrentamento, (6) formular um plano de ação e (7) acompanhar. Se um risco iminente é determinado na Etapa 1, então passos para lidar com a crise como uma emergência precisam ser tomados.

Manejo de risco de suicídio

Em primeiro lugar e acima de tudo, a segurança do paciente é o mais importante. Schneider e colaboradores (2008) afirmam que o tratamento dos transtornos da personalidade é um componente essencial na redução de taxas de suicídios consumados. Os transtornos da personalidade estão associados a risco de suicídio (Chioqueta & Stiles, 2004), com estimativas derivadas de autópsias psicológicas dos que cometeram o ato indicando que 30 a 40% satisfaziam os critérios de um transtorno da personalidade (Duberstein & Conwell, 1997). Embora estudos recentes indiquem variação imensa, o que pode em parte dever-se a diferenças geográficas, a taxa média de transtornos da personalidade em amostras póstumas é de 32% (Duberstein & Witte, 2009). Especificamente, personalidades *borderline* e do Grupo B (Chioqueta & Stiles, 2004; Pompili, Giraldi, Ruberto, & Tatarelli, 2005), diagnóstico de transtorno da personalidade em mais de um grupo e homens portadores de transtornos do Grupo C (Schneider et al., 2006), esquizoides e evitativos (Duberstein & Conwell, 1997) demonstraram taxas mais elevadas de suicidalidade, com personalidades dependente e paranoide apresentando maior risco como concluído em uma revisão de dados conduzida por Duberstein e Witte (2009). Uma revisão completa de suicídio e procedimento e estratégias de avaliação de danos está além do âmbito deste capítulo. Entretanto, Schmitz e colaboradores (2012) referem-se à definição de Quinnett, na qual a competência e a capacidade de conduzir uma avaliação de suicídio incluem o seguinte:

> Uma entrevista/avaliação individualizada entre um entrevistado suicida em um contexto telefônico ou face a face em que a pessoa em perigo é entrevistada minuciosamente sobre atual desejo/ideação suicida, capacidade, intenção, razões para morrer, razões para viver e especialmente planos de tentar suicídio, tentativas anteriores e fatores de proteção. A entrevista leva a uma decisão de estratificação de risco, intervenção de mitigação de risco e um plano colaborativo de manejo de risco/segurança, incluindo documentação da avaliação e intervenções feitas e/ou recomendadas. (p. 294)

No mínimo, Sullivan e Bongar (2009) sugerem que uma avaliação diagnóstica completa inclui o seguinte: transtornos psiquiátricos; e aceleradores de suicídio, como a desesperança, o sofrimento psicológico, as perdas recentes, o abuso de substâncias, o acesso a armas de fogo e a insônia. Os fatores adicionais a avaliar incluem potencial para danos, história de trauma, mudança de estado mental, possíveis situações que possam envolver abuso de crianças e de idosos e violência interpessoal. Indagações diretas sobre ideação suicida, comportamentos, risco e fatores de proteção também são abordados na entrevista. Como forma de determinar o risco de suicídio, os profissionais dependem basicamente da entrevista e da observação clínica. Entretanto, testes psicológicos podem ajudar na identificação do risco de machucar-se. Não existe uma escala ou teste capaz de delinear o risco, devendo-se utilizar todos os meios para avaliar o risco. Testes psicológicos comumente utilizados incluem o Inventário Multifásico de Personalidade de Minnesota-2 (MMPI-2; Butcher et al., 2001) e a recente adição do sistema compreensivo de Rorschach (Exner, 2003) que inclui a Constelação de Suicídio (S-CON) entre os indicadores especiais (como citado em Sullivan & Bongar, 2009). Medidas de avaliação de suicídio incluindo o Inventário de Depressão de Beck-II (Beck, Steer, & Brown, 1996), que avalia o nível de depressão e tem dois itens que abordam diretamente a suicidalidade, e a Escala de Desesperança de Beck (Beck & Steer, 1993b), a qual avalia pensamento orientado ao futuro, motivação e expectativas, são comumente utilizadas e têm sido determinadas como instrumentos confiáveis e válidos. É importante observar que alguns pacientes tendem a revelar mais informações em ferramentas de autorrelato do que verbalmente a um clínico (Kaplan, Asnis, Sanderson, & Keswani, 1994) e existem, frequentemente, discrepâncias entre a avaliação de risco do paciente e do clínico (Bewick, McBride, & Barkham, 2006).

Uma entrevista minuciosa, que pode incluir ou não testagem psicológica, provê uma estimativa geral do risco e é utilizada (frequentemente como avaliação psiquiátrica) para determinar o nível de atendimento, ou disposição. O nível de atendimento pode incluir um encaminhamento para uma avaliação psiquiátrica ambulatorial, uma avaliação ou um tratamento para abuso de substâncias ou especializado, contatos mais frequentes com o clínico que está ministrando o tratamento (ambulatorial intensivo), hospitalização parcial, internação ou transferência imediata para uma instituição de saúde para liberação médica se há suspeita de tentativa de suicídio, e/ou avaliação para descartar questões médicas. White (2010) afirma que a liberação médica indica que, embora o paciente possa estar em crise, uma doença física não é considerada presente; uma doença física pode estar ocorrendo, mas acredita-se que ela não seja a causa dos atuais sintomas comportamentais; ou acredita-se que ela não requer mais tratamento médico. O esclarecimento da liberação médica é essencial para promover uma transferência apropriada e troca do tratamento, garantindo que as necessidades psicológicas, bem como médicas, sejam atendidas. É fundamental assegurar que os clínicos não desconsiderem a avaliação ou liberação médica, pois muitas doenças físicas podem assemelhar-se a diversos sintomas psicológicos (White, 2010).

O clínico deve, o tempo todo, observar a comunicação verbal e não verbal ao trabalhar com um paciente que pode ser suicida. Especialistas em suicídio sugerem que o "pressentimento" do profissional como sinal de aviso de potencial de suicídio não deve ser ignorado, mas, sim, explorado por meio de avaliação minuciosa e acompanhamento (Tartakavosky, 2011). Se o indivíduo tiver telefonado para o clínico ou marcado uma sessão de urgência ou emergência indicando ideação suicida, o profissional deve esclarecer se uma tentativa já foi feita (ficando atento à respiração, palavras mal articuladas, mudanças na voz, etc.). Se o paciente tiver cometido algum ato autodestrutivo, a quantidade de medicamentos usada para provocar uma *overdose* ou a profundidade dos cortes é confirmada somente por meio do processo de liberação médica (muitos pacientes podem dar uma estimativa menor das quantidades ou do potencial de dano). Como os familiares podem ter motivos para não revelar a severidade, a negação ou a crença de que podem lidar com o indivíduo ou a situação, deve-se exercer julgamento clínico se familiares estiverem envolvidos. Se uma situação exige contatar serviços de emergência, o clínico deve informar o pessoal do atendimento sobre os riscos à segurança, incluindo a posse de armas de fogo por parte do paciente, ou sintomatologia de alto risco, tais como ideação suicida, paranoia e ideação homicida. Pode ser útil avisar o pessoal médico do pronto-atendimento a respeito da chegada iminente do indivíduo, com informações sobre medicamentos, problemas médicos, natureza e método de plano ou tentativa de suicídio e uma breve sinopse. Outras informações podem incluir dados de contato do psiquiatra e do médico de atenção primária do paciente. Membros da equipe de tratamento do indivíduo (psiquiatra, médico de atenção primária), considerando consentimentos, devem ser contatados e, se for o caso, a companhia de seguros também (Fusco & Freeman, 2007b).

Hospitalização voluntária e involuntária

Uma internação pode ser necessária se um paciente demonstrar que está em risco de cometer atos que causem danos a si próprio ou aos outros ou mostrar-se incapaz de cuidar de si mesmo. Dependendo da instituição e do plano de saúde do paciente, uma avaliação psiquiátrica presencial pode ser essencial para determinar a necessidade médica e a autorização de pagamento para internação. As melhores práticas incluem conhecer quais programas e instituições estão disponíveis na comunidade e como acessar os serviços de emergência psiquiátrica. Serviços móveis de atendimento durante crises podem oferecer intervenção na comunidade, mas podem ser que não contem com intervenção ou avaliação psiquiátrica. Durante o processo de avaliação, se o paciente necessitar de uma internação, mas recusá-la ou for incapaz de consenti-la, pode ser necessária uma internação involuntária para garantir a segurança dele e dos outros. O processo de internação exige documentação clara dos comportamentos, declarações verbais e observações específicos detalhados no prontuário. Nos Estados Unidos, todos os estados têm estatutos civis que estipulam a hospitalização involuntária de pessoas que podem estar mentalmente doentes e ser um perigo para si mesmas ou para os demais (Kaufman & Way, 2010). Contudo, tais estatutos e regulamentos variam, inclusive com diferenças nos prazos (Tebaldi, 2012). É essencial que o clínico esteja informado e treinado quanto a como solicitar, acessar ou iniciar esse processo dentro de sua região. Caso haja segurança, todas as vias de assistência clínica ou médica possíveis devem ser perseguidas, pois o processo de internação priva o indivíduo de sua liberdade e pode gerar estigmas (Kaufman & Way, 2010). Eticamente, os profissionais clínicos têm que equilibrar a necessidade de segurança e bem-estar do paciente e dos outros com a ideia de autodeterminação (Sehiralti & Er, 2012). McGarvey, Leon-Verdin, Wancheck e Bonnie (2013) sugerem que o investimento na criação de um *continuum* de serviços comunitários intensivos pode reduzir a necessidade de intervenções involuntárias, pois clínicos de serviços de emergência empregados por quadros de serviços comunitários no estado da Virgínia indicaram que 27% dos pacientes internados poderiam ter sido atendidos com estabilização de crise residencial voluntária breve, caso essa estivesse disponível.

Tarasoff e o dever de alertar/proteger

No caso histórico *Tarasoff* versus *Regentes da Universidade da Califórnia*, em 1974, a decisão judicial do dever de alertar estabeleceu a prioridade de que os profissionais da saúde mental devem avisar terceiros do perigo revelado por pacientes durante tratamento psicológico (Edwards, 2013). Em uma decisão subsequente em 1976, o tribunal modificou e substituiu aquela responsabilidade por uma obrigação mais geral de proteger uma pretensa vítima (como citado em Pabian, Welfel, & Beebe, 2009). O caso Tarasoff foi o primeiro a se reportar aos clínicos ambulatoriais e seu dever de proteger o público de um modo que pudesse obrigá-los a quebrar o sigilo ao fornecer informações a terceiros. Nos anos subsequentes, todos os Estados norte-americanos reportaram-se à lei de alguma forma, mas variam quanto a seus requisitos para a promulgação da obrigação, incluindo os seguintes: a exigência de um dever de alertar a uma pretensa vítima de uma ameaça corporal, um dever mais geral de proteger contra danos, permissão para (mas não exigir) quebra de sigilo ou, em alguns estados, ausência de uma exigência. O caso Tarasoff destacou a importância de o clínico ter conhecimento específico sobre a compreensão de uma relação fiduciária, previsão de periculosidade, previsibilidade, vítimas identificáveis, assistência aceitável e estatutos do dever (Simone & Fulero, 2005). Pabian e colaboradores (2009) demonstraram, em uma pesquisa com psicólogos em quatro Estados norte-americanos, que 76% deles estavam mal informados sobre as leis estaduais específicas, muitos acreditando que tinham a obrigação legal do dever de alertar, e não estavam cientes de que outras medidas protetivas eram permitidas. Para atender os padrões legais, o clínico deve entender a lei específica do Estado onde trabalha no que se refere à exigência de consentimento informado, o que leva a uma exigência judicial do dever de alertar ou de proteger (Pabian et al., 2009) e como esse dever pode ser dispensado nos termos das disposições da lei, incluindo a opção de usar o critério clínico.

Avaliação de violência

Existem evidências empíricas que apoiam o vínculo entre transtornos da personalidade e comportamento violento (Gilbert & Daffern, 2011). Aqueles com personalidades antissocial e *borderline* e os violentos antes da internação eram mais propensos a ser violentos após receberem alta de uma internação do que os que não tinham transtornos da personalidade (Tardiff, Marzuk, Leon, & Portera, 1997). Em segundo lugar, depois de esquizofrenia, aqueles com transtornos da personalidade eram a maioria dos que cometeram agressões a psicólogos trabalhando em diversos ambientes que participaram de uma pesquisa nacional (Guy, Brown, & Poelstra,

1990). Para a própria segurança e a segurança dos outros, é importante que os clínicos tenham alguma competência na detecção ou avaliação do risco de violência interpessoal por parte do paciente. Contudo, a previsão de violência é uma questão complexa e controversa que afeta os cuidados aos pacientes e as políticas públicas. Ferramentas de avaliação específicas produziram resultados inconsistentes, embora tenham impacto profundo na intervenção terapêutica, práticas atuais e implementação de políticas comunitárias em diversos ambientes, tais como regras de tolerância zero nas escolas (Yang, Wong, & Coid, 2010). As ferramentas de avaliação de risco identificam variáveis mais frequentemente associadas a um desfecho de violência, fornecendo ao clínico uma lista de fatores de risco que, quando indicados, denotam uma estimativa de risco por meio de uma classificação quantificável (Doyle & Logan, 2012). McNeil (2009) oferece um apanhado geral abrangente das atuais ferramentas de avaliação de risco utilizadas para detectar e analisar o risco de violência. Em comparação ao uso exclusivo de uma ferramenta de avaliação, uma abordagem estruturada usando o julgamento clínico na estimativa de riscos procura "preencher a lacuna" entre entrevistas clínicas não estruturadas e abordagens atuariais na avaliação de risco (Kropp, 2008, p. 207). A abordagem estruturada com uso de julgamento clínico envolve passos formais, incorporando fatores de risco empiricamente identificados com uma avaliação individualizada que gera estratégias de manejo de risco e um resumo da avaliação. Por exemplo, um clínico pode usar uma ferramenta de avaliação formal que incorpora variáveis associadas ao risco, bem como reunir outras informações sobre a presença de fatores de risco (histórico, atuais, contextuais e protetores) e formulação de risco individualizada e cenários para desenvolver estratégias de manejo de risco visadas e recomendações resumidas (Doyle & Logan, 2012).

Ao trabalhar com pessoas que podem estar em risco de tornarem-se violentas, a segurança de todos é crucial. Isso inclui o paciente, o clínico, outros pacientes e o público. Para todos os ambientes, protocolos de segurança precisam fazer parte de treinamentos padronizados, praticados com exercícios e avaliados em um processo de revisão de qualidade. O ambiente físico deve ser cuidadosamente considerado em qualquer tipo de serviço, incluindo programas ou centros orientados à crise. Isso inclui os tipos e a disposição dos móveis (p. ex., ancorados, presos, arestas pontudas), acesso à saída, áreas não facilmente vistas ou observadas devido à organização do espaço (cantos), padrões da equipe de atendimento que prestam auxílio quando necessário, objetos que podem ser usados como armas ou projéteis, riscos à segurança (p. ex., ataduras) e níveis de ruído que podem ativar ou promover agravamento do indivíduo. O desenho da área de espera e o fluxo de serviço oferecido aos pacientes devem considerar os possíveis elementos de agitação, tais como televisão exibindo programas que podem ser incitativos (p. ex., dramas policiais, notícias, programas de entrevista), processo de inscrição pouco claro ou confuso, material de leitura, música, temperatura, superlotação, chamados ou anúncios altos ou estridentes por alto-falantes, acesso a revigorantes (p. ex., bebedouro, lanches), pouca privacidade ou espaços confinados, sensibilidade cultural limitada, insensibilidade ao revistar se há contrabando ou ao pedir para tirar as roupas, camisolas ou aventais de tamanhos inadequados, bem como falta de empatia pelos pacientes com dificuldades para obedecer as regras quanto ao ato de fumar.

Kleespies e colaboradores (1999) observam que a resposta do clínico ao aumento da agressividade varia conforme o ambiente. O treinamento de clínicos deve incluir questões de segurança como escolha de vestuário e acessórios (p. ex., gravatas, cachecóis, colares) e habilidades básicas relacionadas ao estabelecimento de limites verbais (esclarecendo o que é comportamento aceitável, tom neutro/positivo), proximidade e respostas não verbais (p. ex., evitar contato visual intenso). A consciência do clínico de aumento na agitação, frustração e sinais verbais e não verbais de aumento na tensão, tal como punhos ou dentes cerrados, andar de um lado para o outro, voz elevada ou mudanças na voz, esgares, etc., podem alertar para a necessidade de apoio ou intervenção, o que, por sua vez, pode incluir recomendar um nível de atendimento mais alto, iniciar uma internação involuntária, alertar uma pretensa vítima, fugir para proteger-se, chamar a polícia ou uma ambulância, ou, se em um ambiente de internação, iniciar um código, demonstração de força ou medidas mais restritivas, incluindo contenções terapêuticas ou físicas (Kleespies et al., 1999).

McNeil, Binder e Greenfield (1988) indicam que ao conduzir uma avaliação de violência, a história de comportamento violento do paciente é comprovadamente o maior preditivo de que esse tipo de comportamento venha a ocorrer no futuro. Os autores concluem que indivíduos violentos na comunidade são mais propensos a serem violentos em um hospital. O nível de atendimento e as decisões relativas ao risco envolvem a avaliação da iminência de agressão, a natureza (tipo de abuso), a frequência com que ocorre, o nível de agressão e as tentativas de prever a ocorrência (Kropp, 2008), mantendo em mente a notificação obrigatória específica de abuso de criança e/ou idoso e outros estatutos de denúncia necessários. Uma avaliação informativa pode incluir o seguinte: perguntas sobre qualquer intenção ou desejo declarado de causar danos ou ameaças veladas aos outros; comportamento agressivo recente; dano a outros no passado; frequência de agressão; padrões e/ou gatilhos relacionados à agressão; sintomas psiquiátricos associados à agressão (p. ex., alucinações, mudanças de humor); contexto de agressão no passado; agressão planejada *versus* impulsiva; atitude com relação a agressão no passado; ameaças ou fantasias violentas; ameaças específicas (relacionadas a leis de dever de alertar); e extensão do planejamento de danos, métodos e preparação para realização da fantasia ou ameaça (McNeil, 2009). As perguntas adicionais idealmente envolvem a avaliação minuciosa da história jurídica, incluindo medidas protetivas anteriores e atuais (medidas protetivas judiciais), detenção, envolvimento atual com o sistema judiciário (p. ex., liberdade condicional), tratamento psiquiátrico anterior (voluntário e involuntário) e avaliação minuciosa do acesso a armas e posse de armas de fogo, facas, etc. O julgamento clínico ao conduzir tais entrevistas é de extrema importância e deve levar em conta os ambientes e o apoio disponível, principalmente em ambientes ambulatoriais mais isolados, controlando o ritmo conforme necessário para manter o *rapport* e moderar qualquer risco de irritar o paciente potencialmente violento de tal maneira que poderia aumentar o risco iminente ao clínico ou a terceiros. McNeil, Weaver e Hall (2007) sugerem que perguntas específicas sobre a disponibilidade de armas de fogo devem fazer parte de um processo de seleção-padrão "em contextos em que os pacientes estão passando por emergências comportamentais e, por isso, tendem a exibir alto risco de comportamento impulsivo violento ou suicida – por exemplo, unidades de internação e departamentos de emergência" (p. 552), em vez de apenas questionar conforme necessário, pois mais relatos de posse de armas de fogo foram obtidos quando a avaliação foi realizada rotineiramente. O exame do estado mental pode identificar sintomas agudos como paranoia, hostilidade, excitação, alucinações e desorganização que indicam aumento no risco de violência iminente (McNeil, 2009).

Crises no relacionamento e violência de parceiro íntimo

Para aqueles com transtornos de personalidade, a luta para estabelecer e manter os relacionamentos cria as inevitáveis crises relacionadas ao funcionamento interpessoal. A ativação de esquemas poderosos dirigidos aos relacionamentos, como, por exemplo, abandono, rejeição, isolamento, hostilidade e falta de valor, pode exacerbar e sobrecarregar um sistema de enfrentamento já prejudicado. Dependendo da intensidade e natureza irresistível do esquema, crises de avaliação realista ou de percepção imprecisa de turbulência no relacionamento podem eclodir. Por meio de um processo colaborativo, a exploração, o exame e o desafio dos pensamentos e pressupostos automáticos podem criar uma avaliação mais equilibrada e realista. A construção de estratégias de enfrentamento para manejar reações a conflito, ruptura ou estabilidade dos relacionamentos é um componente necessário no planejamento do tratamento. Habilidades sociais e construção de comunicação podem ajudar no desenvolvimento de um estilo de interação mais adaptativo e positivo, com experimentos comportamentais criando a oportunidade de uma "espiral adaptativa" de funcionamento (Yalom, 1995, p. 43).

A avaliação abrangente da violência de parceiro íntimo é essencial. Dutton (2006) observa que estudos recentes identificaram que, entre homens que abusam da parceira, as taxas de transtornos da personalidade eram seis vezes mais altas do que na população em geral (como citado em Ross & Babcock, 2009). Tipologias de espancadores ancoradas em patologias da personalidade incluem *borderline*/disfórico, antissocial em nível baixo, violento de modo geral/antissocial e violência apenas na família (Holtzworth-Munroe, Meehan, Herron, Rehman, & Stuart, 2000). Eckhardt, Holtzworth-Munroe, Norlander, Sibley e Cahill (2008) demonstraram que tipologias específicas estão ligadas ao cumprimento de programa de intervenção em espancadores (*borderline*/disfórico e geralmente violento/antissocial mostrando altos níveis de abandono) e resistência associada, bem como baixa prontidão para mudança com recaída e encarceramento repetido. Dutton (2006, citado em Ross & Babcock, 2009) observa adicionalmente que padrões de sintomas daqueles com transtornos da personalidade estão relacionados aos tipos de abuso apresentados pelos espancadores. Por exemplo, o paciente com transtorno da personalidade *borderline* que tem dificuldades com desregulação pode estar em risco de apresentar violência de parceiro íntimo quando houver ativação de instabilidade do humor ou esquema relacionado a abandono. Para casais envolvidos em tratamento, estratégias de entrevista motivacional reduziram a agressão física e o uso pernicioso de álcool em um estudo com 50 casais de namorados universitários entre 18 e 25 anos que haviam relatado ao menos um incidente de agressão de homem a mulher (Woodin & O'Leary, 2010). Planos de segurança com recursos identificados, como, por exemplo, um abrigo para mulheres, devem estar prontamente disponíveis para os que decidirem deixar seu lar e ficar em um ambiente protetor.

Planos de segurança

Para indivíduos que apresentam comportamentos de alto risco ou estão vivendo em situações de alto risco, é essencial estabelecer um plano de segurança, acessar os apoios e empoderar o paciente, já que portadores de transtornos da personalidade costumam demonstrar "falta de capacidade para organizar e planejar suas atividades" (Morana & Camara, 2006, p. 541). Informações para deixar o cliente pronto para agir podem ser organizadas em um plano de segurança por escrito individualizado, destinado a situações de crise. Nele devem constar os gatilhos identificados, estratégias de enfrentamento positivas, dados dos serviços de emergência, apoios com números de telefones ou informações de contato específicas e data e hora de consultas de acompanhamento. A identificação e o fornecimento de acesso a redes de apoio locais – tanto formais quanto informais, como amigos, família, afiliações espirituais, programas de assistência aos funcionários, empregados, grupos de apoio, grupos dos 12 passos, padrinhos, canal de comunicação direta, grupos de recuperação e grupos de pares ou serviços – podem dar suporte ao paciente entre as sessões e após a alta. Familiares e apoios podem ser recursos inestimáveis para desafiar as crenças mentidas, a falta de valor relacionada e o isolamento, bem como reforçar os planos de segurança e outras questões. O uso de "contratos de não causar dano" (CNCD) continua controverso quanto à sua eficácia na redução ou prevenção de comportamento suicida ou nocivo. Hyldahl e Richardson (2011) sugerem consideração cuidadosa se um CNCD for usado, e alertam o clínico para que "lembre-se de que criar um contrato é apenas um elemento de um processo de avaliação de risco e tratamento permanente" (p. 125).

Seguro

Com ênfase na curta duração de internações ou tratamentos, muitos planos de saúde não autorizam o pagamento de tratamento para um indivíduo com diagnóstico primário de um transtorno da personalidade, provavelmente devido ao caráter crônico da condição. Pode haver uma percepção e uma atitude negativas quanto à eficácia do tratamento (American Psychological Association, 2004). Em geral, o pagamento é aprovado pela companhia de seguros para níveis de atendimento mais elevados se o paciente exibir comportamentos que estão criando risco iminente, tais como dano a si mesmo ou aos outros, incapacidade de cuidar de si e/ou uso de substâncias que exija tratamento dentro de um ambiente estruturado. Uma documentação clara no prontuário, assim como a comunicação consistente entre os prestadores de serviços médicos e os profissionais de tratamento (p. ex., equipes formais de tratamento com um plano específico voltado para as metas do tratamento), pode ajudar a comprovar a necessidade médica de intervenção continuada focada nos comportamentos específicos que levaram à demanda por tratamento. O clínico pode precisar dar assistência a seu departamento financeiro na criação de protocolos para ajudar os pacientes sem um plano de saúde a obter acesso e manter sua cobertura ao ajudá-los a preencher a documentação necessária. As companhias de seguros costumam ter equipes especializadas, tais como gerentes de casos intensivos e programas de prevenção para auxiliar o indivíduo.

AUTOCUIDADO DO CLÍNICO E RESILIÊNCIA

A capacidade de estabelecer empatia, o próprio atributo que torna um clínico excepcional no que faz, também pode criar sofrimento (Kleespies & Dettmer, 2000). Um regime de autocuidado clínico e atenção a limites pessoais é essencial. Pacientes com transtornos da personalidade costumam apresentar uma conceitualização de caso complicada que pode incluir comportamentos de alto risco e aderência variável ao tratamento (Gudjonsson & Main, 2008), o que pode revelar-se exaustivo e desafiador. Para o profissional, a exposição a comportamento potencialmente fatal pode criar estresse, questões de relacionamento, traumatização vicária e distúrbios clínicos. Pesquisas indicaram que os psicólogos estão em risco de problemas de saúde mental, incluindo depressão (Kleespies et al., 2011), e, portanto, devem exercitar grande cuidado para garantir que estejam cientes de sobrecarga emocional, tenham apoio social e de colegas e/ou supervisão, bem como sigam uma agenda de trabalho realista. Um foco na prevenção destacado durante os anos de treinamento e na prática atual pode reforçar e criar resiliência aos rigores da prática clínica. Dar prioridade ao autocuidado e vê-lo como parte integrante do bem-estar incluem manter a saúde e a boa alimentação, usar estratégias de relaxamento como a meditação e assegurar o equilíbrio geral entre a vida profissional e o tempo pessoal. Com a tecnologia eletrônica permitindo acesso 24 horas por dia, sete dias por semana, o clínico muitas vezes tem dificuldade para desfrutar de um verdadeiro tempo ocioso. Tempo pessoal que inclui tempo livre programado e criação de cobertura da prática consistente, talvez compartilhada com colegas, pode ajudar a evitar a fadiga e garantir que o terapeuta esteja descansado. Programas formais de assistência de colegas introduzem iniciativas preventivas, tais como autoavaliações frequentes, e uma plataforma confidencial para buscar ajuda (Kleespies et al., 2011). A conscientização e o apoio permanentes dos colegas e das organizações que empregam clínicos podem promover saúde e bem-estar, em última análise beneficiando os pacientes.

Revisitando o caso de Jonas e a equipe de tratamento

Tendo reconhecido a necessidade de procedimentos formais dentro da instituição para promover uma prática de qualidade e apoio à equipe clínica, o hospital havia criado um processo de revisão de caso para todos os participantes da equipe e diversos outros profissionais de fora como consultores objetivos. O grupo multidisciplinar acessou e iniciou o processo aberto de apoio; revisou o histórico, a formulação de caso e o plano de tratamento de Jonas; e discutiu em que medida a equipe trabalhou junto para fornecer o tratamento. Clinicamente, a equipe discutiu como o estilo de personalidade e os padrões de enfrentamento do paciente tendiam a influenciar as reações e tentativas dele de manejar estressores significativos. Metas de tratamento foram subsequentemente acrescidas para construir habilidades de enfrentamento e de resolução de problemas adaptativas específicas relacionadas ao grande número de desafios recentes na vida dele, incluindo perder seu apartamento. Como Jonas frequentemente alijava os outros com comentários desdenhosos e provocativos, seu plano de tratamento foi expandido para incluir grupos específicos para habilidades de interação social. Para construir coesão, a equipe foi encorajada a discutir suas frustrações e sugestões para aperfeiçoar o próprio processo. As frustrações incluíam a falta de informação clínica pertinente que pudesse orientar as decisões de tratamento e os sentimentos de inadequação e incompetência no manejo de comportamentos difíceis. Para atender essa necessidade, foi criado um encaminhamento para testagem psicológica, que incluía triagem para abuso de substâncias. Desde então, protocolos foram refinados para tornar os encaminhamentos para testagem psicológica dentro da instituição mais fáceis e mais rápidos. Um treinamento permanente foi organizado para todo o pessoal, educando quanto ao manejo de comportamentos difíceis, uso de palavras pejorativas, como elas impactam a percepção da equipe e as reações aos pacientes, manutenção de limites e como usar revisões após um incidente de agressão ou ocorrência de uma intervenção restritiva, tal como uma contenção terapêutica. O pessoal de assistência social recebeu acesso a bancos de dados de vinculação de hospitais afiliados que listavam recursos para alta, grupos de apoio e de defesa, além de apoios de outras especialidades. Empoderados por uma compreensão mais profunda e mais clara tanto das necessidades como dos riscos de Jonas, a equipe recomendou que ele permanecesse no hospital por mais uma semana. Depois de uma indicação avaliada de baixo risco de automutilação e acesso a recursos comunitários adicionais, ele recebeu alta com um plano de segurança abrangente, que incluía serviços ambulatoriais intensivos e admissão em uma casa de recuperação com estrutura e um ambiente de apoio, bem como suportes adicionais de grupos locais orientados à recuperação e de defesa.

Capítulo 20

SÍNTESE E PERSPECTIVAS PARA O FUTURO

Denise D. Davis
Arthur Freeman

O conceito de transtornos da personalidade está em contínuo desenvolvimento. Edições sucessivas do DSM (*Manual diagnóstico e estatístico de transtornos mentais*), da American Psychiatric Association, marcaram mudanças significativas na visão teórica, na extensão de problemas, nas definições e na terminologia usada para denotar transtornos da personalidade. Novos transtornos são identificados enquanto outros são eliminados. Por exemplo, a personalidade inadequada (301.82) e a personalidade astênica (301.7) no DSM-II *(Manual diagnóstico e estatístico de transtornos mentais, segunda edição)* desapareceram no DSM-III *(Manual diagnóstico e estatístico de transtornos mentais, terceira edição)*. O transtorno da personalidade narcisista (301.81) apareceu pela primeira vez na terceira edição do manual. O transtorno da personalidade passivo-agressiva foi destituído como um transtorno formal e substituído por um diagnóstico provisório no DSM-IV *(Manual diagnóstico e estatístico de transtornos mentais, quarta edição)* e, depois, relegado a traço de personalidade no DSM-5 *(Manual diagnóstico e estatístico de transtornos mentais, quinta edição)*. A personalidade depressiva era um diagnóstico provisório no DSM-IV, mas foi "rebaixada" para traço de personalidade na quinta edição. Contudo, ainda é possível diagnosticar essas condições clinicamente relevantes na categoria "Outro Transtorno da Personalidade Especificado" (301.89). Outros termos mudaram durante a história do diagnóstico. Por exemplo, a personalidade emocionalmente instável (51.0) no DSM-I *(Manual diagnóstico e estatístico de transtornos mentais, primeira edição)* tornou-se personalidade histérica (301.5) no DSM-II e transtorno da personalidade histriônica (301.5) a partir do DSM-III. A baixa validade nominal e os altos níveis de sobreposição de significado para vários transtornos da personalidade têm sido uma preocupação constante (Blashfield & Breen, 1989). No entanto, os diferentes perfis cognitivos podem ser mapeados, estando em curso o trabalho de validar a medição de fatores cognitivos específicos que distinguem os diferentes transtornos da personalidade (Fournier, DeRubeis, & Beck, 2011).

A confusão atual é agravada pelo fato de que os clínicos transitam cada vez mais entre os critérios do DSM-5 e os da CID-10 (*Classificação estatística internacional de doenças e problemas relacionados à saúde*; World Health Organization) para transtornos da personalidade. É importante que as categorias diagnósticas ofereçam uma estrutura conceitual válida e útil para apoiar intervenções clínicas eficazes e a continuidade da pesquisa clínica.

AVALIAÇÃO

A eficácia do tratamento depende da avaliação contínua, do monitoramento dos processos cognitivos e da conceitualização de caso. Um objetivo mais amplo na avaliação é garantir que os traços persistentes sejam diferenciados dos estados mais transitórios atribuíveis às circunstâncias ou a transtornos sintomáticos, bem como que as implicações desadaptativas sejam testadas quanto a vieses culturais. É mais provável que o terapeuta cognitivo integre diversas fontes de dados, incluindo entrevistas diagnósticas, revisão de dados adicionais, observações comportamentais, inventários de autorrelatos e discussão contínua. Detalhes idiográficos das crenças operantes do paciente podem ser claramente identificados por meio de instrumentos especificamente desenvolvidos para tal, como o Questionário de Crenças dos Transtornos da Personalidade (Beck & Beck, 1995a, Beck & Beck, 1995b) e o Questionário de Esquemas (Young, 2006), e as dimensões relativas das características da personalidade podem ser perfiladas.

DIRETRIZES CLÍNICAS

Como mostram os capítulos precedentes, houve considerável progresso na aplicação da terapia cognitiva no tratamento dos transtornos da personalidade. Entretanto, o profissional depara-se com o desafio de tratar um transtorno complexo sem ter um protocolo terapêutico validado e confiável. Além disso, em grande medida, tem-se considerado o tratamento de cada um dos transtornos da personalidade de maneira isolada. Contudo, os indivíduos que procuram tratamento raramente encaixam-se perfeitamente em uma única categoria diagnóstica. Quando buscam tratamento, as pessoas com transtornos da personalidade podem apresentar características de vários transtornos da personalidade, sem satisfazer totalmente os critérios diagnósticos para uma única condição ou podem qualificar-se para mais de um diagnóstico. As características de um transtorno da personalidade podem atenuar ou ampliar as características de outro, alterando ainda mais o padrão de sinais clínicos. Além disso, como

os indivíduos tipicamente também possuem condições sintomáticas comórbidas, pode levar algum tempo para identificar as características estáveis e difundidas que mantêm o sofrimento dos pacientes ao longo do tempo.

Não é simples fornecer tratamento eficaz nas situações complexas encontradas na prática clínica. Felizmente, o terapeuta não precisa partir do zero para descobrir como abordar o tratamento com pacientes que têm transtornos da personalidade. Revisões da literatura empírica e clínica citadas neste livro forneceram a base para as diretrizes gerais de terapia cognitiva com pacientes cujo funcionamento da personalidade resulta em comprometimento funcional significativo ou sofrimento subjetivo. Tais diretrizes aplicadas são recapituladas assim:

1. *As intervenções são mais eficazes quando baseadas em uma conceitualização individualizada dos problemas dos pacientes.* Indivíduos com transtornos da personalidade têm problemas complexos, arraigados e hipertrofiados que coexistem com dificuldades transitórias ou situacionais. É comum o terapeuta ter de escolher entre muitos alvos possíveis para intervenção e entre uma série de técnicas de manejo possíveis. Isso não apenas apresenta uma situação em que o tratamento pode facilmente ficar confuso e desorganizado se o profissional não tiver um plano terapêutico racional, mas as intervenções que parecem apropriadas após um exame superficial do paciente podem tornar-se facilmente ineficazes ou contraproducentes. Turkat e colaboradores (especialmente Turkat & Maisto, 1985) demonstraram o valor de desenvolver uma conceitualização individualizada baseada em uma avaliação detalhada e de testar a validade de tal conceitualização por meio da coleta de dados adicionais e da observação dos efeitos das intervenções clínicas. As conceitualizações apresentadas neste livro podem fornecer uma estrutura inicial. Não obstante, é importante basear

as intervenções em uma conceitualização individualizada, em vez de presumir que a "conceitualização-padrão" servirá para todo cliente com determinado diagnóstico. Embora seja difícil desenvolver a compreensão de um paciente complexo, a terapia cognitiva pode ser um processo autocorretivo, pois a conceitualização é refinada no decorrer do tratamento. Quando o terapeuta começa a conceitualização com base em uma avaliação inicial e busca corroboração de um paciente antes de prosseguir, os efeitos desses esforços fornecem *feedback* valioso. O "teste de tornassol" de qualquer conceitualização é se ela explica o comportamento no passado, dá conta do comportamento no presente e prevê o comportamento no futuro. Se as intervenções funcionarem como esperado, significa que a conceitualização é suficientemente precisa por ora. Se as intervenções se mostrarem ineficazes ou produzirem resultados inesperados, isso mostra que a conceitualização é insuficiente ou apenas parcialmente correta. Além disso, o exame dos pensamentos e sentimentos evocados pelas intervenções pode fornecer dados valiosos para refinar a conceitualização e o plano de tratamento.

2. *É importante que terapeuta e paciente trabalhem de modo colaborativo para especificar um acordo sobre as metas de tratamento.* Com pacientes tão complexos como aqueles com transtornos da personalidade, metas claras e consistentes para a terapia são necessárias, a fim de evitar pular de um problema para outro sem fazer progresso duradouro. Entretanto, é importante que essas metas sejam de comum acordo para minimizar a não colaboração e as lutas de poder que podem impedir o tratamento desses indivíduos. Pode ser difícil desenvolver metas compartilhadas para tratamento quando o paciente apresenta queixas vagas e, ao mesmo tempo, pode não estar disposto a modificar comportamentos que o terapeuta vê como especialmente problemáticos. O tempo e o esforço gastos desenvolvendo metas mutuamente aceitáveis pode ser um bom investimento. Isso pode maximizar a motivação do cliente para mudança, minimizar a resistência e facilitar a manutenção de um foco consistente do tratamento. Uma estratégia geral para o desenvolvimento de metas pode ser obtida perguntando-se ao paciente o que significa para ele "melhorar" e articular como seria isso em circunstâncias funcionais da vida real. Muitas vezes, o terapeuta precisa ajudar os clientes a construir e manter o investimento na perseguição dessas metas por meio de discussões sobre mudança que revelem sua ambivalência e permitam ao indivíduo formular as razões para buscar a mudança. Isso pode exigir que o clínico modere a própria orientação a metas e use habilidades como, por exemplo, entrevistas motivacionais para evitar provocar a resistência do paciente e, em vez disso, facilitar a resolução bem-sucedida da ambivalência.

3. *É importante concentrar mais atenção do que a habitual no relacionamento terapeuta-paciente.* Um bom relacionamento terapêutico é tão necessário para intervenção efetiva na terapia cognitiva quanto em qualquer outra forma de terapia. Profissionais comportamentais e cognitivo-comportamentais geralmente estão acostumados a serem capazes de estabelecer um relacionamento colaborativo objetivo desde o início do tratamento e, então, prosseguir sem prestar muita atenção aos aspectos interpessoais da terapia. Entretanto, ao trabalhar com pacientes que têm transtornos da personalidade, a terapia costuma não ser tão objetiva. Os esquemas, crenças e pressupostos que distorcem as percepções que os pacientes têm dos outros também distorcem a percepção que têm do terapeuta, e os comportamentos interpessoais disfuncionais manifestos em relacionamentos fora da terapia também tendem a se manifestar no relacionamento

terapeuta-paciente. Padrões de apego que são evidentes ao longo da vida do paciente frequentemente podem ser identificados na maneira como ele considera a terapia e o clínico, uma vez que ele pode se relacionar de maneira ansiosa, ambivalente, desorganizada ou indiferente. Dificuldades interpessoais manifestadas no relacionamento terapeuta-paciente podem atrapalhar a terapia se não forem efetivamente abordadas. Entretanto, essas dificuldades também oferecem ao profissional uma oportunidade para fazer observação e intervenção *in vivo* em vez de ter que se basear no relato do paciente sobre problemas interpessoais que ocorrem entre as sessões (Freeman, Pretzer, Fleming, & Simon, 1990; Mays, 1985; Padesky, 1986). Uma questão no relacionamento terapeuta-paciente que é mais acentuada e fundamental no processo de tratamento entre indivíduos com transtorno da personalidade é o fenômeno tradicionalmente chamado de "transferência". Essa palavra refere-se aos momentos em que o cliente manifesta uma percepção errônea extrema ou persistente do terapeuta com base em sua experiência prévia em relacionamentos significativos, e não no comportamento do terapeuta. Esse fenômeno pode ser compreendido em termos cognitivos como decorrente da supergeneralização que o indivíduo faz das crenças e expectativas que adquiriu em relacionamentos significativos. Pessoas com transtornos da personalidade são tipicamente vigilantes a qualquer sinal de que seus medos possam se concretizar e tendem a reagir de maneira bastante intensa quando o comportamento do terapeuta parece confirmar suas previsões. Quando essas reações fortemente emocionais ocorrerem, é importante que o clínico reconheça o impacto da visão distorcida que o paciente tem dos outros, desenvolva rapidamente uma compreensão do que o indivíduo está pensando e aborde essas concepções errôneas dentro da terapia de maneira direta, mas sensível. Embora possam ser bastante problemáticas, tais reações também oferecem oportunidades de identificar crenças, expectativas e estratégias interpessoais que desempenham um papel importante nos problemas do paciente. Essa também é uma oportunidade de o terapeuta responder ao cliente de maneira tal que refute suas crenças e expectativas disfuncionais, bem como ajudá-lo a entender os mecanismos do modelo cognitivo e como este pode proporcionar um meio de romper padrões de relacionamentos problemáticos. As técnicas de *feedback* empático interpessoal e reparentalização limitada ou parcial são especialmente pertinentes a esse processo.

4. *Considere iniciar com intervenções que não requeiram muita autorrevelação, especialmente com pacientes muito ansiosos ou temerosos que veem os outros com desconfiança.* Muitos indivíduos com transtornos da personalidade sentem-se inicialmente desconfortáveis com a autorrevelação em psicoterapia. Eles podem não confiar no terapeuta, sentir-se pouco à vontade com a intimidade mesmo que leve, temer a rejeição e assim por diante. Às vezes, é necessário iniciar o tratamento com intervenções que requeiram discussão extensa sobre os pensamentos e sentimentos do paciente, mas muitas vezes o tratamento pode iniciar com intervenções comportamentais que gradualmente introduzem a autorrevelação. Iniciar com pequenas recomendações para ações concretas, que dão ao cliente alguma coisa específica para fazer, proporciona tempo para que sinta-se mais confortável com a terapia, bem como dá ao terapeuta tempo para conquistar a confiança e explorar as razões do indivíduo para o desconforto com a autorrevelação.

5. *Intervenções que aumentam o senso de autoeficácia do paciente costumam reduzir a intensidade dos sintomas e facilitam outras abordagens terapêuticas.* A intensidade das

respostas emocionais e comportamentais manifestadas por indivíduos com transtornos da personalidade geralmente é exacerbada por dúvidas sobre a capacidade de enfrentar. Essa dúvida sobre a capacidade de enfrentar não somente intensifica as respostas emocionais à situação, mas também predispõe o indivíduo a respostas drásticas. Quando é possível aumentar a confiança do cliente de que ele será capaz de lidar com as situações problemáticas que aparecerem, muitas vezes isso o diminui seu nível de ansiedade, modera seus sintomas, permite reagir de maneira mais deliberada e facilita a implementação de outras intervenções. O senso de autoeficácia do indivíduo, a confiança de que é capaz de lidar efetivamente com situações específicas quando elas surgem, pode ser aumentado ao corrigir eventuais exageros sobre as exigências da situação ou minimização de suas capacidades, acrescentar novas habilidades de enfrentamento ou combinar as duas ações (Freeman et al., 1990; Pretzer, Beck, & Newman, 1989). Aumentar a autoeficácia cedo no tratamento também comunica a confiança do terapeuta no paciente como uma pessoa capaz e incute um senso de encorajamento dos outros que pode estar ausente.

6. *Não se baseie primordialmente em interações verbais.* Quanto mais graves forem os problemas de um paciente, mais importante será usar intervenções comportamentais para realizar mudança tanto cognitiva como comportamental (Freeman et al., 1990). Ferramentas experienciais tais como *role-play* na sessão e uma hierarquia de "experimentos comportamentais" entre os encontros oferecem uma oportunidade de dessensibilização, ajudam o cliente a ganhar confiança e podem ser bastante eficazes para desafiar crenças e expectativas irrealistas. Quando for necessário basear-se em intervenções exclusivamente verbais, exemplos concretos da vida real costumam ser mais eficazes do que discussões filosóficas abstratas. Outros métodos experienciais, incluindo práticas de *mindfulness*, imagens mentais, diálogos do esquema e treinamento da consciência afetiva são importantes para criar uma experiência terapêutica suficientemente intensa.

7. *Procure identificar e abordar os medos do paciente antes de implementar mudanças.* Pessoas com transtorno da personalidade muitas vezes têm fortes medos velados embutidos em suas crenças e pressupostos que dão origem a um medo global de que algo poderia acontecer se elas mudassem. As tentativas de induzir o paciente a simplesmente seguir adiante sem resolver esses medos são em geral malsucedidas (Mays, 1985). Se o terapeuta adota a prática de discutir as expectativas e preocupações do cliente antes de tentar cada mudança, isso tende a reduzir o nível de ansiedade do indivíduo em relação à terapia e aperfeiçoar a aderência. Objetivos gerais podem ser subdivididos em subcomponentes muito menores para tornar a mudança mais manejável, tornando mais fácil ver como coisas boas poderiam acontecer. Por exemplo, o paciente com um objetivo geral de ser mais assertivo poderia trabalhar em um subcomponente de lidar com provocações menores de um colega de trabalho difícil de uma maneira mais proativa.

8. *Ajude o paciente a lidar de maneira adaptativa com emoções aversivas.* Clientes com transtornos da personalidade costumam ter reações emocionais aversivas muito intensas em situações específicas. Essas reações intensas podem ser um problema significativo por si próprias. Mais importante, as tentativas de evitar ter ou de fugir dessas emoções e a resposta cognitiva e comportamental a elas do indivíduo geralmente desempenham um papel importante nos problemas do paciente. Muitos indivíduos com transtornos da personalidade foram criados em ambientes emocionalmente distorcidos ou invalidado-

res e têm pouca ou nenhuma experiência que os ajude a tolerar e manejar emoções aversivas, muito menos discernir como recuperar-se delas. Essa falta de habilidades de enfrentamento perpetua os temores quanto às consequências de vivenciar as emoções e ao próprio significado de ter tais emoções. Quando esse for o caso, pode ser importante trabalhar sistematicamente para aumentar a capacidade do paciente de tolerar e lidar com o afeto intenso de modo eficaz (Farrell & Shaw, 1994). Os clientes costumam apreciar o uso de confrontação empática pelo terapeuta, na qual este valida a emoção, aponta os riscos de agir com base nessas emoções de maneiras desadaptativas (internalizando ou externalizando) e depois explica opções mais funcionais, bem como encoraja o uso da última abordagem.

9. *Ajude os pacientes a lidar com emoções aversivas que podem ser evocadas por intervenções terapêuticas.* Além das emoções intensas que os clientes vivenciam na vida cotidiana, a própria terapia pode evocar fortes emoções. Quando as sessões envolvem encarar os medos sobre si mesmo e os outros, efetuar mudanças de vida, arriscar expor seu íntimo, abordar memórias dolorosas e assim por diante, essas ações podem provocar uma série de respostas emocionais. É importante que o terapeuta reconheça emoções dolorosas provocadas pela terapia e seja compreensivo e solidário, orientando o paciente para habilidades de enfrentamento recém-desenvolvidas. Do contrário, existe um risco de que essas emoções afastem o indivíduo da terapia. Se o profissional tornar um hábito a obtenção de *feedback* do cliente regularmente e a atenção aos sinais não verbais de reações emocionais durante a sessão de terapia, em geral não será difícil reconhecer reações emocionais problemáticas. Quando tais reações ocorrerem, é importante que o clínico desenvolva uma compreensão dos pensamentos e sentimentos do paciente e ajude-o a compreender as próprias reações. É importante dosar a terapia para que seus benefícios superem suas desvantagens e assegurar que o cliente reconheça isso.

10. *Preveja os problemas com o cumprimento de tarefas.* Muitos fatores contribuem para a alta taxa de inadimplência nas tarefas entre pacientes com transtornos da personalidade. Além das complexidades no relacionamento terapeuta-paciente e dos medos de mudança discutidos anteriormente, os comportamentos disfuncionais desses indivíduos estão muito arraigados e geralmente são reforçados por aspectos do ambiente onde vivem. Contudo, em vez de serem simplesmente um impedimento ao progresso, episódios de omissão podem servir como oportunidade para considerar com mais atenção os esquemas e modos ativos. A resposta mais importante pode ser colaborativa, pedindo-se ao paciente que especule sobre os obstáculos e avalie as questões interferentes. Um plano para identificar os pensamentos que ocorrem nos momentos em que o indivíduo pensa em fazer a tarefa da terapia, mas desiste, costuma revelar os impedimentos mais significativos que precisam ser considerados. Talvez a tarefa seja demasiado complexa, não focada em uma meta que seja relevante para o cliente ou não tenha sido desenvolvida da maneira mais colaborativa possível.

11. *Não presuma que o paciente vive em um ambiente sensato.* Alguns comportamentos, tais como a asserção, são tão frequentemente adaptativos que é fácil presumir que sejam sempre uma boa ideia. No entanto, pacientes com transtornos da personalidade em geral são produto de famílias seriamente atípicas que costumam viver em ambientes atípicos. Ao implementar mudanças, é importante avaliar as prováveis respostas de pessoas importantes no ambiente do cliente, em vez de presumir que os outros responderão de

maneira sensata. Muitas vezes, é útil fazer o indivíduo tentar novos comportamentos em situações de baixo risco. Isso gera menos ansiedade e dá a ele uma chance de aperfeiçoar suas habilidades antes de encarar situações mais difíceis. Validações do terapeuta de que o ambiente do paciente pode ser atípico e especialmente difícil podem contribuir de modo significativo para que ele desenvolva a persistência e seu senso de autoeficácia. Receber *feedback* de que as circunstâncias do cliente poderiam ser difíceis para qualquer pessoa o ajuda a desenvolver um conceito mais refinado do que é normal e o que não é, o que auxilia sua capacidade de pensar com base nos fatos.

12. *Esteja preparado para reservar tempo para revisar uma narrativa desenvolvimentista.* Raramente, vemos os transtornos da personalidade sem alguns antecedentes desenvolvimentistas de natureza social, seja de um ambiente de infância invalidador e crítico, de um ambiente frio e exigente, de um ambiente instável, caótico ou emocionalmente imprevisível, ou outros eventos traumáticos de impacto significativo, em especial traumas interpessoais. A exploração dessas experiências do passado como possíveis fatores contribuintes pode ajudar o paciente a construir uma conceitualização dos modos de esquema como engendrados ao longo do tempo e a aumentar a compreensão de como suas crenças e seus comportamentos fizeram sentido em algum ponto no tempo. O objetivo dessa narrativa desenvolvimentista não é localizar e culpar os cuidadores, mas compreender em primeiro lugar como e por que conclusões dolorosas que moldaram as crenças do paciente se desenvolveram. Pode-se explicar que as memórias armazenadas se tornaram parte do processamento tendencioso das informações, o qual faz um problema ser mantido, e que pode ser alterado com a terapia. O *timing* e a intensidade da revisão desenvolvimentista dependem do paciente. Como observado, clientes com uma postura de desconfiança em relação aos outros podem precisar de mais tempo para se sentirem confortáveis em se expor e preferir se concentrar em passos práticos inicialmente. Outros podem sentir-se à vontade para se expor, mas precisam de ajuda para encarar as fortes emoções que essa exploração pode provocar. Tais reflexões podem ser abordadas brevemente durante a avaliação e depois exploradas em diversos momentos posteriores, em unidades breves ou em recordação narrativa prolongada. Seja qual for o ritmo, o objetivo é avaliar como essas importantes experiências confirmam ou contradizem a teoria de trabalho sobre as crenças e os pressupostos problemáticos do paciente e como eles podem ser compreendidos ou modificados.

13. *O estabelecimento de limites frequentemente faz parte do programa geral de tratamento.* Fixar limites firmes e sensatos e aplicá-los sistematicamente atende diversos propósitos no tratamento de pacientes com transtornos da personalidade. Primeiro, a sistematicidade ajuda os pacientes a organizar suas vidas de maneira mais adaptativa e os protege de excessos comportamentais que causam problemas para eles mesmos e para os outros. Segundo, isso proporciona ao terapeuta uma oportunidade de modelar uma forma equilibrada de resolver problemas. Terceiro, cria uma estrutura segura para manter um relacionamento terapêutico de longo prazo e possivelmente tempestuoso. Por fim, limites apropriados minimizam o risco de o profissional sentir-se explorado e ficar ressentido, ou de que a terapia de alguma forma perca o rumo.

Pode parecer bom que o clínico seja generoso e esforce-se para tentar ajudar o paciente que está em grande sofrimento, mas tal generosidade pode facilmente não ser algo proveitoso. Um manejo especial que parece aceitável no curto prazo pode tornar-se incômodo quando exigências por esse tipo de tratamento persistem mês após mês. Se o terapeuta permitir que uma situação que lhe causa ressentimento se desenvolva, um impedimento importante ao tratamento efetivo também se desenvolverá. É de suma importância não reforçar inadvertidamente comportamento disfuncional respondendo de maneira que recompensam o paciente por limites enfraquecidos, expectativas de merecimento ou manipulação da atenção.

14. *Atente para as próprias reações emocionais durante o curso da terapia*. Interações com pacientes com transtornos da personalidade evocam muitas reações emocionais no terapeuta, variando de sentimentos empáticos de depressão a intensa raiva, desencorajamento, medo ou atração sexual. É importante que o profissional esteja consciente das muitas respostas possíveis para que elas possam ser usadas como fonte de dados potencialmente úteis. Os clínicos podem beneficiar-se do uso de técnicas cognitivas (tais como registro de pensamento disfuncional; Beck, Rush, Shaw, & Emery, 1979), revisão de sua conceitualização de caso e/ou busca de consulta com um colega objetivo. Emoções no terapeuta devem ser consideradas uma resposta esperada capaz de informar o processo de terapia, e não devem ser consideradas erros ou enganos em si. Tentativas de evitar ou suprimir respostas emocionais podem aumentar o risco de administrar de modo insatisfatório a interação terapêutica. Respostas emocionais não ocorrem aleatoriamente. Uma resposta extraordinariamente forte por parte do terapeuta costuma ser uma reação a algum aspecto do comportamento do paciente, embora possa haver outros determinantes mais salientes, tais como história do clínico ou questões profissionais. Como o terapeuta pode responder emocionalmente a um padrão no comportamento do cliente muito antes de ele ter sido intelectualmente reconhecido, uma interpretação acurada das próprias respostas pode acelerar o reconhecimento desses padrões.

É preciso pensar com cautela se essas reações serão reveladas ou não ao paciente e como administrar qualquer revelação terapeuticamente. Por um lado, indivíduos com transtornos da personalidade podem reagir de modo intenso à autorrevelação do terapeuta, facilmente interpretando essa informação de maneira errônea. Por outro, se o profissional não revelar qualquer reação emocional que seja evidente para o cliente a partir de sinais não verbais ou que o indivíduo antecipe com base em experiências em outros relacionamentos, isso pode facilmente levar a mal-entendidos ou desconfiança. Essa decisão é considerada de modo mais correto dentro de um contexto ponderado da conceitualização de caso, das questões atuais do paciente, do estado de entendimento terapêutico e do nível de excitação e capacidade de enfrentamento do terapeuta. O uso de *feedback* empático interpessoal é uma habilidade essencial para intervenção efetiva com certos transtornos da personalidade, tais como o narcisismo, quando a manipulação dos outros é um aspecto central da psicopatologia. Esse *feedback* é sempre dado de uma forma calorosa e apoiadora, mas faz uso das reações do terapeuta ao comportamento desadaptativo quando este ocorre durante a sessão. Dar um *feedback* imediato quando o modo estiver ativo cria uma experiência emocionalmente excitante que aumenta a chance de haver um impacto.

15. *Seja realista em relação à duração da terapia, das metas para a terapia e dos padrões para a autoavaliação do terapeuta*. Muitos profissionais que usam abordagens comportamentais e cognitivo-comportamentais estão acostumados a obter resultados substanciais com relativa rapidez. É fácil

sentir-se frustrado e zangado com o paciente "resistente" quando a terapia avança lentamente ou ficar autocrítico e desencorajado quando as interações se tornam complicadas ou emocionalmente carregadas. Quando o tratamento for malsucedido ou apenas parcialmente bem-sucedido, é importante lembrar que muitos fatores influenciam o desfecho, sendo a competência do terapeuta apenas um deles. Quando a terapia avançar de modo lento, é importante não desistir prematuramente nem insistir em uma abordagem malsucedida. Intervenções comportamentais e cognitivo-comportamentais podem efetuar mudanças substanciais e duradouras em alguns pacientes com transtornos da personalidade, mas são obtidos resultados mais modestos em outros casos e, em outros ainda, pouco se consegue, pelo menos em curtíssimo prazo.

CONSIDERAÇÕES FINAIS

As duas últimas décadas marcaram um crescimento rápido no mapeamento das características cognitivas específicas dos transtornos da personalidade e o refinamento de uma série de técnicas para intervenção cognitiva. Talvez a mais nova fronteira para trabalho futuro, além de continuar estabelecendo a eficácia clínica do tratamento cognitivo dos transtornos da personalidade, possa ser a articulação de rotas comuns de desenvolvimento e processo de mudança nesses transtornos. Conforme avançamos no futuro, temos ainda mais esperança que as condições da personalidade, no passado consideradas refratárias a intervenções terapêuticas, serão vistas como modificáveis da mesma forma que os transtornos afetivos e de ansiedade.

REFERÊNCIAS

Abi-Dargham, A., Kegeles, L. S., Zea-Ponce, Y., Mawlawi, O., Martinez, D., Mitropoulou, V., et al. (2004). Striatal amphetamine-induced dopamine release in patients with schizotypal personality disorder studied with single photon emission computed tomography and [123I] iodobenzamide. *Biological Psychiatry, 55*(10), 1001–1006.

Abramson, L. Y., Metalsky, G. I., & Alloy, L. B. (1989). Hopelessness depression: A theory-based subtype of depression. *Psychological Review, 96,* 358–372.

Ackerman, R. A., Witt, E. A., Donnellan, M. B., Trzesniewski, K. H., Robins, R. W., Kashy, D. A. (2011). What does the narcissistic personality inventory really measure? *Assessment, 18*(1), 67–87.

Adams, P. (1973). *Obsessive children: A sociopsychiatric study*. New York: Brunner/Mazel.

Adeponle, A. B., Thombs, B. D., Groleau, D., Jarvis, E., & Kirmayer, L. J. (2012). Using the cultural formulation to resolve uncertainty in diagnoses of psychosis among ethnoculturally diverse patients. *Psychiatric Services, 63*(2), 147–153.

Adshead, G., & Sarkar, J. (2012). The nature of personality disorder. *Advances in Psychiatric Treatment, 18,* 162–172.

Aggarwal, N. K., Nicasio, A. V., DeSilva, R., Boiler, M., & Lewis-Fernández, R. (2013). Barriers to implementing the DSM-5 Cultural Formulation Interview: A qualitative study. *Culture, Medicine, and Psychiatry, 37*(3), 505–533.

Akiskal, H. P. (1983). Dysthymic disorder: Psychopathology of proposed depressive subtypes. *American Journal of Psychiatry, 140,* 11–20.

Alarcón, R. D., Becker, A. E., Lewis-Fernández, R., Like, R. C., Desai, P., Foulks, E., et al. (2009). Issues for DSM-V: The role of culture in psychiatric diagnosis. *Journal of Nervous and Mental Disease, 197*(8), 559–560.

Alarcón, R. D., & Foulks, E. F. (1995a). Personality disorders and culture: Contemporary clinical views (Part A). *Cultural Diversity and Mental Health, 1*(1), 3–17.

Alarcón, R. D., & Foulks, E. F. (1995b). Personality disorders and culture: Contemporary clinical views (Part B). *Cultural Diversity and Mental Health, 1*(2), 79–91.

Alberti, R. E., & Emmons, M. L. (2008). *Your perfect right: Assertiveness and equality in your life and relationships* (9th ed.). Atascadero, CA: Impact.

Alden, L. (1989). Short-term structured treatment for avoidant personality disorder. *Journal of Consulting and Clinical Psychology, 57,* 756–764.

Allen, J. (2004). *Traumatic relationships and serious mental disorders*. Chichester, UK: Wiley.

Alloy, L. B., & Abramson, L. Y. (1999). The Temple–Wisconsin Cognitive Vulnerability to Depression (CVD) Project: Conceptual background, design, and methods. *Journal of Cognitive Psychotherapy: An International Quarterly, 13,* 227–262.

Alnaes, R., & Torgersen, S. (1988). The relationship between DSM-III symptom disorders (Axis I) and personality disorders (Axis II) in an outpatient population. *Acta Psychiatrica Scandinavica, 78,* 485–492.

Alnaes, R., & Torgerson, S. (1991). Personality and personality disorders among patients with various affective disorders. *Journal of Personality Disorders, 5*(2), 107–121.

American Psychiatric Association. (1952). *Diagnostic and statistical manual of mental disorders* (1st ed.). Washington, DC: Author.

American Psychiatric Association. (1968). *Diagnostic and statistical manual of mental disorders* (2nd ed.). Washington, DC: Author.

American Psychiatric Association. (1980). *Diagnostic and statistical manual of mental disorders* (3rd ed.). Washington, DC: Author.

American Psychiatric Association. (1987). *Diagnostic and statistical manual of mental disorders* (3rd ed., rev.). Washington, DC: Author.

American Psychiatric Association. (1989). Passive–aggressive personality disorder. In *Treatments of psychiatric disorders: A task force report of the American Psychiatric Association* (pp. 2783–2789). Washington, DC: Author.

American Psychiatric Association. (1994). *Diagnostic and statistical manual of mental disorders* (4th ed.). Washington, DC: Author.

American Psychiatric Association. (2000). *Diagnostic and statistical manual of mental disorders* (4th ed., text rev.). Washington, DC: Author.

American Psychiatric Association. (2002). *Guideline for the treatment of patients with bipolar disorder* (2nd ed.). Washington, DC: Author.

American Psychiatric Association. (2013). *Diagnostic and statistical manual of mental disorders* (5th ed.). Arlington, VA: Author.

American Psychological Association. (2002). *Ethical principles of psychologists and code of conduct*. Washington, DC: Author.

American Psychological Association. (2004). Axis II gets short shrift. *American Psychological Association Monitor, 35*(3). Retrieved from www.apa.org/monitor/mar04/axis.aspx.

Amrod, J., & Hayes, S. C. (2014). ACT for the incarcerated. In R. C. Tafrate & D. Mitchell (Eds.), *Forensic CBT: A handbook for clinical practice* (pp. 43–65). Chichester, UK: Wiley.

Andrews, D. A., & Bonta, J. (1995). *The Level of Service Inventory—Revised*. Toronto, Ontario, Canada: Multi-Health Systems.

Andrews, D. A., & Bonta, J. (2010). *The psychology of criminal conduct* (5th ed.). New Providence, NJ: LexisNexis Bender.

Andrews, D. A., Bonta, J., & Hoge, R. D. (1990). Classification for effective rehabilitation: Rediscovering psychology. *Criminal Justice and Behavior, 17*, 19–52.

Andrews, D. A., Bonta, J., & Wormith, J. S. (2006). The recent past and near future of risk and/or need assessment. *Crime and Delinquency, 52*, 7–27.

Andrews, D. A., & Dowden, C. (2005). Managing correctional treatment for reduced recidivism: A meta-analytic review of program integrity. *Legal and Criminological Psychology, 10*, 173–187.

Andrews, D. A., Zinger, I., Hoge, R. D., Bonta, J., Gendreau, P., & Cullen, F. T. (1990). Does correctional treatment work?: A clinically relevant and psychologically informed meta-analysis. *Criminology, 28*, 369–404.

Angstman, K. B., & Rasmussen, N. H. (2011). Personality disorders: Review and clinical application in daily practice. *American Family Physician, 84*, 1253–1260.

Ansell, E. B., Pinto, A., Edelen, M. O., Markowitz, J. C., Sanislow, C. A., Yen, S., et al. (2011). The association of personality disorders with the prospective 7-year course of anxiety disorders. *Psychological Medicine, 41*, 1019–1028.

Ansell, E. B., Sanislow, C. A., McGlashan, T. H., & Grilo, C. M. (2007). Psychosocial impairment and treatment utilization by patients with borderline personality disorder, other personality disorders, mood and anxiety disorders, and a healthy comparison group. *Comprehensive Psychiatry, 48*, 329–336.

APA Presidential Task Force on Evidence-Based Practice. (2006). Evidence-based practice in psychology. *American Psychologist, 61*(4), 271–285.

Arnevik, E., Wilberg, T., Urnes, Ø., Johansen, M., Monsen, J. T., & Karterud, S. (2010). Psychotherapy for personality disorders: 18 months' follow-up of the Ullevål Personality Project. *Journal of Personality Disorders, 24*(2), 188–203.

Arntz, A. (1994). Treatment of borderline personality disorder: A challenge for cognitive-behavioural therapy. *Behaviour Research and Therapy, 32*, 419–430.

Arntz, A. (2011). Imagery rescripting for personality disorders. *Cognitive and Behavioral Practice, 18*, 466–481.

Arntz, A. (2014). Treatment of comorbid anxiety disorders and personality disorders. In P. M. G. Emmelkamp & T. Ehring (Eds.), *Handbook of anxiety disorders: Theory, research and practice*. Hoboken, NJ: Wiley-Blackwell.

Arntz, A., Bernstein, D., Gielen, D., van Nieuwenhuyzen, M., Penders, K., Haslam, N., et al. (2009). Taxometric evidence for the dimensional structure of Cluster-C, paranoid, and borderline personality disorders. *Journal of Personality Disorders, 23*(6), 606–628.

Arntz, A., Dietzel, R., & Dreessen, L. (1999). Assumptions in borderline personality disorder: Specificity, stability, and relationship with etiological factors. *Behaviour Research and Therapy, 37*, 545–557.

Arntz, A., Dreessen, L., Schouten, E., & Weertman, A. (2004). Beliefs in personality disorders: A test with the Personality Disorder Belief Questionnaire. *Behaviour Research and Therapy, 42*, 1215–1225.

Arntz, A., & van Genderen, H. (2009). *Schema therapy for borderline personality disorder*. Chichester, UK: Wiley.

Arntz, A., & Weertman, A. (1999). Treatment of childhood memories: Theory and practice. *Behaviour Research and Therapy, 37*, 715–740.

Ascoli, M., Lee, T., Warfa, N., Mairura, J., Persaud, A., & Bhui, K. (2011). Race, culture, ethnicity and personality disorder: Group care position paper. *World Cultural Psychiatry Research Review, 6*(1), 52–60.

Baer, R. A., & Sauer, S. E. (2011). Relationships between depressive rumination, anger rumination, and borderline personality features. *Personality Disorders: Theory, Research, and Treatment, 2*, 142–150.

Bagby, R. M. (2013). Introduction to special issue on the Personality Inventory for DSM-5 (PID-5). *Assessment, 20*(3), 267–268.

Bagby, R. M., Costa, J. P. T., Widiger, T. A., Ryder, A. G., & Marshall, M. (2005). DSM-IV personality disorders and the five-factor model of personality: A multi-method examination of domain- and facet-level predictions [Special issue]. *European Journal of Personality. Personality and Personality Disorders, 19*(4), 307–324.

Bagby, R. M., Watson, C., & Ryder, A. G. (2012). Depressive personality disorder. In T. A. Widiger (Ed.), *The Oxford handbook of personality disorders* (pp. 628–647). Oxford, UK: Oxford University Press.

Bagby, R. M., Watson, C., & Ryder, A. G. (2013). Depressive personality disorder and the five-factor model. In T. A. Widiger, & P. T. Costa (Eds.), *Personality disorders and the five-factor model of personality* (pp. 179–192). Washington, DC: American Psychological Association.

Ball, S. A., Maccarelli, L. M., LaPaglia, D. M., & Ostrowski, M. J. (2011). Randomized trial of dual-focused versus single-focused individual therapy for personality disorders and substance dependence. *Journal of Nervous and Mental Disease, 199*(5), 319.

Bamelis, L. L. M., Evers, S. M. A. A., & Arntz, A. (2012). Design of a multicentered randomized controlled trial on the clinical and cost effectiveness of schema therapy for personality disorders. *BMC Public Health, 24*, 12–75.

Bamelis, L. L. M., Evers, S. M. A. A., Spinhoven, P., & Arntz, A. (2014). Results of a multicenter randomized controlled trial of the clinical effectiveness of schema therapy for personality disorders. *American Journal of Psychiatry, 171*(3), 305–322.

Bandelow, B., Schmahl, C., Falkai, P., & Wedekind, D. (2010). Borderline personality disorder: A dysregulation of the endogenous opioid system? *Psychological Review, 117*(2), 623.

Barber, J. P., & Muenz, L. R. (1996). The role of avoidance and obsessiveness in matching patients to cognitive and interpersonal psychotherapy: Empirical findings from the Treatment for Depression Collaborative Research Program. *Journal of Consulting and Clinical Psychology, 64*(5), 951–958.

Barlow, D. H. (2004). Psychological treatments. *American Psychologist, 59*(9), 869–878.

Baron, J. (2000). *Thinking and deciding*. Cambridge, UK: Cambridge University Press.

Bartlett, F. C. (1932). *Remembering*. New York: Columbia University Press.

Bartlett, F. C. (1958). *Thinking: An experimental and social study*. New York: Basic Books.

Bateman, A. W., & Tyrer, P. (2004). Psychological treatment for personality disorder. *Advances in Psychiatric Treatment, 10*, 378–388.

Batterham, P. J., Glozier, N., & Christensen, H. (2012). Sleep disturbance, personality and the onset of depression and anxiety: Prospective cohort study. *Australian and New Zealand Journal of Psychiatry, 46*, 1089–1098.

Baumeister, R. (2001, April). Violent pride. *Scientific American, 284*(4), 96–101.

Baumeister, R., Bushman, B., & Campbell, W. K. (2000). Self-esteem, narcissism, and aggression: Does violence result from low self-esteem or from threatened egotism? *Current Directions in Psychological Science, 9*, 26–29.

Baumeister, R., Smart, L., & Boden, J. (1996). Relation of threatened egotism to violence and aggression: The dark side of high self-esteem. *Psychological Review, 103*, 5–33.

Bebbington, P. E., McBride, O., Steel, C., Kuipers, E., Radovanovic, M., Brugha, T., et al. (2013). The structure of paranoia in the general population. *British Journal of Psychiatry, 202*, 419–427.

Beck, A. (1991). *Beck Scale for Suicide Ideation*. San Antonio, TX: Psychological Corporation.

Beck, A., Freeman, A., & Davis, D. B. (2004). *Cognitive therapy of personality disorders* (2nd ed.). New York: Guilford Press.

Beck, A. T. (1963). Thinking and depression: I. Idiosyncratic content and cognitive distortions. *Archives of General Psychiatry, 9*, 324–344.

Beck, A. T. (1964). Thinking and depression: II. Theory and therapy. *Archives of General Psychiatry, 10*, 561–571.

Beck, A. T. (1967). *Depression: Clinical, experimental and theoretical aspects*. New York: Harper & Row. (Republished as *Depression: Causes and treatment*. Philadelphia: University of Pennsylvania Press, 1972)

Beck, A. T. (1976). *Cognitive therapy and the emotional disorders*. New York: International Universities Press.

Beck, A. T. (1983). Cognitive therapy of depression: New perspectives. In P. J. Clayton & J. E. Barrett (Eds.), *Treatment of depression: Old controversies and new approaches*. New York: Raven Press.

Beck, A. T. (1987). Cognitive models of depression. *Journal of Cognitive Psychotherapy: An International Quarterly, 1*, 5–37.

Beck, A. T. (1988a). *Beck Hopelessness Scale*. San Antonio, TX: Psychological Corporation.

Beck, A. T. (1988b). *Love is never enough*. New York: Harper & Row.

Beck, A. T. (1996). Beyond belief: A theory of modes, personality, and psychopathology. In P. Salkovskis (Ed.), *Frontiers of cognitive therapy* (pp. 1–25). New York: Guilford Press.

Beck, A. T., & Beck, J. S. (1991). *The Personality Belief Questionnaire*. Unpublished instrument, Beck Institute for Cognitive Therapy and Research, Bala Cynwyd, PA.

Beck, A. T., & Beck, J. S. (1995a). *PBQ-PBD*. Unpublished instrument, Beck Institute for Cognitive Therapy and Research, Bala Cynwyd, PA.

Beck, A. T., & Beck, J. S. (1995b). *PBQ-SF*. Unpublished instrument, Beck Institute for Cognitive Therapy and Research, Bala Cynwyd, PA.

Beck, A. T., Butler, A. C., Brown, G. K., Dahlsgaard, K. K., Newman, C. F., & Beck, J. S. (2001). Dysfunctional beliefs discriminate personality disorders. *Behaviour Research and Therapy, 39*, 1213–1225.

Beck, A. T., & Emery, G. (with Greenberg, R. L.). (1985). *Anxiety disorders and phobias: A cognitive perspective*. New York: Basic Books.

Beck, A. T., Freeman, A., & Associates. (1990). *Cognitive therapy of personality disorders*. New York: Guilford Press.

Beck, A. T., & Haigh, E. (2014). Advances in cognitive theory and therapy: The generic cognitive model. *Annual Review of Clinical Psychology, 10*, 1–24.

Beck, A. T., Rush, A. J., Shaw, B. F., & Emery, G. (1979). *Cognitive therapy of depression*. New York: Guilford Press.

Beck, A. T., & Steer, R. A. (1993a). *Beck Anxiety Inventory Manual*. San Antonio, TX: Psychological Corporation.

Beck, A. T., & Steer, R. A. (1993b). *Manual for Beck Hopelessness Inventory*. San Antonio, TX: Psychological Corporation.

Beck, A. T., Steer, R., & Brown, G. (1996). *Manual for the Beck Depression Inventory–II*. San Antonio, TX: Psychological Corporation.

Beck, A. T., Wright, F., Newman, C., & Liese, B. (1993) *Cognitive therapy of substance abuse*. New York: Guilford Press.

Beck, J. S. (1995). *Cognitive therapy: Basics and beyond*. New York: Guilford Press.

Beck, J. S. (2005). *Cognitive therapy for challenging problems: What to do when the basics don't work*. New York: Guilford Press.

Beck, J. S. (2006). *Cognitive therapy worksheet packet* (rev. ed.). Bala Cynwyd, PA: Beck Institute for Cognitive Behavior Therapy.

Beck, J. S. (2011). *Cognitive behavior therapy: Basics and beyond* (2nd ed.). New York: Guilford Press.

Beesdo, K., Lau, J. Y., Guyer, A. E., McClure-Tone, E. B., Monk, C. S., Nelson, E. E., et al. (2009). Common and distinct amygdala-function perturbations in depressed vs. anxious adolescents. *Archives of General Psychiatry, 66*(3), 275–285.

Behary, W. (2012). Schema therapy for narcissism. In M. van Vreeswijk, J. Broersen, & M. Nadort (Eds.), *The Wiley-Blackwell handbook of schema therapy: Theory, research and practice* (pp. 81–90). Malden, MA: Wiley-Blackwell.

Behary, W., & Dieckmann, E. (2011). Schema therapy for narcissism: The art of empathic confrontation, limit-setting, and leverage. In W. K. Campbell & J. D. Miller (Eds.), *The handbook of narcissism and narcissistic personality disorder: Theoretical approaches, empirical findings, and treatments* (pp. 445–456). Hoboken, NJ: Wiley.

Behary, W., & Dieckmann, E. (2013). Schema therapy for pathological narcissism: The art of adaptive re-parenting. In J. S. Ogrodniczuk (Ed.), *Understanding and treating pathological narcissism* (pp. 285–300). Washington, DC: American Psychological Association.

Behary, W. T. (2013). *Disarming the narcissist: Surviving and thriving with the self-absorbed* (2nd ed.). Oakland, CA: New Harbinger.

Bellino, S., Rinaldi, C., Bozzatello, P., & Bogetto, F. (2011). Pharmacotherapy of borderline personality disorder: A systematic review. *Current Medicinal Chemistry, 18*(22), 3322–3329.

Belmaker, R. H. (2004). Bipolar disorder. *New England Journal of Medicine, 351*, 476–486.

Bender, D. S., Skodol, A. E., Dyck, I. R., Markowitz, J. C., Shea, M. T., Yen, S., et al. (2007). Ethnicity and mental health treatment utilization by patients with personality disorders. *Journal of Consulting and Clinical Psychology, 75*(6), 992–999.

Benjamin, L. (1993). *Interpersonal diagnosis and treatment of personality disorders*. New York: Guilford Press.

Benjamin, L. (2003). *Interpersonal diagnosis and treatment of personality disorders* (2nd ed.). New York: Guilford Press.

Benjamin, L., & Cushing, G. (2004). An interpersonal family-oriented approach to personality disorder. In M. M. MacFarlane (Ed.), *Family treatment of personality disorders advances in clinical practice* (pp. 41–69). New York: Haworth Clinical Practice Press.

Bergman, S. M., Fearrington, M. E., Davenport, S. W., & Bergman, J. Z. (2011). Millennials, narcissism, and social networking: What narcissists do on social networking sites and why. *Personality and Individual Differences, 50*(5), 706–711.

Bernal, G., Jiménez-Chafey, M. I., & Domenech Rodríguez, M. M. (2009). Cultural adaptation of treatments: A resource for considering culture in evidence-based practice. *Professional Psychology: Research and Practice, 40*(4), 361–368.

Bernstein, D. P. (2005). Cognitive therapy for clients with personality disorders and comorbid Axis I psychopathology. In J. Reich (Ed.), *Personality disorders: Current research and treatments* (pp. 154–159). New York: Routledge.

Bernstein, D. P., Arntz, A., & de Vos, M. E. (2007). Schema-focused therapy in forensic settings: Theoretical model and recommendations for best clinical practice. *International Journal of Forensic Mental Health, 6*, 169–183.

Bernstein, D. P., & Useda, J. D. (2007). Paranoid personality disorder. In W. O'Donohue, K. A. Fowler, & S. O. Lilenfeld (Eds.), *Personality disorders: Toward the DSM-V* (pp. 41–62). Thousand Oaks, CA: Sage.

Berridge, K. C. (2007). The debate over dopamine's role in reward: The case for incentive salience. *Psychopharmacology, 191*(3), 391–431.

Betancourt, H., & Lopez, S. R. (1993). The study of culture, ethnicity, and race in American psychology. *American Psychologist, 48*(6), 629–637.

Bewick, B. M., McBride, J., & Barkham, M. (2006). When clients and practitioners have differing views of risk: Benchmarks for improving assessment and practice. *Counseling and Psychotherapy Research, 6*(1), 50–59.

Bhar, S. S., Beck, A. T., & Butler, A. C. (2012). Beliefs and personality disorders: An overview of the Personality Beliefs Questionnaire. *Journal of Clinical Psychology, 68*(1), 88–100.

Bhugra D., & de Silva, P. (2007). Sexual dysfunctions across cultures. In K. Bhui (Ed.), *Textbook of cultural psychiatry* (pp. 364–378). Cambridge, UK: Cambridge University Press.

Black, D. W., Monahan, P., Wesner, R., Gabel, J., & Bowers, W. (1996). The effect of fluvoxamine, cognitive therapy, and placebo on abnormal personality traits in 44 patients with panic disorder. *Journal of Personality Disorders, 10*(2), 185–194.

Blackford, J. U., Buckholtz, J. W., Avery, S. N., & Zald, D. H. (2010). A unique role for the human amygdala in novelty detection. *NeuroImage, 50*(3), 1188–1193.

Blashfield, R. K., & Breen, M. J. (1989). Face validity of the DSM-III-R personality disorders. *American Journal of Psychiatry, 146*, 1575–1579.

Blum, N., John, D., Pfohl, B., Stuart, S., McCormick, B., Allen, J., et al. (2008). Systems training for emotional predictability and problem solving (STEPPS) for outpatients with borderline personality disorder: A randomized controlled trial and 1-year follow-up. *American Journal of Psychiatry, 165*(4), 468–478.

Bockian, N. R. (2006). Depression in borderline personality disorder. In N. R. Bockian (Ed.), *Personality-guided therapy for depression* (pp. 135–167). Washington, DC: American Psychological Association.

Bornstein, R. (1992). The dependent personality: Developmental, social, and clinical perspectives. *Psychological Bulletin, 112*(1), 3–23.

Bornstein, R. (2005). The dependent individual: Diagnosis, assessment, and treatment. *Professional Psychology: Research and Practice, 36*(1), 82-89.

Bornstein, R. (2012a). From dysfunction to adaptation: An interactionist model of dependency. *Annual Review of Clinical Psychology, 8*(1), 291-316.

Bornstein, R. (2012b). Illuminating a neglected clinical issue: Societal costs of interpersonal dependency and dependent personality disorder. *Journal of Clinical Psychology, 68*(7), 766-781.

Bornstein, R., Riggs, J., Hill, E., & Calabrese, C. (1996). Activity, passivity, self-denigration, and self-promotion: Toward an interactionist model of interpersonal dependency. *Journal of Personality, 64*(3), 637-673.

Bornstein, R. F. (1998). Reconceptualizing personality disorder diagnosis in the DSM-V: The discriminant validity challenge. *Clinical Psychology: Science and Practice, 5*(3), 333-343.

Bornstein, R. F. (2001). A meta-analysis of the dependency-eating disorders relationship:

Strength, specificity, and temporal stability. *Journal of Psychopathology and Behavioral Assessment, 23*, 151-162.

Bornstein, R. F. (2011). Reconceptualizing personality pathology in DSM-5: Limitations in evidence for eliminating dependent personality disorder and other DSM-IV syndromes. *Journal of Personality Disorders, 25*(2), 235-247.

Bourgeois, J. A., & Hall, M. J. (1993). An examination of narcissistic personality traits as seen in a military population. *Military Medicine, 158*, 170-174.

Bowlby, J. (1969). *Attachment and loss: Vol. 1. Attachment*. New York: Basic Books.

Boyce, P., & Mason, C. (1996). An overview of depression-prone personality traits and the role of interpersonal sensitivity. *Australian and New Zealand Journal of Psychiatry, 30*, 90-103.

Bradley, R., Shedler, J., & Westen, D. (2006). Is the appendix a useful appendage?: An empirical examination of depressive, passive-aggressive (negativistic), sadistic, and self-defeating personality disorders. *Journal of Personality Disorders, 20*(5), 524-540.

Brennan, K., & Shaver, P. (1998). Attachment styles and personality disorders: Their comnnections to each other and to parental divorce, parental death, and perceptions of parental caregiving. *Journal of Personality, 66*, 835-878.

Bricker, D., Young, J. E., & Flanagan, C. (1993). Schema-focused cognitive therapy: A comprehensive framework for characterological problems. In K. Kuehlwein & H. Rosen (Eds.), *Cognitive therapies in action: Evolving innovative practice* (pp. 88-125). San Francisco: Jossey-Bass.

Brown, G. K., Newman, C. F., Charlesworth, S., Crits-Cristoph, P., & Beck, A. T. (2004). An open clinical trial of cognitive therapy for borderline personality disorder. *Journal of Personality Disorders, 18*(3), 257-271.

Buckholtz, J. W., Treadway, M. T., Cowan, R. L., Woodward, N. D., Benning, S. D., Li, R., et al. (2010). Mesolimbic dopamine reward system hypersensitivity in individuals with psychopathic traits. *Nature Neuroscience, 13*(4), 419-421.

Buckholtz, J. W., Treadway, M. T., Cowan, R. L., Woodward, N. D., Li, R., Ansari, M. S., et al. (2010). Dopaminergic network differences in human impulsivity. *Science, 329*(5991), 532.

Bukh, J. D., Bock, C., Vinberg, M., Gether, U., & Kessing, L. V. (2010). Clinical utility of Standardised Assessment of Personality—Abbreviated Scale (SAPAS) among patients with first episode depression. *Journal of Affective Disorders, 127*(1), 199-202.

Burgess, P., Pirkis, J., Morton, J., & Croke, E. (2000). Lessons from a comprehensive clinical audit of users of psychiatric services who committed suicide. *Psychiatric Services, 51*(12), 1555-1560.

Burns, D. D. (1999). *10 days to self-esteem*. New York: HarperCollins.

Bushman, B., & Baumeister, R. (1998). Threatened egotism, narcissism, self-esteem, and direct and displaced aggression: Does self-love or self-hate lead to violence? *Journal of Personality and Social Psychology, 75*, 219-229.

Buss, A. H. (1987). Personality: Primitive heritage and human distinctiveness. In J. Aronoff, A. I. Robin, & R. A. Zucker (Eds.), *The emergence of personality* (pp. 13-48). New York: Springer.

Butcher, J. N., Graham, J. R., Ben-Porath, Y. S., Tellegen, Y. S., Dahlstrom, W. G., & Kaemmer, B. (2001). *Minnesota Multiphasic Personality Inventory-2: Manual for administration and scoring* (rev. ed.). Minneapolis: University of Minnesota Press.

Butler, A. C., Beck, A. T., & Cohen, L. H. (2007). The Personality Belief Questionnaire—Short Form: Development and preliminary findings. *Cognitive Therapy and Research, 31*, 357-370.

Butler, A. C., Brown, G. K., Beck, A. T., & Grisham, J. R. (2002). Assessment of dysfunctional beliefs in borderline personality disorder. *Behaviour Research and Therapy, 40*(1), 1231–1240.

Butler, R. N. (1975). *Why survive?: Being old in America*. New York: Harper & Row.

Byrne, S. A., Cherniack, M. G., & Petry, N. M. (2013). Antisocial personality disorder is associated with receipt of physical disability benefits in substance abuse treatment patients. *Drug and Alcohol Dependence, 132*(1–2), 373–377.

Calati, R., Gressier, F., Balestri, M., & Serretti, A. (2013). Genetic modulation of borderline personality disorder: Systematic review and meta-analysis. *Journal of Psychiatric Research, 47*, 1275–1287.

Callahan, J. (2009). Emergency intervention and crisis intervention. In P. M. Kleespies (Ed.), *Behavioral emergencies: An evidence-based resource for evaluating and managing risk of suicide, violence, and victimization* (pp. 13–32). Washington, DC: American Psychological Association.

Carcione, A., Nicolo, G., Pedone, R., Popolo, R., Conti, L., Fiore, D., et al. (2011). Metacognitive mastery dysfunctions in personality disorder psychotherapy. *Psychiatry Research, 190*, 60–71.

Carlson, J., Melton, K., & Snow, K. (2004). Family treatment of passive–aggressive (negativistic) personality disorder. In M. M. MacFarlane (Ed.), *Family treatment of personality disorders advances in clinical practice* (pp. 241–272). New York: Haworth Clinical Practice Press.

Carr, S. N., & Francis, A. P. (2010). Do early maladaptive schemas mediate the relationship between childhood experiences and avoidant personality disorder features?: A preliminary investigation in a non-clinical sample. *Cognitive Therapy and Research, 34*, 343–358.

Carroll, A. (2009). Are you looking at me?: Understanding and managing paranoid personality disorder. *Advances in Psychiatric Treatment, 15*, 40–48.

Chadwick, P. (2006). *Person-based cognitive therapy for distressing psychosis*. Chichester, UK: Wiley.

Chamberlain, J., & Huprich, S. K. (2011). The Depressive Personality Disorder Inventory and current depressive symptoms: Implications for the assessment of depressive personality. *Journal of Personality Disorders, 25*, 668–680.

Chambless, D. L., & Hollon, S. D. (1998). Defining empirically supported therapies. *Journal of Consulting and Clinical Psychology, 66*(1), 7–18.

Chambless, D. L., Renneberg, D., Goldstein, A., & Gracely, E. J. (1992). MCMI-diagnosed personality disorders among agoraphobic outpatients: Prevalence and relationship to severity and treatment outcome. *Journal of Anxiety Disorders, 6*, 193–211.

Chambless, D. L., Renneberg, D., Gracely, E. J., Goldstein, A. J., & Fydrich, T. (2000). Axis I and II comorbidity in agoraphobia: Prediction of psychotherapy outcome in a clinical setting. *Psychotherapy Research, 10*, 279–295.

Cheng, A. T. A., Mann, A. H., & Chan, K. A. (1997). Personality disorder and suicide: A case-control study. *British Journal of Psychiatry, 170*(5), 441–446.

Chioqueta, A., & Stiles, T. C. (2004). Assessing suicide risk in Cluster C personality disorders. *Crisis, 25*(3), 128–133.

Clark, D. A., & Beck, A. T. (with Alford, B. A.). (1999). *Scientific foundations of cognitive theory and therapy of depression*. New York: Wiley.

Clark, L. A. (1992). Resolving taxonomic issues in personality disorders: The value of large-scale analyses of symptom data. *Journal of Personality Disorders, 6*(4), 360–376.

Clark, L. A. (2005a). *SNAP Schedule for Nonadaptive and Adaptive Personality: Manual for administration, scoring, and interpretation*. Minneapolis: University of Minnesota Press.

Clark, L. A. (2005b). Stability and change in personality pathology: Revelations of three longitudinal studies [Special issue]. *Journal of Personality Disorders: Longitudinal Studies, 19*(5), 524–532.

Clark, L. A. (2005c). Temperament as a unifying basis for personality and psychopathology. *Journal of Abnormal Psychology. Special Issue: Toward a Dimensionally Based Taxonomy of Psychopathology, 114*(4), 505–521.

Clark, L. A., & Livesley, W. J. (2002). Two approaches to identifying the dimensions of personality disorder: Convergence on the five-factor model. In P. T. Costa, Jr. & T. A. Widiger (Eds.), *Personality disorders and the five-factor model of personality* (2nd ed., pp. 161–176). Washington, DC: American Psychological Association.

Clark, L. A., Livesley, W. J., & Morey, L. (1997). Personality disorder assessment: The challenge of construct validity. *Journal of Personality Disorders, 11*(3), 205–231.

Clark, L. A., Vorhies, L., & McEwen, J. L. (2002). Personality disorder symptomatology from the five-factor model perspective. In P. T. Costa, Jr. & T. A. Widiger (Eds.), *Personality disorders and the five-factor model of personality* (2nd ed., pp. 125-147). Washington, DC: American Psychological Association.

Clarke, S., Thomas, P., & James, K. (2013). Cognitive analytic therapy for personality disorder: Randomised controlled trial. *British Journal of Psychiatry, 202*(2), 129-134.

Clifford, C. A., Murray, R. M., & Fulker, D. W. (1984). Genetic and environmental influences on obsessional traits and symptoms. *Psychological Medicine, 14*(4), 791-800.

Cloninger, C. R. (1986). A unified biosocial theory of personality and its role in the development of anxiety states. *Psychiatrics Development, 4*(3), 167-226.

Coffman, S., Martell, C. R., Dimidjian, S., Gallop, R., & Hollon, S. D. (2007). Extreme nonresponse in cognitive therapy: Can behavioral activation succeed where cognitive therapy fails? *Journal of Consulting and Clinical Psychology, 75*, 531-541.

Cohen, P., Chen, H., Crawford, T. N., Brook, J. S., & Gordon, K. (2007). Personality disorders in early adolescence and the development of later substance use disorders in the general population. *Drug and Alcohol Dependence, 88*, S71-S84.

Collins, N., & Read, S. (1990). Adult attachment, working models, and relationship quality in dating couples. *Journal of Personality and Social Psychology, 58*, 644-663.

Colvin, C. R., Block, J., & Funder, D. C. (1995). Overly positive self-evaluations and personality: Negative implications for mental health. *Journal of Personality and Social Psychology, 68*, 1152-1162.

Constantino, M. J., Arnkoff, D. B., Glass, C. R., Ametrano, R. M., & Smith, J. Z. (2011). Expectations. *Journal of Clinical Psychology: In Session, 67*, 184-192.

Corbisiero, J. R., & Reznikoff, M. (1991). The relationship between personality type and style of alcohol use. *Journal of Clinical Psychology, 47*(2), 291-298.

Cornell, D. G., Warren, J., Hawk, G., Stafford, E., Oram, G., & Pine, D. (1996). Psychopathy in instrumental and reactive violent offenders. *Journal of Consulting and Clinical Psychology, 64*(4), 783-790.

Costa, P. T., & McCrae, R. R. (1992). *Revised NEO Personality Inventory (NEO-PI-R) and NEO Five-Factor Inventory (NEO-FFI) professional manual*. Odessa, FL: Psychological Assesssment Resources.

Costa, P. T., & McCrae, R. R. (2010). *NEO inventories: NEO Personality Inventory-3 (NEO-PI-3)*. Lutz, FL: Psychological Assessment Resources.

Costa, P. T., Patriciu, N. S., & McCrae, R. R. (2005). Lessons from longitudinal studies for new approaches to the DSM-V [Special issue]: The FFM and FFT. *Journal of Personality Disorders: Longitudinal Studies, 19*(5), 533-539.

Cottraux, J., Druon Note, I. D., Boutitie, F., Milliery, M., Genouihlac, V., Nan Yao, S., et al. (2009). Cognitive therapy versus Rogerian supportive therapy in borderline personality disorder: Two-year follow-up of a controlled pilot study. *Psychotherapy and Psychosomatics, 78*, 307-316.

Cowdry, R. W., & Gardner, D. (1988). Pharmacotherapy of borderline personality disorder: Alprazolam, carmazepine, trifluoperazine and tranylcypromine. *Archives of General Psychiatry, 45*, 111-119.

Craig, A. D. (2002). How do you feel?: Interoception: The sense of the physiological condition of the body. *Nature Reviews Neuroscience, 3*(8), 655-666.

Craig, A. D. (2009). How do you feel—now?: The anterior insula and human awareness. *Nature Reviews Neuroscience, 10*(1), 59-70.

Cremers, H. R., Demenescu, L. R., Aleman, A., Renken, R., van Tol, M.-J., van der Wee, N. J., et al. (2010). Neuroticism modulates amygdala–prefrontal connectivity in response to negative emotional facial expressions. *NeuroImage, 49*(1), 963-970.

Critchfield, K. L., & Benjamin, L. (2006). Principles for psychosocial treatment of personality disorder: Summary of the APA Division 12 Task Force/NASPR review. *Journal of Clinical Psychology, 62*(6), 661-674.

Crits-Christoph, P., & Barber, J. (2002). Psychological treatment for personality disorders. In P. Nathan & J. Gorman (Eds.), *A guide to treatments that work* (2nd ed., pp. 611- 624). New York: Oxford University Press.

Cumyn, L., French, L., & Hechtman, L. (2009). Comorbidity in adults with attention-deficit hyperactivity disorder. *Canadian Journal of Psychiatry, 54*(10), 673-683.

Czajkowski, N., Kendler, K. S., Jacobson, K. C, Tambs, K., Roysamb, E., & Reichborn-Kjennerud, T. (2008). Passive–aggressive (negativistic) personality disorder: A population-based twin study. *Journal of Personality Disorders, 22*(1), 109-122.

Damasio, A. (2005). *Descartes' error: Emotion, reason, and the human brain*. New York: Penguin.

Dattilio, F. M., & Padesky, C. A. (1990). *Cognitive therapy with couples*. Sarasota, FL: Professional Resource Exchange.

David, D. (2003). Rational emotive behavior therapy (REBT): The view of a cognitive psychologist. In W. Dryden (Ed.), *Theoretical developments in REBT*. London: Brunner/ Routledge.

David, D. (in press). Rational emotive behavior therapy. In R. L. Cautin & S. O. Lilienfeld (Eds.), *Encyclopedia of clinical psychology*. Hoboken, NJ: Wiley-Blackwell.

David, D., & DiGiuseppe, R. (2010). Social and cultural aspects of rational and irrational beliefs: A brief reconceptualisation. In D. David, S. J. Lynn, & A. Ellis (Eds.), *Rational and irrational beliefs: Research, theory, and clinical practice* (pp. 130–159). New York: Oxford University Press.

David, D., Lynn, S., & Ellis. A. (Eds.). (2010). *Rational and irrational beliefs. Implications for research, theory, and practice* (pp. 49–62). New York: Oxford University Press.

David, D., Matu, S., & David, O. A. (2013). New directions in virtual reality-based therapy for anxiety disorders. *International Journal of Cognitive Therapy, 6*, 114–137.

David, D., & Montgomery, G. H. (2011). The scientific status of psychotherapies: A new evaluative framework for evidence-based psychosocial interventions. *Clinical Psychology: Science and Practice, 18*, 89–99.

David, D., & Szentagotai, A. (2006). Cognition in cognitive behavior psychotherapies. *Clinical Psychology Review, 26*, 284–298.

Davidson, K., Norrie, J., Tyrer, P., Gumley, A., Tata, P., Murray, H., et al. (2006). The effectiveness of cognitive behavior therapy for borderline personality disorder: Results from the borderline personality disorder study of cognitive therapy (BOSCOT) trial. *Journal of Personality Disorders, 20*, 450–465.

Davidson, K. M., Tyrer, P., Norrie, J., Palmer, S. J., & Tyrer, H. (2010). Cognitive therapy v. usual treatment for borderline personality disorder: Prospective 6-year follow-up. *British Journal of Psychiatry, 197*(6), 456–462.

Davidson, R. J., Pizzagalli, D., Nitschke, J. B., & Putnam, K. (2002). Depression: Perspectives from affective neuroscience. *Annual Review of Psychology, 53*, 545–574.

Davies, E., & Burdett, J. (2004). Preventing schizophrenia. Creating the conditions for saner societies. In J. Read, L. R. Mosher, & R. P. Bentall (Eds.), *Models of madness: Psychological, social and biological approaches to schizophrenia* (pp. 271–282). Hove, UK: Brunner-Routledge.

Davins-Pujols, M., Perez-Testor, C., Salamero-Baro, M., & Castillo-Garayoa, J. (2012). Personality profiles in abused women receiving psychotherapy according to the existence of childhood abuse. *Journal of Family Violence, 27*(2), 87–96.

Davis, D. (2008). *Terminating psychotherapy: A professional guide to ending on a positive note*. Hoboken, NJ: Wiley.

Davis, D., & Younggren, J. (2009). Ethical competence in psychotherapy termination. *Professional Psychology: Research and Practice, 40*(6), 572–578.

Davis, M., Ressler, K., Rothbaum, B. O., & Richardson, R. (2006). Effects of D-cycloserine on extinction: Translation from preclinical to clinical work. *Biological Psychiatry, 60*(4), 369–375.

Davison, S. E. (2002). Principles of managing patients with personality disorder. *Advances in Psychiatric Treatment, 8*, 1–9.

Deisenhammer, E. A., Humber, M., Kemmler, G., Weiss, E. M., & Hinterhuber, H. (2007). Psychiatric hospitalizations during the last 12 months before suicide. *General Hospital Psychiatry, 29*, 63–65.

Depue, R. A., & Collins, P. F. (1999). Neurobiology of the structure of personality: Dopamine, facilitation of incentive motivation, and extraversion. *Behavioral and Brain Sciences, 22*(3), 491–517; discussion 518-469.

DeRubeis, R. J., Siegle, G. J., & Hollon, S. D. (2008). Cognitive therapy versus medication for depression: Treatment outcomes and neural mechanisms. *Nature Reviews Neuroscience, 9*(10), 788–796.

Dickhaut, V., & Arntz, A. (2014). Combined group and individual schema therapy for borderline personality disorder: A pilot study. *Journal of Behavior Therapy and Experimental Psychiatry, 45*(2), 242–251.

DiGiuseppe, R. (1996). The nature of irrational and rational beliefs: Progress in rational emotive behavior theory. *Journal of Rational-Emotive and Cognitive-Behavior Therapy, 4*, 5–28.

DiGiuseppe, R., Doyle, K., Dryden, W., & Backx, W. (2013). *A practitioner's guide to rational-emotive therapy* (3rd ed.). New York: Oxford University Press.

DiGiuseppe, R., Leaf, R., Exner, T., & Robin, M. W. (1988, September). *The development of a measure of rational/irrational thinking*. Paper presented at the World Congress of Behavior Therapy, Edinburgh, UK.

Dimaggio, G., Attina, G., Popolo, R., & Salvatore, G. (2012). Complex case personality disorders with over-regulation of emotions and poor self-reflectivity: The case of a man with avoidant and not otherwise specified personality disorder and social phobia treated with metacognitive interpersonal therapy. *Personality and Mental Health, 6*, 156–162.

Dimaggio, G., Carcione, A., Salvatore, G., Nicolo, G., Sisto, A., & Semerari, A. (2011). Progressively promoting metacognition in a case of obsessive–compulsive personality disorder treated with metacognitive interpersonal therapy. *Psychology and Psychotherapy: Theory, Research and Practice, 84*, 70–83.

Dimeff, L., & Linehan, M. M. (2001). Dialectical behavior therapy in a nutshell. *California Psychologist, 34*, 10–13.

Dimidjian, S., Hollon, S. D., Dobson, K. S., Schmaling, K. B., Kohlenberg, R. J., Addis, M. E., et al. (2006). Randomized trial of behavioral activation, cognitive therapy, and antidepressant medication in the acute treatment of adults with major depression. *Journal of Consulting and Clinical Psychology, 74*, 658–670.

Disner, S. G., Beevers, C. G., Haigh, E. A., & Beck, A. T. (2011). Neural mechanisms of the cognitive model of depression. *Nature Reviews Neuroscience, 12*(8), 467–477.

Disney, K. L. (2013). Dependent personality disorder: A critical review. *Clinical Psychology Review, 33*(8), 1184–1196.

DiTomasso, R. A., Golden, B. A., & Morris, H. J. (Eds.). (2010). *Handbook of cognitive behavioral approaches in primary care*. New York: Springer.

DiTomasso, R. A., & Gosch, E. A. (2007). *Anxiety disorders: A practitioner's guide to comparative treatments*. New York: Springer. Dixon-Gordon, K. L., Turner, B. J., & Chapman, A. L. (2011). Psychotherapy for personality disorders. *International Review of Psychiatry, 23*(3), 282–302.

Doyle, M., & Logan, C. (2012). Operationalizing the assessment and management of violence risk in the short-term. *Behavioral Sciences and the Law, 30*, 406–419.

Dreessen, L., & Arntz, A. (1995). *The Personality Disorder Beliefs Questionnaire (short version)*. Maastricht, The Netherlands: Author.

Duberstein, P. R., & Conwell, Y. (1997). Personality disorders and completed suicide: A methodological and conceptual review. *Clinical Psychology: Science and Practice, 4*(4), 359–376.

Duberstein, P. R., & Witte, T. (2009). Suicide risk in personality disorders: An argument for a public health perspective. In P. M. Kleespies (Ed.), *Behavioral emergencies: An evidence-based resource for evaluating and managing risk of suicide, violence, and victimization* (pp. 257–286). Washington, DC: American Psychological Association.

Duff, A. (2003). Managing personality disorders: Making positive connections. *Nursing Management, 10*(6), 27–30.

Duman, R. S., & Aghajanian, G. K. (2012). Synaptic dysfunction in depression: Potential therapeutic targets. *Science, 338*(6103), 68–72.

Dutton, D. G. (2006). *Rethinking domestic violence*. Vancouver: University of British Columbia Press.

Dutton, D. G., & Hart, S. D. (1992). Risk markers for family violence in a federally incarcerated population. *International Journal of Law and Psychiatry, 15*, 101–112. Eckhardt, C., Holtzworth-Munroe, A., Norlander, B., Sibley, A., & Cahill, M. (2008). Readiness to change, partner violence subtypes, and treatment outcomes among men in treatment for partner assault. *Violence and Victims, 23*(4), 446–475.

Edens, J. F., Marcus, D. K., Lilienfeld, S. O., & Poythress, N. G., Jr. (2006). Psychopathic, not psychopath: Taxometric evidence for the dimensional structure of psychopathy. *Journal of Abnormal Psychology, 115*(1), 131–144.

Edwards, G. (2013). Tarasoff, duty to warn laws, and suicide. *International Review of Law and Economics, 34*, 1–8.

Eisely, L. (1961). *Darwin's century*. Garden City, NY: Doubleday/Anchor.

Ekselius, L., Tillfors, M., Furmark, T., & Fredrikson, M. (2001). Personality disorders in the general population: DSM-IV and ICD-10 defined prevalence as related to sociodemographic profile. *Personality and Individual Differences, 30*, 311–320. El-Gabalawy, R., Katz, L. Y., & Sareen, J. (2010). Comorbidity and associated severity of borderline personality disorder and physical health conditions in a nationally representative sample. *Psychosomatic Medicine, 72*, 641–647.

Ellis, A. (1957). Rational psychotherapy and individual psychology. *Journal of Individual Psychology, 13*, 38–44.

Ellis, A. (1962). *Reason and emotion in psychotherapy*. New York: Stuart.

Ellis, A. (1994). *Reason and emotion in psychotherapy* (rev. ed.). Secaucus, NJ: Birch Lane. (Original work published 1962)

Ellis, A. (2003). Similarities and differences between rational emotive behavior therapy and cognitive therapy. *Journal of Cognitive Psychotherapy: An International Quarterly, 17*, 225-240.

Emmelkamp, P. M. G., Benner, A., Kuipers, A., Feiertag, G. A., Koster, H. C., & van Apeldoorn, F. J. (2006). Comparison of brief dynamic and cognitive-behavioural therapies in avoidant personality disorder. *British Journal of Psychiatry, 189*, 60-64.

Etkin, A., & Schatzberg, A. F. (2011). Common abnormalities and disorder-specific compensation during implicit regulation of emotional processing in generalized anxiety and major depressive disorders. *American Journal of Psychiatry, 168*(9), 968-978.

Evans, K., Tyrer, P., Catalan, J., Schmidt, U., Davidson, K., Dent, J., et al. (1999). Manual-assisted cognitive behavior therapy (MACT): A randomized controlled trial of a brief intervention with bibliotherapy in the treatment of recurrent deliberate self-harm. *Psychological Medicine, 29*, 19-25.

Evershed, S. (2011). Treatment of personality disorder: Skills-based therapies. *Advances in Psychiatric Treatment, 17*, 206-213.

Exner, J. E. (2003). *The Rorschach: A comprehensive system: Vol. I. Basic foundations* (4th ed.). New York: Wiley.

Fagin, L. (2004). Management of personality disorders in acute care settings: Part 2. Less common personality disorders. *Advances in Psychiatric Treatment, 10*, 100-106.

Falicov, C. J. (1995). Training to think culturally: A multidimensional comparative framework. *Family Process, 34*(4), 373-388.

Farmer, R. F., & Chapman, A. L. (2002). Evaluation of DSM-IV personality disorder criteria as assessed by the structured clinical interview for DSM-IV personality disorders. *Comprehensive Psychiatry, 43*(4), 285-300.

Farrell, J. M., & Shaw, I. A. (1994). Emotion awareness training: A prerequisite to effective cognitive-behavioral treatment of borderline personality disorder. *Cognitive and Behavioral Practice, 1*, 71-91.

Farrell, J. M., Shaw, I. A., & Webber, A. A. (2009). A schema-focused approach to group psychotherapy for outpatients with borderline personality disorder: A randomized controlled trial. *Behavior Therapy and Experimental Psychiatry, 40*, 317-328.

Feenstra, D. J., Hutsebaut, J., Laurenssen, E. M. P., Verheul, R., Busschbach, J. J. V., & Soeteman, D. I. (2012). The burden of disease among adolescents with personality pathology: Quality of life and costs. *Journal of Personality Disorders, 26*, 593-604.

Feldman, B. N., & Freedenthal, S. (2006). Social work education in suicide intervention and prevention: An unmet need? *Suicide and Life-Threatening Behavior, 36*(4), 467- 480.

First, M., Gibbon, M., Spitzer, R., Williams, J., & Benjamin, L. (1997). *Structured Clinical Interview for DSM-IV Axis II Personality Disorders (SCID-II)*. Washington, DC: American Psychiatric Press.

First, M. B., Bell, C. C., Cuthbert, B. N., Krystal, J. H., Malison, R., Offord, D. R., et al. (2002). Personality disorders and relational disorders: A research agenda for addressing crucial gaps in DSM. In D. J. Kupfer (Ed.), *A research agenda for DSM-V* (pp. 123-200). Washington, DC: American Psychiatric Press.

First, M. B., Spitzer, R. L., Gibbon, M., & Williams, J. B. W. (1995). The Structured Clinical Interview for DSM-III-R Personality Disorders (SCID-II): Part I. Description. *Journal of Personality Disorders, 9*, 83-91.

Fossati, A., Beauchaine, T. P., Grazioli, F., Carretta, I., Cortinovis, F., & Maffei, C. (2005). A latent structure analysis of diagnostic and statistical manual of mental disorders: Fourth edition. Narcissistic personality disorder criteria. *Comprehensive Psychiatry, 46*(5), 361-367.

Fossati, A., Maffei, C., Bagnato, M., Donati, D., Donini, M., Fiorelli, M., & Norella, L. (2000). A psychometric study of DSM-IV passive-aggressive (negativistic) personality disorder criteria. *Journal of Personality Disorders, 14*(1), 72-83.

Fournier, J. C., DeRubeis, R. J., & Beck, A. T. (2011). Dysfunctional cognitions in personality pathology: The structure and validity of the Personality Belief Questionnaire. *Psychological Medicine, 42*(4), 1-11.

Frankenburg, F., & Zanarini, M. (2006). Personality disorders and medical comorbidity. *Current Opinions in Psychiatry, 19*, 428-431.

Freeman, A. (2002). *Cognitive-behavioral therapy for severe personality disorders*. In S. G. Hofmann & M. C. Thompson (Eds.), *Treating chronic and severe mental disorders* (pp. 382-402). New York: Guilford Press.

Freeman, A., & Dolan, M. (2001). Revisiting Prochaska and DiClemente's stages of change theory: An expansion and specification to aid in treatment planning and outcome evaluation. *Cognitive and Behavioral Practice, 8*(3), 224-234.

Freeman, A., Felgoise, S., & Davis, D. (2008). *Clinical psychology: Integrating science and practice*. Hoboken, NJ: Wiley. Freeman, A., & Fusco, G. (2000).

Treating high-arousal patients: Differentiating between patients in crisis and crisis-prone patients. In F. M. Dattilio & A. Freeman (Eds.), *Cognitive-behavioral strategies in crisis intervention* (2nd ed., pp. 27–58). New York: Guilford Press.

Freeman, A., & Leaf, R. (1989). Cognitive therapy applied to personality disorders. In A.Freeman, K. Simon, L. Beutler, & H. Arkowitz (Eds.), *Comprehensive handbook of cognitive therapy* (pp. 403–433). New York: Plenum Press.

Freeman, A., Pretzer, J., Fleming, B., & Simon, K. M. (1990). *Clinical applications of cognitive therapy*. New York: Plenum Press.

Freeman, A., Pretzer, J., Fleming, B., & Simon, K. M. (2004). *Clinical applications of cognitive therapy* (2nd ed.). New York: Springer.

Freeman, A., & Rock, G. E. (2008). Personality disorders. In M. A. Whisman (Ed.), *Adapting cognitive therapy for depression: Managing complexity and comorbidity* (pp. 255–279). New York: Guilford Press.

Friedman, R. C., Aronoff, M. S., Clarkin, J. F., Corn, R., & Hurt, S. W. (1983). History of suicidal behavior in depressed borderline inpatients. *American Journal of Psychiatry, 140*, 1023–1026.

Fuller, J. R., DiGiuseppe, R., O'Leary, S., Fountain, T., & Lang, C. (2010). An open trial of a comprehensive anger treatment program on an outpatient sample. *Behavioural and Cognitive Psychotherapy, 38*(4), 485.

Furnham, A., & Trickey, G. (2011). Sex differences in the dark side traits. *Personality and Individual Differences, 50*, 517–522.

Fusco, G. M., & Freeman, A. (2004). *Borderline personality disorder: A patient's guide to taking control.* New York: Norton.

Fusco, G. M., & Freeman, A. (2007a). Negativistic personality disorder in children and adolescents. In A. Freeman & M. A. Reinecke (Eds.), *Personality disorders in children and adolescents* (pp. 639–679). Hoboken, NJ: Wiley.

Fusco, G. M., & Freeman, A. (2007b). Treating high-arousal patients: Differentiating between patients in crisis and crisis-prone patients. In F. M. Dattilio & A. Freeman (Eds.), *Cognitive-behavioral strategies in crisis intervention* (3rd ed., pp. 122–150). New York: Guilford Press.

Gardner, D. L., & Cowdry, R. W. (1985). Alprazolam-induced dyscontrol in borderline personality disorder. *American Journal of Psychiatry, 142*, 98–100.

Germer, C. K., Siegel, R. D., & Fulton, P. R. (2013). *Mindfulness and psychotherapy* (2nd ed). New York: Guilford Press.

Gibbon, S., Duggan, C., Stoffers, J., Huband, N., Völlm, B. A., Ferriter, M., et al. (2010). Psychological interventions for antisocial personality disorder. *Cochrane Database of Systematic Reviews*, Article No. CD007668.

Giesen-Bloo, J., van Dyck, R., Spinhoven, P., van Tilburg, W., Dirksen, C., van Asselt, T., et al. (2006). Outpatient psychotherapy for borderline personality disorder, randomized trial of schema-focused therapy vs transference-focused psychotherapy. *Archives of General Psychiatry, 63*, 649–658.

Gilbert, F., & Daffern, M. (2011). Illuminating the relationship between personality disorder and violence: Contributions of the general aggression model. *Psychology of Violence, 1*(3), 230–244.

Gilbert, P. (1989). *Human nature and suffering*. Hillsdale, NJ: Erlbaum.

Gilbert, P. (2009). *The compassionate mind: A new approach to life's challenges.* Oakland, CA: New Harbinger.

Gilbert, P. (2010). *Compassion focused therapy: Distinctive features*. New York: Routledge.

Gilbert, P., McEwan, K., Mitra, R., Franks, L., Richter, A., & Rockliff, H. (2008). Feeling safe and content: A specific affect regulation system?: Relationship to depression, anxiety, stress, and self-criticism. *Journal of Positive Psychology, 3*, 182–191.

Gilson, M. L. (1983). Depression as measured by perceptual bias in binocular rivalry. *Dissertation Abstracts International, 44*(8B), 2555. (University Microfilms No. AAD83-27351)

Glynn, L. H., & Moyers, T. B. (2010). Chasing change talk: The clinician's role in evoking client language about change. *Journal of Substance Abuse Treatment, 39*, 65–70.

Goodwin, R. D., Brook, J. S., & Cohen, P. (2005). Panic attacks and the risk of personality disorders. *Psychological Medicine, 35*, 227–235.

Gore, W. L., & Widiger, T. A. (2013). The DSM-5 dimensional trait model and five-factor models of general personality. *Journal of Abnormal Psychology, 122*(3), 816–821.

Grace, A. A., & Bunney, B. S. (1984). The control of firing pattern in nigral dopamine neurons: Burst firing. *Journal of Neuroscience, 4*(11), 2877–2890.

Grant, B. F., Stinson, F. S., Dawson, D. A., Chou, S. P., Ruan, W. J., & Pickering, R. P. (2004). Co-occurrence of 12-month alcohol and drug use disorders and personality disorders in the United States: Results from the National Epidemiologic Survey on Alcohol and Related Conditions. *Archives of General Psychiatry, 61*(4), 361-368.

Gratz, K., & Gunderson, J. (2006). Preliminary data on acceptance-based emotion regulation group intervention for deliberate self-harm among women with borderline personality disorder. *Behavior Therapy, 37*, 25-35.

Gray, J. A. (1987). *The neuropsychology of anxiety: An enquiry into the functions of the septo-hippocampal system*. New York: Oxford Univerisity Press.

Grecucci, A., Giorgetta, C., Brambilla, P., Zuanon, S., Perini, L., Balestrieri, M., et al. (2013). Anxious ultimatums: How anxiety disorders affect socioeconomic behaviour. *Cognition and Emotion, 27*(2), 230-244.

Grecucci, A., Giorgetta, C., Van't Wout, M., Bonini, N., & Sanfey, A. G. (2013). Reappraising the ultimatum: An fMRI study of emotion regulation and decision making. *Cerebral Cortex, 23*(2), 399-410.

Greenberger, D., & Padesky, C. A. (1995). *Mind over mood: Change how you feel by changing the way you think*. New York: Guilford Press.

Gresham, F. M., MacMillan, D. L., Bocian, K. M., Ward, S. L., & Forness, S. R. (1998). Comorbidity of hyperactivity–impulsivity–inattention and conduct problems: Risk factors in social, affective, and academic domains. *Journal of Abnormal Child Psychology, 26*, 393-406.

Grilo, C. M., McGlashan, T. H., Morey, L. C., Gunderson, J. G., Skodol, A. E., Shea, M. T., et al. (2001). Internal consistency, intercriterion overlap and diagnostic efficiency of criteria sets for DSM-IV schizotypal, borderline, avoidant and obsessive–compulsive personality disorders. *Acta Psychiatrica Scandinavica, 104*(4), 264-272.

Grilo, C. M., Stout, R. L., Markowitz, J. C., Sanislow, C. A., Ansell, E. B., Skodol, A. E., et al. (2010). Personality disorders predict relapse after remission from an episode of major depressive disorder: A 6-year prospective study. *Journal of Clinical Psychiatry, 71*, 1629-1635.

Gross, R., Olfson, M., Gameroff, M., Shea, S., Feder, A., Fuentes, M., et al. (2002). Borderline personality disorder in primary care. *Archives of Internal Medicine, 162*, 53-60.

Gudjonsson, G. H., & Main, N. (2008). How are personality disorders related to compliance? *Journal of Forensic Psychiatry and Psychology, 19*(2), 180-190.

Gunderson, J. G. (1996). The borderline patient's intolerance of aloneness: Insecure attachments and therapist availability. *American Journal of Psychiatry, 153*, 752-758.

Gunderson, J. G. (2010). Commentary on "Personality traits and the classification of mental disorders: Toward a more complete integration in DSM-5 and an empirical model of psychopathology." *Personality Disorders: Theory, Research, and Treatment, 1*(2), 119-122.

Gunderson, J. G. (2011). Clinical practice: Borderline personality disorder. *New England Journal of Medicine, 364*, 2037-2042.

Gunderson, J. G., Morey, L. C., Stout, R. L., Skodol, A. E., Shea, M. T., McGlashan, T. H, et al. (2004). Major depressive disorder and borderline personality disorder revisited: Longitudinal interactions. *Journal of Clinical Psychiatry, 65*, 1049-1056.

Gunderson, J. G., Phillips, K. A., Triebwasser, J., & Hirschfeld, R. M. A. (1994). The Diagnostic Interview for Depressive Personality. *American Journal of Psychiatry, 151*, 1300-1304.

Gunderson, J. G., Stout, R. L., McGlashan, T. H., Shea, M. T., Morey, L. C., Grilo, C. M., et al. (2011). Ten-year course of borderline personality disorder psychopathology and function from the Collaborative Longitudinal Personality Disorders Study. *Archives of General Psychiatry, 68*, 827-837.

Gutierrez, F., Vall, G., Peri, J. M., Bailles, E., Ferraz, L., Garriz, M., et al. (2012). Personality disorder features through the life course. *Journal of Personality Disorders, 26*(5), 763-774.

Guy, J., Brown, C., & Poelstra, P. (1990). Who gets attacked?: A national survey of patient violence directed at psychologists in clinical practice. *Professional Psychology: Research and Practice, 21*, 493-495.

Guzzo, L., Cadeau, N. D., Hogg, S. M., & Brown, G. (2012, June). *Mental health, criminogenic needs, and recidivism: An in depth look into the relationship between mental health and recidivism*. Paper presented at the 73rd annual convention of Canadian Psychological Association, Halifax, Nova Scotia.

Haaland, A. T., Vogel, P. A., Launes, G., Haaland, V. Ø., Hansen, B., Solem, S., et al. (2011). The role of early maladaptive schemas in predicting exposure and response prevention outcome for obsessive-compulsive disorder. *Behaviour Research and Therapy, 49*(11), 781-788.

Haas, B. W., Omura, K., Constable, R. T., & Canli, T. (2007). Emotional conflict and neuroticism: Personality-dependent activation in the amygdala and subgenual anterior cingulate. *Behavioral Neuroscience, 121*(2), 249.

Hadjipavlou, G., & Ogrodniczuk, J. S. (2010). Promising psychotherapies for personality disorders. *Canadian Journal of Psychiatry, 55*(4), 202-210.

Hamilton, J. P., Etkin, A., Furman, D. J., Lemus, M. G., Johnson, R. F., & Gotlib, I. H. (2012). Functional neuroimaging of major depressive disorder: A meta-analysis and new integration of base line activation and neural response data. *American Journal of Psychiatry, 169*(7), 693-703.

Hankin, B. L., Abramson, L. Y., Miller, N., & Haeffel, G. J. (2004) Cognitive vulnerability–stress theories of depression: Examining affective specificity in the prediction of depression versus anxiety in three prospective studies. *Cognitive Therapy and Research, 28*, 309-345.

Hankin, B. L., Abramson, L. Y., & Siler, M. (2001). A prospective test of the hopelessness theory of depression in adolescents. *Cognitive Therapy and Research, 25*, 607-625.

Hardy, G. E., Barkham, M., Shapiro, D. A., Stiles, W. B., Rees, A., & Reynolds, S. (1995). Impact of Cluster C personality disorders on outcomes of contrasting brief psychotherapies for depression. *Journal of Consulting and Clinical Psychology, 63*(6), 997-1004.

Hare, R. D. (1996). Psychopathy: A clinical construct whose time has come. *Criminal Justice and Behavior, 23*, 25-54.

Hare, R. D. (2003). *The Hare Psychopathy Checklist—Revised manual* (2nd ed.). Toronto, Ontario, Canada: Multi-Health Systems.

Hare, R. D., & Neumann, C. S. (2008). Psychopathy as a clinical and empirical construct. *Annual Review of Clinical Psychology, 4*, 217-246.

Harper, R. G. (2004). Personality disorders not otherwise specified. In T. Millon (Ed.), *Personality guided therapy in behavioral medicine* (pp. 277-318). Washington, DC: American Psychological Association.

Harris, D., & Batki, S. L. (2000). Stimulant psychosis: Symptom profile and acute clinical course. *American Journal on Addictions, 9*(1), 28-37.

Harris, G. T., Rice, M. E., & Quinsey, V. L. (1994). Psychopathy as a taxon: Evidence that psychopaths are a discrete class. *Journal of Consulting and Clinical Psychology, 62*(2), 387-397.

Hasin, D., Fenton, M. C., Skodol, A., Krueger, R., Keyes, K., Geier, T., et al. (2011). Personality disorders and the three-year course of alcohol, drug, and nicotine use disorders. *Archives of General Psychiatry, 68*, 1158-1167.

Hathaway, W., & Tan, E. (2009). Religiously oriented mindfulness-based cognitive therapy. *Journal of Clinical Psychology: In Session, 65*(2), 158-171.

Hawke, L. D., Provencher, M. D., & Arntz, A. (2011). Early maladaptive schemas in the risk for bipolar spectrum disorders. *Journal of Affective Disorders, 133*(3), 428-436.

Hayes, S. C., & Strosahl, K. D. (2004). *A practical guide to acceptance and commitment therapy*. New York: Springer.

Hayes, S. C., Strosahl, K. D., & Wilson, K. G. (Eds.). (2011). *Acceptance and commitment therapy: The process and practice of mindful change*. New York: Guilford Press.

Hayward, M., & Moran, P. (2007). Personality disorder and pathways to inpatient psychiatric care. *Social Psychiatry and Psychiatric Epidemiology, 42*, 502-506.

Hazlett, E. A., Zhang, J., New, A. S., Zelmanova, Y., Goldstein, K. E., Haznedar, M. M., et al. (2012). Potentiated amygdala response to repeated emotional pictures in borderline personality disorder. *Biological Psychiatry, 72*(6), 448-456.

Heisel, M. J., Links, P. S., Conn, D., van Reekum, R., & Flett, G. L. (2007). Narcissistic personality and vulnerability to late-life suicidality. *American Journal of Geriatric Psychiatry, 15*, 734-741.

Hend, S., Baker, J., & Williamson, D. (1991). Family environment characteristics and dependent personality disorder. *Journal of Personality Disorders, 5*, 256-263.

Hesse, M., & Moran, P. (2010). Screening for personality disorder with the Standardised Assessment of Personality: Abbreviated Scale (SAPAS): Further evidence of concurrent validity. *BMC Psychiatry, 10*(1), 10.

Hill, A. B. (1976). Methodological problems in the use of factor analysis: A critical review of the experimental evidence for the anal character. *British Journal of Medical Psychology, 49*, 145-159.

Hinton, D. E., Rivera, E. I., Hofmann, S. G., Barlow, D. H., & Otto, M. W. (2012). Adapting CBT for traumatized refugees and ethnic minority patients:

Examples from culturally-adapted CBT (CA-CBT). *Transcultural Psychiatry, 49*(2), 340–365.

Hirschfeld, R. M. A. (1999). Personality disorders and depression: Comorbidity. *Depression and Anxiety, 10*, 142–146.

Hirschfeld, R. M. A., Klerman, G. L., Clayton, P. J., Keller, M. B., McDonald-Scott, P., & Larkin, B. H. (1983). Assessing personality: Effects of the depressive state on trait measurement. *American Journal of Psychiatry, 140*, 695–699.

Hofmann, S. G. (2007). Enhancing exposure-based therapy from a translational research perspective. *Behaviour Research and Therapy, 45*(9), 1987–2001.

Hofmann, S. G., Glombiewski, J., Asnaani, A., & Sawyer, A. T. (2011). Mindfulness and acceptance: The perspective of cognitive therapy. In J. D. Herbert & E. M. Forman (Eds.), *Acceptance and mindfulness in cognitive behavior therapy: Understanding and applying the new therapies* (pp. 267–290). Hoboken, NJ: Wiley.

Hofmann, S. G., Meuret, A. E., Smits, J. A., Simon, N. M., Pollack, M. H., Eisenmenger, K., et al. (2006). Augmentation of exposure therapy with D-cycloserine for social anxiety disorder. *Archives of General Psychiatry, 63*(3), 298–304.

Hofmann, S. G., Pollack, M. H., & Otto, M. W. (2006). Augmentation treatment of psychotherapy for anxiety disorders with D-cycloserine. *CNS Drug Reviews, 12*(3–4), 208–217.

Hogan, R. (1987). Personality psychology: Back to basics. In J. Aronoff, A. I. Robin, & R. A. Zucker (Eds.), *The emergence of personality* (pp. 141–188). New York: Springer.

Hogan, R., Johnson, J., & Briggs, S. (Eds.). (1997). *Handbook of personality psychology*. New York: Academic Press.

Hollandsworth, J., & Cooley, M. (1978). Provoking anger and gaining compliance with assertive versus aggressive responses. *Behavior Therapy, 9*(4), 640–646.

Hollon, S. D., & Beck, A. T. (2004). Cognitive and cognitive behavioral therapies. In M. J. Lambert (Ed.), *Bergin and Garfield's handbook of psychotherapy and behavior change* (5th ed., pp. 447–492). New York: Wiley.

Hollon, S. D., & Kendall, P. C. (1980). Cognitive self--statements in depression: Development of an Automatic Thoughts Questionnaire. *Cognitive Therapy and Research, 4*, 383–395.

Holtzworth-Munroe, A., Meehan, J. C., Herron, K., Rehman, U., & Stuart, G. L. (2000). Testing the Holtzworth-Munroe and Stuart (1994) batterer typology. *Journal of Consulting and Clinical Psychology, 68*, 1000–1019.

Hopwood, C. J., Morey, L. C., Markowitz, J. C., Pinto, A., Skodol, A. E., Gunderson, J.G., et al. (2009). The construct validity of passive–aggressive personality disorder. *Psychiatry: Interpersonal and Biological Processes, 72*(3), 256–267.

Hopwood, C. J., Schade, N., Krueger, R. F., Wright, A. G., & Markon, K. E. (2013). Connecting DSM-5 personality traits and pathological beliefs: Toward a unifying model. *Journal of Psychopathology and Behavioral Assessment, 35*(2), 1–11.

Howes, O. D., Bose, S. K., Turkheimer, F., Valli, I., Egerton, A., Valmaggia, L. R., et al. (2011). Dopamine synthesis capacity prior to the subsequent onset of psychosis: An [18F]-DOPA PET imaging study. *American Journal of Psychiatry, 168*(12), 1311.

Huprich, S. K. (2004). Convergent and discriminant validity of three measures of depressive personality disorder. *Journal of Personality Assessment, 8*, 321–328.

Huprich, S. K. (2005). Differentiating avoidant and depressive personality disorders. *Journal of Personality Disorders, 19*, 659–673.

Huprich, S. K. (2009). What should become of depressive personality disorder in DSM-V? *Harvard Review of Psychiatry, 17*, 41–59.

Huprich, S. K. (2012). Considering the evidence and making the most empirically informed decision about depressive personality disorder in DSM-5. *Personality Disorders: Theory, Research and Treatment, 3*, 470–482.

Huprich, S. K., Margrett, J., Barthelemy, K. J., & Fine, M. A. (1996). The Depressive Personality Disorders Inventory: An initial examination of its psychometric properties. *Journal of Clinical Psychology, 52*, 153–159.

Huttlinger, K. W. (2013). People of Appalachian heritage. In L. D. Purnell (Ed.), *Transcultural health care: A culturally competent approach* (4th ed., pp. 137–158). Philadelphia: Davis.

Hyldahl, R. S., & Richardson, B. (2011). Key considerations using no-harm contracts with clients who self-injure. *Journal of Counseling and Development, 89*, 121–127.

Hyler, S. E., & Rieder, R. O. (1987). *PDQ-R: Personality Diagnostic Questionnaire—Revised*. New York: New York State Psychiatric Institute.

Ilardi, S., & Craighead, W. E. (1995). Personality pathology and response to somatic treatments for major depression: A critical review. *Depression, 2,* 200–217.

Iwamasa, G. Y., Larrabee, A. L., & Merritt, R. D. (2000). Are personality disorder criteria ethnically biased?: A card-sort analysis. *Cultural Diversity and Ethnic Minority Psychology, 6*(3), 284–296.

Jacobs, G. A., & Arntz, A. (2013). Schema therapy for personality disorders—a review. *International Journal of Cognitive Therapy, 6,* 171–185.

John, O. P., Robinson, R. W., & Pervin, L. A. (Eds.). (2010). *Handbook of personality: Theory and research.* New York: Guilford Press.

Johnson, J., Smailes, E., Cohen, P., Brown, J., & Bernstein, D. (2000). Associations between four types of childhood neglect and personality disorder symptoms during adolescence and early adulthood: Findings of a community-based longitudinal study. *Journal of Personality Disorders, 14*(2), 171–187.

Johnson, J. G., Cohen, P., Chen, H., Kasen, S., & Brook, J. S. (2006). Parenting behaviors associated with risk for offspring personality disorder during adulthood. *Archives of General Psychiatry, 63,* 579–587.

Johnson, J. G., Cohen, P., Kasen, S., & Brook, J. S. (2005). Personality disorder traits associated with risk for unipolar depression during middle adulthood. *Psychiatry Research, 136,* 113–121.

Johnson, J. G., Cohen, P., Kasen, S., & Brook, J. S. (2006). Personality disorders evident by early adulthood and risk for anxiety disorders during middle adulthood. *Anxiety Disorders, 20,* 408–426.

Johnson, J. G., Cohen, P., Kasen, S., Skodol, A. E., & Oldham, J. M. (2008). Cumulative prevalence of personality disorders between adolescence and adulthood. *Acta Psychiatric Scandanavia, 118,* 410–413.

Johnson, J. G., Cohen, P., Smailes, E., Kasen, S., Oldham, J. M., Skodol, A. E., et al. (2000). Adolescent personality disorders associated with violence and criminal behavior during adolescence and early adulthood. *American Journal of Psychiatry, 157*(9), 1406–1412.

Joiner, T. (2000). Depressions viscious scree: Self--propogating and erosive processes in depression chronicity. *Clinical Psychology: Science and Practice, 7,* 203–218

Joiner, T., E., & Rudd, M. D. (2002). The incremental validity of passive–aggressive personality symptoms rivals or exceeds that of other personality symptoms in suicidal outpatients. *Journal of Personality Assessment, 79*(1), 161–170.

Jones, A., Laurens, K., Herba, C., Barker, G., & Viding, E. (2009). Amygdala hypoactivity to fearful faces in boys with conduct problems and callous–unemotional traits. *American Journal of Psychiatry, 166*(1), 95–102.

Jones, S. H., Burrell-Hodgson, G., & Tate, G. (2007). Relationships between the personality beliefs questionnaire and self-rated personality disorders. *British Journal of Clinical Psychology/British Psychological Society, 46*(2), 247–251.

Joyce, P. R., McKenzie, J. M., Carter, J. D., Rae, A. M., Luty, S. E., Frampton, C. M. A., et al. (2007). Temperament, character and personality disorders as predictors of response to interpersonal psychotherapy and cognitive-behavioural therapy for depression. *British Journal of Psychiatry, 190,* 503–508.

Juni, S., & Semel, S. R. (1982). Person perception as a function of orality and anality. *Journal of Social Psychology, 118,* 99–103.

Kagan, J. (1989). Tempermental contributions to social behavior. *American Psychologist, 44*(4), 668–674.

Kagan, J., Reznick, J. S., & Snidman, N. (1987). The physiology and psychology of behavioral inhibition in children. *Child Development, 58*(6), 1459–1473.

Kampman, M., Keijsers, G. P. J., Hoogduin, C. A. L., & Hendriks, G. J. (2008). Outcome prediction of cognitive behaviour therapy for panic disorder: Initial symptom severity is predictive for treatment outcome, comorbid anxiety or depressive disorder, Cluster C personality disorders and initial motivation are not. *Behavioural and Cognitive Psychotherapy, 36,* 99–112.

Kantor, M. (2002). *Passive–aggression. A guide for the therapist, the patient, and the victim.* Westport, CT: Greenwood.

Kaplan, M. S., Asnis, G. M., Sanderson, W. C., & Keswani, L. (1994). Suicide assessment: Clinical interview vs. self report. *Journal of Clinical Psychology, 50*(2), 294–298.

Kapur, S., Phillips, A. G., & Insel, T. R. (2012). Why has it taken so long for biological psychiatry to develop clinical tests and what to do about it? *Molecular Psychiatry, 17*(12), 1174–1179.

Kaufman, A. R., & Way, B. (2010). North Carolina resident psychiatrists' knowledge of the commitment statutes: Do they stray from the legal standard in the hypothetical application of involuntary commitment criteria? *Psychiatric Quarterly, 81,* 363–367.

Kazantzis, N., Whittington, C., & Dattilio, F. (2010). Meta-analysis of homework effects in cognitive and behavioral therapy: A replication and extension. *Clinical Psychology: Science and Practice, 17*, 144–156.

Kelly, G. (1955). *The psychology of personal constructs.* New York: Norton.

Kendler, K. S., Myers, J., Torgersen, S., Neale, M. C., & Reichborn-Kjennerud, T. (2007). The heritability of cluster A personality disorders assessed by both personal interview and questionnaire. *Psychological Medicine, 37*(5), 655–666.

Kendler, K. S., Prescott, C. A., Myers, J., & Neale, M. C. (2003). The structure of genetic and environmental risk factors for common psychiatric and substance use disorders in men and women. *Archives of General Psychiatry, 60*(9), 929–937.

Kernis, M. (2005). Measuring self-esteem in context: The importance of stability of self-esteem in psychological functioning. *Journal of Personality, 73*, 1–37.

Kessler, R. C., Chiu, W. T., Demler, O., & Walters, E. E. (2005). Prevalence, severity, and comorbidity of 12-month DSM-IV disorders in the National Comorbidity Survey Replication. *Archives of General Psychiatry, 62*(6), 617–627.

Keulen-de Vos, M. K., Bernstein, D. P., & Arntz, A. (2014). Schema therapy for aggressive offenders with personality disorders. In R. C. Tafrate & D. Mitchell (Eds.), *Forensic CBT: A handbook for clinical practice* (pp. 66–83). Chichester, UK: Wiley.

Khalifa, N., Duggan, C., Stoffers, J., Huband, N., Völlm, B. A., Ferriter, M., et al. (2010). Pharmacological interventions for antisocial personality disorder. *Cochrane Database of Systematic Reviews*, Article No. CD007667. DOI: 10.1002/14651858. CD007667. pub2.

Kiehl, K. A., Smith, A. M., Hare, R. D., Mendrek, A., Forster, B. B., Brink, J., et al. (2001).

Limbic abnormalities in affective processing by criminal psychopaths as revealed by functional magnetic resonance imaging. *Biological Psychiatry, 50*(9), 677–684.

Kimmerling, R., Zeiss, A., & Zeiss, R. (2000). Therapist emotional responses to patients: Building a learning-based language. *Cognitive and Behavioral Practice, 7*, 312–321.

Kincade, S. R., & McBride, D. (2009). CBT and autism spectrum disorders: A comprehensive literature review. Retrieved from *http://files.eric.ed.gov/fulltext/ED506298.pdf*.

King-Casas, B., & Chiu, P. H. (2012). Understanding interpersonal function in psychiatric illness through multiplayer economic games. *Biological Psychiatry, 72*(2), 119–125.

King-Casas, B., Sharp, C., Lomax-Bream, L., Lohrenz, T., Fonagy, P., & Montague, P. R. (2008). The rupture and repair of cooperation in borderline personality disorder. *Science, 321*(5890), 806–810.

Kleespies, P. M., Deleppo, J. D., Gallagher, P. L., & Niles, B. L. (1999). Managing suicidal emergencies: Recommendations for the practitioner. *Professional Psychology: Research and Practice, 30*(5), 454–463.

Kleespies, P. M., & Dettmer, E. L. (2000). The stress of patient emergencies for the clinician: Incidence, impact, and means of coping. *Journal of Clinical Psychology, 56*(10), 1353–1369.

Kleespies, P. M., Marshall, S., Pokrajac, T., & Amodio, R. (1994). Case consultation: The transition from inpatient to outpatient care: Comment. *Suicide and Life-Threatening Behavior, 24*, 305–307.

Kleespies, P. M., Penk, W. E., & Forsyth, J. P. (1993). The stress of patient suicidal behavior during clinical training: Incidence, impact, and recovery. *Professional Psychology, Research and Practice, 24*(3), 293–303.

Kleespies, P. M., & Richmond, J. S. (2009). Evaluating behavioral emergencies: The clinical interview. In P. M. Kleespies (Ed.), *Behavioral emergencies: An evidence-based resource for evaluating and managing risk of suicide, violence, and victimization* (pp. 33–55). Washington, DC: American Psychological Association.

Kleespies, P. M., Van Orden, K. A., Bongar, B., Bridegman, D., Bufka. L. F., Galper, D. I., et al. (2011). Psychologist suicide: Incidence, impact, and suggestions for prevention, intervention, and postvention. *Professional Psychology, 42*(3), 244–251.

Klein, D. N. (1999). Commentary on Ryder and Bagby's "Diagnostic viability of depressive personality disorder: Theoretical and conceptual issues." *Journal of Personality Disorders, 118*, 118–127.

Klein, D. N., & Shih, J. H. (1998). Depressive personality: Associations with DSM-III-R mood and personality disorders and negative and positive affectivity, 30-month stability, and prediction of course of Axis I depressive disorders. *Journal of Abnormal Psychology, 107*, 319–327.

Kliem, S., Kröger, C., & Kosfelder, J. (2010). Dialectical behavior therapy for borderline personality disorder: A meta-analysis using mixed-effects modeling. *Journal of Consulting and Clinical Psychology, 78*, 936–951.

Knight, K., Garner, B. R., Simpson, D. D., Morey, J. T., & Flynn, P. M. (2006). An assessment for criminal thinking. *Crime and Delinquency, 52*, 159–177.

Koch, C. (2012). Modular biological complexity. *Science, 337*, 531–532.

Koocher, G., & Keith-Spiegel, P. (1998). *Ethics in psychology: Professional standards and cases* (2nd ed.). New York: Oxford University Press.

Kool, S., Dekker, J., Duijsens, I. J., de Jonghe, F., & Puite, B. (2003). Changes in personality pathology after pharmacotherapy and combined therapy for depressed patients. *Jounal of Personality Disorders, 17*, 60–72.

Kraepelin, E. (1921). *Manic-depressive insanity and paranoia.* Edinburgh, UK: Livingstone.

Kramlinger, K. G., & Post, R. (1996). Ultra-rapid and ultradian cycling in bipolar affective illness. *British Journal of Psychiatry, 168*, 314–323.

Krause-Utz, A., Oei, N., Niedtfeld, I., Bohus, M., Spinhoven, P., Schmahl, C., et al. (2011). Influence of emotional distraction on working memory performance in borderline personality disorder. *Psychological Medicine, 42*(10), 2181–2192.

Kroner, D. G., & Morgan, R. D. (2014). An overview of strategies for the assessment and treatment of criminal thinking. In R. C. Tafrate & D. Mitchell (Eds.), *Forensic CBT: A handbook for clinical practice* (pp. 87–103). Chichester, UK: Wiley.

Kropp, P. R. (2008). Intimate partner violence risk assessment and management. *Violence and Victims, 23*(2), 202–220.

Krueger, R. F. (2005). Continuity of Axes I and II: Toward a unified model of personality, personality disorders, and clinical disorders. *Journal of Personality Disorders, 19*(3), 233–261.

Krueger, R. F., Derringer, J., Markon, K. E., Watson, D., & Skodol, A. E. (2012). Initial construction of a maladaptive personality trait model and inventory for DSM-5. *Psychological Medicine, 42*(9), 1879–1890.

Krueger, R. F., & Tackett, J. L. (2003). Personality and psychopathology: Working toward the bigger picture. *Journal of Personality Disorders, 17*(2), 109–128.

Krysinska, K., Heller, T. S., & De Leo, D. (2006). Suicide and deliberate self-harm in personality disorders. *Current Opinion in Psychiatry, 19*(1), 95–101.

Kuyken, W., Kurzer, N., DeRubeis, R. J., Beck, A. T., & Brown, G. K. (2001). Response to cognitive therapy in depression: The role of maladaptive beliefs and personality disorders. *Journal of Consulting and Clinical Psychology, 69*(3), 560–566.

Kuyken, W., Padesky, C. A., & Dudley, R. (2009). *Collaborative case conceptualization: Working effectively with clients in cognitive-behavioral therapy.* New York: Guilford Press.

Kwon, J. S., Kim, Y.-M., Chang, G.-C., Park, B.-J., Kim, L., Yoon, D. J., et al. (2000). Three-year follow-up of women with the sole diagnosis of depressive personality disorder: Subsequent development of dysthymia and major depression. *American Journal of Psychiatry, 157*, 1966–1972.

Lahey, B. B. (2007). Public health significance of neuroticism. *American Psychologist, 64*, 241–256.

Lahti, J., Raikkonen, K., Sovio, U., Miettunen, J., Hartikainen, A. L., Pouta, A., et al. (2009). Early-life origins of schizotypal traits in adulthood. *British Journal of Psychiatry, 195*, 132–137.

Lam, D. H., Jones, S. H., & Hayward, P. (2010). *Cognitive therapy for bipolar disorder: A therapist's guide to concepts, methods, and practice* (2nd ed.). Oxford, UK: Wiley.

Lambert, M. (2003). Suicide risk assessment and management: Focus on personality disorders. *Current Opinion in Psychiatry, 16*(1), 71–76.

Landenberger, N. A., & Lipsey, M. W. (2005). The positive effects of cognitive behavioral programs for offenders: A meta-analysis of factors associated with effective treatment. *Journal of Experimental Criminology, 1*, 451–476.

Laptook, R. S., Klein, D. N., & Dougherty, L. R. (2006). Ten-year stability of depressive personality disorder in depressed outpatients. *American Journal of Psychiatry, 163*, 865–871.

La Roche, M. J. (2005). The cultural context and the psychotherapeutic process: Toward a culturally sensitive psychotherapy. *Journal of Psychotherapy Integration, 15*(2), 169– 185.

Latessa, E., Smith, P., Lemke, R., Makarios, M., & Lowenkamp, C. (2009). *Creation and validation of the Ohio Risk Assessment System Final Report.* Cincinnati, OH: University of Cincinnati. Available at www.ocjs.ohio.gov/ORAS_FinalReport.pdf.

Latessa, E. J. (2004). The challenge of change: Correctional programs and evidence-based practices. *Criminology and Public Policy, 3*, 547–559.

Layden, M. A., Newman, C. F., Freeman, A., & Morse, S. B. (1993). *Cognitive therapy of borderline personality disorder.* Boston: Allyn & Bacon.

Lazare, A., Klerman, G. L., & Armor, D. (1966). Oral, obsessive, and hysterical personality patterns. *Archives of General Psychiatry, 14*, 624–630.

Lazarus, R. S. (*1991*). *Emotion and adaptation*. New York: Oxford University Press.

Leahy, R. L. (2001). *Overcoming resistance in cognitive therapy*. New York: Guilford Press.

Leahy, R. L. (2006). *The worry cure: Seven steps to stop worry from stopping you*. New York: Harmony.

Leahy, R. L. (2010). *Beat the blues before they beat you: How to overcome depression*. Carlsbad, CA: Hay House.

Lee, C. W., Taylor, G., & Dunn, J. (1999). Factor structure of the Schema Questionnaire in a large clinical sample. *Cognitive Therapy and Research, 23*, 441–451.

Leichsenring, F., Leibing, E., Kruse, J., New, A. S., & Leweke, F. (2011). Borderline personality disorder. *Lancet, 377*, 74–84.

Leichsenring, F., & Rabung, S. (2011). Long-term psychodynamic psychotherapy in complex mental disorders: Update of a meta-analysis. *British Journal of Psychiatry, 199*(1), 15–22.

Lenzenweger, M. F., & Korfine, L. (1992). Confirming the latent structure and base rate of schizotypy: A taxometric analysis. *Journal of Abnormal Psychology, 101*(3), 567–571.

Lenzenweger, M. F., Lane, M. C., Loranger, A. W., & Kessler, R. C. (2007). DSM-IV personality disorders in the National Comorbidity Survey Replication. *Biological Psychiatry, 62*(6), 553–564.

Levenson, J. C., Wallace, M. L., Fournier, J. C., Rucci, P., & Frank, E. (2012). The role of personality pathology in depression treatment outcome with psychotherapy and pharmacotherapy. *Journal of Consulting and Clinical Psychology, 80*(5), 719–729. The Lewin Group. (2013). Becoming a high reliability organization: Operational advice for hospital leaders. Prepared for Agency for Healthcare Research and Quality U.S. Department of Health and Human Services. Retrieved from www.ahrq.gov/ professionals/ quality-patient-safety/quality-resources/tools/hroadvice/hroadvice.pdf.

Lewinsohn, P. M., Joiner, T. E., & Rohde, P. (2001). Evaluation of cognitive diathesis–stress models in predicting major depression in adolescents. *Journal of Abnormal Psychology, 110*, 203–215.

Lewis, D. A., & Gonzalez-Burgos, G. (2008). Neuroplasticity of neocortical circuits in schizophrenia. *Neuropsychopharmacology, 33*(1), 141–165.

Lewis-Fernández, R., & Kleinman, A. (1994). Culture, personality, and psychopathology. *Journal of Abnormal Psychology, 103*(1), 67–71.

Leyton, M., Boileau, I., Benkelfat, C., Diksic, M., Baker, G., & Dagher, A. (2002). Amphetamine-induced increases in extracellular dopamine, drug wanting, and novelty seeking: A PET/[11C]raclopride study in healthy men. *Neuropsychopharmacology, 27*(6), 1027–1035.

Lieb, K., Völlm, B., Rücker, G., Timmer, A., & Stoffers, J. M. (2010). Pharmacotherapy for borderline personality disorder: Cochrane systematic review of randomised trials. *British Journal of Psychiatry, 196*(1), 4–12.

Lieb, K., Zanarini, M. C., Schmahl, C., Linehan, M. M., & Bohus, M. (2004). Borderline personality disorder. *Lancet, 364*, 453–461.

Linehan, M. M. (1993). *Cognitive-behavioral treatment of borderline personality disorder*. New York: Guilford Press.

Linehan, M. M., Armstrong, H. E., Suarez, A., Allmon, D., & Heard, H. L. (1991). Cognitive-behavioral treatment of chronically parasuicidal borderline patients. *Archives of General Psychiatry, 48*, 1060–1064.

Linehan, M. M., & Heard, H. L. (1999). Borderline personality disorder: Costs, course, and treatment outcomes. In N. E. Miller & K. M. Magruder (Eds.), *Cost-effectiveness of psychotherapy: A guide for practitioners, researchers, and policymakers* (pp. 291–305). New York: Oxford University Press.

Links, P. S. (1996). *Clinical assessment and management of severe personality disorder*. Washington, DC: American Psychiatric Press.

Links, P. S. (2013). Pathological narcissism and the risk of suicide. In J. S. Ogrodniczuk (Ed.), *Understanding and treating pathological narcissism* (pp. 167–181). Washington, DC: American Psychological Association.

Lipsey, M. W., Chapman, G. L., & Landenberger, N. A. (2001). Cognitive-behavioral programs for offenders. *Annals of the American Academy of Political and Social Science, 578*, 144–147.

Livesley, W. J. (1990). *DAPP-BQ Personality Questionnaire Clinical Version*. Vancouver, British Columbia, Canada: University of British Columbia.

Livesley, W. J. (1998). Suggestions for a framework for an empirically based classification of personality disorder. *Canadian Journal of Psychiatry, 43*(2), 137–147.

Livesley, W. J., & Jang, K. L. (2000). Toward an empirically based classification of personality disorder. *Journal of Personality Disorders, 14*(2), 137-151.

Lloyd, B. T. (2002). A conceptual framework for examining adolescent identity, media influence and social development. *Review of General Psychology, 6*(1), 73-91.

Lohr, J. M., Hamberger, L. K., & Bonge, D. (1988). The nature of irrational beliefs in different personality clusters of spouse abusers. *Journal of Rational-Emotive and Cognitive-Behavior Therapy, 6*(4), 273-285.

Loranger, A., Sartorius, N., Andreoli, A., Berger, P., Buchheim, P., Channabasavanna, S., et al. (1994). The International Personality Disorder Examination: The World Health Organization/Alcohol, Drug Abuse, and Mental Health Administration International Pilot Study of Personality Disorders. *Archives of General Psychiatry, 51*(3), 215-224.

Loranger, A. W. (1990). The impact of DSM-III on diagnostic practice in a university hospital: A comparison of DSM-II and DSM-III in 10,914 patients. *Archives of General Psychiatry, 47,* 672-675.

Loranger, A. W., Lenzenweger, M. F., Gartner, A. F., Lehman, S. V., Herzig, J., Zammit, G. K., et al. (1991). Trait-state artifacts and the diagnosis of personality disorders. *Archives of General Psychiatry, 48,* 720-728.

Loranger, P. (1989). *The Personality Disorders Examination (PDE) manual.* Yonkers, NY: DV Communications.

Lugnegård, T., Hallerbäck, M. U., & Gillberg, C. (2011). Personality disorders and autism spectrum disorders: What are the connections? *Comprehensive Psychiatry, 53,* 333-340.

Luxton, D. D., June, J. D., & Comtois, K. A. (2013). Can postdischarge follow-up contacts prevent suicide and suicidal behavior? *Crisis, 34*(1), 32-41.

Lynch, T. R. (2014). *Radically open-dialectical behavior therapy for disorders of overcontrol.* New York: Guilford Press.

Lynch, T. R., Cheavens, J. S., Cukrowicz, K. C., Thorp, S. R., Bronner, L., & Beyer, J. (2007). Treatment of older adults with co-morbid personality disorder and depression: A dialectical behavior therapy approach. *International Journal of Geriatric Psychiatry, 22*(2), 131-143.

Lynch, T. R., Gray, K. L. H., Hempel, R. J., Titley, M., Chen, E. Y., & O'Mahen, H. A. (2013). Radically open-dialectical behavior therapy for adult anorexia nervosa: Feasibility and outcomes from an inpatient program. *BMC Psychiatry, 13,* 293-310.

MacKenzie, K. R. (1997). *Time-managed group psychotherapy: Effective clinical applications.* Washington, DC: American Psychiatric Press.

Maddux, R. E., Riso, L. P., Klein, D. N., Markowitz, J. C., Rothbaum, B. O., Arnow, B. A., et al. (2009). Select comorbid personality disorders and the treatment of chronic depression with nefazodone, targeted psychotherapy, or their combination. *Journal of Affective Disorders, 117,* 174-179.

Maffei, C., Fossati, A., Agnostoni, I., Barraco, A., Bagnato, M., Deborah, D., et al. (1997). Interrater reliability and internal consistency of the Structured Clinical Interview for DSM-IV Axis II Personality Disorders (SCID-II), version 2.0. *Journal of Personality Disorders, 11*(3), 279-284.

Mahoney, M. (1984). Behaviorism, cognitivism, and human change processes. In M. A. Reda & M. Mahoney (Eds.), *Cognitive psychotherapies: Recent developments in theory, research, and practice* (pp. 3-30). Cambridge, MA: Ballinger.

Malinow, K. (1981). Passive-aggressive personality. In J. Lion (Ed.), *Personality disorders diagnosis and management* (2nd ed., pp. 121-132). Baltimore: Williams & Wilkins.

Mandracchia, J. T., Morgan, R. D., Garos, S., & Garland, J. T. (2007). Inmate thinking patterns: An empirical investigation. *Criminal Justice and Behavior, 34,* 1029-1043.

Mankiewicz, P. D. (2013). Cognitive behavioural symptom-oriented understanding of psychosis: Abandoning the disease paradigm of schizophrenia. *Counseling Psychology Review, 28,* 53-63.

Mankiewicz, P. D., Gresswell, D. M., & Turner, C. (2013). Subjective wellbeing in psychosis. Mediating effects of psychological distress on happiness levels amongst individuals diagnosed with paranoid schizophrenia. *International Journal of Wellbeing, 3*(1), 35-59.

Manlick, C., Black, D., Stumpf, A., McCormick, B., & Allen, J. (2012). Symptoms of migraine and its relationship to personality disorder in a non-patient sample. *Journal of Psychosomatic Research, 73,* 479-480.

Markon, K. E., Quilty, L. C., Bagby, R. M., & Krueger, R. F. (2013). The development and psychometric properties of an informant-report form of the Personality Inventory for DSM-5 (PID-5). *Assessment, 20*(3), 370-383.

Markowitz, J. C., Moran, M. E., Kocsis, J. H., & Frances, A. J. (1992). Prevalence and comorbidity of dysthymic disorder among psychiatric outpatients. *Journal of Affective Disorders, 24*, 63–71.

Marsh, A., Finger, E., Mitchell, D., Reid, M., Sims, C., Kosson, D., et al. (2008). Reduced amygdala response to fearful expressions in children and adolescents with callous–unemotional traits and disruptive behavior disorders. *American Journal of Psychiatry, 165*(6), 712–720.

Martell, C. R., Addis, M. E., & Jacobson, N. S. (2001). *Depression in context: Strategies for guided action*. New York: Norton.

Martino, S., Carrroll, K., Kostas, D., Perkins, J., & Rounsaville, B. (2002). Dual diagnosis motivational interviewing: A modification of motivational interviewing for substance-abusing patients with psychotic disorders. *Journal of Substance Abuse Treatment, 23*, 297–308.

Mathew, A. R., Chamberlain, L. D., Szafranski, D. D., Smith, A. H., & Norton, P. J. (2013). Prognostic indicators of treatment response in adults with anxiety. In E. A. Storch & D.

McKay (Eds.), *Handbook of treating variants and complications in anxiety disorders* (pp. 23–35). New York: Springer.

Matthews, G., Deary, I. J., & Whiteman, M. C. (2003). *Personality traits*. Cambridge, UK: Cambridge University Press.

Mattia, J. I., & Zimmerman, M. (2001). Epidemiology. In W. J. Livesley (Ed.), *Handbook of personality disorders: Theory, research, and treatment* (pp. 107–123). New York: Guilford Press.

Matusiewicz, A., Hopwood, C., Banducci, A., & Lejuez, C. (2010). The effectiveness of cognitive behavioral therapy for personality disorders. *Psychiatric Clinics of North America, 33*(3), 657–685.

Mayberg, H. S., Lozano, A. M., Voon, V., McNeely, H. E., Seminowicz, D., Hamani, C., et al. (2005). Deep brain stimulation for treatment-resistant depression. *Neuron, 45*(5), 651–660.

Mays, D. T. (1985). Behavior therapy with borderline personality disorders: One clinician's perspective. In D. T. Mays & C. M. Franks (Eds.), *Negative outcome in psychotherapy and what to do about it* (pp. 301–311). New York: Springer.

McCann, J. T. (1988). Passive–aggressive personality disorder: A review. *Journal of Personality Disorders, 2*(2), 170–179.

McCann, J. T. (2009). Obsessive-compulsive and negativistic personality disorders. In P. Blaney & T. Millon (Eds.), *Oxford textbook of psychopathology* (2nd ed., pp. 671–691). New York: Oxford University Press.

McCranie, E., & Bass, J. (1984). Childhood family antecedents of dependency and self-criticism. *Journal of Abnormal Psychology, 93*, 3–8.

McDermut, W., Zimmerman, M., & Chelminski, I. (2003). The construct validity of depressive personality disorder. *Journal of Abnormal Psychology, 112*, 49–60.

McDougall, W. (1921). *An introduction to social psychology* (14th ed.). Boston: Luce.

McGarvey, E. L., Leon-Verdin, M., Wanchek, T. N., & Bonnie, R. J. (2013). Decisions to initiate involuntary commitment: The role of intensive community services and other factors. *Psychiatric Services, 64*, 120–126.

McGilloway, A., Hall, R. E., Lee, T., & Bhui, K. S. (2010). A systematic review of personality disorder, race and ethnicity: Prevalence, aetiology and treatment. *BMC Psychiatry, 10*(1), 33.

McGinn, L. K., & Young, J. E. (1996). Schema-focused therapy. In P. M. Salkovskis (Ed.), *Frontiers of cognitive therapy* (pp. 182–207). New York: Guilford Press.

McGlashan, T. H., Grilo, C. M., Skodol, A. E., Gunderson, J. G., Shea, M. T., Morey, L. C., et al. (2000). The Collaborative Longitudinal Personality Disorders Study: Baseline Axis I/II and II/II diagnostic co-occurrence. *Acta Psychiatrica Scandinavica, 102*, 256–264.

McKay, D., Neziroglu, F., Todaro, J., & Yaryura-Tobias, J. A. (1996). Changes in personality disorders following behavior therapy for obsessive–compulsive disorder. *Journal of Anxiety Disorders, 10*(1), 47–57.

McMurran, M., & Christopher, G. (2008). Dysfunctional beliefs and antisocial personality disorder. *Journal of Forensic Psychiatry and Psychology, 19*(4), 533–542.

McMurran, M., Huband, N., & Overton, E. (2010). Non-completion of personality disorder treatments: A systematic review of correlates, consequences, and interventions. *Clinical Psychology Review, 30*, 277–287.

McNeil, D. E. (2009). Assessment and management of acute risk of violence in adult patients. In P. M. Kleespies (Ed.), *Behavioral emergencies: An evidence-based resource for evaluating and managing risk of suicide, violence, and victimization* (pp.

125–145). Washington, DC: American Psychological Association.

McNeil, D. E., Binder, R. L., & Greenfield, T. K. (1988). Predictors of violence in civilly committed acute psychiatric patients. *American Journal of Psychiatry, 145*, 965–970.

McNeil, D. E., Weaver, C. M., & Hall, S. E. (2007). Base rates of firearm possession by hospitalized patients. *Psychiatric Services, 58*, 551–553.

Mennin, D. S., & Heimberg, R. G. (2000). The impact of comorbid mood and personality disorders in the cognitive-behavioral treatment of panic disorder. *Clinical Psychology Review, 20*, 339–357.

Miller, J. D., Campbell, W. K., & Widiger, T. A. (2010). Narcissistic personality disorder and the DSM-V. *Journal of Abnormal Psychology, 119*(4), 640–649.

Miller, P. R. (2001). Inpatient diagnostic assessments: 2. Interrater reliability and outcomes of structured vs. unstructured interviews. *Psychiatry Research, 105*(3), 265–271.

Miller, W. R., & Rollnick, S. (2002). *Motivational interviewing: Preparing people for change* (2nd ed.). New York: Guilford Press.

Miller, W. R., & Rollnick, S. (2013). *Motivational interviewing: Helping people change* (3rd ed.). New York: Guilford Press.

Millon, T. (1969). *Modern psychopathology: A biosocial approach to maladaptive learning and functioning*. Philadelphia: Saunders.

Millon, T. (1981). *Disorders of personality: DSM-III, Axis II*. New York: Wiley.

Millon, T. (1993). Negativistic (passive–aggressive) personality disorder. *Journal of Personality Disorders, 7*(1), 78–85.

Millon, T. (1994). *Manual for the MCMI-III*. Minneapolis, MN: National Computer Systems.

Millon, T. (1999). *Personality-guided therapy*. New York: Wiley-Interscience.

Millon, T. (2011). Further thoughts on the relation of personality and psychopathology. *World Psychiatry, 10*, 107–108.

Millon, T., & Davis, R. (1996). *Disorders of personality: DSM-IV and beyond* (2nd ed.). Oxford, UK: Wiley.

Millon, T., & Davis, R. D. (2000). *Personality disorders in modern life*. Hoboken, NJ: Wiley.

Millon, T., & Grossman, S. (2007). *Overcoming resistant personality disorders: A personalized psychotherapy approach*. Hoboken, NJ: Wiley.

Millon, T., Grossman, S., Millon, C., Meagher, S., & Ramnath, R. (2004). *Personality disorders in modern life*. Hoboken, NJ: Wiley.

Millon, T., Millon, C., Davis, R., & Grossman, S. (2009). *MCMI-III manual* (4th ed.). Minneapolis, MN: Pearson Education.

Millon, T., Millon, C. M., Meagher, S., Grossman, S., & Ramnath, R. (2004). *Personality disorders in modern life* (2nd ed.). Hoboken, NJ: Wiley.

Mills, J. F., Kroner, D. G., & Forth, A. E. (2002). Measures of criminal attitudes and associates (MCAA): Development, factor structure, reliability, and validity. *Assessment, 9*, 240–253.

Minichiello, W. E., Baer, L., & Jenike, M. A. (1987). Schizotypal personality disorder: A poor prognostic indicator for behavior therapy in the treatment of obsessive–compulsive disorder. *Journal of Anxiety Disorders, 1*, 273–276.

Mitchell, D., & Tafrate, R. C. (2012). Conceptualization and measurement of criminal thinking: Initial validation of the Criminogenic Thinking Profile. *International Journal of Offender Therapy and Comparative Criminology, 56*, 1080–1102.

Mittal, V. A., Kalus, O., Bernstein, D. P., & Siever, L. J. (2007). Schizoid personality disorder. In W. O'Donohue, K. A. Fowler, & S. O. Lilenfeld (Eds.), *Personality disorders: Toward the DSM-V* (pp. 63–80). Thousand Oaks, CA: Sage.

Monroe, S. M. (2008). Modern approaches to conceptualizing and measuring human life stress. *Annual Review of Clinical Psychology, 4*, 33–52.

Mooney, K. A., & Padesky, C. A. (2000). Applying client creativity to recurrent problems: Constructing possibilities and tolerating doubt. *Journal of Cognitive Psychotherapy: An International Quarterly, 14*(2), 149–161.

Moran, P., Leese, M., Lee, T., Walters, P., Thornicroft, G., & Mann, A. (2003). Standardised Assessment of Personality—Abbreviated Scale (SAPAS): Preliminary validation of a brief screen for personality disorder. *British Journal of Psychiatry: Journal of Mental Science, 183*, 228–232.

Morana, H. C. P., & Camara, F. P. (2006). International guidelines for the management of personality disorders. *Current Opinion in Psychiatry, 19*(5), 539–543.

Morey, L. C., Gunderson, J., Quigley, B. D., & Lyons, M. (2000). Dimensions and categories: The "big five" factors and the DSM personality disorders. *Assessment, 7*(3), 203–216.

Morey, L. C., Hopwood, C. J., & Klein, D. N. (2007). Passive–aggressive, depressive, and sadistic personality disorders. In W. O'Donohue, K. A. Fowler, & S. O. Lilienfeld (Eds.), *Personality disorders: Toward the DSM-V* (pp. 353–374). Thousand Oaks, CA: Sage.

Morey, L. C., Krueger, R. F., & Skodol, A. E. (2013). The hierarchical structure of clinician ratings of proposed DSM-5 pathological personality traits. *Journal of Abnormal Psychology, 122*(3), 836–841.

Morey, L. C., Lowmaster, S. E., & Hopwood, C. J. (2010). A pilot study of manual-assisted cognitive therapy with a therapeutic assessment augmentation for borderline personality disorder. *Psychiatry Research, 178*(3), 531–535.

Morrison, A. P., Renton, J. C., French, P., & Bentall, R. P. (2008). *Think you're crazy?: Think again: A resource book for cognitive therapy for psychosis*. London: Routledge.

Morton, J., Snowdon, S., Gopold, M., & Guymer, E. (2012). Acceptance and commitment therapy group treatment for symptoms of borderline personality disorder: A public sector pilot study. *Cognitive and Behavioral Practice, 19*(4), 527–544.

Moscicki, E. K. (1997). Identification of suicide risk factors using epidemiologic studies. *Psychiatric Clinics of North America, 20*, 171–177.

Motto, J. A., & Bostrom, A. G. (2001). A randomized controlled trial of postcrisis suicide prevention. *Psychiatric Services, 52*(6), 828–833.

Moyers, T. B., Martin, T., Houck, J. M., Christopher, P. J., & Tonigan, J. S. (2009). From in-session behaviors to drinking outcomes: A causal chain for motivational interviewing. *Journal of Consulting and Clinical Psychology, 77*, 1113–1124.

Mueser, K. T., Gottlieb J. D., Cather, C., Glynn S. M., Zarate, R., Smith, L. F., et al. (2012). Antisocial personality disorder in people with co-occurring severe mental illness and substance use disorders: Clinical, functional, and family relationship correlates. *Psychosis, 4*, 52–62.

Mulder, R. T. (2002). Personality pathology and treatment outcome in major depression: A review. *American Journal of Psychiatry, 159*, 359–371.

Mulder, R. T., Joyce, P. R., & Frampton, C. M. A. (2010). Personality disorders improve in patients treated for major depression. *Acta Psychiatrica Scandinavica, 122*(3), 219–225.

Müller, J. L., Sommer, M., Wagner, V., Lange, K., Taschler, H., Röder, C. H., et al. (2003). Abnormalities in emotion processing within cortical and subcortical regions in criminal psychopaths: Evidence from a functional magnetic resonance imaging study using pictures with emotional content. *Biological Psychiatry, 54*(2), 152–162.

Muran, J., Safran, J., Samstag, L., Wallner, L., & Winston, A. (2005). Evaluating an alliance-focused treatment for personality disorders. *Psychotherapy: Theory, Research, Practice, Training, 42*(4), 532–545.

Muroff, J. (2007). Cultural diversity and cognitive behavior therapy. In T. Ronen & A. Freeman (Eds.), *Cognitive behavior therapy in clinical social work practice* (pp. 109–146). New York: Springer.

Murphy, C., Meyer, S., & O'Leary, K. (1994). Dependency characteristics of partner assaultive men. *Journal of Abnormal Psychology, 103*(4), 729–735.

Naeem, F., Waheed, W., Gobbi, M., Ayub, M., & Kingdon, D. (2011). Preliminary evaluation of culturally sensitive CBT for depression in Pakistan: Findings from Developing Culturally-Sensitive CBT Project (DCCP). *Behavioural and Cognitive Psychotherapy, 39*(2), 165–173.

National Alliance on Mental Illness. (2013). Retrieved from *www.nami.org/template.cfm?section=About_NAMI*. Neff, K. D. (2011). Self-compassion, self-esteem and well-being. *Social and Personality Compass, 5*, 1–12.

Nestadt, G., Di, C., Samuels, J. F., Bienvenu, O. J., Reti, I. M., Costa, P., et al. (2010). The stability of DSM personality disorders over twelve to eighteen years. *Journal of Psychiatric Research, 44*(1), 1–7.

Nett, D. E., & Gross, M. (2011). How can we help masochistic inpatients not to sabotage psychiatric treatment before it even starts? *Journal of Psychiatric Practice, 17*(2), 124–128.

Newman, C. (1997). Maintaining professionalism in the face of emotional abuse from clients. *Cognitive and Behavioral Practice, 4*, 1–29.

Newman, C. F. (2011). When clients' morbid avoidance and chronic anger impeded their response to cognitive-behavioral therapy for depression. *Cognitive and Behavioral Practice, 18*, 350–361.

Newman, C. F., Leahy, R. L., Beck, A. T., Reilly-Harrington, N. A., & Gyulai, L. (2002). Moderating mania and hypomania in bipolar disorder. In C. F. Newman, R. L. Leahy, A. T. Beck, N. A. Harrington, & L. Gyulai (Eds.), *Bipolar disorder: A cognitive therapy approach* (pp. 47–77). Washington, DC: American Psychological Association.

Newton-Howes, G., Weaver, T., & Tyrer, P. (2008). Attitudes of staff towards patients with personality disorder in community mental health teams. *Australian and New Zealand Journal of Psychiatry, 42,* 572–577.

Ng, H., & Bornstein, R. (2005). Comorbidity of dependent personality disorder and anxiety disorders: A meta-analytic review. *Clinical Psychology: Science and Practice, 21*(4), 395–406.

Ng, R. M. (2005). Cognitive therapy for obsessive–compulsive personality disorder—a pilot study in Hong Kong Chinese patients. *Hong Kong Journal of Psychiatry, 15*(2), 50.

NICE. (2009). Borderline personality disorder: Treatment and management. NICE clinical guideline 78. British Psychological Society and Royal College of Psychiatrists. Available at *www.guidance.nice.org.uk/cg78*.

Nicolo, G., Semerari, A., Lysaker, P. H., Dimaggio, G., Conti, L., D'Angerio, S., et al. (2011). Alexithymia in personality disorders: Correlations with symptoms and interpersonal functioning. *Psychiatry Research, 190,* 37–42.

Northpointe Institute for Public Management. (1996). *COMPAS.* Traverse City, MI: Author.

O'Connor, B. P., & Dyce, J. A. (1998). A test of models of personality disorder configuration. *Journal of Abnormal Psychology, 107*(1), 3–16.

Oei, T. P., & Baranoff, J. (2007). Young Schema Questionnaire: Review of psychometric and measurement issues. *Australian Journal of Psychology, 59*(2), 78–86.

Ogloff, J. R. P. (2006). Psychopathy/antisocial personality disorder continuum. *Australian and New Zealand Journal of Psychiatry, 40,* 519–528.

Olin, S. S., Raine, A., Cannon, T. D., & Parnas, J. (1997). Childhood behavior precursors of schizotypal personality disorder. *Schizophrenia Bulletin, 23,* 93–103.

Oltmanns, T. F., & Balsis, S. (2011). Personality disorders in later life: Questions about the measurement, course, and impact of disorders. *Annual Review of Clinical Psychology, 7,* 321–349.

Oltmanns, T. F., & Turkheimer, E. (2009). Person perception and personality pathology. *Current Directions in Psychological Science, 18*(1), 32–36.

Ørstavik, R. E., Kendler, K. S., Czajkowski, N., Tambs, K., & Reichborn-Kjennerud, T. (2007). The relationship between depressive personality disorder and major depressive disorder: A population-based twin study. *American Journal of Psychiatry, 164,* 1866–1872.

Othmer, E., & Othmer, S. (2002). *The Clinical Interview using DSM-IV: Vol. 1. Fundamentals* (2nd ed.) Washington, DC: American Psychiatric Press.

Ottaviani, R. (1990). Passive–aggressive personality disorder. In A. T. Beck, A. Freeman, & Associates (Eds.), *Cognitive therapy of personality disorders* (pp. 333–349). New York: Guilford Press.

Ottenbreit, N. D., & Dobson, K. S. (2008). Avoidance. In K. S. Dobson & D. J. A. Dozois (Eds.), *Risk factors in depression* (pp. 447–470). New York: Guilford Press.

Pabian, Y. L., Welfel, E., & Beebe, R. S. (2009). Psychologists' knowledge of their states' laws pertaining to Tarasoff-type situations. *Professional Psychology: Research and Practice, 40*(1), 8–14.

Padesky, C. A. (1986, September 18–20). *Personality disorders: Cognitive therapy into the 90's.* Paper presented at the Second International Conference on Cognitive Psychotherapy, Umeå, Sweden.

Padesky, C. A. (1993a). Schema as self prejudice. *International Cognitive Therapy Newsletter, 5/6,* 16–17.

Padesky, C. A. (1993b, September 24). *Socratic questioning: Changing minds or guided discovery?* Keynote address delivered at the European Congress of Behavioural and Cognitive Therapies, London, United Kingdom.

Padesky, C. A. (1994). Schema change processes in cognitive therapy. *Clinical Psychology and Psychotherapy, 1,* 267–278.

Padesky, C. A. (1997). A more effective treatment focus for social phobia. *International Cognitive Therapy Newsletter, 11*(1), 1–3.

Padesky, C. A., & Beck, A. T. (2003). Science and philosophy: Comparison of cognitive therapy and rational emotive behavior therapy. *Journal of Cognitive Psychotherapy, 17,* 211–224.

Padesky, C. A. (with Greenberger, D.). (1995). *Clinician's guide to mind over mood.* New York: Guilford Press.

Padesky, C. A., & Mooney, K. A. (2012). Strengths-based cognitive-behavioural therapy: A four-step model to build resilience. *Clinical Psychology and Psychotherapy, 19*(4), 283–290.

Palmer, S., Davidson, K., Tyrer, P., Gumley, A., Tata, P., Norrie, J., et al. (2006). The cost-effectiveness of cognitive behavior therapy for borderline personality disorder: Results from the BOSCOT trial. *Journal of Personality Disorders, 20,* 466–481.

Papas, R. K., Sidle, J. E., Martino, S., Baliddawa, J. B., Songole, R., Omolo, O. E., et al. (2010). Systematic cultural adaptation of cognitive-behavioral therapy to reduce alcohol use among HIV-infected outpatients in western Kenya. *AIDS and Behavior, 14*(3), 669–678.

Parhar, K. K., Wormith, J. S., Derkzen, D. M., & Beauregard, A. M. (2008). Offender coercion in treatment: A meta-analysis of effectiveness. *Criminal Justice and Behavior, 35*, 1109–1135.

Paris, J. (1993). The treatment of borderline personality disorder in light of the research on its long term outcome. *Canadian Journal of Psychiatry, 38*(Suppl. 1), S28–S34.

Paris, J. (1998). Psychotherapy for personality disorders: Working with traits. *Bulletin of the Menninger Clinic, 62*(3), 287–297.

Paris, J. (2005). Borderline personality disorder. *Canadian Medical Association Journal, 172*, 1579–1583.

Paris, J., & Lis, E. (2012). Can sociocultural and historical mechanisms influence the development of borderline personality disorder? *Transcultural Psychiatry, 50*(1), 140–151.

Parker, G., Tupling, H., & Brown, L. (1979). A parental bonding insrument. *British Journal of Medical Psychology, 52*, 1–10.

Pasieczny, N., & Connor, J. (2011). The effectiveness of dialectical behaviour therapy in routine public mental health settings: An Australian controlled trial. *Behaviour Research and Therapy, 49*(1), 4–10.

Paukert, A. L., Phillips, L., Cully, J. A., Loboprabhu, S. M., Lomax, J. W., & Stanley, M. A. (2009). Integration of religion into cognitive-behavioral therapy for geriatric anxiety and depression. *Journal of Psychiatric Practice, 15*(2), 103–112.

Paul, G. L. (1967). Strategy of outcome in research in psychotherapy. *Journal of Consulting Psychology, 31*(2), 109–118.

Pepper, C. M., Klein, D. N., Anderson, R. L., Riso, L. P., Ouimette, P. C., & Lizardi, H. (1995). DSM-III-R Axis II comorbidity in dysthymia and major depression. *American Journal of Psychiatry, 152*, 239–247.

Perez, M., Pettit, J., David, C., Kistner, J., & Joiner, T. (2001). The interpersonal consequences of inflated self-esteem in an inpatient psychiatric youth sample. *Journal of Consulting and Clinical Psychology, 69*(4), 712–716.

Perlis, M. L., Jungquist, C., Smith, M. T., & Posner, D. (2005). *Cognitive behavioral treatment of insomnia: A session-by- session guide*. New York: Springer.

Perry, J., & Corner, A. (2011). Impulsive phenomena, the impulsive character [der triebhafte charakter] and DSM personality disorders. *Journal of Personality Disorders, 25*(5), 586–606.

Perry, J., & Flannery, R. (1982). Passive–aggressive personality disorder treatment implications of a clinical typology. *Journal of Nervous and Mental Disease, 170*(3), 164–173.

Persons, J. B., Burns, B. D., & Perloff, J. M. (1988). Predictors of drop-out and outcome in cognitive therapy for depression in a private practice setting. *Cognitive Therapy and Research, 12*, 557–575.

Perugi, G., Angst, J., Azorin, J. M., Bowden, C., Vieta, E., & Young, A. H. (2012). Is comorbid borderline personality disorder in patients with major depressive episode and bipolarity a developmental subtype? Findings from the international BRIDGE study. *Journal of Affective Disorders, 144*, 72–78.

Pfohl, B. (1999). Axis I and Axis II: Comorbidity or confusion? In C. Robert Cloninger (Ed.), *Personality and psychopathology* (pp. 83–98). Washington, DC: American Psychiatric Press.

Pfohl, B., Barrash, J., True, B., & Alexander, B. (1989). Failure of two Axis II measures to predict medication noncompliance among hypertensive outpatients. *Journal of Personality Disorders, 3*, 45–52.

Pfohl, B., Blum, N., & Zimmerman, M. (1997). *Structured Interview for DSM-IV Personality*. Washington, DC: American Psychiatric Press.

Phelps, E. A., & LeDoux, J. E. (2005). Contributions of the amygdala to emotion processing: From animal models to human behavior. *Neuron, 48*(2), 175–187.

Phillips, K. A., Gunderson, J. G., Triebwasser, J., Kimble, C. R., Faedda, G., Lyoo, I. K., et al. (1998). Reliability and validity of depressive personality disorder. *American Journal of Psychiatry, 155*, 1044–1048.

Piaget, J. (1926). *The language and thought of the child*. New York: Harcourt, Brace.

Piaget, J. (1952). *The origin of intelligence in children*. New York: International Universities Press. (Original work published 1936)

Pietrzak, R., Wagner, J., & Petry, N. (2007). DSM-IV personality disorders and coronary heart disease in older adults: Results from the National Epidemiological Survey on Alcohol and Related Conditions. *Journals on Gerontology, Series B: Psychological Sciences and Social Sciences, 62B*, 295–299.

Pilkonis, P. A., & Frank, E. (1988). Personality pathology in recurrent depression: Nature, prevalence, and relationship to treatment response. *American Journal of Psychiatry, 145*, 435–441.

Pinto, A., Liebowitz, M. R., Foa, E. B., & Simpson, H. B. (2011). Obsessive compulsive personality disorder as a predictor of exposure and ritual prevention outcome for obsessive compulsive disorder. *Behaviour Research and Therapy, 49*, 453–458.

Plante, D. T., & Winkelman, J. W. (2008). Sleep disturbance in bipolar disorder: Therapeutic implications. *American Journal of Psychiatry, 165*, 830–843.

Player, M. J., Taylor, J. L., Weickert, C. S., Alonzo, A., Sachdev, P., Martin, D., et al. (2013). Neuroplasticity in depressed individuals compared with healthy controls. *Neuropsychopharmacology, 38*(11), 2101–2108.

Podolsky, E. (1970). The passive–aggressive alcoholic personality. *Samiksa, 17*(4), 198–206.

Pompili, M., Girardi, P., Ruberto, A., & Tatarelli, R. (2005). Suicide in borderline personality disorder: A meta-analysis. *Nordic Journal of Psychiatry, 59*, 319–324.

Pope, K., & Tabachnick, B. (1993). Therapists' anger, hate, fear, and sexual feelings: National survey of therapist responses, client characteristics, critical events, formal complaints, and training. *Professional Psychology: Research and Practice, 24*, 142–152.

Posner, K., Brown, G., Stanley, B., Brent, D., Yershova, K., Oquendo, M., et al. (2011). The Columbia-Suicide Severity Rating Scale (C-SSRS): Initial validity and internal consistency findings from three multi-site studies with adolescents and adults. *American Journal of Psychiatry, 168*, 1266–1277.

Potter, N. N. (2006). What is manipulative behavior, anyway? *Journal of Personality Disorders, 20*(2), 139–156.

Pretzer, J. (1990). Borderline personality disorder. In A. T. Beck, A. Freeman, & Associates (Eds.), *Cognitive therapy of personality disorders* (pp. 176–207). New York: Guilford Press.

Pretzer, J., Beck, A. T., & Newman, C. F. (1989). Stress and stress management: A cognitive view. *Journal of Cognitive Psychotherapy: An International Quarterly, 3*, 163–179.

Pretzer, J., & Hampl, S. (1994). Cognitive behavioural treatment of obsessive compulsive personality disorder. *Clinical Psychology and Psychotherapy, 1*(5), 298–307.

Prinstein, M. (2014, January 6). Is iPhone raising your child? Blog post to *The Modern Teen*. Retrieved from www.psychologytoday.com/blog/the-modern-teen/201401/is-iphone-raising-your-child.

Prout, M., & Platt, J. (1983). The development and maintenance of passive–aggressiveness: The behavioral approach. In R. Parsons & R. Wicks (Eds.), *Passive aggressiveness theory and practice* (pp. 25–43). New York: Brunner/Mazel.

Pujara, M., Motzkin, J. C., Newman, J. P., Kiehl, K. A., & Koenigs, M. (2014). Neural correlates of reward and loss sensitivity in psychopathy. *Social Cognitive and Affective Neuroscience, 9*(6), 794–801.

Pukrop, R., Steinbring, I., Gentil, I., Schulte, C., Larstone, R., & Livesley, J. W. (2009). Clinical validity of the "Dimensional Assessment of Personality Pathology (DAPP)" for psychiatric patients with and without a personality disorder diagnosis. *Journal of Personality Disorders, 23*(6), 572–586.

Purnell, L. D. (2013). Transcultural diversity and health care. In L. D. Purnell (Ed.), *Transcultural health care: A culturally competent approach* (4th ed., pp. 3–14). Philadelphia: Davis.

Qin, P., & Nordentoft, M. (2005). Suicide risk in relation to psychiatric hospitalization. *Archives of General Psychiatry, 62*, 427–432.

Quilty, L. C., Ayearst, L., Chmielewski, M., Pollock, B. G., & Bagby, R. M. (2013). The psychometric properties of the Personality Inventory for DSM-5 in an APA DSM-5 field trial sample. *Assessment, 20*(3), 362–369.

Raskin, R., Novacek, J., & Hogan, R. (1991). Narcissistic self-esteem management. *Journal of Personality and Social Psychology, 60*, 911–918.

Raskin, R. N., & Terry, H. (1988). A principle components analysis of the Narcissistic Personality Inventory and further evidence of its construct validity. *Journal of Personality and Social Psychology, 54*, 890–902.

Rasmussen, P. R. (2005). The negativistic prototype. In T. Millon (Ed.), *Personality-guided therapy to cognitive behavioral therapy* (pp. 275–290). Washington, DC: American Psychological Association.

Rasmussen, S., & Tsuang, M. (1986). Clinical characteristics and family history in DSM-III obsessive–compulsive disorder. *American Journal of Psychiatry, 143*, 317–322.

Rathod, S., Kingdon, D., Phiri, P., & Gobbi, M. (2010). Developing culturally sensitive cognitive behaviour therapy for psychosis for ethnic minority patients by exploration and incorporation of service users' and health professionals' views and opinions. *Behavioural and Cognitive Psychotherapy, 38*(5), 511–533.

Rathod, S., Phiri, P., Harris, S., Underwood, C., Thagadur, M., Padmanabi, U., et al. (2013). Cognitive behaviour therapy for psychosis can be adapted for minority ethnic groups: A randomised controlled trial. *Schizophrenia Research, 143*(2–3), 319–326.

Ready, R. E., Watson, D., & Clark, L. A. (2002). Psychiatric patient- and informant-reported personality: Predicting concurrent and future behavior. *Assessment, 9*(4), 361–372.

Rees, C. S., & Pritchard, R. (in press). Brief cognitive therapy for avoidant personality disorder. *Psychotherapy*.

Reich, J., & Green, A. (1991). Effect of personality disorders on outcome of treatment. *Journal of Nervous and Mental Disease, 179*, 74–82.

Reichborn-Kjennerud, T., Czajkowski, N., Neale, M. C., Ørstavik, R. E., Torgersen, S., Tambs, K., et al. (2007). Genetic and environmental influences on dimensional representations of DSM-IV cluster C personality disorders: A population-based multivariate twin study. *Psychological Medicine, 37*(5), 645–654.

Renneberg, B., Goldstein, A. J., Phillips, D., & Chambless, D. L. (1990). Intensive behavioral group treatment of avoidant personality disorder. *Behavior Therapy, 21*(3), 363–377.

Renner, F., van Goor, M., Huibers, M., Arntz, A., Butz, B., & Bernstein, D. (2013). Shortterm group schema cognitive-behavioral therapy for young adults with personality disorders and personality disorder features: Associations with changes in symptomatic distress, schemas, schema modes and coping styles. *Behaviour Research and Therapy, 51*(8), 487–492.

Renton, J. C. (2002). Cognitive therapy for paranoia. In A. P. Morrison (Ed.), *A casebook of cognitive therapy for psychosis* (pp. 19–36). London: Routledge.

Rey, J. M., Morris-Yates, A., Singh, M., Andrews, G., & Stewart, G. W. (1995). Continuities between psychiatric disorders in adolescents and personality disorders in young adults. *American Journal of Psychiatry, 152*(6), 895–900. Rilling, J. K., Glenn, A. L., Jairam, M. R., Pagnoni, G., Goldsmith, D. R., Elfenbein, H. A., et al. (2007). Neural correlates of social cooperation and non-cooperation as a function of psychopathy. *Biological Psychiatry, 61*(11), 1260–1271.

Roberts, A. (2000). *Crisis intervention handbook* (2nd ed.). New York: Oxford University Press.

Roberts, A. (2005). *Crisis intervention handbook* (3rd ed.). New York: Oxford University Press.

Robertson, J. (1988). *Psychiatric malpractice: Liability of mental health professionals*. New York: Wiley.

Robinson, D. J. (2005). *Disordered personalities*. Port Huron, MI: Rapid Psychler Press.

Rodebaugh, T. L., Chambless, D. L., Renneberg, B., & Fydrich, T. (2005). The factor structure of the DSM-III-R personality disorders: An evaluation of competing models. *International Journal of Methods in Psychiatric Research, 14*(1), 43–55.

Rogers, P., Watt, A., Gray, N., MacCulloch, M., & Gournay, K. (2002). Content of command hallucinations predicts self-harm but not violence in a medium secure unit. *Journal of Forensic Psychiatry, 13*(2), 251–262.

Roggenbaum, S., Christy, A., & LeBlanc, A. (2012). Suicide assessment and prevention during and after emergency commitment. *Community Mental Health Journal, 48*, 741–745.

Rohner, R. P. (1984). Toward a conception of culture for cross-cultural psychology. *Journal of Cross-Cultural Psychology, 15*(2), 111–138.

Rosen, H. (1988). The constructivist–development paradigm. In R. A. Dorfman (Ed.), *Paradigms of clinical social work* (pp. 317–355). New York: Brunner/Mazel.

Rosenbluth, M., MacQueen, G., McIntyre, R. S., Beaulieu, S., & Schaffer, A. (2012). The Canadian Network for Mood and Anxiety Treatments (CANMAT) task force recommendations for the management of patients with mood disorders and comorbid personality disorders. *Annals of Clinical Psychiatry, 24*, 56–68.

Rosengren, D. B. (2009). *Building motivational interviewing skills*. New York: Guilford Press.

Ross, J. M., & Babcock, J. C. (2009). Proactive and reactive violence among intimate partner violent men diagnosed with antisocial and borderline personality disorder. *Journal of Family Violence, 24*, 607–617.

Rotenstein, O. H., McDermut, W., Bergman, A., Young, D., Zimmerman, M., & Chelminski, I. (2007). The validity of DSM-IV passive–aggressive (negativistic) personality disorder. *Journal of Personality Disorders, 21*(1), 28–41.

Rothbaum, F., Morling, B., & Rusk, N. (2009). How goals and beliefs lead people into and out of depression. *Review of General Psychology, 13*, 302–314.

Ruscio, J., & Ruscio, A. M. (2004). Clarifying boundary issues in psychopathology: The role of taxometrics in a comprehensive program of structural research. *Journal of Abnormal Psychology, 113*(1), 24–38.

Ryder, A. G., & Bagby, R. M. (1999). Diagnostic viability of depressive personality disorder: Theoretical and conceptual issues. *Journal of Personality Disorders, 13*, 99–117.

Ryder, A. G., Quilty, L. C., Vachon, D. D., & Bagby, R. M. (2010). Depressive personality and treatment outcome in major depressive disorder. *Journal of Personality Disorders, 24*, 392–404.

Ryder, A. G., Schuller, D. R., & Bagby, R. M. (2006). Depressive personality and dysthymia: Evaluating symptom and syndrome overlap. *Journal of Affective Disorders, 91*, 217–227.

Salkovskis, P. (Ed.). (1996). *Frontiers of cognitive therapy*. New York: Guilford Press.

Samuel, D. B., & Ball, S. A. (2013). The factor structure and concurrent validity of the Early Maladaptive Schema Questionnaire: Research Version. *Cognitive Therapy and Research, 37*(1), 150–159.

Samuel, D. B., Hopwood, C. J., Krueger, R. F., Thomas, K. M., & Ruggero, C. J. (2013). Comparing methods for scoring personality disorder types using maladaptive traits in DSM-5. *Assessment, 20*(3), 353–361.

Samuels, J., Eaton, W. W., Bienvenu, J., Brown, C. H., Costa, P. T., Jr., & Nestadt, G. (2002). Prevalence and correlates of personality disorders in a community sample. *British Journal of Psychiatry, 180*, 536–542.

Sansone, R. A., Farukhi, S., & Wiederman, M. W. (2011). Utilization of primary care physicians in borderline personality. *General Hospital Psychiatry, 33*, 343–346.

Sansone, R. A., & Sansone, L. A. (2013). Disruptive office behaviors in the medical setting. *Innovations in Clinical Neuroscience, 10*, 35–39.

Satel, S., & Lilienfeld, S. O. (2013). *Brainwashed: The seductive appeal of mindless neuroscience*. New York: Basic Books.

Saulsman, L. M., Coall, D. A., & Nathan, P. R. (2006). The association between depressive personality and treatment outcome for depression following a group cognitive-behavioral intervention. *Journal of Clinical Psychology, 62*, 1181–1196.

Saulsman, L. M., & Page, A. C. (2004). The five-factor model and personality disorder empirical literature: A meta-analytic review. *Clinical Psychology Review, 23*(8), 1055– 1085.

Sava, F. (2009). Maladaptive schemas, irrational beliefs, and their relationship with the five-factor personality model. *Journal of Cognitive and Behavioral Psychotherapies, 9*(2), 135–147.

Scarr, S. (1987). Personality and experience: Individual encounters with the world. In J. Aronoff, A. I. Robin, & R. A. Zucker (Eds.), *The emergence of personality* (pp. 66–70). New York: Springer.

Schindler, A., Hiller, W., & Witthöft, M. (2013). What predicts outcome, response, and drop-out in CBT of depressive adults?: A naturalistic study. *Behavioural and Cognitive Psychotherapy, 41*(3), 365–370.

Schmidt, N. B., Joiner, T. E., Young, J. E., & Telch, M. J. (1995). The Schema Questionnaire: Investigation of psychometric properties and the hierarchical structure of a measure of maladaptive schemas. *Cognitive Therapy and Research, 19*, 295–321.

Schmitz, W. M., Allen, M. H., Feldman, B. N., Gutin, N. J., Jahn, D. R., Kleespies, P. M., et al. (2012). Preventing suicide through improved training in suicide risk assessment and care: An American Association of Suicidology task force report addressing serious gaps in U.S. mental health training. *Suicide and Life-Threatening Behavior, 42*(3), 292–304.

Schneider, B., Schnabel, A., Wetterling, T., Bartusch, B., Weber, B., & Georgi, K. (2008). How do personality disorders modify suicide risk? *Journal of Personality Disorders, 22*(3), 233–245.

Schneider, B., Wetterling, T., Sargk, D., Schenider, F., Schnabel, A., Maurer, K., et al. (2006). Axis I disorders and personality disorders as risk factors for suicide. *European Archives of Psychiatry and Clinical Neuroscience, 256*, 17–27.

Schneider, K. (1958). *Psychopathic personalities* (M. Hamilton, Trans.). Springfield, IL: Thomas. (Original work published 1923)

Schultz, W. D. P., & Montague, P. R. (1997). A neural substrate of prediction and reward. *Science, 275*(5306), 1593–1599.

Schwartz, C. E., Wright, C. I., Shin, L. M., Kagan, J., & Rauch, S. L. (2003). Inhibited and uninhibited infants "grown up": Adult amygdalar response to novelty. *Science, 300*(5627), 1952–1953.

Seeler, L., Freeman, A., DiGuiseppe, R., & Mitchell, D. (2014). Traditional cognitive-behavioral therapy models for antisocial patterns. In R. C. Tafrate & D. Mitchell (Eds.), *Forensic CBT: A handbook for clinical practice* (pp. 15–42). Chichester, UK: Wiley.

Segal, D. L., Coolidge, F. L., & Rosowsky, E. (2006). *Personality disorders and older adults: Diagnosis, assessment, and treatment*. Hoboken, NJ: Wiley.

Segal, Z. V., Williams, J. M. G., & Teasdale, J. D. (2002). *Mindfulness-based cognitive therapy for depression: A new approach to preventing relapse*. New York: Guilford Press.

Segall, M. H., Dasen, P. R., Berry, J. W., & Poortinga Y. H. (1990). *Human behaviour in global perspective: An introduction to cross-cultural psychology*. New York: Pergamon.

Segar, M. (1997). Coping: A survival guide for people with Asperger syndrome. Available at *www-users.cs.york.ac.uk/~alistair/survival*.

Sehiralti, M., & Er, R. A. (2012). Decisions of psychiatric nurses about duty to warn, compulsory hospitalization, and competence of patients. *Nursing Ethics, 20*(1), 41–50.

Seres, I., Unoka, Z., & Keri, S. (2009). The broken trust and cooperation in borderline personality disorder. *NeuroReport, 20*(4), 388–392.

Shapiro, D. (1965). *Neurotic styles*. New York: Basic Books.

Shea, M. T., Glass, D. R., Pilkonis, P. A., Watkins, J., & Docherty, J. P. (1987). Frequency and implications of personality disorders in a sample of depressed outpatients. *Journal of Personality Disorders, 1*, 27–42.

Shea, M. T., Stout, R. L., Yen, S., Pagano, M. E., Skodol, A. E., Morey, L. C., et al. (2004). Associations in the course of personality disorders and Axis I disorders over time. *Journal of Abnormal Psychology, 113*, 499–508.

Siegle, G. J., Steinhauer, S. R., Thase, M. E., Stenger, V. A., & Carter, C. S. (2002). Can't shake that feeling: Event-related fMRI assessment of sustained amygdala activity in response to emotional information in depressed individuals. *Biological Psychiatry, 51*(9), 693–707.

Simone, S., & Fulero, S. M. (2005). Tarasoff and the duty to protect. *Journal of Aggression, Maltreatment and Trauma, 11*(1/2), 145–168.

Simourd, D. J. (1997). The Criminal Sentiments Scale—Modified and Pride in Delinquency

Scale: Psychometric properties and construct validity of two measures of criminal attitudes. *Criminal Justice and Behavior, 24*, 52–70.

Skodol, A. E. (2005). Manifestations, clinical diagnosis, and comorbidity. In J. M. Oldham, A. E. Skodol, & D. S. Bender (Eds.), *Textbook of personality disorders* (pp. 57–87). Washington, DC: American Psychiatric Publishing.

Skodol, A. E. (2008). Longitudinal course and outcome of personality disorders. *Psychiatric Clinics of North America, 31*(3), 495–503.

Skodol, A. E. (2012). Personality disorders in DSM-5. *Annual Review of Clinical Psychology, 8*, 317–344.

Skodol, A. E., Grilo, C. M., Keyes, K. M., Geier, T., Grant, B. F., & Hasin, D. S. (2011). Relationship of personality disorders to the course of major depressive disorder in a nationally representative sample. *American Journal of Psychiatry, 168*, 257–264.

Skodol, A. E., Oldham, J. M., Bender, D. S., Dyck, I. R., Stout, R. L., Morey, L. C., et al. (2005). Dimensional representations of DSM-IV personality disorders: Relationships to functional impairment. *American Journal of Psychiatry, 162*(10), 1919–1925.

Skodol, A. E., Stout, R. L., McGlashan, T. H., Grilo, C. M., Shea, M. T., Morey, L. C., et al. (1999). Co-occurrence of mood and personality disorders: A report from the Collaborative Longitudinal Personality Disorders Study (CLPS). *Depression and Anxiety, 10*, 175–182.

Small, I., Small, J., Alig, V., & Moore, D. (1970). Passive–aggressive personality disorder: A search for a syndrome. *American Journal of Psychiatry, 126*(7), 973–983.

Smit, Y., Huibers, M. J., Ioannidis, J., van Dyck, R., van Tilburg, W., & Arntz, A. (2012). The effectiveness of long-term psychoanalytic psychotherapy: A meta-analysis of randomized controlled trials. *Clinical Psychology Review, 32*(2), 81–92.

Smith, J. M., Grandin, L. D., Alloy, L. B., & Abramson, L. Y. (2006). Cognitive vulnerability to depression and Axis II personality dysfunction. *Cognitive Therapy and Research, 30*, 609–621.

Smokler, I. A., & Shevrin, H. (1979). Cerebral lateralization and personality style. *Archives of General Psychiatry, 36*, 949–954.

Soeteman, D. I., Verheul, R., Meerman, A. M., Ziegler, U., Rossum, B. V., Delimon, J., et al. (2011). Cost-effectiveness of psychotherapy for Cluster C personality disorders: A decision–analytic model in the Netherlands. *Journal of Clinical Psychiatry, 72*(1), 51

Soloff, P. H. (1994). Is there any drug treatment of choice for the borderline patient? *Acta Psychiatrica Scandinavica, 379*, 50–55.

Soloff, P. H., Lynch, K. G., Kelly, T. M., Malone, K. M., & Mann, J. J. (2000). Characteristics of suicide attempts of patients with major depressive episode and borderline personality disorder: A comparative study. *American Journal of Psychiatry, 157*, 601–608.

Sperry, L. (2006). *Cognitive behavior therapy of DSM-IV-TR personality disorders: Highly effective interventions for the most common personality disorders* (2nd ed., pp. 165–187). New York: Routledge.

Spörrle, M., Strobel, M., & Tumasjan, A. (2010). On the incremental validity of irrational beliefs to predict subjective well-being while controlling for personality factors. *Psicothema, 22*(4), 543–548.

Springer, T., Lohr, N. E., Buchtel, H. A., & Silk, K. R. (1996). A preliminary report of short-term cognitive-behavioral group therapy for inpatients with personality disorders. *Journal of Psychotherapy Practice and Research, 5,* 57–71.

Sprock, J., & Hunsucker, L. (1998). Symptoms of prototypic patients with passive–aggressive personality disorder: DSM-III-R versus DSM-IV negativistic. *Comprehensive Psychiatry, 395,* 287–295.

Standage, K., Bilsbury, C., Jain, S., & Smith, D. (1984). An investigation of role-taking in histrionic personalities. *Canadian Journal of Psychiatry, 29,* 407–411.

Steckler, J. A. (2013). People of German heritage. In L. D. Purnell (Ed.), *Transcultural health care: A culturally competent approach* (4th ed., pp. 250–268). Philadelphia: Davis.

Steiner, J. L., Tebes, J. K., Sledge, W. H., Walker, W. H., & Loukides, M. (1995). A comparison of the Structured Clinical Interview for DSM-III-R and clinical diagnoses. *Journal of Nervous and Mental Disease, 183*(6), 365–369.

Steketee, G., & Shapiro, L. J. (1995). Predicting behavioral treatment outcome for agoraphobia and obsessive–compulsive disorder. *Clinical Psychology Review, 15,* 315–346.

Stepp, S. D., Whalen, D. J., Pilkonis, P. A., Hipwell, A. E., & Levine, M. D. (2011). Children of mothers with borderline personality disorder: Identifying parenting behaviors as potential targets for intervention. *Personality Disorders, 3,* 76–91.

Stinson, F. S., Dawson, D. A., Goldstein, R. B., Chou, S. P., Huang, B., Smith, S. M., et al. (2008). Prevalence, correlates, disability, and comorbidity of DSM-IV narcissistic personality disorder: Results from the Wave 2 National Epidemiologic Survey on Alcohol and Related Conditions. *Journal of Clinical Psychiatry, 69,* 1033–1045.

Stoffers J., Völlm, B. A., Rücker, G., Timmer, A., Huband, N., & Lieb K. (2010). Pharmacological interventions for borderline personality disorder. *Cochrane Database of Systematic Reviews, 6.* Available at www.thecochranelibrary.com.

Stoffers, J. M., Völlm, B. A., Rücker, G., Timmer, A., Huband, N., & Lieb, K. (2012). Psychological therapies for people with borderline personality disorder (Review). *Cochrane Database of Systematic Reviews,* Article No. CD005652.

Stone, M. (1993a). *Abnormalities of personality: Within and beyond the realm of treatment.* New York: Norton.

Stone, M. (1993b). Long-term outcome in personality disorders. *British Journal of Psychiatry, 162,* 299–313.

Strauss, J. L., Hayes, A. M., Johnson, S. L., Newman, C. F., Brown, G. K., Barber, J. P., et al. (2006). Early alliance, alliance ruptures, and symptom change in a nonrandomized trial of cognitive therapy for avoidant and obsessive–compulsive personality disorders. *Journal of Consulting and Clinical Psychology, 74*(2), 337–345.

Strosahl, K. D., Hayes, S. C., Wilson, K. G., & Gifford, E. V. (2004). An ACT primer: Core therapy processes, intervention strategies, and therapist competencies. In S. C. Hayes & K. D. Strosahl (Eds.), *A practical guide to acceptance and commitment therapy* (pp. 31–58). New York: Springer.

Sullivan, G. R., & Bongar, B. (2009). Assessing suicide risk in the adult patient. In P. M. Kleespies (Ed.), *Behavioral emergencies: An evidence-based resource for evaluating and managing risk of suicide, violence, and victimization* (pp. 59–78). Washington, DC: American Psychological Association.

Sun, K. (2014). Treating depression and PTSD behind bars: An interaction schemas approach. In R. C. Tafrate & D. Mitchell (Eds.), *Forensic CBT: A handbook for clinical practice* (pp. 456–470). Chichester, UK: Wiley.

Sungur, M. (2013). The role of cultural factors in the course and treatment of sexual problems. In K. S. Hall & C. A. Graham (Eds.), *The cultural context of sexual pleasure and problems* (pp. 308–332). New York: Routledge.

Swann, W. B., & Read, S. J. (1981). Self-verification processes: How we sustain our self-conceptions. *Journal of Experimental Social Psychology, 17,* 351–372.

Swann, W. B., Wenzlaff, R. M., Krull, D. S., & Pelham, B. W. (1992). Allure of negative feedback: Self-verification strivings among depressed persons. *Journal of Abnormal Psychology, 101,* 293–306.

Szentagotai, A., & Freeman, A. (2007). An analysis of the relationship between irrational beliefs and automatic thoughts in predicting distress. *Journal of Cognitive and Behavioral Psychotherapies, 1,* 1–11.

Szentagotai, A., Schnur, J., DiGiuseppe R., Macavei, B., Kallay, E., & David, D. (2005). The organization and the nature of irrational beliefs: Schemas or appraisal? *Journal of Cognitive and Behavioral Psychotherapies, 2*, 139–158.

Tafrate, R. C., & Luther, J. D. (2014). Integrating motivational interviewing with forensic CBT: Promoting treatment engagement and behavior change with justice-involved clients. In R. C. Tafrate & D. Mitchell (Eds.), *Forensic CBT: A handbook for clinical practice* (pp. 411–435). Chichester, UK: Wiley.

Tafrate, R. C., Mitchell, D., & Novaco, R. W. (2014). Forensic CBT: Five recommendations for clinical practice and five topics in need of more attention. In R. C. Tafrate & D. Mitchell (Eds.), *Forensic CBT: A handbook for clinical practice* (pp. 473–486). Chichester, UK: Wiley.

Tai, S., & Turkington, D. (2009). The evolution of cognitive behaviour therapy for schizophrenia: Current practice and recent developments. *Schizophrenia Bulletin, 35*(5), 865–873.

Tangney, J. P., Steuwig, J., Furukawa, E., Kopelovich, S., Meyer, P. J., & Crosby, B. (2012). Reliability, validity, and predictive utility of the 25-item Criminogenic Cognitions Scale (CCS). *Criminal Justice and Behavior, 39*, 1340–1360.

Tardiff, K., Marzuk, P. M., Leon, A. C., & Portera, L. (1997). A prospective study of violence by psychiatric patients after hospital discharge. *Psychiatric Services, 48*(5), 678–681.

Tartakovsky, M. (2011). What to do when you think someone is suicidal. *Psych Central*. Retrieved from http://psychcentral.com/lib/what-to-do-when-you-think-someone-is-suicidal/0007461.

Tebaldi, C. (2012). Understanding involuntary hospitalization and use of seclusion and restraint. *Nurse Practitioner, 37*(6), 13–16.

Thomas, G. (1994). Mixed personality disorder with passive–aggressive and avoidant features. In P. T. Costa & T. A. Widiger (Eds.), *Personality disorders and the five-factor model of personality* (pp. 211–215). Washington, DC: American Psychological Association.

Thompson, R., & Zuroff, D. (1998). Dependent and self-critical mothers' responses to adolescent autonomy and competence. *Personality and Individual Differences, 24*(3), 311–324.

Timmons, K. A., & Joiner, T. E. (2008). Reassurance seeking and negative feedback seeking. In K. S. Dobson & D. J. A. Dozois (Eds.), *Risk factors in depression* (pp. 429–446). New York: Guilford Press.

Tolin, D. F. (2010). Is cognitive-behavioral therapy more effective than other therapies?: A meta-analytic review. *Clinical Psychology Review, 15*, 315–346.

Tomko, R. L., Trull, T. J., Wood, P. K., & Sher, K. J. (2013). Characteristics of borderline personality disorder in a community sample: Comorbidity, treatment utilization, and general functioning. *Journal of Personality Disorders, 27*, 1–17.

Torgerson, S. (1980). The oral, obsessive and hysterical personality syndromes. *Archives of General Psychiatry, 37*, 1272–1277.

Torgersen, S. (2009). The nature (and nurture) of personality disorders. *Scandanavian Journal of Psychology, 50*, 624–632.

Torgersen, S., Kringlen, E., & Cramer, V. (2001). The prevalence of personality disorders in a community sample. *Archives of General Psychiatry, 58*(6), 590–596.

Torgersen, S., Lygren, S., Oien, P., Skre, I., Onstad, S., Edvardsen, J., et al. (2000). A twin study of personality disorders. *Comprehensive Psychiatry, 41*, 416–425.

Torgersen, S., Myers, J., Reichborn-Kjennerud, T., Røysamb, E., Kubarych, T. S., Kendler, K. S. (2012). The heritability of cluster B personality disorders assessed both by personal interview and questionnaire. *Journal of Personality Disorders, 26*(6), 848.

Town, J. M., Abbass, A., & Hardy, G. (2011). Short-term psychodynamic psychotherapy for personality disorders: A critical review of randomized controlled trials. *Journal of Personality Disorders, 25*(6), 723–740.

Treadway, M. T., & Buckholtz, J. W. (2011). On the use and misuse of genomic and neuroimaging science in forensic psychiatry: Current roles and future directions. *Child and Adolescent Psychiatric Clinics of North America, 20*(3), 533–546.

Treadway, M. T., Buckholtz, J. W., Cowan, R. L., Woodward, N. D., Li, R., Ansari, M. S., et al. (2012). Dopaminergic mechanisms of individual differences in human effort-based decision-making. *Journal of Neuroscience, 32*(18), 6170–6176.

Treloar, A. J., & Lewis, A. J. (2008). Targeted clinical education for staff attitudes towards deliberate self-harm in borderline personality disorder: Randomized controlled trial. *Australian and New Zealand Journal of Psychiatry, 42*, 981–988.

Trull, T. J. (2001). Structural relations between borderline personality disorder features and putative etiological correlates. *Journal of Abnormal Psychology, 110,* 471–481.

Trull, T. J., Sher, K. J., Minks-Brown, C., Durbin, J., & Burr, R. (2000). Borderline personality disorder and substance use disorders: A review and integration. *Clinical Psychology Review, 20*(2), 235–253.

Trull, T. J., Widiger, T. A., & Burr, R. (2001). A structured interview for the assessment of the five-factor model of personality: Facet-level relations to the Axis II personality disorders. *Journal of Personality, 69*(2), 175–198.

Turkat, I. D., & Maisto, S. A. (1985). Personality disorders: Application of the experimental method to the formulation and modification of personality disorders. In D. H. Barlow (Ed.), *Clinical handbook of psychological disorders: A step-by-step treatment manual* (pp. 503–570). New York: Guilford Press.

Turner, R. M. (1987). The effects of personality disorder diagnosis on the outcome of social anxiety symptom reduction. *Journal of Personality Disorders, 1,* 136–143.

Twenge, J., Konrath, S., Foster, J. D., Campbell, W. K., & Bushman, B. J. (2008). Egos inflating over time: A cross temporal meta-analysis of the Narcissistic Personality Inventory. *Journal of Personality, 76*(4), 875–902.

Tyrer, P., Coombs, N., Ibrahimi, F., Mathilakath, A., Bajaj, P., Ranger, M., et al. (2007). Critical developments in the assessment of personality disorder. *British Journal of Psychiatry. 49*(Suppl.), 51–59.

Unoka, Z., Seres, I., Aspan, N., Bodi, N., & Keri, S. (2009). Trust game reveals restricted interpersonal transactions in patients with borderline personality disorder. *Journal of Personality Disorders, 23*(4), 399–409.

van Asselt, A. D. I., Dirksen, C. D., Arntz, A., Giesen-Bloo, J. H., van Dyck, R., Spinhoven, P., et al. (2008). Out-patient psychotherapy for borderline personality disorder: Cost-effectiveness of schema-focused therapy v. transference-focused psychotherapy. *British Journal of Psychiatry, 192,* 450–457.

van Asselt, A. D. I., Dirksen, C. D., Arntz, A., & Severens, J. L. (2007). The cost of borderline personality disorder: Societal cost of illness in BPD-patients. *European Psychiatry, 22,* 354–361.

van Velzen, C. J. M., & Emmelkamp, P. M. G. (1996). The assessment of personality disorders: Implications for cognitive and behavior therapy. *Behaviour Research and Therapy, 34*(8), 655–668.

van't Wout, M., Chang, L. J., & Sanfey, A. G. (2010). The influence of emotion regulation on social interactive decision-making. *Emotion, 10*(6), 815.

Vereycken, J., Vertommen, H., & Corveleyn, J. (2002). Authority conflicts and personality disorders. *Journal of Personality Disorders, 16*(1), 41–51.

Verheul, R., Bartak, A., & Widiger, T. (2007). Prevalence and construct validity of personality disorder not otherwise specified (PDNOS). *Journal of Personality Disorders, 21*(4), 359–370.

Vickerman, K. A., & Margolin, G. (2008). Trajectories of physical and emotional marital aggression in midlife couples. *Violence and Victims, 23,* 18–34.

Walters, G. D. (1995). The Psychological Inventory of Criminal Thinking Styles: I. Reliability and preliminary validity. *Criminal Justice and Behavior, 22,* 307–325.

Ward, R. (2004). Assessment and management of personality disorders. *American Family Physician, 70*(8), 1505–1512.

Ward, T., & Brown, M. (2004). The good lives model and conceptual issues in offender rehabilitation. *Psychology, Crime and Law, 10*(3), 243–257.

Watkins, E. R., Scott, J., Wingrove, J., Rimes, K. A., Bathurst, N., Steiner, H., et al. (2007). Rumination focused cognitive behaviour therapy for residual depression: A case series. *Behaviour Research and Therapy, 45,* 2144–2154.

Watson, D., & Clark, L. A. (2006). Clinical diagnosis at the crossroads. *Clinical Psychology: Science and Practice, 13*(3), 210–215.

Weaver, T., & Clum, G. (1993). Early family environments and traumatic experiences associated with borderline personality disorder. *Journal of Consulting and Clinical Psychology, 61,* 1068–1075.

Wegener, I., Alfter, S., Geiser, F., Liedtke, R., & Conrad, R. (2013). Schema change without schema therapy: The role of early maladaptive schemata for a successful treatment of major depression. *Psychiatry: Interpersonal and Biological Processes, 76*(1), 1–17.

Weiner, A. S., & Bardenstein, K. K. (2000). *Personality disorders in children and adolescents.* New York: Basic Books.

Weinberg, I., Gunderson, J. G., Hennen, J., & Cutter, C. J., Jr. (2006). Manual assisted cognitive treatment for deliberate self-harm in borderline personality disorder. *Journal of Personality Disorders, 20,* 482–492.

Weiner, B. (1985). An attribution theory of achievement motivation and emotion. *Psychological Review, 92*, 548–573.

Weiss, M., Zelkowitz, P., Feldman, R. B., Vogel, J., Heyman, M., & Paris, J. (1996). Psychopathology in offspring of mothers with borderline personality disorder: A pilot study. *Canadian Journal of Psychiatry, 41*, 285–290.

Weissman, A. (1979). *Dysfunctional Attitude Scale: A validation study*. Unpublished doctoral dissertation, University of Pennsylvania, Philadelphia.

Wellburn, K., Coristine, M., Dagg, P., Pontefract, A., & Jordan, S. (2002). The Schema Questionnaire—Short Form: Factor analysis and relationship between schemas and symptoms. *Cognitive Therapy and Research, 26*(4), 519–530.

Wessler, R. L. (1982). Varieties of cognitions in the cognitively-oriented psychotherapies. *Rational Living, 17*, 3–10.

West, M., Rose, S., & Sheldon-Keller, A. (1994). Assessment of patterns of insecure attachment in adults and application to dependent and schizoid personality disorders. *Journal of Personality Disorders, 8*, 249–256.

Westen, D. (1997). Divergences between clinical and research methods for assessing personality disorders: Implications for research and the evolution of Axis II. *American Journal of Psychiatry, 154*, 895–903.

Westen, D., & Shedler, J. (1999a). Revising and assessing Axis-II: Part I. Developing a clinically and empirically valid assessment method. *American Journal of Psychiatry, 156*, 258–272.

Westen, D., & Shedler, J. (1999b). Revising and assessing Axis-II: Part II. Toward a clinically based and empirically useful classification of personality disorders. *American Journal of Psychiatry, 156*, 273–285.

Westen, D., Shedler, J., Bradley, B., & DeFife, J. A. (2012). An empirically derived taxonomy for personality diagnosis: Bridging science and practice in conceptualizing personality. *American Journal of Psychiatry, 169*, 273–284.

Wetzler, S., & Jose, A. (2012). Passive–aggressive personality disorder: The demise of a syndrome. In T. Widiger (Ed.), *The Oxford handbook of personality disorders* (pp. 674–693). New York: Oxford University Press.

Wetzler, S., & Morey, L. C. (1999). Passive–aggressive personality disorder: The demise of a syndrome. *Psychiatry: Interpersonal and Biological Processes, 62*(1), 49–59.

Whisman, M. A., & Schonbrun, Y. C. (2009). Social consequences of borderline personality disorder symptoms in a population-based survey: Marital distress, marital violence, and marital disruption. *Journal of Personality Disorders, 23*, 410–415.

White, A. (2010). Managing behavioral emergencies: Striving toward evidence-based practice. *Journal of Emergency Nursing, 36*(5), 455–459.

Whitman, R., Trosman, H., & Koenig, R. (1954). Clinical assessment of passive–aggressive personality. *Archives of Neurology and Psychiatry, 72*, 540–549.

Widiger, T., Frances A. J., Harris, M., Jacobsberg, L., Fyer, M., & Manning, D. (1991). Comorbidity among Axis II disorders. In J. M. Oldham (Ed.), *Personality disorders: New perspectives on diagnostic validity* (pp. 165–185). Washington, DC: American Psychiatric Association.

Widiger, T. A. (2003). Personality disorder and Axis I psychopathology: The problematic boundary of Axis I and Axis II. *Journal of Personality Disorders, 17*(2), 90–108.

Widiger, T. A., & Clark, L. A. (2000). Toward DSM-V and the classification of psychopathology [Special issue]. *Psychological Bulletin: Psychology in the 21st Century, 126*(6), 946–963.

Widiger, T. A., & Costa, P. T. (1994). Personality and personality disorders [Special issue]. *Journal of Abnormal Psychology: Personality and Psychopathology, 103*(1), 78–91.

Widiger, T. A., Costa, P. T., Jr., & McCrae, R. R. (2002). A proposal for Axis II: Diagnosing personality disorders using the five-factor model. In P. T. Costa, Jr. & T. A. Widiger (Eds.), *Personality disorders and the five-factor model of personality* (2nd ed., pp. 431–456). Washington, DC: American Psychological Association.

Widiger, T. A., & Samuel, D. B. (2005a). Diagnostic categories or dimensions?: A question for the diagnostic and statistical manual of mental disorders—fifth edition [Special issue]. *Journal of Abnormal Psychology: Toward a Dimensionally Based Taxonomy of Psychopathology, 114*(4), 494–504.

Widiger, T. A., & Samuel, D. B. (2005b). Evidence-based assessment of personality disorders. *Psychological Assessment, 17*(3), 278–287.

Widiger, T. A., & Samuel, D. B. (2009). Evidence-based assessment of personality disorders. *Personality Disorders: Theory, Research, and Treatment, 5(1), 3–17.

Widiger, T. A., & Simonsen, E. (2005). Alternative dimensional models of personality disorder: Finding a common ground. *Journal of Personality Disorders, 19*(2), 110–130.

Widiger, T. A., Simonsen, E., Krueger, R., Livesley, W. J., & Verheul, R. (2005). Personality disorder research agenda for the DSM-V. *Journal of Personality Disorders, 19*(3), 315–338.

Widiger, T. A., & Smith, G. T. (2008). Personality and psychopathology. In O. P. John, R. W. Robins, & L. A. Pervin (Eds.), *Handbook of personality: Theory and research* (3rd ed., pp. 743–769). New York: Guilford Press.

Wiggins, J. (1982). Circumplex models of interpersonal behavior in clinical psychology. In P. C. Kendall & J. N. Butler (Eds.), *Handbook of research methods in clinical psychology* (pp. 183–221). New York: Wiley.

Wink, P. (1991). Two faces of narcissism. *Journal of Personality and Social Psychology, 61*, 590–597.

Wirz-Justice, A., & Van den Hoofdakker, R. H. (1999). Sleep deprivation in depression: What do we know, where do we go? *Biological Psychiatry, 46*, 445–453.

Woodin, E. M., & O'Leary, K. D. (2010). A brief motivational intervention for physically aggressive dating couples. *Prevention Science, 11*(4), 371–383.

Woodward, N. D., Cowan, R. L., Park, S., Ansari, M. S., Baldwin, R. M., Li, R., et al. (2011). Correlation of individual differences in schizotypal personality traits with amphetamine-induced dopamine release in striatal and extrastriatal brain regions. *American Journal of Psychiatry, 168*(4), 418–426.

Woody, G. E., McLellan, A. T., Luborsky, L., & O'Brien, C. P. (1985). Sociopathy and psychotherapy outcome. *Archives of General Psychiatry, 42*, 1081–1086.

World Health Organization. (1992). *The ICD-10 classification of mental and behavioural disorders: Clinical descriptions and diagnostic guidelines*. Geneva, Switzerland: Author.

World Health Organization. (2010). International classification of diseases—version 2010. Retrieved from *http://apps.who.int/classifications/icd10/browse/2010/en#/F60.8*.

World Health Organization. (2013). *International classification of diseases and related health problems* (10th rev.). Geneva, Switzerland: Author.

Wright, A. G. C., Thomas, K. M., Hopwood, C. J., Markon, K. E., Pincus, A. L., & Krueger, R. F. (2012). The hierarchical structure of DSM-5 pathological personality traits. *Journal of Abnormal Psychology, 121*(4), 951–957.

Wright, J. H., Basco, M. R., & Thase, M. E. (2006). *Learning cognitive-behavior therapy: An illustrated guide*. Washington, DC: American Psychiatric Association.

Wu, T., Luo, Y., Broster, L. S., Gu, R., & Luo, Y.-J. (2013). The impact of anxiety on social decision-making: Behavioral and electrodermal findings. *Social Neuroscience, 8*(1), 11–21.

Yalom, I. (1985). *The theory and practice of group psychotherapy* (3rd ed.). New York: Basic Books.

Yalom, I. (1995). *The theory and practice of group psychotherapy* (4th ed.). New York: Basic Books.

Yanes, P. K., Tiffany, S. T., & Roberts, J. E. (2010). Cognitive therapy for co-occurring depression and behaviors associated with passive–aggressive personality disorder. *Clinical Case Studies, 9*(5), 369–382.

Yang, M. Y., Wong, S. C. P., & Coid, J. (2010). The efficacy of violence prediction: A meta-analytic comparison of nine risk assessment tools. *Psychological Bulletin, 136*(5), 740–767.

Yen, S., Shea, M. T., Pagano, M., Sanislow, C. A., Grilo, C. M., McGlashan, T. H., et al. (2003). Axis I and Axis II disorders as predictors of prospective suicide attempts: Findings from the Collaborative Longitudinal Personality Disorders Study. *Journal of Abnormal Psychology, 112*, 375–381.

Yen, S., Shea, M. T., Sanislow, C. A., Skodol, A. E., Grilo, C. M., Edelen, M. O., et al. (2009). Personality traits as prospective predictors of suicide attempts. *Acta Psychiatrica Scandinavica, 120*, 222–229.

Young, J. E. (1990). *Cognitive therapy for personality disorders: A schema-focused approach*. Sarasota, FL: Professional Resource Exchange.

Young, J. E. (1998). *Young Schema Questionnaire Short Form*. New York: Cognitive Therapy Center.

Young, J. E. (1999). *Cognitive therapy for personality disorders: A schema-focused approach* (3rd ed.). Sarasota, FL: Professional Resource Press/Professional Resource Exchange.

Young, J. E. (2006). *Young Schema Questionnaire–3*. New York: Cognitive Therapy Center.

Young, J. E., & Brown, G. (1994). Young Schema Questionnaire (2nd ed.). In J. E. Young (Ed.), *Cognitive therapy for personality disorders: A schema-fo-*

cused approach (rev. ed.). Sarasota, FL: Professional Resource Exchange.

Young, J. E., Klosko, J., & Weishaar, M. E. (2003). *Schema therapy: A practitioner's guide*. New York: Guilford Press.

Zald, D. H., Cowan, R. L., Riccardi, P., Baldwin, R. M., Ansari, M. S., Li, R., et al. (2008). Midbrain dopamine receptor availability is inversely associated with novelty-seeking traits in humans. *Journal of Neuroscience, 28*(53), 14372–14378.

Zanarini, M. C., Jacoby, R. J., Frankenburg, F. R., Reich, D. B., & Fitzmaurice, G. (2009). The 10-year course of social security disability income reported by patients with borderline personality disorder and Axis II comparison subjects. *Journal of Personality Disorders, 23*, 346–356.

Zimmerman, M. (1994). Diagnosing personality disorders: A review. *Archives of General Psychiatry, 51*, 225–245.

Zimmerman, M., & Coryell, W. (1989). The reliability of personality disorder diagnoses in a nonpatient sample. *Journal of Personality Disorders, 3*, 53–57.

Zimmerman, M., Pfohl, B., Coryell, W., Stangl, D., & Corenthal, C. (1988). Diagnosing personality disorder in depressed patients. *Archives of General Psychiatry, 45*, 733–737.

Zimmerman, M., Rothschild, L., & Chelminski, I. (2005). The prevalence of DSM-IV personality disorders in psychiatric outpatients. *American Journal of Psychiatry, 162*, 1911–1918.

ÍNDICE

Os números de página em itálico indicam uma figura ou tabela

A

Abordagem estruturada com uso de julgamento clínico (JPE), 350
Abordagem hierárquica, da terapia com transtorno da personalidade *borderline*, 313-315
Abordagem psicanalítica dinâmica
    apoio empírico para, 14-15
    origem da, 3-4
Abordagem transdiagnóstica, 15-16
Abordagem vetorial, dos transtornos da personalidade, 36
Abordagens baseadas em virtudes, com pacientes antissociais, 295-296
Abuso de substâncias, 333, 335-336
Ácido desoxirribonucleico (DNA). *Ver* Genética
Acompanhamento após alta, 341-342
Adição, anormalidades funcionais da rede neural, 76-78
Advocacia orientada à recuperação, 340-342
Afeto
    papel nas personalidades, 31-33
    transtorno da personalidade antissocial, 46
    transtorno da personalidade dependente, 43
    transtorno da personalidade depressiva, 49-50
    transtorno da personalidade esquizoide, 48-49
    transtorno da personalidade evitativa, 42-43
    transtorno da personalidade histriônica, 47-48
    transtorno da personalidade narcisista, 47
    transtorno da personalidade obsessivo-compulsiva, 45
    transtorno da personalidade paranoide, 45-46
    transtorno da personalidade passivo-agressiva, 44
Agorafobia, 149, 328-329
Aliança/relacionamento terapêutico
    com pacientes compulsivos, 178-180
    conceitualizando crenças e comportamentos inadaptativos dos pacientes, 109-113
    crenças e reações dos terapeutas aos pacientes, 114-116
    dificuldades na, 108-109
    identificando e resolvendo problemas, 113-114
    importância com transtornos da personalidade paranoide, esquizotípico e esquizoide, 203-204
    importância dos limites terapêuticos, 108
    na intervenção de TCC para transtornos da personalidade, 9-10
    questões e preocupações gerais com pacientes com transtornos da personalidade, 106-108, 117-118
    respondendo a formas extremas de comportamentos problemáticos, 113
    Ver também Relacionamento terapeuta-paciente
Alucinações, 78
Ambiente, padrões de pensamento criminoso e, 289
Ameaças
    manejo do tempo e rotina, 100
    transtorno da personalidade dependente, 43
    transtorno da personalidade evitativa, 42-43
    transtorno da personalidade obsessivo-compulsiva, 45
    transtorno da personalidade paranoide, 45-46
    transtorno da personalidade passivo-agressiva, 44
Amígdala, 75-77, 80
Análise custo-benefício, com pacientes antissociais, 299-300
Análise custo-benefício, com pacientes depressivos, 195-196
Análise de cadeia comportamental, 100
Anfetamina, 78
Anormalidades funcionais da rede neural
    na cognição e no processamento social, 78-80
    no processamento de estímulos e estados emocionais, 75-77
    que afetam saliência, adição e impulsividade, 76-79

Ansiedade social, 329
Ansiedade social generalizada, 78-80
Ansiedade/transtornos de ansiedade
  anormalidades funcionais da rede neural, 75-77
  modelo evolucionário, 19-20
  mudança cognitiva de um transtorno da
      personalidade para ansiedade e depois
      depressão, 34-36
  transtornos da personalidade e, 327-329
    transtorno da personalidade *borderline* e,
      327-329
    transtorno da personalidade
      obsessivo-compulsiva e, 171-172
    transtorno da personalidade passivo-
      agressiva, 234-235
Anti-histamínicos, 320-321
Antipsicóticos, 320-321
Antipsicóticos atípicos, 320-321
Antissocialidade, vendo como um "transtorno de
    estilo de vida", 294-295
Aposentadoria, pacientes compulsivos e, 185
Aprendizagem de extinção, 81-82
Arcabouço da TCC, tratamentos psicológicos de
    TCC, 3-4, 10-11
Armas de fogo, 351-352
Assistência à saúde
  colaboração entre prestadores de serviços
      psicológicos e médicos, 344-345
  questões de segurança e manejo clínico, 352-353
  uso de serviços por pessoas com transtornos
      da personalidade, 335-338
Associação Americana de Psiquiatria, 119-121
Atribuição de tarefas graduadas, 100, 180
Atribuições da terapia, importância de antecipar
    problemas com o cumprimento das,
    360. *Ver também* Tarefa de casa
Atribuições/cumprimento de tarefas de casa, 90-91
  com pacientes compulsivos, 178-179
  com pacientes depressivos, 195-196
  com pacientes evitativos, 161-163
  com pacientes histriônicos, 285
  com pacientes narcisistas, 263-264
  com pacientes passivo-agressivos, 243-245
  Ver também Atribuições da terapia
Autoaceitação, aumentando nos pacientes, 94-95
Autoadvertências, 32-34
Autoanálise, 32-34
Autoavaliação
  aumentando no paciente, 94-95
  metas do tratamento com pacientes
      depressivos, 194
  no sistema de controle interno, 32-34
  pelo terapeuta, 362-363
Autoconceitos, relação com autoavaliações e
    autoinstruções, 33-34
Autocrítica, 150-151

Autocuidado do clínico
  com pacientes antissociais, 299, 301-302
  com pacientes *borderline*, 322
  com pacientes compulsivos, 185
  com pacientes dependentes, 144-145
  com pacientes depressivos, 200-201
  com pacientes evitativos, 168
  com pacientes narcisistas, 268-268
  com pacientes passivo-agressivos, 246-247
  importância do, 353-354
Autodireção, perturbações na, 59-60
Autoeficácia/estima
  importância de aumentar no tratamento,
      358-359
  narcisismo e, 250-252
Autoesquemas, relação com autoavaliações e
    autoinstruções, 33-34
Autoesquemas negativos
  metas de tratamento, 194
  transtorno da personalidade depressiva,
      191-193, 202
Autofuncionamento, 59-60
Autoimagem negativa, transição para o
    transtorno da personalidade e, 34-35
Autoinstruções, 29-30, 32-34
Automonitoramento
  com pacientes antissociais, 297-299
  com pacientes passivo-agressivos, 242-245
  no sistema de controle interno, 32-34
Autorregulação, anormalidades funcionais na
    rede neural, 76-78
  avaliação de suicídio, 347-348
  avaliação de transtorno da personalidade
      dependente, 137-138
  avaliação de transtorno da personalidade
      depressiva, 196-197
  classificações de informantes, 63-64
  em uma abordagem de avaliação
      multimetodológica, 68
  Inventário Dimensional Clínico da
      Personalidade para o DSM-5, 63-64
  medidas dimensionais da patologia da
      personalidade, 63
  Medidas/questionários de autorrelato
  Modelo de Cinco Fatores, 58, 62
Autorrevelação
  autorrevelação terapêutica empática, 116, 261,
      310
  preocupações sobre desconforto do paciente
      com, 358
Autorrevelação terapêutica empática, 116, 261, 310
Autoverificação, transtorno da personalidade
    depressiva e, 192-194
Avaliação
  avaliação de suicídio, 346-348
  avaliação de violência, 349-352

do pensamento criminoso, 288
do transtorno da personalidade dependente, 136-138
do transtorno da personalidade depressiva, 196-198
entrevistas de emergência, 345-346
hospitalização involuntária e, 348
implicações da comorbidade sintomática para, 325-326
prática mais satisfatória no tratamento efetivo, 355-356
Ver também Avaliação da patologia da personalidade
Avaliação da patologia da personalidade
abordagem alternativa do DSM-5 para transtorno da personalidade, 59-61
abordagens sugeridas, 68
definições oficiais de transtorno da personalidade, 54-57
dos sistemas cognitivos
Questionário de Crença da Personalidade, 63-66, 69-73
Questionário de Crenças dos Transtornos da Personalidade, 66
Questionário do Esquema, 67-68
ferramentas e estratégias
classificações de informantes, 63-64
entrevistas clínicas não estruturadas, 60-62
entrevistas estruturadas, 61-62
medidas de autorrelato, 62-64
questões conceituais na
categorias *versus* dimensões, 56-58
estabilidade e mudança, 59
estrutura hierárquica, 57-59
Avaliação da violência, 349-352
Avaliação Dimensional de Patologia da Personalidade (DAPP), 63
Avaliação dos outros
com pacientes passivo-agressivos, 242-245
metas do tratamento com pacientes depressivos, 194
por pacientes evitativos, 151-152
Ver também Visão dos outros
Avaliação dos sistemas cognitivos
Questionário de Crenças da Personalidade, 63-66, 69-73
Questionário de Crenças de Transtorno da Personalidade, 66
Questionário do Esquema, 67-68
Standardized Assessment of Personality – Abbreviated (SAPAS), 62
Avaliações, na terapia racional emotiva comportamental, 5-6

B

BAI. *Ver* Inventário de Ansiedade de Beck

BDI-II. *Ver* Inventário de Depressão de Beck-II
Benzodiazepínicos, 320-321
BHS. *Ver* Escala de Desesperança de Beck
Bullying, transtorno da personalidade narcisista e, 251, 258-259
Busca de *feedback* negativo
metas do tratamento, 194-195
transtorno da personalidade depressiva, 192-194

C

Campanhas de saúde pública, 340-341
"Cartas atenciosas", 341-342
Cartões de enfrentamento, 94-95
Cartões de lembrete, 263-264, 317
Classificação Estatística Internacional de Doenças e Problemas Relacionados à Saúde (CID-10)
mudanças no conceito de transtornos da personalidade, 355-356
transtorno da personalidade *borderline*, 304-306, 322-322
transtorno da personalidade depressiva, 186-187
transtorno da personalidade dissocial, 286-287
transtorno da personalidade esquizoide, 222
transtorno da personalidade esquizotípica, 214-215
transtorno da personalidade evitativa, 148-149
transtorno da personalidade obsessivo-compulsiva, 171-172
transtorno da personalidade paranoide, 205
transtorno da personalidade passivo-agressiva, 230-231
tratamento de transtornos da personalidade na, 55-57
Classificações de informantes, do funcionamento da personalidade, 63-64, 68
Clínicos. *Ver* Terapeutas/clínicos
Cocaína, 78
Cognição
anormalidades funcionais da rede neural, 78-80
no modelo ABC, 4-6
Cognições frias, 5-8
Cognições quentes
crenças nucleares quentes no arcabouço TCC-IM, 7-8
descrição de, 5-6
Coleta de evidências, com pacientes depressivos, 200-201
Comissão Conjunta de Credenciamento de Organização Hospitalar, 344
Comorbidade
associada a transtorno da personalidade *borderline*, 305-306

com um problema com características
    diagnósticas, 56-58
detecção precoce de transtornos da
    personalidade e, 341-342
implicações para avaliação e tratamento,
    325-328, 337-338
relação dos transtornos da personalidade com
    transtornos sintomáticos, 325-326
transtornos da personalidade com transtornos
    de ansiedade, 327-329
transtornos da personalidade com transtornos
    do espectro autista, 334-336
transtornos da personalidade com transtornos
    do humor, 329-334
transtornos da personalidade e transtornos do
    espectro da saúde, 335-338
COMPAS. *Ver Correctional Offender
    Management Profiling for Alternative
    Sanctions*
Compensação do esquema, 272-273
Comportamento agressivo
    transtorno da personalidade evitativa, 334
    transtorno da personalidade narcisista, 251
    Ver também Violência
Comportamento criminoso
    diferenciado do transtorno da personalidade
        antissocial, 287-288
    modelo de risco-necessidade-responsividade,
        290-293
    Ver também Reincidência
Comportamento programado e, 18-21
Comportamento que evoca cuidados, 25
Comportamentos
    programados, 18-21. *Ver também* Estratégias
        que evocam cuidados, 25
    Ver também Comportamento agressivo;
        Comportamento criminoso; Crenças
        e comportamentos inadaptativos;
        Crenças/comportamentos que
        interferem na terapia
Comportamentos de dependência/dependentes
    definidos, 131-132
    expectativas desenvolvimentistas de, 142-143
    metas de tratamento para transtorno da
        personalidade dependente, 135-136
Conceituação de caso baseada em dados, 84-86
Conceituação individualizada de caso, 356-357
Conceituações cognitivas
    com pacientes paranoides, 210-212
    do transtorno da personalidade depressiva,
        189-194
    na intervenção de TCC para transtornos da
        personalidade, 9-10
Conceituações de caso
    culturalmente informadas, 124-126
    individualizadas, 356-357

Conclusões por esquema, 87
Confiabilidade interavaliadores, com entrevistas
    estruturadas, 61-62
Consciência do afeto
    com pacientes depressivos, 198
    com pacientes histriônicos, 276
Consciência do momento presente, 194
Consequências, no modelo ABC, 5-6
Construção de resiliência, com pacientes
    evitativos, 167-168
Construto antissocial, 286-288
Construtos cognitivos, agregando estrutura e
    flexibilidade a, 94-95
Contratos de não causar dano (CNCD), 352-353
Contratransferência
    com pacientes antissociais, 301-302
    com pacientes passivo-agressivos, 246
    descrição de, 107-108
    trabalhando com, na terapia, 92
Controle de estímulos, 100
Conversações. *Ver Sequências de TCC*
*Correctional Offender Management Profiling for
    Alternative Sanctions* (COMPAS),
    291-292
Crenças
    em um modelo evolucionário dos transtornos
        da personalidade, 50-53
    transtorno da personalidade antissocial, 40, 46
    transtorno da personalidade evitativa, 37-38,
        42-43
    mudanças durante o desenvolvimento de
        ansiedade e depressão, 35
    condicional e não condicional, 29-30
    densidade de crenças formando a matriz de um
        transtorno da personalidade, 35-36
    transtorno da personalidade dependente, 38, 43
    transtorno da personalidade depressiva, 41, 49
    formação de, 29-30
    organização hierárquica, 27-28
    transtorno da personalidade histriônica, 40-
        41, 47-48
    o sistema de controle interno e, 32-33
    significado das, 29-30
    transtorno da personalidade narcisista, 40, 47
    transtorno da personalidade
        obsessivo-compulsiva, 38-39, 45
    transtorno da personalidade paranoide, 39, 45-
        46
    transtorno da personalidade passivo-agressiva,
        38, 44
    relação com processamento de informações e
        personalidade, 26-29
    transtorno da personalidade esquizoide, 39, 48-
        49
    transição para transtorno da personalidade e,
        33-35

Ver também Crenças compensatórias;
    Crenças condicionais; Crenças
    nucleares; Crenças disfuncionais;
    Crenças instrumentais; Crenças/
    comportamentos que interferem na
    terapia; Crenças e comportamentos
    inadaptativos; Esquemas
  no modelo ABC, 4-6
Crenças compensatórias, transtorno da
    personalidade passivo-agressiva,
    236-237
Crenças condicionais
  autoinstrução e, 29-30
  descrição de, 29-30
  identificação de, 86-87
  transtorno da personalidade antissocial, 40, 46
  transtorno da personalidade dependente, 38, 43
  transtorno da personalidade depressiva, 41, 49
  transtorno da personalidade esquizoide, 39, 48-49
  transtorno da personalidade evitativa, 37, 38, 42
  transtorno da personalidade histriônica, 40-41, 47-48
  transtorno da personalidade narcisista, 40, 47
  transtorno da personalidade obsessivo-compulsiva, 38-39, 45
  transtorno da personalidade paranoide, 39, 45-46
  transtorno da personalidade passivo-agressiva, 38, 44, 236-237
Crenças disfuncionais
  mudanças durante o desenvolvimento de ansiedade e depressão, 35
  origem de, 26-27
  transição para transtorno da personalidade e, 33-35
  transtornos da personalidade e, 18-19, 83-84
Crenças e comportamentos inadaptativos
  conceitualizando na terapia, 109-113
  identificando e testando com pacientes evitativos, 163-166
  metas do tratamento para transtornos da personalidade dependente, 134-135
Crenças incondicionais, 29-30
Crenças instrumentais
  transtorno da personalidade antissocial, 46
  transtorno da personalidade dependente, 43
  transtorno da personalidade depressiva, 49
  transtorno da personalidade esquizoide, 48-49
  transtorno da personalidade evitativa, 37, 42-43
  transtorno da personalidade histriônica, 47-48
  transtorno da personalidade narcisista, 47
  transtorno da personalidade obsessivo-compulsiva, 45
  transtorno da personalidade paranoide, 45-46
  transtorno da personalidade passivo-agressiva, 44

Crenças nucleares
  abordagens terapêuticas das, 8-9
  crenças nucleares frias, 7-9
  crenças nucleares quentes, 7-8
  explorando e reenquadrando
    transtorno da personalidade depressiva, 190-192
    transtorno da personalidade esquizoide, 227-228
    transtorno da personalidade esquizotípica, 218-221
    transtorno da personalidade histriônica, 279-280
    transtorno da personalidade paranoide, 211, 213
    transtorno da personalidade passivo-agressiva, 239-240
  foco das escolas de terapia nas, 9-10
  no arcabouço da TCC-IM, 7-8
  transtorno da personalidade antissocial, 40, 46
  transtorno da personalidade *borderline*, 306-309
  transtorno da personalidade dependente, 38, 42-43, 134-135
  transtorno da personalidade depressiva, 41, 49
  transtorno da personalidade esquizoide, 39, 48-49
  transtorno da personalidade evitativa, 37, 38, 42, 148-150
  transtorno da personalidade histriônica, 40-41, 47-48, 271-272
  transtorno da personalidade narcisista, 40, 46-47, 252
  transtorno da personalidade obsessivo-compulsiva, 38-39, 44-45, 175-176
  transtorno da personalidade paranoide, 39, 45-46
  transtorno da personalidade passivo-agressiva, 38, 43-44, 235-237
Crenças nucleares frias, 7-9
Crenças nucleares quentes, 7-8
Crenças/comportamentos que interferem na terapia
  abordando, 113-114
  pacientes evitativos e, 153-154
Criminogenic Thinking Profile (CTP), 288
Crises
  apresentação em pacientes, 345-346
  intervenção em crise, 345-347
  lidando com pacientes *borderline*, 314-315
  manejo de crises de relacionamento e violência de parceiro íntimo, 351-353
Crises/problemas de relacionamento
  manejo clínico, 351-352
  pacientes obsessivo-compulsivos e, 175-176
  pressupostos disfuncionais em pacientes evitativos e, 151-152

CSS-M. *Ver* Escala de Sentimentos Criminais – Modificada
CTP. *Ver Criminogenic Thinking Profle*
Cultura
contextualização da personalidade e dos transtornos da personalidade, 119, 123-124
definições de, 121-122
eficácia do tratamento e, 121-122
erro diagnóstico em grupos clínicos de transtornos da personalidade selecionados, 122-124
importância da conceituação de caso culturalmente informada, 124-126
precisão diagnóstica e, 119-122
subutilização de serviços de saúde mental e, 124-125
terapia cognitiva culturalmente informada para transtornos da personalidade, 125-128
variações no transtorno da personalidade histriônica e, 275

D

Dados positivos, desconsideração por pacientes evitativos, 151-153
DAPP. *Ver* Avaliação Dimensional de Patologia da Personalidade
D-cicloserina (DCS), 80-82
Definição da agenda, 90
Definição de metas baseadas em aprendizagem, 194-195
Depressão maior/transtorno depressivo maior
ocorrência comórbida com transtornos da personalidade, 329-330
transtorno da personalidade depressiva e, 200
transtorno da personalidade evitativa e, 332-334
transtorno do sono e, 331-332
Depressão/transtornos depressivos
anormalidades funcionais de rede neural, 75-77
mudança cognitiva de transtorno da personalidade para ansiedade e depois depressão, 34-36
transição para transtorno da personalidade, 34-35
transtorno da personalidade *borderline* e, 329-331
transtorno da personalidade evitativa e, 332-334
transtorno da personalidade obsessivo-compulsiva e, 172-173
transtorno da personalidade passivo-agressiva e, 233-234
Ver também Transtornos do humor
Depressividade, 186-187
Descoberta cooperativa, 94-95

Descoberta guiada
com pacientes esquizoides, 227-228
com pacientes esquizotípicos, 228
com pacientes evitativos, 159
com pacientes histriônicos, 279
com pacientes paranoides, 209-210, 228
na relação terapeuta-paciente, 91-92
valor da, 93-94
Desconsideração de aspectos positivos, por pacientes evitativos, 151-153
Desculpas, pacientes evitativos e, 153
Dever de alertar/proteger, 349
Diagnostic Interview for Depressive Personality, 196-197
Diagnóstico
cultura e precisão diagnóstica, 119-122
questões de revelar ao paciente, 325-327
Ver também Diagnóstico diferencial; Erro diagnóstico
Diagnóstico diferencial
questões de informar ao paciente, 325-327
transtorno da personalidade antissocial, 287-288
transtorno da personalidade *borderline*, 305-307
transtorno da personalidade dependente, 132-133
transtorno da personalidade depressiva, 188-189
transtorno da personalidade esquizoide, 222-224
transtorno da personalidade esquizotípica, 216
transtorno da personalidade evitativa, 149-150
transtorno da personalidade histriônica, 270-271
transtorno da personalidade narcisista, 250-251
transtorno da personalidade obsessivo-compulsiva, 174-176
transtorno da personalidade paranoide, 206-207
transtorno da personalidade passivo-agressiva, 233-235
Diagramas
de padrões evitativos, 159-160
usando na terapia, 93-94
Ver também Gráficos setoriais
Diálogos do esquema, 101-103, 262-263
Diários do esquema, 94-95
DIDP. *Ver Diagnostic Interview for Depressive Personality*
Dilema de prisioneiros, 78-79
Diretrizes clínicas, no tratamento de transtorno da personalidade, 355-363
Disforia, 152-153, 334
Distimia, 188-189, 198
Dopamina, 77-79, 250-251
DPDI. *Ver* Inventário do Transtorno da Personalidade Depressiva

DSM. *Ver Manual Diagnóstico e Estatístico de Transtornos Mentais*
DSM-II, 355
DSM-III, 355
DSM-IV-TR
    transtorno da personalidade *borderline*, 304-305
    transtorno da personalidade depressiva, 186-189
    transtorno da personalidade histriônica, 270
    transtorno da personalidade passivo-agressiva, 232

E

Eficácia do tratamento, cultura e, 121-122.
    Ver também Resultados terapêuticos
Emergência, *versus* crise, 345-347
Emoções
    apresentação da crise em pacientes, 345-346.
    experimentando emoções com pacientes *borderline*, 319-320
    exposição e ensaio comportamental na terapia, 103
    expressando na terapia, 103
    importância de ajudar o paciente a lidar adaptativamente com, 359-360
    importância de ajudar o paciente a lidar com emoções aversivas evocadas pela terapia, 360
    importância de o terapeuta atentar para suas reações emocionais durante a terapia, 362-363
    processamento emocional com pacientes histriônicos, 280
    Ver também Crises
    Ver também Regulação do afeto
Empatia, empobrecida, 59-60
Ensaio e modelação comportamental, 100, 103
Entrevista Clínica Estruturada para os Transtornos da Personalidade do Eixo II do DSM-IV (SCID-II)
    avaliação de transtorno da personalidade dependente, 136-137
    avaliação de transtorno da personalidade depressiva, 196-197
    visão geral, 61-62
Entrevista Clínica Estruturada para Transtornos da Personalidade do DSM-IV (SID-P), 61-64
Entrevista de Formulação Cultural, 119-121
Entrevista motivacional
    com pacientes antissociais, 294
    com pacientes passivo-agressivos, 239-241
Entrevistas
    de emergência, 345-346
    na avaliação do suicídio, 347-348
    não estruturadas, 60-62, 68
    semiestruturadas, 136-138
    Ver também Entrevista motivacional; *instrumentos específicos*
Entrevistas clínicas. *Ver* Entrevistas
Entrevistas clínicas não estruturadas, 60-62, 68
Entrevistas estruturadas
    avaliação do transtorno da personalidade depressiva, 196-197
    quando usar, 68
    Ver também instrumentos específicos
    visão geral, 61-62
Equipes de tratamento
    exemplo de caso de manejo clínico, 339-341, 354
    importância de avaliar percepção negativa da equipe em relação aos portadores de transtornos da personalidade, 344
    importância de treinamento e apoio para, 343-344
    Ver também Manejo clínico
Erro diagnóstico
    cultura e, 119-122
    em grupos clínicos de transtornos da personalidade selecionados, 122-124
Escala de Classificação de Gravidade para Suicídio de Columbia, 137-138
Escala de Cognições Criminosas, 288
Escala de Crenças da Personalidade *Borderline*, 64-65
Escala de Desesperança de Beck (BHS), 137-138, 347-348
Escala de Ideação Suicida de Beck (SSI), 137-138
Escala de Sentimentos Criminais – Modificada (CSS-M), 288
Escala Dimensional Revisada de Apego Adulto (AAS-R), 137-138, 140
Escala visual análoga (EVA), 317
Esclarecimento de valores, 103-104
Escrita/Reescrita imagística
    com pacientes *borderline*, 317-319
    com pacientes histriônicos, 280-281
Esquema de busca de aprovação, 253
Esquema de controle insuficiente, 253
Esquema de egocentrismo, 274
Esquema de fracasso, 254
Esquema de imperfeição, 254
Esquema de privação emocional, 274
Esquema do merecimento
    intervenção cognitiva, 263
    transtorno da personalidade narcisista, 253
Esquemas
    características dos, 28-30
    conceito de, 28-29, 52-53
    identificação de, 86-89, 316

métodos experienciais na terapia cognitiva
  com o paciente inibido, 100-101
    descrição de, 100-101
    diálogos do esquema, 101-103
    esclarecimento dos valores, 103-104
    expressando emoções, 103
    foco de atenção, 104-105
    imagística, 102-103
    origens do esquema, 100-102
    role-play, 100-101
  modos e, 30-32
  relação com processamento de informações e
    personalidade, 26-29
  relação dos esquemas de si próprio com
    autoavaliações e autoinstruções, 33-34
  rotulando e modificando, 96-98
  sistemas de esquema e personalidade, 30-31
  teoria de Young das tarefas
    desenvolvimentistas e esquemas
    inadaptativos, 67
  tipos de, 30
  transtornos da personalidade e, 18, 52-53
    densidade dos esquemas no "modo
      normal" dos, 35-36
    transtorno da personalidade depressiva,
      191-193, 202
    transtorno da personalidade narcisista,
      252-255
    transtorno da personalidade
      obsessivo-compulsiva, 175-176
  Ver também Crenças; Esquemas nucleares;
    esquemas específicos
Esquemas afetivos, 30
Esquemas cognitivos, 30
Esquemas de padrões implacáveis, 253
Esquemas inadaptativos iniciais, transtorno da
  personalidade narcisista e, 252-254
Esquemas instrumentais, 30
Esquemas motivacionais, 30
Esquemas nucleares
  identificando, 86-89
  metas subjacentes e, 88-90
  perfis cognitivo e a relação terapêutica, 110-113
  recuperando com sondagens cognitivas, 94-97
  transtorno da personalidade
    obsessivo-compulsiva, 175-176
Esquizofrenia, 216, 222-223
Estabilizadores do humor, 320-321
"Estado mental em risco", 216
Estilo explicativo pessimista, metas do
  tratamento, 194
Estilos cognitivos. *Ver* Estilos de pensamento
Estilos de pensamento, 50-51
Estimuladores elétricos, 80-81
Estímulo e experiência emocional, anormalidades
  funcionais na rede neural, 75-77

Estratégia cooperativa na terapia
  dificuldades com pacientes com transtornos da
    personalidade, 108-109
  discussão geral e diretrizes para, 89-91
  importância da concordância de terapeuta
    e paciente sobre as metas do
    tratamento, 356-358
  transtorno da personalidade antissocial,
    293-296
  transtorno da personalidade *borderline*,
    310-314
  transtorno da personalidade dependente,
    135-137
  transtorno da personalidade depressiva,
    194-197
  transtorno da personalidade esquizoide,
    223-227
  transtorno da personalidade esquizotípica,
    216-218
  transtorno da personalidade evitativa, 155-159
  transtorno da personalidade histriônica,
    276-278
  transtorno da personalidade narcisista, 259-261
  transtorno da personalidade obsessivo-
    compulsiva, 178-180
  transtorno da personalidade paranoide, 206-209
  transtorno da personalidade passivo-agressiva,
    238-240
  Ver também Aliança/relacionamento
    terapêutico
Estratégias, 20-21. *Ver também* Estratégias
  interpessoais
Estratégias autolimitantes
  metas do tratamento, 194-195
  transtorno da personalidade depressiva, 193-194
Estratégias de externalização/subcontroladas,
  23-24
Estratégias de internalização/supercontroladas,
  23-24
Estratégias inadaptativas, transtornos da
  personalidade e, 17-19
Estratégias interpessoais
  em um modelo evolucionário dos transtornos
    da personalidade, 50-53
  evolução de, 18-25
  genética e, 24-26
  padrões superdesenvolvidos e
    subdesenvolvidos, 36-37, 42
  transtorno da personalidade antissocial, 46
  transtorno da personalidade dependente, 43
  transtorno da personalidade depressiva, 49
  transtorno da personalidade esquizoide, 48-49
  transtorno da personalidade evitativa, 42-43
  transtorno da personalidade histriônica, 47-48
  transtorno da personalidade narcisista, 47

transtorno da personalidade
    obsessivo-compulsiva, 45
transtorno da personalidade paranoide, 45-46
transtorno da personalidade passivo-agressiva, 44
Etnicidade
    definida, 120-121
    erro diagnóstico e, 122-123
    precisão diagnóstica e, 120-121
    Ver também Cultura
Eventos ativadores, no modelo ABC, 4-6
Evitação
    evitação do esquema, 265
    evitação social, 150-153
    transtorno da personalidade depressiva, 193-194
    transtorno da personalidade evitativa, 152-154
    Ver também Evitação cognitiva; Evitação emocional
Evitação cognitiva
    metas do tratamento, 154-155
    superando, 159-164
    transtorno da personalidade evitativa, 152-154
Evitação comportamental, transtorno da personalidade evitativa, 152-154
Evitação do esquema, 272
Evitação emocional
    metas de tratamento, 154-155
    superando, 159-164
    transtorno da personalidade evitativa, 152-154
Evitação social, 150-153
Exame Internacional de Transtorno da Personalidade (IPDE), 61-62
Exame para Transtorno da Personalidade (PDE), 136-137
Exemplos de casos,
    manejo clínico, 339-341, 354
    transtorno da personalidade antissocial, 286-296, 297
    transtorno da personalidade *borderline*, 303-304, 311-312, 316, 318-321
    transtorno da personalidade dependente, 131-132, 139-143
    transtorno da personalidade depressiva, 186-187, 189-194, 199-201
    transtorno da personalidade esquizoide, 221-228
    transtorno da personalidade esquizotípica, 213-221
    transtorno da personalidade evitativa, 147-148, 155-167
    transtorno da personalidade histriônica, 269-270, 273-285
    transtorno da personalidade narcisista, 248-249, 254-260, 262-267

transtorno da personalidade obsessivo-compulsiva, 170-171, 176-178, 180-184
transtorno da personalidade paranoide, 203-213
transtorno da personalidade passivo-agressiva, 229-230, 235-240, 242-245
Exercício da seta descendente, 85-86, 96
Exercício experiencial com cadeira, 266-267
Exercícios de bondade carinhosa, 263-264
Exercícios tranquilizantes e expressivos, 103
Expectativa negativa para o futuro, metas do tratamento com pacientes depressivos, 194
Experiências de infância
    diálogos em *role-play*, 101-103
    recordando e revisando, 100-102
    transtorno da personalidade depressiva e, 189-191
    trauma e risco de suicídio, 342
Experimentos comportamentais
    importância de incluir no tratamento, 359
    pacientes *borderline*, 319-321
    pacientes compulsivos, 180, 182-183
    pacientes esquizoides, 227
    pacientes esquizotípicos, 218-220
    pacientes histriônicos, 281-282
    pacientes paranoides, 209-211
Explicações mecanicistas, 80-81
Exposição imaginal, 100
Exposição *in vivo*, 100

F

Fala de manutenção, 294
Fala de mudança, 294
Fantasia de salvador, 277
Fatores de risco
    para reincidência, 291-292, *292*
    para suicídio, 342
Fatores de risco estáticos, para reincidência, 291-292
Fatores dinâmicos de risco, para reincidência, 291-292
Feedback
    na terapia com pacientes narcisistas, 261
    no relacionamento terapêutico, 90, 113-114, 117
    Ver também Feedback relacional empático
Feedback negativo, 113-114
Feedback relacional empático (confrontação empática)
    com pacientes *borderline*, 313-314
    com pacientes histriônicos, 277-278
    com pacientes narcisistas, 263-267
Ficha de Auxílio à Decisão, 299-300
Ficha de crenças nucleares, 166-167, 279-280
Ficha de pensamento, 297-299

Fixação de limites
 com pacientes *borderline*, 311-312, 315-316
 importância na terapia, 361-362
Fobia social, 327-329
Foco de atenção, 104-105
Formulação de manutenção do problema
 transtorno da personalidade esquizoide, 224-227
 transtorno da personalidade esquizotípica, 216-218
 transtorno da personalidade paranoide, 208-210
Formulação desenvolvimentista
 transtorno da personalidade esquizoide, 224-227
 transtorno da personalidade esquizotípica, 218-220
 transtorno da personalidade paranoide, 210-212
Formulações beckianas, do transtorno da personalidade *borderline*, 306-308
Funcionamento da personalidade, 59-61
Funcionamento interpessoal, 59-60

G

Genética
 personalidade e o interpessoal, 24-26
 tipos de personalidade e, 19-20
Gráficos setoriais
 com pacientes esquizotípicos, 217-218
 de responsabilidade por ações e resultados, 94-95

H

Habilidades de recuperação, com pacientes histriônicos, 276
Hipersonia, 333
Hipervigilância, transtorno da personalidade *borderline*, 307
História desenvolvimentista
 importância para a terapia, 107-108
 tratamento do transtorno da personalidade dependente, 134-136
Hospitalização, voluntária e involuntária, 348-349
Hospitalização involuntária, 348-349
Hostilidade crônica, modelo evolucionário, 19-20

I

IDCP-5. *Ver* Inventário Dimensional Clínico da Personalidade para o DSM-5
Identidade
 perturbações na, 59-60
 transtorno da personalidade *borderline*, 307
Imagens mentais guiadas, 284
Imaginar (crenças e opções positivas), 94-95
Imagística
 com pacientes narcisistas, 263-264
 utilizando na terapia, 102-103
Imparcialidade, cultivando, 80-81
Impulsividade
 anormalidades funcionais da rede neural, 76-78
 transtorno da personalidade *borderline*, 304-305
"Inibido", tipo de temperamento, 133
Inibidores seletivos da recaptação da serotonina (ISRSs), 320-321
Insônia, 331-333
Instabilidade, transtorno da personalidade *borderline*, 304-305
Ínsula, 75-77, 80
Ínsula anterior, 75-77, 80
Intervenções
 colaboração entre prestadores de serviços psicológicos e médicos, 344-345
 conceituação individualizada dos problemas do paciente, 356-357
 implicações da comorbidade sintomática para, 325-328, 337-338
 intervenção em crise, 345-347
 transtorno da personalidade antissocial, 295-300
 transtorno da personalidade *borderline*, 313-321
  com transtornos do humor comórbidos, 330-333
 transtorno da personalidade dependente, 136-143, 145-146
 transtorno da personalidade depressiva, 196-198
 transtorno da personalidade esquizoide, 227-228
 transtorno da personalidade esquizotípica, 216-221
 transtorno da personalidade evitativa, 159-166, 168-169
  com depressão comórbida, 333-334
 transtorno da personalidade histriônica, 261-267
 transtorno da personalidade obsessivo-compulsiva, 179-184
 transtorno da personalidade paranoide, 208-213
 transtorno da personalidade passivo-agressiva, 239-245
 variáveis que afetam os resultados terapêuticos, 342-343
 Ver também Experimentos comportamentais; Intervenções cognitivas; Intervenções comportamentais; Intervenções farmacológicas; Métodos experienciais
Intervenções cognitivas
 com pacientes *borderline*, 316-317
 com pacientes dependentes, 137-138

com pacientes esquizotípicos, 216-218
com pacientes histriônicos, 279-280
com pacientes narcisistas, 262-263
com pacientes paranoides, 209-211
rotulação e modificação de esquemas, 96-98
sondagens cognitivas, 94-97
trabalhando com tomada de decisões, 97-99
visão geral, 93-95
Intervenções comportamentais
importância de incluir no tratamento, 359
transtorno da personalidade *borderline*, 319-321
transtorno da personalidade dependente, 138-139
visão geral, 99-100
Intervenções farmacológicas,
estudos sobre eficácia com transtornos da personalidade, 14-15
transtorno da personalidade *borderline*, 320-321
Intimidade, empobrecida, 59-60
Inventário Clínico Multiaxial de Millon-III, 175
Inventário da Personalidade Narcisista, 250-251
Inventário de Ansiedade de Beck (BAI), 137-138
Inventário de Cinco Fatores NEO, 62
Inventário de Depressão de Beck-II (BDI-II), 137-138, 196-197, 347-348
Inventário de Nível de Serviço-Revisado (LSI-R), 291-292
Inventário Dimensional Clínico da Personalidade para o DSM-5 (IDCP-5), 63-64
Inventário do Transtorno da Personalidade Depressiva (DPDI), 196-197
Inventário Multifásico de Personalidade de Minnesota-2 (MMPI-2), 347-348
Inventário Obsessivo de Layton, 173
IPDE. *Ver* Exame Internacional de Transtorno da Personalidade

J

"Jogos" econômicos, 78-79
"Jogos" econômicos de dois jogadores, 78-79
Juventude, transtorno da personalidade *borderline* e, 321-322

L

LSI-R. *Ver* Inventário de Nível de Serviço-Revisado

M

Manejo clínico
autocuidado do clínico e resiliência, 353-354. *Ver também* Autocuidado do clínico
avaliação de violência, 349-352
colaboração entre prestadores de serviços psicológicos e médicos, 344-345
comorbidade e detecção precoce de transtornos da personalidade, 341-342
crises de relacionamento e violência de parceiro íntimo, 351-353
crises *versus* emergência, 345-347
desafios clínicos e contexto comunitário, 340-342
dever de alertar/proteger, 349
exemplo de caso, 339-341, 354
hospitalização voluntária e involuntária, 348-349
importância de criar altos padrões para prática, 344
importância do treinamento e apoio para equipes de tratamento, 343-344
manejo de risco de suicídio, 346-348
planos de segurança, 352-353
questões de segurança, 352-353
variáveis que afetam desfechos terapêuticos, 342-343
Manejo de contingências, 100
Manejo de emergência, 345-346
Mania aguda, 332-333
Manual Diagnóstico e Estatístico de Transtornos Mentais (DSM)
arcabouço de grupos para transtornos da personalidade, 58
DSM-5
abordagem alternativa dos transtornos da personalidade do DSM-5 baseada em traços, 59-61
Inventário Dimensional Clínico da Personalidade para o DSM-5, 63-64
mudanças nos conceitos de transtornos da personalidade, 355-356
sobre questões de contexto cultural, 119-121
transtorno da personalidade antissocial, 286-287
transtorno da personalidade *borderline*, 304-305
transtorno da personalidade depressiva, 186-188
transtorno da personalidade esquizoide, 222
transtorno da personalidade evitativa, 147-149
transtorno da personalidade histriônica, 270
transtorno da personalidade narcisista, 248-249
transtorno da personalidade obsessivo-compulsiva, 171-172
transtorno da personalidade paranoide, 205

transtorno da personalidade
passivo-agressiva, 230-231
transtorno depressivo maior, 329
transtornos do espectro autista, 334-335
definição de transtornos da personalidade, 54-56
mudanças nos conceitos de transtornos da personalidade, 355-356
Manutenção de progresso
transtorno da personalidade compulsiva, 184
transtorno da personalidade dependente, 142-143
transtorno da personalidade depressiva, 198-200
transtorno da personalidade evitativa, 166-168
transtorno da personalidade narcisista, 267-268
transtorno da personalidade passivo-agressiva, 244-246
MCF. *Ver* Modelo de Cinco Fatores
Measure of Offender Thinking Styles (MOTS), 288
Mecanismo de pré-alimentação, no processamento de informações, 27-28
Médicos de atenção primária, colaboração com, 344-345
Medida de Atitudes e Associados Criminosos (MCAA), 288
Medidas dimensionais, da patologia da personalidade, 63
Meditação. *Ver* Práticas de atenção plena
Medo de rejeição
transtorno da personalidade evitativa, 150-151
transtorno da personalidade histriônica, 276
Medos, identificando e abordando antes de implementar mudanças, 359
Membros da família, efeito no desenvolvimento de transtornos da personalidade, 37, 42
Menos necessidades criminogênicas, 291-292
Merecimento, acesso a recursos e, 20
Metáfora do preconceito
pacientes esquizotípicos, 218-221
pacientes paranoides, 211
Metas
distinguidas de valores, 295-296
em um modelo evolucionário dos transtornos da personalidade, 21-23
especificação de metas subjacentes, 88-90
fixação de metas e orientação a metas com pacientes depressivos, 194-195, 197-198
Ver também Metas do tratamento
Metas de evitação de desempenho, 193-194
Metas do tratamento
importância de manter uma perspectiva realista sobre, 362-363
importância de terapeuta e paciente concordarem sobre as, 356-358

transtorno da personalidade antissocial, 289-293
transtorno da personalidade *borderline*, 309-310
transtorno da personalidade dependente, 134-136
transtorno da personalidade depressiva, 194-195, 200-201
transtorno da personalidade esquizoide, 203-204, 223-225
transtorno da personalidade evitativa, 154-156
transtorno da personalidade histriônica, 275-276
transtorno da personalidade narcisista, 259-260
transtorno da personalidade obsessivo-compulsiva, 176-178
transtorno da personalidade passivo-agressiva, 237-239, 246-247
transtornos da personalidade paranoide e esquizotípica, 203-204
Métodos experienciais,
com o paciente inibido, 100-101
com pacientes *borderline*, 317-320
com pacientes histriônicos, 280-282, 284-285
com pacientes narcisistas, 263-264, 266-267
descrição de, 92-94, 100-101
diálogos do esquema, 101-103
esclarecimento de valores, 103-104
expressando emoções, 103
foco de atenção, 104-105
imagística, 102-103
importância de incluir no tratamento, 359
origens do esquema, 100-102
role-play, 100-101
Mídia social, 251-252
MMPI-2. *Ver* Inventário Multifásico de Personalidade de Minnesota-2
Modelo ABC, 4-6
Modelo cognitivo-desenvolvimentista, do transtorno da personalidade dependente, 133-135
Modelo das boas vidas (GLM), 295-296
Modelo de Cinco Fatores (MCF), 58, 62
Modelo de modo do esquema, do transtorno da personalidade *borderline*, 308-310
Modelo de modo do esquema de Young, do transtorno da personalidade *borderline*, 308-310
Modelo de risco-necessidade-responsividade (RNR)
descrição de, 290-293
sintomas psiquiátricos tradicionais e, 293
Modelo de tríade terapêutica, 84-85
Modelo dos Cinco Grandes, 3-4
Modelo evolucionário
de estratégias interpessoais, 18-25
dos transtornos da personalidade, 50-53
Modelo humanista-existencial-experiencial, 3-4

Modelos com baseem jogo, 78-80
Modo "pessoa muito importante", 257
Modo antissocial, 31
Modo conto de fadas, 258-260
Modo criança abusada ou abandonada, 308
Modo criança zangada/impulsiva, 309
Modo de invencibilidade, 258
Modo de perda, transtorno da personalidade
    depressiva e, 191-193, 202
Modo esquizoide, 31-32
Modo evitativo, 31, 258-260
Modo genitor punitivo, 308-309
Modo narcisista, 31
Modo obsessivo-compulsivo, 31
Modo onisciente, 255-256
Modo paranoide, 31-32
Modo protetor indiferente, 309
Modo tirano, 258-259
Modo troféu, 257-258
Modos
    conceito de, 30, 52-53
    diferenças entre modo de transtorno da
        personalidade e modo de transtorno
        sintomático, 83-84
    identificando com pacientes *borderline*, 316
    personalidade e, 30-32
    rotulação dos tipos de acordo com transtorno
        da personalidade, 31-32
    transtorno da personalidade narcisista e, 253
        detectando modos evitativos e indiferentes
            autocalmantes no, 258-260
        detectando modos supercompensadores,
            255-259
Modos do esquema. *Ver* Modos
MOTS. *Ver Measure of Offender Thinking Styles*
Mudança cognitiva
    de um transtorno da personalidade para
        ansiedade e depois depressão, 34-36
    na terapia cognitiva, 83-84
Mudanças de personalidade duradouras, 55-57

N

NAMI. *Ver National Alliance on Mental Illness*
Narrativas
    desenvolvimento, 80-81
    importância de reservar tempo para, 361
Narrativas desenvolvimentistas, 361. *Ver também*
    Narrativas
National Alliance on Mental Illness (NAMI),
    340-342
National Comorbidity Survey Replication
    (NCS-R), 120-121
National Epidemiological Survey on Alcohol
    and Related Conditions (NESARC),
    120-122

NCS-R. *Ver* National Comorbidity Survey
    Replication
Necessidades criminogênicas, 291-292
Negatividade, transtorno da personalidade
    depressiva e, 189-194
NEO-PI-R. Ver Inventário da Personalidade de
    Neuroticismo, Extroversão e Abertura
    à Experiência-Revisado
NESARC. *Ver* National Epidemiological Survey
    on Alcohol and Related Conditions
Neurociência
    advertências sobre o uso de estudos de
        neuroimagem, 74-75
    informando o tratamento
        cognitivo-comportamental, 80-82
    Inventário da Personalidade de Neuroticismo,
        Extroversão e Abertura à
        Experiência-Revisado (NEO-PI-R), 62
    transtornos da personalidade e, 74-75
    visão geral das anormalidades funcionais
        da rede neural, 75-80. *Ver também*
        Anormalidades funcionais da rede
        neural
Neuroimagem, advertências sobre o uso de, 74-75
Neurose de guerra, 101-102
Nível de atendimento necessário
    intervenção em crise e, 345-346
    na avaliação de suicídio, 347-348

O

Ohio Risk Assessment System (ORAS), 291-292
Oito Grandes fatores de risco Centrais, para
    reincidência, 291-292
ORAS. *Ver Ohio Risk Assessment System*
Orientação imediata, 94-95
"Outro transtorno da personalidade especificado"
    finalidade enquanto categoria diagnóstica,
        55-56
    mudanças nos conceitos de transtornos da
        personalidade e, 355
    transtorno da personalidade passivo-agressiva
        e, 230-231, 233-234

P

Padrão de luta-fuga, 19-20
Pais e parentagem
    transtorno da personalidade dependente e,
        133-135
    transtorno da personalidade depressiva e,
        189-191
    transtorno da personalidade passivo-agressiva
        e, 245
Paranoia, anormalidades funcionais da rede
    neural, 78

Parental Bonding Instrument (PBI), 137-138
PBI. Ver *Parental Bonding Instrument*
PBQ. Ver Questionário de Crenças da Personalidade
PBQ-SF. Ver Questionário de Crenças da Personalidade-Forma Reduzida
PCL-R. Ver *Psychopathy Checklist-Revised*
PDBQ. Ver Questionário de Crenças dos Transtornos da Personalidade
PDE. Ver Exame para Transtorno da Personalidade
Pensamento criminoso
   avaliação e padrões de, 288-289
   identificando, 297-299
   interação entre áreas da vida, 289-290
Pensamento desejoso, 153
Pensamento dicotômico
   corrigindo com pacientes depressivos, 195-196
   transtorno da personalidade *borderline*, 307, 317
   transtorno da personalidade obsessivo-compulsiva, 175-176
Pensamento mágico, 176-177
Pensamentos automáticos, recuperando com sondagens cognitivas, 94-97
Perfeccionismo
   abordando com técnicas de terapia cognitiva, 179-184
   transtorno da personalidade obsessivo-compulsiva e, 177-178
Perfis cognitivos
   abordagem vetorial dos transtornos da personalidade, 36
   o relacionamento terapêutico e, 110-113
   padrões superdesenvolvidos e subdesenvolvidos, 36-37, 42
   transtorno da personalidade antissocial, *40*, 45-46
   transtorno da personalidade dependente, *38*, 42-43
   transtorno da personalidade depressiva, 41, 48-50
   transtorno da personalidade esquizoide, *39*, 48-49
   transtorno da personalidade evitativa, 37, *38*, 42-43
   transtorno da personalidade histriônica, *40-41*, 47-48
   transtorno da personalidade narcisista, *40*, 46-47
   transtorno da personalidade obsessivo-compulsiva, *38-39*, 44-45
   transtorno da personalidade paranoide, *39*, 45-46
   transtorno da personalidade passivo-agressiva, *38*, 43-44
   visão geral das características incorporadas nos, 36-37
Personalidade
   cultura e, 119, 123-124. Ver também Cultura
   genética e, 24-26
   modelo dos Cinco Grandes, 3-4
   modos, 30-32
   o sistema de controle interno, 32-34
   papel do afeto na, 31-33
   processamento de informações e, 26-29
   transição para transtorno da personalidade, 33-35
Personalidade astênica, 355
Personalidade depressiva, 355
Personalidade histérica, 355
Personalidade inadequada, 355
Personalidade neurótica, 83-85
Personalidade paranoide, 222-223
PICTS. Ver *Psychological Inventory of Criminal Thinking Styles*
Planilhas, 93-94
Práticas de atenção plena
   com pacientes compulsivos, 180
   com pacientes evitativos, 159
   com pacientes narcisistas, 263-264
   utilizando na terapia, 104-105
Predisposição, 37, 42
Preocupação
   técnica de "estabelecer programações" com pacientes histriônicos, 279-280
   técnicas cognitivas e comportamentais com pacientes compulsivos, 180
Privação de sono, 331-333
Privilégio, acesso a recursos e, 20
Problemas médicos, transtornos da personalidade e, 335-338. Ver também Somatização
Processamento cognitivo, de esquemas nucleares no transtorno da personalidade narcisista, 87-89
Processamento de informações, personalidade e, 26-29
Processamento de informações inconscientes, 8
Processamento de recompensa, 77-78
Processamento social, anormalidades funcionais da rede neural, 78-80
Procrastinação, transtorno da personalidade depressiva e, 193-194
Programações de atividade, 262
Programando atividades, 100
Programas de acompanhamento, 341-342
Psicodrama, com pacientes evitativos, 164-166
Psicoeducação
   com pacientes *borderline*, 310
   e transtorno bipolar comórbido, 330-332
   com pacientes histriônicos, 278-280
   com pacientes narcisistas, 261-262
   na terapia, 93-94
Psicopatia, 80, 286-288
Psicoterapia, apoio empírico para, 10-11
Psychological Inventory of Criminal Thinking Styles (PICTS), 288

Q

Quadros brancos, 317
Questionamento socrático
   com pacientes esquizotípicos, 216
   com pacientes evitativos, 159-160
   com pacientes paranoides, 209-211
Questionário de Crenças da Personalidade (PBQ)
   ausência de itens sobre transtorno da personalidade depressiva, 196-198
   avaliação do transtorno da personalidade dependente, 137-138
   descrição e discussão do, 63-66
   identificação do transtorno da personalidade obsessivo-compulsiva, 173
   transtorno da personalidade evitativa e, 23
   utilidade do, 68
Questionário de Crenças da Personalidade – Forma Reduzida (PBQ-SF), 65-66, 69-73
Questionário de Crenças dos Transtornos da Personalidade (PDBQ), 66, 137-138
Questionário do Esquema, 67-68
Questionário de Esquemas de Young-3 (YSQ-3), 197-198, 249-250
Questionário do Esquema de Young-Brown, 137-138, 140
Questionário do Esquema – Forma Abreviada, 67
Questões de seguridade, 352-353
Questões de término
   pacientes antissociais, 299, 301
   pacientes *borderline*, 321
   pacientes compulsivos, 184
   pacientes dependentes, 143
   pacientes depressivos, 198-200
   pacientes esquizoides, 227-228
   pacientes evitativos, 167-168
   pacientes histriônicos, 284-285

R

Racionalizações, por pacientes evitativos, 153
Reatribuição verbal, 227
Recaída
   preocupações para pacientes compulsivos, 184
   prevenção de recaída com pacientes histriônicos, 284
Receptores de N-metil-D-aspartato (NMDA), 80-82
Recursos
   estratégias interpessoais e, 20
   recursos familiares e de apoio em planos de segurança, 352-353
   redes de recursos, 340-342
Recursos de apoio, em planos de segurança, 352-353
Recursos familiares, em planos de segurança, 352-353
Recursos interpessoais, 20
Redes de apoio locais, em planos de segurança, 352-353
Reforço positivo, 116
Registro de pensamentos disfuncionais (RPD)
   com pacientes compulsivos, 185
   com pacientes obsessivo-compulsivos, 177, 179-180, 184
Registros de atividade, 99
Registros de crenças, 167-168
Registros de dados positivos, 211, 213
   Registros de pensamentos
   com pacientes esquizotípicos, 217-218
   com pacientes evitativos, 167-168
   usando na terapia, 93-94
Regulação do afeto
   metas do tratamento, 135-136
   transtorno da personalidade dependente, 139-143
Reincidência
   efeitos do tratamento obrigatório *versus* voluntário na, 299, 301
   fatores de risco para, 291-292
   sintomas psiquiátricos tradicionais e, 293
Reinterpretação esquemática, 96-98
Rejeição. *Ver* Medo de Rejeição
Relacionamento terapeuta-paciente
   colaboração, 89-91
   descoberta guiada, 91-92
   importância para o tratamento, 357-358
   uso de reações de transferência, 92
   Ver também Aliança/relacionamento terapêutico
Remoer. *Ver* Ruminação
Rendição ao esquema, 272
Reparentagem. *Ver* Reparentagem limitada
Reparentagem limitada
   com pacientes *borderline*, 310-311
   na terapia, 91, 107-108
Representação gráfica em sessão, 93-94
Respostas concorrentes, 100
Respostas de enfrentamento do esquema, transtorno da personalidade histriônica e, 272-273
Restruturação cognitiva, com pacientes depressivos, 197-198, 200-201
Resultados terapêuticos, variáveis que influenciam, 342-343. *Ver também* Eficácia do tratamento
Reversão de papéis
   com pacientes histriônicos, 281
   com pacientes narcisistas, 263-264

usos na terapia, 100-101
Risco cognitivo, depressão e, 330
Risco de abandono do tratamento, com pacientes borderline, 313
Role-play
   com pacientes borderline, 317-320
   com pacientes evitativos, 162, 164-166
   com pacientes histriônicos, 281
   com transtorno da personalidade narcisista, 263-264
   diálogos do esquema, 101-103
   histórico, 317-319
   para desenvolvimento de habilidade em comunicações interpessoais, 100-101
   reverso, 100-101, 263-264, 281
Roteiro para Personalidade Não Adaptativa e Adaptativa (SNAP), 63
Rotulação, de inferências ou distorções imprecisas, 93-94
RPD. Ver Registro de pensamentos disfuncionais
Ruminação
   alvejando para melhorar insônia e transtornos do humor, 331-332
   depressão e, 330
   metas do tratamento com pacientes depressivos, 194-195, 199
   técnica de "estabelecer programações" com pacientes histriônicos, 279-280
   técnicas cognitivas e comportamentais com pacientes compulsivos, 180
   transtorno da personalidade depressiva e, 193-194

S

SAPAS. Ver Standardized Assessment of Personality-Abbreviated
SCID-II. Ver Entrevista Clínica Estruturada para os Transtornos da Personalidade do Eixo II do DSM-IV
Segurança
   ao trabalhar com pacientes em risco de comportamento violento, 350-351
   planos de segurança no manejo clínico, 352-353
Sequência Amigos-Pensamentos-Decisões (A-P-D), 296-297
Sequências de TCC, focadas em riscos/necessidades criminogênicos(as), 296-297
Serviços de saúde mental
   importância da competência cultural, 124-126
   papel da cultura na subutilização de, 124-125
SID-P. Ver Entrevista Clínica Estruturada para Transtornos da Personalidade do DSM-IV
Sinais e sintomas clínicos
   transtorno da personalidade antissocial, 286-288
   transtorno da personalidade borderline, 304-306
   transtorno da personalidade dependente, 131-133
   transtorno da personalidade depressiva, 187-189
   transtorno da personalidade esquizoide, 222
   transtorno da personalidade esquizotípica, 214-215
   transtorno da personalidade evitativa, 147-149
   transtorno da personalidade histriônica, 270-271
   transtorno da personalidade narcisista, 248-251
   transtorno da personalidade obsessivo-compulsiva, 170-173
   transtorno da personalidade paranoide, 204-205
   transtorno da personalidade passivo-agressiva, 230-232
Sintomas. Ver Sinais e sintomas clínicos
Sintomas corporais. Ver Somatização
Sistema de compreensão de Rorschach, 175, 347-348
Sistema de controle interno, 32-34
Sistemas de crenças bipolares, 30
Sistemas de crenças dicotômicas, 30
SNAP. Ver Roteiro para Personalidade Não Adaptativa e Adaptativa
Somatização
   transtorno da personalidade histriônica, 275
   transtorno da personalidade obsessivo-compulsiva, 172-173
Sondagens cognitivas, 94-97
SSI. Ver Escala de Ideação Suicida de Beck
Status, acesso a recursos e, 20
Suicídio/risco de suicídio
   avaliação, 346-348
   exemplo de caso de manejo clínico, 339-341, 354
   fatores de risco, 342
   importância de treinamento terapêutico adequado, 343
   manejo de risco de suicídio, 346-348
   transtornos da personalidade e, 346-347
      transtorno da personalidade borderline, 330-331
      transtorno da personalidade depressiva, 200-201
      transtorno da personalidade narcisista, 251
   transtornos do Grupo B e transtornos clínicos comórbidos, 341-342
   trauma de infância e, 342

T

TAC. Ver Terapia de aceitação e compromisso
Tarasoff vs. Regents da Universidade da Califórnia, 349
Tarefas desenvolvimentistas, esquemas inadaptativos e, 67

TCC baseada em atenção plena, 6-7
TCC baseada na aceitação, 295-296
TCC de terceira onda, 6-7
TCC integrativa e multimodal (TCC-IM), 6-8
TCC-IM. Ver TCC integrativa e multimodal
Técnica de "estabelecer programações", 279-280
Técnica do ponto-contraponto, 162-163, 282
Técnicas da cadeira vazia, 319-320
Técnicas de redução comportamental, 100
Terapeutas/clínicos
    autocuidado. *Ver* Autocuidado do clínico
    avaliação de suicídio e, 347-348
    como " testadores auxiliares da realidade", 34-35
    consciência ao trabalhar com pacientes em risco de comportamento violento, 351
    dever de alertar/proteger, 349
    "dever de cuidar", 344
    diretrizes clínicas, 355-363
    importância de atentar para as próprias reações emocionais durante a terapia, 362-363
    importância de autoavaliação realista, 362-363
    importância de criar altos padrões para a prática, 344
    importância de manter a consciência do ambiente do paciente, 360-361
    importância de treinamento adequado, 343
    variáveis relacionadas ao terapeuta que influenciam resultados terapêuticos, 342-343
    Ver também Equipes de tratamento
Terapia cognitiva beckiana, 307-308
Terapia cognitiva culturalmente informada para transtornos da personalidade, 125-128
Terapia cognitiva dos transtornos da personalidade
    apoio empírico para, 12-13
    conceituação de caso baseada em dados, 84-86
    conceituação dos transtornos da personalidade, 83-85
    culturalmente informada, 125-128
    diretrizes clínicas no tratamento dos transtornos da personalidade, 355-363
    especificação das metas subjacentes, 88-90
    fase caracterológica do tratamento, 84-85
    foco em crenças frias gerais, 9
    identificação de esquemas, 86-89
    meta da, 34-35, 96-97
    metas do tratamento. *Ver* Metas do tratamento
    modelo de transtorno da personalidade, 3-4
    "reenergizar" o sistema de testagem da realidade, 34-35
    relação terapeuta-paciente
        colaboração, 89-91
        descoberta guiada, 91-92
        uso de reações transferenciais, 92
    sequência de estratégias clínicas na, 6-7
    técnicas especializadas
        estratégias e técnicas cognitivas, 93-99
        métodos experienciais, 100-105
        técnicas comportamentais, 99-100
        uso criativo e flexível das, 92-93
        visão geral, 92-94
    transtorno da personalidade *borderline*, 304-305, 307-308
    transtorno da personalidade depressiva, 197-198
    transtorno da personalidade esquizotípica, 215
    transtorno da personalidade obsessivo-compulsiva, 174, 179-184
    transtornos da personalidade paranoide, esquizotípica e esquizoide, 203-204
    visão dos transtornos clínicos, 6-7
    visão geral e resumo, 83-85, 104-105
Terapia cognitivo-comportamental (TCC)
    focada na ruminação, 331-332
    transtornos do espectro autista, 334-336
    Ver também Terapia cognitivo-comportamental dos transtornos da personalidade; Tratamentos psicológicos de TCC
Terapia cognitivo-comportamental de grupo (TCCG), 14
Terapia cognitivo-comportamental dos transtornos da personalidade
    abordagem transdiagnóstica, 15-16
    aplicações, 8-10
    apoio empírico para, 9-15
    características-chave das intervenções, 9-10
    estudos de neurociências e, 80-82
    estudos futuros, 14-16
    fundamentos teóricos, 4-8
    transtorno da personalidade dependente, 137-141, 145-146
    transtorno da personalidade depressiva, 201-202
    transtorno da personalidade evitativa com depressão, 333-334
    transtorno da personalidade obsessivo-compulsiva, 174
    visão geral, 3-5
Terapia comportamental, com transtorno da personalidade obsessivo-compulsiva, 174
Terapia comportamental dialética (TCD)
    apoio empírico para, 11
    com pacientes *borderline*, 306-307
    crenças nucleares focadas na, 9
Terapia da compaixão, com pacientes evitativos, 159-160
Terapia de aceitação e compromisso (TAC)

apoio empírico para, 13
com pacientes evitativos, 159-160
distinção entre metas e valores na, 295-296
foco na modificação da função de cognições distorcidas, 6-7
Terapia de casais
com pacientes evitativos, 162-164
com pacientes histriônicos, 283
Terapia de exposição
com pacientes evitativos, 161
D-cicloserina e, 81-82
Terapia dos esquemas (TE)
apoio empírico para a, 12
crenças nucleares focadas na, 9
transtorno da personalidade narcisista, 261-263
visão dos transtornos clínicos, 6-7
Terapia familiar, com pacientes evitativos, 162-164
Terapia psicodinâmica interpessoal, 174
Terapia racional emotiva comportamental (TREC)
apoio empírico para, 13-14
crenças nucleares focadas na, 9
distinção entre descrições/inferências e avaliações, 5-6
sequência de estratégias clínicas para, 6-7
visão dos transtornos clínicos, 6-7
Terapias de grupo, apoio empírico para, 14
Teste de Apercepção Temática, 175
Texas Christian University Criminal Thinking Scales (TCU CTS), 288
Timidez, 25, 37, 42
Tipo *borderline*, 305-306
Tipologias de espancadores, 351-353
Tipos de personalidade, genética e, 19-20
Tomada de decisão, 97-99
Traços. *Ver* Traços de personalidade
Traços caracterológicos, 3
Traços de personalidade
caracterológicos e temperamentais, 3
conceituação dos transtornos da personalidade baseada em traços do DSM-5 e, 59-61
esquemas e, 18
estratégias interpessoais e, 21. *Ver também* Estratégias interpessoais
personalidade humana e, 3
transtornos da personalidade e, 74
Traços temperamentais, 3
Transferência
com pacientes histriônicos, 277, 284-285
discussão da, 107-108
ocorrência no tratamento, 357-358
transferência erótica, 277
usando na terapia, 92, 358
Transferência erótica, 277
Transições da vida, pacientes compulsivos e, 185

Transtorno bipolar, 305-306, 330-333
Transtorno da personalidade antissocial
anormalidades do funcionamento da rede neural, 76-78
aplicação clínica da intervenção
automonitoramento e restruturação de crenças intermediárias, 297-299
meta do tratamento, 295-297
revisão de decisão, 299-300
sequências de TCC focadas em riscos/ necessidades criminogênicos(as), 296-297
cognições e pressupostos no relacionamento terapêutico, 110, 112
conceituação, 288-289
considerações sobre progresso, ciclo de vida e término, 299, 301
desafios comuns e autocuidado do clínico, 299, 301-302
diagnósticos diferencial e coincidente, 287-288
diferenciado de transtorno da personalidade histriônica, 270-271
entrevista motivacional, 294
estratégia cooperativa focada em qualidades e valores, 295-296
exemplo de caso, 286-297
metanálise de intervenções psicológicas, 11
metas fundamentais do tratamento
modelo de risco-necessidade--responsividade, 290-293
percepções do paciente sobre mudar e as consequências de não mudar, 289-291
modelo evolucionário, 21-23
perfil cognitivo, 40, 45-46
possíveis trajetórias que levam ao, 37, 42
recomendações gerais, 293-294, 301-302
relação das visões e crenças com a estratégia básica no, 51-52
revisando sinais e sintomas, 294-295
sinais e sintomas clínicos, 286-288
sistema de crença bipolar, 30
transtorno do espectro autista e, 335-336
transtornos do espectro do humor comórbido e, 334
transtornos do humor e, 329
Transtorno da personalidade bipolar, 30
Transtorno da personalidade *borderline*
anormalidades funcionais da rede neural, 76-77, 80
aplicação clínica da intervenção
abordagem hierárquica, 313-315
fixação de limites, 315-316
intervenções farmacológicas, 320-321
manejo de crise, 314-315
resumo da abordagem multicomponente, 322-322

técnicas cognitivas, 316-317
técnicas comportamentais, 319-321
técnicas experienciais, 317-320
apoio empírico para tratamentos psicológicos de TCC, 10-13
características do, 303-304
cognições e pressupostos na relação terapêutica, 110, 112
conceituação
    formulações beckianas, 306-308
    modelo de modo do esquema de Young, 308-310
    visão dialética-comportamental de Linehan, 306-307
considerações sobre progresso, ciclo de vida e término, 321-322
desafios comuns e autocuidado do clínico, 322
diagnóstico diferencial, 305-307
diferenciado de
    transtorno da personalidade histriônica, 270-271
    transtorno da personalidade passivo-agressiva, 234-235
estratégia cooperativa, 310-314
exemplo de caso, 303-304, 311-312, 316, 318-321
metas fundamentais do tratamento, 309-310
modelo de processamento social baseado em jogo, 80
perfil cognitivo, 41
prevalência, 304
risco de suicídio, 346-347
sinais e sintomas clínicos, 304-306
terapia cognitiva e, 304-305
transtornos do espectro da saúde e, 335-337
transtornos do humor e, 329-333
violência de parceiro íntimo e, 352-353
visão geral, 23-24

Transtorno da personalidade dependente
ansiedade e, 327-328
aplicação clínica da intervenção
    avaliação, 136-138
    intervenções cognitivas, 137-138
    intervenções comportamentais, 138-139
    regulação de afeto, 139-143
    visão geral, 136-137, 145-146
cognições e pressupostos na relação terapêutica, 110-111
conceituação, 133-135, 145
considerações sobre progresso, ciclo de vida e término, 142-143
desafios aos provedores de serviços de saúde, 336-337
desafios comuns e autocuidado do clínico, 143-145
diagnóstico diferencial, 132-133
diferenciado de
    transtorno da personalidade evitativa, 149
    transtorno da personalidade histriônica, 271
estratégia cooperativa, 135-137
exemplo de caso, 131-132, 139-143
exercício da seta descendente, 85-86
metas fundamentais do tratamento, 134-136
padrões subdesenvolvidos em, 36-38
perfil cognitivo, 38, 42-43
práticas de atenção plena, 104
risco de suicídio, 346-347
rotulação em termos operacionais, 96-97
sinais e sintomas clínicos, 131-133
transtornos do humor e, 329-330

Transtorno da personalidade depressiva
aplicação clínica da intervenção
    avaliação, 196-198
    intervenções, 197-198
cognições e pressupostos no relacionamento terapêutico, 110, 112-113
conceituação, 189-194, 202
desafios comuns e autocuidado do clínico, 200-201
diagnóstico diferencial, 188-189
diferenciado do transtorno da personalidade passivo-agressiva, 189-191
eficácia e desfecho do tratamento, 201-202
estratégia cooperativa, 194-197
exemplo de caso, 186-187, 189-194, 199-201
incerteza diagnóstica do, 186-188
metas fundamentais do tratamento, 194-195
modelo evolucionário, 23-24
perfil cognitivo, 41, 48-50
práticas de atenção plena, 104-105
prevalência, 188-189, 201-202
questões sobre progresso, ciclo de vida e término, 198-200
sinais e sintomas clínicos, 187-189

Transtorno da personalidade dissocial, 286-288

Transtorno da personalidade emocionalmente instável, 304-306, 355

Transtorno da personalidade esquizoide
aplicação clínica da intervenção, 227-228
características compartilhadas com transtornos da personalidade paranoide e esquizotípica, 228
cognições e pressupostos no relacionamento terapêutico, 110-111
conceituação, 221
considerações sobre progresso, ciclo de vida e término, 227-228
desafios comuns e autocuidado do clínico, 227-228
diagnóstico diferencial, 222-224
diferenciado de
    transtorno da personalidade esquizotípica, 216
    transtorno da personalidade evitativa, 149

transtorno da personalidade obsessivo-
    compulsiva, 175-176
estratégia cooperativa, 223-227
exemplo de caso, 221-228
importância da aliança terapêutica, 203-204
metas do tratamento, 203-204
modelo evolucionário, 23-24
perfil cognitivo, 39, 48-49
pesquisa e dados empíricos sobre, 222
prevalência, 203
relação de visões e crenças com a estratégia
    básica no, 52-53
risco de suicídio, 346-347
rotulação em termos operacionais, 96-97
sinais e sintomas clínicos, 222
terapia cognitiva com, 203-204
transtornos do espectro autista e, 334-335
transtornos do espectro da saúde e, 335-336
Transtorno da personalidade esquizotípica
anormalidades funcionais da rede neural, 78
aplicação clínica da intervenção
    conceituação desenvolvimentista, 218-220
    crenças nucleares e metáfora do
        preconceito, 218-221
    experimentos comportamentais, 218-220
    formulação da manutenção do problema,
        216-218
    intervenções cognitivas, 216-218
características compartilhadas com
    transtornos da personalidade
    paranoide e esquizoide, 228
cognições e pressupostos no relacionamento
    terapêutico, 110-111
conceituação, 213-214
considerações sobre progresso, ciclo de vida e
    término, 218-221
diagnóstico diferencial, 216
diferenciado do
    transtorno da personalidade esquizoide,
        222-223
    transtorno da personalidade evitativa, 149
    transtorno da personalidade paranoide,
        206-207
estratégia cooperativa, 216-218
estratégias interpessoais, 23-24
exemplo de caso, 213-221
importância da aliança terapêutica, 203-204
metas do tratamento, 203-204
perfil cognitivo, 39
pesquisa e dados empíricos sobre, 215
prevalência, 203
sinais e sintomas clínicos, 214-215
terapia cognitiva com, 203-204
transtorno depressivo maior e, 329-330
transtornos de ansiedade e, 328-329

transtornos do espectro autista e, 334-335
transtornos do espectro da saúde e, 335-336
Transtorno da personalidade evitativa
ansiedade e, 327-329
aplicação clínica da intervenção
    construção de habilidades, 163-164
    identificando e testando crenças
        inadaptativas, 163-166
    sinais e sintomas clínicos, 147-149
    superando evitação cognitiva e emocional,
        159-164
    visão geral, 159-160, 168-169
apoio empírico para intervenção com terapia
    cognitiva, 13
cognições e pressupostos no relacionamento
    terapêutico, 110-111
conceituação
    evitação cognitiva, comportamental e
        emocional, 152-154
    evitação social, 150-153
    visão geral e resumo, 150, 154
diagnóstico diferencial, 149-150
diferenciado de
    transtorno da personalidade esquizoide,
        222-223
    transtorno da personalidade paranoide,
        206-207
estilo de pensamento, 50-51
estratégia cooperativa, 155-159
estratégias comuns e autocuidado do clínico,
    168
exemplo de caso, 147-148, 155-167
implementando sondagens cognitivas na
    terapia, 94-97
metas fundamentais do tratamento, 154-156
modelo evolucionário do, 23, 50-52
perfil cognitivo, 37-38, 42-43
práticas de atenção plena, 104-105
predisposição e, 37, 42
progresso, ciclo de vida e término, 166-168
risco de suicídio, 346-347
sistema de crença bipolar, 30
transtornos do espectro autista e, 334-335
transtornos do espectro da saúde e, 335-336
transtornos do humor e, 329-330, 332-334
Transtorno da personalidade histriônica
aplicação clínica da intervenção
    intervenções cognitivas, 279-280
    intervenções experienciais, 280-282,
        284-285
    validação e psicoeducação pelo terapeuta,
        278-279
ativação de modos, 31-32
cognições e pressupostos no relacionamento
    terapêutico, 110, 112

conceituação, 271-276
considerações sobre progresso, ciclo de vida e término, 282-284
crenças nucleares, 40-41, 47-48, 271-272, 274
desafios comuns e autocuidado do clínico, 284-285
diagnóstico diferencial, 270-271
estilo de pensamento, 50
estratégia cooperativa, 276-278
exemplo de caso, 269-270, 273-285
metas fundamentais do tratamento, 275-276
modelo evolucionário, 23-24
mudanças no conceito de, 355
padrões superdesenvolvidos no, 36-37, 40-42
perfil cognitivo, 40-41, 47-48
pesquisa e dados empíricos no, 271
reinterpretação esquemática, 96-98
relação de visões e crenças com estratégia básica no, 52-53
sinais e sintomas clínicos, 270-271
transtornos do espectro autista e, 329
"Transtorno da personalidade não especificado", 55-56, 232
Transtorno da personalidade narcisista
   cognições e pressupostos no relacionamento terapêutico, 110, 112
   conceituação, 252-255
      conceituação de caso de esquema de exemplo, 256-256
      detectando modos e pressupostos evitativos e indiferentes autocalmantes, 258-260
      detectando modos e pressupostos supercompensadores, 255-259
   considerações sobre progresso, ciclo de vida e término, 267-268
   desafios comuns e autocuidado do clínico, 268-268
   diagnóstico diferencial, 250-251
   diferenciado do
      transtorno da personalidade histriônica, 270-271
      transtorno da personalidade obsessivo-compulsiva, 175-176
      transtorno da personalidade paranoide, 206-207
      transtorno da personalidade passivo-agressiva, 234-235
   estratégia cooperativa, 259-261
   exemplo de caso, 248-249, 254-260, 262-267
   identificação de esquemas, 87-89
   metas fundamentais do tratamento, 259-260
   modelo evolucionário, 21-23
   mudanças no conceito de, 355
      aplicação clínica da intervenção

      feedback relacional empático, 263-267
      intervenção cognitiva, 262-263
      métodos experienciais, 263-264
      psicoeducação, 261-262
   padrões superdesenvolvidos de, 36-37, 40
   perfil cognitivo, 40, 46-47
   pesquisa sobre narcisismo e autoestima, 250-252
   possíveis rotas que levam a, 37, 42
   práticas de atenção plena, 104
   relação de visões e crenças com a estratégia básica, 51-53
   sinais e sintomas clínicos, 248-251
   sistema de crença bipolar, 30
   tarefa de casa, 264
   transtornos do humor e, 329
Transtorno da personalidade negativista (NegPD), 230-232
Transtorno da personalidade obsessivo-compulsiva
   aplicação clínica da intervenção, 179-184
   cognições e pressupostos no relacionamento terapêutico, 110-111
   conceituação, 175-177
   considerações sobre progresso, ciclo de vida e término, 184-185
   desafios aos prestadores de serviços de saúde, 336-337
   diagnóstico diferencial, 174-176
   estilo de pensamento, 50-51
   estratégia cooperativa, 178-180
   exemplo de caso, 170-171, 176-178, 180-184
   metas fundamentais do tratamento, 176-178
   modelo evolucionário, 23
   padrões superdesenvolvidos no, 36-39
   perfil cognitivo, 38-39, 44-45
   pesquisa e dados empíricos sobre, 173-174
   possíveis trajetórias que levam ao, 37, 42
   práticas de atenção plena, 104-105
   relação de visões e crenças com a estratégia básica no, 51-52
   sinais e sintomas clínicos, 170-173
   transtornos de ansiedade e, 328-329
   transtornos do espectro autista e, 334-335
   transtornos do espectro da saúde e, 335-336
   transtornos do humor e, 329-330
Transtorno da personalidade paranoide
   aplicação clínica da intervenção
      experimentos comportamentais, 209-211
      formulação da manutenção do problema, 208-210
      fundamento desenvolvimentista, 210-212
      metáfora do preconceito, 211
      questionamento socrático e intervenções cognitivas, 209-211

registro de dados positivos, 211, 213
características compartilhadas com
    transtornos da personalidade
    esquizotípica e esquizoide, 228
cognições e pressupostos no relacionamento
    terapêutico, 110-111
considerações sobre progresso, ciclo de vida e
    término, 213
diagnóstico diferencial, 206-207
estratégia cooperativa, 206-209
exemplo de caso, 203-213
identificação das visões dos outros, 87
importância da aliança terapêutica, 203-204
metas do tratamento, 203-204
modelo evolucionário, 23-24
padrões superdesenvolvidos no, 36-37, 39
perfil cognitivo, 39, 45-46
pesquisa e dados empíricos sobre, 205-206
possíveis trajetórias que levam ao, 37, 42
práticas de atenção plena, 104
prevalência, 203, 205
relação de visões e crenças com a estratégia
    básica no, 51-52
risco de suicídio, 346-347
sinais e sintomas clínicos, 204-205
sistema de crença bipolar, 30
terapia cognitiva com, 203-204
Transtorno da personalidade passivo-agressiva
    aplicação clínica da intervenção
        discutindo a raiva, 241-242
        evitando lutas de poder na terapia, 242
        gerenciando conflito e confrontação com
            entrevistas motivacionais, 239-241
        habilidades sociais e treinamento de
            comunicação, 244-245
        mantendo coerência e empatia na terapia,
            242-243
        monitorando a si próprio e aos outros,
            242-245
        treinamento de assertividade, 242-243
    cognições e pressupostos no relacionamento
        terapêutico, 110, 112
    conceituação, 234-237, 246-247
    considerações sobre progresso, ciclo de vida e
        término, 244-246
    desafios comuns e autocuidado do clínico,
        246-247
    diagnóstico diferencial, 233-235
    diferenciado do transtorno da personalidade
        depressiva, 189-191
    estratégia cooperativa, 238-240
    exemplo de caso, 229-230, 235-240, 242-245
    incerteza diagnóstica, 230-232
    metas fundamentais do tratamento, 237-239,
        246-247

modelo evolucionário, 23-24
mudanças no conceito de, 355
perfil cognitivo, 38, 43-44
pesquisa e dados empíricos sobre, 232-234
sinais e sintomas clínicos, 230-232
Transtorno de ansiedade generalizada, 327-329
Transtorno de ansiedade social, 149
Transtorno de Asperger, 334-335
Transtorno de estilo de vida, vendo a
    antissocialidade como, 294-295
Transtorno de estresse pós-traumático, 327-329
Transtorno de pânico, 327-329
Transtorno de pânico com agorafobia, 149,
    328-329
Transtorno delirante, 206, 216, 222-223
Transtorno desafiador de oposição, 245
Transtorno esquizotípico, 23-24
Transtorno obsessivo-compulsivo (TOC)
    ocorrência comórbida com transtorno da
        personalidade, 327-329
    sistema de crença bipolar, 30
    transtorno da personalidade
        obsessivo-compulsiva e, 175-176
Transtornos da personalidade
    aplicações da TCC, 8-10
    comorbidade sintomática
        com transtornos de ansiedade, 327-329
        com transtornos do espectro autista,
            334-336
        com transtornos do humor, 329-334
        implicações para avaliação e tratamento,
            325-328, 337-338
        relação dos transtornos da personalidade
            com transtornos sintomáticos, 325-326
        transtornos do espectro da saúde e, 335-338
    comportamento violento e, 350
    conceituados na terapia cognitiva, 83-85
    crenças nucleares e, 8
    cultura e, 119-128. *Ver também* Cultura
    definições oficiais de, 54-57
    detecção precoce, 341-342
    estudos de neurociências, 74-82. *Ver também*
        Neurociência
    evolução do conceito de, 355-356
    identificação com membros da família e, 37, 42
    modelos psicológicos e, 3-4
    predisposição e, 37, 42
    questões conceituais
        categorias *versus* dimensões, 56-58
        estabilidade e mudança, 59
        estrutura hierárquica, 57-59
    questões de segurança e, 352-353
    risco de suicídio e, 346-348
    teoria dos. *Ver* Transtornos da personalidade,
        teoria dos

tipologias de espancadores e, 351-353
traços de personalidade e, 74
transição para, 33-35
variáveis do paciente que influenciam resultados terapêuticos, 342-343
Ver também Comorbidade; Transtornos sintomáticos

Transtornos da personalidade, teoria dos
conceito e características dos esquemas, 28-30
estilos de pensamento, 50-51
evolução de estratégias interpessoais, 18-25
interação entre genética e o interpessoal, 24-26
modelo evolucionário dos, 50-53
mudança cognitiva, 34-36
o sistema de controle interno, 32-34
origem de crenças disfuncionais, 26-27
papel do afeto nas personalidades, 31-33
perfis cognitivos, 36-50. *Ver também* Perfis cognitivos
personalidade e modos, 30-32
processamento de informações e personalidade, 26-29
resumo, 52-53
transição para transtorno da personalidade, 33-35
visão geral, 17-19

Transtornos da personalidade individualista, 21-22
Transtornos de externalização, 58-59
Transtornos de internalização, 58-59, 189
Transtornos do espectro autista, 222-224, 334-336
Transtornos do espectro autista, transtornos da personalidade e, 335-338
Transtornos do Grupo A, desafios dos prestadores de serviços de saúde, 336-337
Transtornos do Grupo B
anormalidades funcionais da rede neural, 76-78
comportamentos suicidas e risco de suicídio, 341-342, 346-347
desafios dos provedores de serviços de saúde, 336-337
Transtornos do Grupo C
desafios dos provedores de serviços de saúde, 336-337
risco de suicídio, 346-347
Transtornos do humor, 329-334
Transtornos do humor com características psicóticas, 216, 222-223
Transtornos interpessoais da personalidade, 21-22
Transtornos psicossomáticos, transtorno da personalidade obsessivo-compulsiva e, 172-173. *Ver também* Somatização
Transtornos psicóticos, papel da cultura no erro diagnóstico, 123

Transtornos sexuais, 172-173
Transtornos sintomáticos
efeito dos transtornos da personalidade nos, 325
implicações da comorbidade sintomática para avaliação e tratamento, 325-328, 337-338
transtornos da personalidade com transtornos de ansiedade, 327-329
transtornos da personalidade com transtornos do espectro autista, 334-336
transtornos da personalidade com transtornos do humor, 329-334
transtornos da personalidade e predisposição para, 325-326
transtornos da personalidade e transtornos do espectro da saúde, 335-338
Ver também Comorbidade
Tratamento de saúde mental comunitário, 340-341
Tratamento em grupo de regulação emocional (REGT), 14
Tratamentos psicológicos de TCC
aplicações em transtornos da personalidade, 8-10
apoio empírico para, 10-14
arcabouço da TCC e, 3-4, 10-11
características-chave dos, 9-10
multicomponenciais, 3-4, 11, 14
Ver também tratamentos individuais
visão geral, 3-5
Tratamentos psicológicos de TCC multicomponenciais
apoio empírico para, 14
definidos, 3-4, 11
Tratamentos psicológicos de TCC sistêmicos
apoio empírico para, 11-14
definidos, 3-4, 11
Treinamento da assertividade
com pacientes passivo-agressivos, 242-243
visão geral, 100
Treinamento da empatia, 100-101
Treinamento de autocompaixão, 263-264
Treinamento de habilidades de comunicação
com pacientes histriônicos, 276
com pacientes passivo-agressivos, 244-245
Treinamento de habilidades de escuta, 276
Treinamento de habilidades sociais
com pacientes histriônicos, 276
com pacientes passivo-agressivos, 244-245
Treinamento de sistema para previsibilidade emocional e resolução de sintomas (STEPPS), 14
Treinamento para controle dos impulsos, 334
Treinamento para relaxamento, 100, 180

V

Validação, na terapia com pacientes histriônicos, 278-279
Valores
  Discutindo com pacientes antissociais, 295-296
  distinguidos de metas, 295-296
  Ver também Depressão/transtornos depressivos
Viés de avaliação, 122
Viés de critério, 122
Violência
  transtorno da personalidade narcisista e, 251, 258-259
  Ver também Comportamento agressivo
  violência de parceiro íntimo, 351-353
Violência de parceiro íntimo, 351-353
Visão de si mesmo
  em padrões de pensamento criminoso, 289
  em um modelo evolucionário dos transtornos da personalidade, 50-53
  transtorno da personalidade antissocial, 40, 46
  transtorno da personalidade dependente, 38, 42-43
  transtorno da personalidade depressiva, 41, 49
  transtorno da personalidade esquizoide, 39, 48-49
  transtorno da personalidade evitativa, 37, 38, 42
  transtorno da personalidade histriônica, 40-41, 47-48
  transtorno da personalidade narcisista, 40, 46-47
  transtorno da personalidade obsessivo-compulsiva, 38-39, 44
  transtorno da personalidade paranoide, 39, 45-46
  transtorno da personalidade passivo-agressiva, 38, 43
Visão dialética-comportamental de Linehan, do transtorno da personalidade *borderline*, 306-307
Visão dos outros
  em um modelo evolucionário dos transtornos da personalidade, 50-53
  identificação da, 87
  nos padrões de pensamento criminoso, 289
  transtorno da personalidade antissocial, 40, 46
  transtorno da personalidade dependente, 38, 42-43
  transtorno da personalidade depressiva, 41, 49
  transtorno da personalidade esquizoide, 39, 48-49
  transtorno da personalidade evitativa, 37, 38, 42
  transtorno da personalidade histriônica, 40-41, 47-48
  transtorno da personalidade narcisista, 40, 47
  transtorno da personalidade obsessivo-compulsiva, 38-39, 45
  transtorno da personalidade paranoide, 39, 45-46
  transtorno da personalidade passivo-agressiva, 38, 44
  Ver também Avaliação dos outros